ENZYKLOPAEDIE
DER KLINISCHEN MEDIZIN

HERAUSGEGEBEN VON

L. LANGSTEIN
BERLIN

C. von NOORDEN
FRANKFURT A. M.

C. von PIRQUET
WIEN

A. SCHITTENHELM
KÖNIGSBERG I. PR.

ALLGEMEINER TEIL

PAEDAGOGISCHE THERAPIE FUER PRAKTISCHE AERZTE

VON

THEODOR HELLER
WIEN-GRINZING

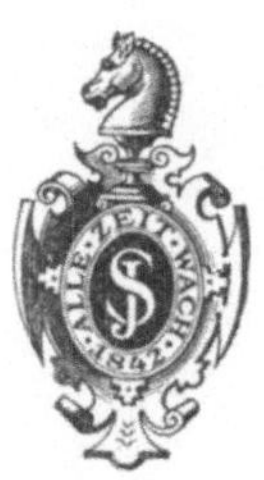

SPRINGER-VERLAG BERLIN HEIDELBERG GMBH
1914

PAEDAGOGISCHE THERAPIE
FUER PRAKTISCHE AERZTE

VON

DR. PHIL. **THEODOR HELLER**
DIREKTOR DER HEILPAEDAGOGISCHEN ANSTALT WIEN-GRINZING

MIT 3 TEXTABBILDUNGEN

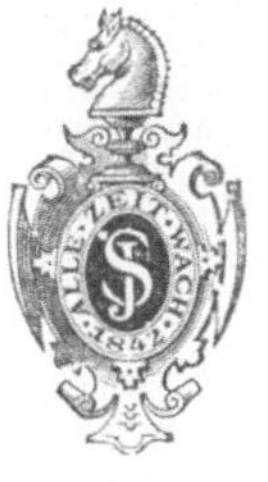

SPRINGER-VERLAG BERLIN HEIDELBERG GMBH
1914

ISBN 978-3-642-98589-8 ISBN 978-3-642-99404-3 (eBook)
DOI 10.1007/978-3-642-99404-3

Originally published by Julius Springer in Berlin in 1914
Softcover reprint of the hardcover 1st edition 1914

Vorwort.

Das vorliegende Werk ist aus der heilpädagogischen Praxis hervorgegangen und soll die Aufgabe erfüllen, denjenigen, die sich auf heilpädagogischem Gebiete praktisch betätigen, ein Führer und Wegweiser zu sein. Ich habe hier im wesentlichen niedergelegt, was sich mir in eigener, langjähriger Berufsarbeit bewährt hat.

Soweit dies in Rücksicht auf die besonderen Zwecke des Buches zulässig erschien, habe ich versucht, die empfohlenen Methoden psychologisch zu begründen und in diesem Sinne den meisten Kapiteln eine psychologisch-pädagogische Betrachtung vorausgeschickt.

Eine Ergänzung des vorliegenden Buches bildet mein bei Wilhelm Engelmann 1912 in zweiter Auflage erschienener „Grundriß der Heilpädagogik", welcher auch auf alle einschlägigen theoretischen Fragen eingehend Rücksicht nimmt und zahlreiche fachdienliche Literaturnachweise enthält.

Wien-Grinzing, im März 1914.

Th. Heller.

Inhaltsverzeichnis.

A. Die geistigen Schwächezustände.

I. Idiotie.

Unter Idiotie verstehen wir jene hochgradigen psychischen Schwächezustände, deren Entstehungszeit vor die Geburt oder in die ersten Lebensjahre fällt (Kraepelin). Die schwersten Fälle sind gekennzeichnet durch völlige psychische Insuffizienz, d. h. durch das Unvermögen, auf irgend einen Reiz motorisch zu reagieren, ferner durch Hemmung der elementaren Triebe, so zwar, daß selbst die lebenserhaltenden Funktionen, z. B. das Saugen an der Mutterbrust, der Schluckreflex, das Aushusten verirrter Nahrungspartikelchen fehlen. Bei solchen Idioten verbinden sich diese Defekte oft mit zerebralen Symptomen, am häufigsten mit Krämpfen in verschiedener Stärke und Häufigkeit. Ein großer Teil dieser Idioten geht schon in früher Kindheit zugrunde.

Bei den leichteren Fällen sind die Instinktbewegungen hinlänglich entwickelt, so daß sich anfänglich kein tiefgreifender Unterschied zwischen dem gesunden und dem idiotischen Säugling ergibt. Aber schon in den ersten Monaten zeigt sich das Zurückbleiben des idiotischen Kindes darin, daß kein Fortschritt stattfindet und das Kind gleichsam auf der Stufe der ersten Kindheit stehen bleibt. Dies betrifft vor allem jene Bewegungen, die auf dem Zusammenwirken mehrerer, zentral innervierter Muskelgruppen beruhen. Hier sind in diagnostischer Hinsicht von besonderer Wichtigkeit:

a) das Fehlen der Greifbewegungen und
b) das Unvermögen zur Fixation.

Das Greifen als Umschließungsreflex ist schon bei neugeborenen normalen Kindern zu beobachten. L. Robinson berichtet, daß neugeborene Kinder 30 Sekunden lang an einem Stock hingen. Sigismund sah das erste bewußte Greifen bei seinem 19 Wochen alten Knaben. Preyers Kind nahm in der 19. Woche ein Stückchen Fleisch von der Gabel und führte es zum Munde. In der 22. Woche erfolgte beidhändiges Greifen mit gleichzeitiger Richtung der Blicklinien auf das Objekt. Setzt das bewußte Greifen bereits eine gewisse Höhe der Aufmerksamkeit voraus, so wirkt es andererseits außerordentlich fördernd auf die weitere Entwicklung dieser wichtigsten, grundlegenden psychischen Funktion. Preyer sah bei den Greifversuchen seines Kindes das für die größte Anspannung der Aufmerksamkeit charakteristische Mienenspiel. Der Einübung des Greifens entsprechen die Zwischenstufen des Vorbeigreifens, des Zukurzgreifens und des unproportionierten Greifens nach sehr weit entfernten Gegenständen. Ist das Greifen eingeübt, so genügt zweifellos die Vorstellung und apperzeptive Festhaltung des Zieles, um die adäquate Greifbewegung gleichsam automatisch auszulösen.

Die Entwicklung des Greifens ist vorbildlich für die Willensentwicklung. Aus einem Reflex entsteht durch Differenzierung und Übung die erfolgreiche Verknüpfung einer Bewegungsvorstellung mit der Vorstellung eines Objektes oder Zieles. Diese mit allen Merkmalen des Bewußten und Willkürlichen ausgestattete Handlung bildet sich allmählich zurück und wird wieder zu einer mechanischen Reaktion, welche die Richtung der Aufmerksamkeit allein entscheidet, während die dem Greifen und Umfassen dienenden Bewegungen ohne besondere Willensbeeinflussung ablaufen (Mechanisierung einer Willenshandlung, Wundt).

Das Greifen gehört demnach zu den wichtigsten Funktionen der kindlichen Psyche, nicht bloß wegen der Erwerbung einer für das Leben äußerst notwendigen Geschicklichkeit, sondern auch aus formalen Gründen, wegen elementarer Übung der Aufmerksamkeit und des Willens. Viele Idioten sind imstande, reflektorisch zu greifen und einen in die Hohlhand gelegten Finger oder Stab festzuhalten, es fehlt ihnen aber die Fähigkeit zum bewußten, absichtlichen Greifen. Hierzu mangeln die Bedingungen: das Fixieren des Gegenstandes und die gleichsam experimentierende Einstellung der Hände auf das Greifobjekt, das Haschen. Allerdings kommen auch Fälle vor, in denen der Idiot ein bewegtes Objekt mit den Augen verfolgt, aber nicht den mindesten Versuch macht, es zu erhaschen.

Dem Greifen gegenüber erscheint das Fixieren als der einfachere Vorgang. Mit der elementaren Richtung der Aufmerksamkeit auf Sehobjekte ist die Fixation untrennbar verbunden. Wundt gibt diesem Zusammenhang Ausdruck in dem Gesetz der Korrespondenz von Apperzeption und Fixation. Nach diesem stellen sich die Gesichtslinien des normalen Sehorgans von selbst, d. h. vermöge eines sicher wirkenden zentralen Mechanismus auf dasjenige Objekt ein, welchem wir unsere Aufmerksamkeit zuwenden. Die Verfolgung bewegter Gegenstände mit den Augen ist demnach ein Reflex, gleichzeitig aber die Voraussetzung für das bewußte, im Dienste der Vorstellungsbildung stehende Sehen. Kinder, welche nicht fixieren können, erscheinen daher, soferne nicht Blindheit oder schwere Anomalien des Sehorgans vorhanden sind, psychisch aufs schwerste geschädigt.

Die Augenbewegungen beim Neugeborenen sind regellos und dienen keinen besonderen Zwecken. Preyer stellte bei seinem Kinde starke Konvergenzbewegungen fest. Bisweilen ist zunächst jedes Auge motorisch selbständig, so daß der Säugling ein Auge allein bewegen kann, während das andere ganz oder fast ganz stillsteht, bisweilen sich auch nach der entgegengesetzten Richtung bewegt (Gaupp), ein Verhalten, das bei manchem idiotischen Individuum dauernd zu beobachten ist. Fixationsbewegungen kamen bei Preyers Kind an seinem 23. Lebenstage vor; es fixierte eine langsam bewegte Kerze bei ruhendem Kopf. Preyer hebt die Bedeutung dieser Fähigkeit ausdrücklich hervor und spricht in diesem Zusammenhang vom „Erwachen des Verstandes".

Bei schweridiotischen Kindern ist oft ein Starren ins Leere zu beobachten, das irrtümlich von Eltern und Pflegern als fixierendes Sehen beurteilt wird, wenn sie Sehobjekte willkürlich oder unwillkürlich in die Richtung des starrenden Blickes bringen. Im allgemeinen ist die Fixierprüfung ein ziemlich verläßliches Mittel, um bei jüngeren Kindern, die in der geistigen Entwicklung auffallend zurückbleiben, differentialdiagnostisch zwischen Idiotie und Imbezillität zu unterscheiden.

Aber auch bei jenen idiotischen Kindern, welche Gegenstände, die mit vorherrschender Klarheit und Deutlichkeit in das Blickfeld eintreten, bisweilen fixieren und ihren Bewegungen mit korrespondierenden Augenbewegungen folgen, findet ein der Vorstellungsgewinnung dienendes Auffassen der Sehobjekte nicht statt. Es scheint, daß in solchen Fällen die Gesichtswahrnehmung ganz oberflächlich von dem Vorhandensein der Dinge unterrichtet, daß aber irgendwelche qualitative Unterscheidungen nicht stattfinden. Oft fehlen auch die primitiven beziehenden Vorstellungen, die Lage der Objekte kommt nicht zum Bewußtsein. Infolgedessen ereignet es sich häufig, daß selbst solche Idioten, welche das Vermögen zur Fortbewegung erlangt haben, immer wieder an den gleichen Objekten Schaden nehmen. Merkwürdig ist die Tatsache, daß bei Idioten, welche Gesichtsobjekte adäquat nicht aufzufassen vermögen, trotzdem vom Gesichtssinn deutliche Gefühlswirkungen ausgehen, z. B. Freude an glänzenden oder grellfarbigen Gegenständen.

Recht verschieden sind die Befunde, die hinsichtlich des Gehörssinnes bei Idioten zu erheben sind. Der Neugeborene ist bekanntlich taub, weil die Luft in der Paukenhöhle vor dem Luftatmen fehlt; auch durch den schnell schwindenden Verschluß oder die Enge des äußeren Gehörganges kann eine temporäre Taubheit bedingt sein (Preyer). Unrichtig ist die Angabe, daß 3—4 Monate alte Kinder ein sehr geringes Hörvermögen besitzen. Bei normalen Kindern besteht geringe Erregbarkeit des Hörsystemes nur in den ersten Lebenswochen. Preyer meint, daß diese geringe akustische Erregbarkeit als Schutz gegen Häufung von Reflexbewegungen gesundheitlich von Bedeutung sei. Am 25. Tage konstatierte Preyer bei seinem Kinde auf leises Einsprechen mehrmaligen Lidschlag, am folgenden Tag ein deutliches Erschrecken auf ein lautes Geräusch. In der achten Woche geriet Preyers Kind beim Anhören eines Klavierstückes in einen Zustand der Spannung, der mit lebhaft freudiger Gefühlsbetonung verbunden war.

Bei einer nicht geringen Zahl von Idioten besteht das Unvermögen, Gehörseindrücke aufzufassen. In den ersten Lebensmonaten ist oft dieser Mangel der Umgebung des Kindes am auffallendsten, und es entsteht die Täuschung, daß es sich um echte Taubheit handle, zumal Reflexbewegungen, die stärkere Gehöreindrücke normalerweise zur Folge haben (Zucken der Augenlider, Stirnrunzeln, später Kopfbewegungen, meist einmalige kurze Drehungen des Kopfes, endlich Zusammenfahren mit heftigeren Zuckungen des Kopfes, der Arme und des Oberkörpers), nicht stattfinden. Ein solches Verhalten ist bisweilen dauernd zu beobachten. Der Idiot bleibt taub. Aus dem Unvermögen der akustischen Perzeption ergibt sich weiterhin völlige Sprachlosigkeit (idiotische Stummheit).

In anderen Fällen geht vom Gehör erhöhte Reflexerregbarkeit aus. Schon in den ersten Lebenswochen löst jeder stärkere Schall schreckhaftes Zusammenzucken aus, dem weiterhin motorische Unruhe, oft verbunden mit starkem Schreien, folgt. Solche Erregungen klingen nicht sofort ab, sondern dauern häufig so lange an, bis ein neuer Gehörreiz einen paroxysmalen Zustand gleicher Art wachruft. Bei einer nicht geringen Zahl aufgeregter Idioten scheint die erhöhte Reflexerregbarkeit vom Gehörorgan aus die Ursache ihres erethischen Verhaltens zu sein. Die auffälligen Beruhigungen solcher Idioten nach Versetzung in ein ruhiges Milieu (Anstalt) legen diese Vermutung sehr nahe.

Dieser Kategorie von Idioten steht eine andere gegenüber, bei welcher Gehörseindrücke gewisser Art geradezu beruhigend und beschwichtigend wirken. Hier stehen musikalische Einwirkungen obenan. Auf solcher Grundlage entwickelt sich dann späterhin ein musikalisches Gedächtnis, so zwar, daß die betreffenden Idioten zahlreiche Melodien spontan zu singen vermögen, oder richtig fortfahren, wenn die Anfangstakte der Melodien erklingen. Im Zusammenhang damit kommt es bei Idioten bisweilen zu eigenartigen Automatismen, so zum regelmäßigen Taktieren mit Kopf oder Oberkörper genau in dem Rhythmus der vorgesungenen oder vom Kinde selbst gesungenen Melodien. Melodiengedächtnis ohne Wortgedächnis, Melodiensingen ohne die Fähigkeit zu irgend einer sprachlichen Äußerung sind bei Idioten keineswegs seltene Befunde.

Normale Hörfähigkeit treffen wir bei Idioten fast nie an. Es handelt sich entweder um völliges Versagen der akustischen Perzeption, um erhöhte Reizbarkeit vom Gehörsorgan aus oder um einseitige, nur auf bestimmte Kategorien von Gehörseindrücken beschränkte, mit primitiven Gefühlen der Lust einhergehende Schallperzeptionen.

Kein Sinnesgebiet zeigt uns die physiologische Rückständigkeit der Idioten so deutlich wie das eigenartige Verhalten ihres Geruchssinnes. Es erscheint sehr zweifelhaft, ob normale Säuglinge in der ersten Lebenszeit beim Aufsuchen der Nahrungsquelle (Mutterbrust) in der Weise vom Geruchssinn bestimmt sind, wie dies früher vielfach angenommen wurde. Tatsächlich gehen aber vom Geruch bestimmte Lust- und Unlustgefühle aus, die von Tag zu Tag an Intensität zunehmen. Nach der Entwöhnung tritt der Geruchssinn immer mehr zurück, was Preyer der Hauptsache nach darauf bezieht, daß bei Kindern Übungen im Riechen nicht angestellt zu werden pflegen, so daß die wichtigste Bedingung für die Entwicklung der Riechfunktion fehlt. Geruchs- und Geschmackseindrücke werden vielfach verwechselt.

Anders verhält sich dies beim neugeborenen Tiere. Hier ist der Geruchssinn für die Auffindung der Nahrungsquelle von größter Bedeutung; junge Hunde und Kaninchen finden die Zitzen der Mutter nicht, wenn das Riechzentrum zerstört wird (Biffi, Gudden). Der Geruchssinn nimmt konstant zu und ist höchster Entwicklung fähig (Jagdhund, Katze). Vererbte Geruchsinstinkte bilden sich durch Übung immer mehr aus und befähigen die Tiere in oft überraschender Weise zum Erkennen und Unterscheiden.

Bei Idioten ergibt sich nicht selten der Tatbestand, daß der Geruchsinn sich bis zu einer gewissen Höhe entwickelt, wobei die anderen Sinnesorgane funktionsunfähig oder funktionsuntüchtig bleiben, mit Ausnahme des Geschmacks, der zweifellos durch die Entwicklung des Geruchs mitbestimmt wird. Idioten beriechen oft alles, was in ihre Nähe kommt, und zeigen hierbei ausgeprägte Gefühlsregungen im Sinne der Lust und Unlust. Erkennen und Unterscheiden wird vielfach vom Geruchssinn geleitet. Ein blinder Idiot, der eine Zeitlang taub schien, bis es durch Übungen gelang, Reaktionen auf Gehörseindrücke hervorzubringen, erkannte seine Pflegerin zunächst an dem ihren Kleidern anhaftenden Geruch. Ein anderes idiotisches Kind duldete nur Spielsachen aus Kautschuk, die es zur Nase führte und häufig auch in den Mund steckte, um daran zu lutschen. Auch bei der Nahrungsaufnahme sind oft Geruchseindrücke wichtig, indem der Geruch der Speisen gleichsam die Bereitwilligkeit herbeiführt, sich füttern zu lassen, so bei einem Idioten, der, sobald die Speisen auf den Tisch neben seinem Bett gestellt wurden und dort kurze Zeit bis zur Herrichtung des Eßzeuges verblieben, sogleich in Erregung geriet, saugende Bewegungen der Lippen und Zunge ausführte und schrie, wenn mit der Fütterung gezögert wurde.

Der Geruchssinn zeigt, oft ebenso wie der Geschmackssinn, perverse Züge. Hier kommen vor allem die zweifellos angenehmen Sensationen in Betracht, welche der Geruch der Entleerungen bereitet. Idioten beriechen nicht selten den Urin mit allen Zeichen hochgradiger Lust, ebenso die Fäzes; das Kotschmieren entspringt offenbar dem triebartigen Bedürfnis nach nächster Berührung mit diesen Geruchsstoffen. Aus solcher Vorliebe entwickelt sich dann unter Mitbeteiligung des Geschmackssinnes das Urintrinken und Kotessen, Gewohnheiten, die bei nicht genügend überwachten Idioten oft in gräßlicher Weise ausarten.

Perverse Züge weist — wie oben gesagt — auch der Geschmackssinn der Idioten auf. Einer besonderen Entwicklung scheint dieser an und für sich nicht fähig zu sein. Fast immer ist es die Mitbeteiligung des Geruches, welche die vorerwähnten perversen Züge erklärt. Die mimischen Reaktionen auf süße, bittere und sauere Substanzen, die bei normalen Kindern schon in der ersten Lebensperiode sehr lebhaft sind, fehlen bei Idioten oft gänzlich oder stumpfen sich bei öfterer Wiederholung der Versuche vollständig ab.

Im Gebiete des Tastsinnes sind die Berührungsempfindungen zunächst zu berücksichtigen. Aus den Untersuchungen von Kußmaul, Preyer u. a. ist zu entnehmen, wie groß die Reflexerregbarkeit für Berührungen bei normalen Kindern ist, die dann — gegen das zweite Lebensjahr — bedeutend abnimmt. Ganz besonders Hautstellen des Gesichtes und der Mundhöhle zeichnen sich bei Säuglingen durch hohe Reflexerregbarkeit aus. Bei idiotischen Kindern bleibt die Reflexerregbarkeit oft lange jenseits des zweiten Lebensjahres erhalten; so genügte bei einem sechsjährigen Idioten Streicheln der Lippe mit dem Finger, um saugende Bewegungen auszulösen, ebenso leichte Berührung der Zungenspitze; andere Berührungen des Gesichtes hatten Zucken des Kopfes, Lidschluß, bei längerer Fortsetzung Schreien zur Folge. Es sind aber auch Fälle beobachtet worden, in welchen auf taktile Berührungen überhaupt keine oder nur gelegentliche Reaktionen zustandekamen.

Preyer bemerkt, daß das Einführen des kleinen Fingers in den äußeren Gehörgang schon bei Kindern im zweiten Vierteljahr genügt, um auch in lebhafter Unruhe befindliche Kinder zu besänftigen, wobei das Auge einen eigentümlichen Ausdruck von Spannung annimmt. Er läßt es dahingestellt, ob hier nicht akustische Erregungen Platz greifen. Fröschels gibt an, daß taubstumme Kinder, im Gegensatz zu normal hörenden, auf kitzelnde Bewegungen im äußeren Gehörgang nicht reagieren. In gleicher Weise verhalten sich aber auch idiotische Kinder, so daß der Fröschelsche Versuch nur in solchen Fällen zu differentialdiagnostischen Zwecken Verwendung finden kann, in welchen Idiotie im Vorhinein ausgeschlossen erscheint.

Hinsichtlich der Reflexerregbarkeit für taktile Eindrücke läßt sich demnach bei Idioten ein im gewissen Sinne gegensätzliches Verhalten feststellen. Die bleibende Reflexerregbarkeit weist darauf hin, daß Reflexhemmungen, die bei normalen Kindern schon nach dem zweiten Vierteljahr einsetzen, nicht rechtzeitig oder überhaupt nicht stattfinden. Dies gilt auch für die inneren Tastempfindungen, so daß die Beherrschung des Blasenschließmuskels und der Darmmuskulatur nicht erfolgt und jedem Reiz in der einen und in der anderen Sphäre sofort durch entleerende Bewegungen entsprochen wird. Die Unmöglichkeit der Reflexhemmung hängt zusammen mit dem Willensdefekt, der sich vor allem in der Unfähigkeit kundgibt, die Aufmerksamkeit den Reizgebieten zuzuwenden und dem Ablauf der Reflexe in irgend einer Weise entgegenzuwirken.

Schwerfällige Reaktion auf Berührungen oder Mangel derselben kann vielleicht auf vorzeitige Abstumpfung der Hautsensibilität bezogen werden. Ein ursprünglicher, angeborener Mangel ist kaum anzunehmen, da Preyer selbst bei einem ohne Gehirn geborenen Kind regelmäßige Reaktion auf stärkere, ausgedehnte Hautreize antraf.

Hinsichtlich der Kälte- und Wärmereize ist bei verschiedenen Idioten verschiedenes Verhalten zu konstatieren. Es gibt Idioten, die stundenlang naßliegen können, ohne im mindesten darauf zu reagieren. Selbst die unter normalen Verhältnissen fein entwickelte Empfindlichkeit der Lippen, der Zunge und der Mundschleimhaut versagt häufig, so daß manche Idioten übermäßig heiße Getränke zu sich nehmen, ohne Unlust zu bekunden. Bei anderen

Idioten hingegen besteht hochgradige Empfindlichkeit für die Berührung insbesondere mit kalten Flüssigkeiten (heftiges Schreien beim Waschen).

Ein häufiger Befund ist Mangel der Schmerzempfindung, der bisweilen lokalisiert auftritt, wie z. B. an Händen und Füßen. Idioten, welche schmerzhafte Verletzungen erlitten haben, reagieren nicht selten darauf in keiner Weise. In der Literatur sind zahlreiche diesbezügliche Fälle verzeichnet. Zu den sonderbarsten Perversitäten der Idioten gehört die Tatsache, daß sie sich selbst Verletzungen zufügen, häufig an immer der gleichen Stelle, und bei Handlungen, die normalen Menschen Schmerzen bereiten, Lust zu fühlen scheinen.

Die psychischen Regungen der Idioten kommen der Umgebung durch Ausdrucksbewegungen zum Bewußtsein. Diese bilden beim normalen Kinde — wie Preyer bemerkt — eine fein ausgebildete stumme Sprache. Bei Idioten sind die Ausdrucksbewegungen spärlich und primitiv. Mangel an Ausdrucksbewegungen macht die Angehörigen der Idioten oft zunächst auf einen bestehenden Defekt aufmerksam, wobei es allerdings im Anfang schwer zu entscheiden ist, ob Schwachsinn oder ein Sinnesmangel vorliegt. Viele Idioten bleiben auf der Stufe der impulsiven Bewegungen stehen, welche ohne periphere Erregung ausschließlich durch die in den motorischen Zentren niedrigster Ordnung stattfindenden nutritiven und sonstigen physiologischen Prozesse zustandekommen (Preyer). Die Ausdrucksbewegungen arten dann zu bloßem Grimassieren aus, dem jede Beziehung zu einem psychischen Ablauf fehlt.

Sehr häufig kommt es bei idiotischen Kindern zu Mitbewegungen, wobei namentlich die Gesichtsmuskeln beteiligt sind. Jede Änderung der Körperlage, jede Bewegung der Extremitäten hat sogleich eine mimische Änderung zur Folge, wobei das Gesicht dann häufig den Ausdruck der Unlust annimmt, der hauptsächlich durch das Herabziehen der Mundwinkel zustande kommt. Auch hier wird oft als Ausdrucksbewegung beurteilt, was als zufällige Mitbeteiligung der mimischen Muskulatur anzusehen ist.

Die wichtigste Unlustäußerung des jüngeren normalen Kindes ist das Schreien. Hier unterscheidet Preyer bei Kindern im ersten Lebensjahr verschiedene Abstufungen, die auf verschiedene unlustbetonte Sensationen zu beziehen sind. Daneben gibt es noch ein Schreien als impulsive Bewegung, als Entledigung aufgehäufter motorischer Reize. Bei Idioten, die namentlich in der ersten Lebenszeit auf Schmerz viel weniger reagieren als gesunde Kinder, ist das Schreien zumeist als impulsive Bewegung zu beurteilen, abgesehen von dem triebhaften Schreien unter der Einwirkung des Hungergefühles. Es ist ein bei Idioten sehr häufiger Befund, daß Bewegungen, die unter der Einwirkung innerer oder äußerer Reize wiederholt stattgefunden haben, rein gewohnheitsmäßig weiterbestehen (automatische Bewegungen, Automatismen). Das Schreien der Idioten ist nicht selten als impulsiv entstandene, automatisch weiter dauernde Bewegung zu beurteilen. Es währt oft stundenlang, bei Tag und bei Nacht, und gehört zu den für die Umgebung unangenehmsten idiotischen Eigentümlichkeiten.

In gleicher Weise wie das idiotische Schreien sind die verschiedenen Tiks der Idioten zu erklären. Unter Tik im heilpädagogischen Sinne versteht man alle jene unmotivierten, zwecklosen und bizarren Gewohnheiten, die gleichsam als Stigmata der äußeren Erscheinung der Schwachsinnigen anhaften. Den Tiks sind die athetotischen Bewegungen zuzuzählen. Auch diese entstehen impulsiv und werden dann automatisch beibehalten. Man muß annehmen, daß in der ersten Lebenszeit infolge nervöser Reizung gewisse Bewegungen zwangsweise stattfinden oder daß deren Zustandekommen und Ablauf abnorm erleichtert sind. Die häufige Wiederkehr der gleichen Bewegungen ist als passive Übung aufzufassen, die schließlich zur automatischen Wiederkehr der Bewegungen führt, auch wenn die veranlassende Ursache längst entschwunden ist. Am klarsten erhellt dies aus jenen tikartigen Gewohnheiten, welche zu Mißhandlungen des eigenen Körpers ausarten und trotz intensivster Unlust weiter getrieben werden, so z. B. die Kroutomanie, die Neigung, sich selbst zu schlagen.

Triebhandlungen sind als die elementarsten Willensvorgänge zu bezeichnen. Sie sind eingeleitet und begleitet von starken Gefühlen (Affekten), die nach Erfüllung drängen. Auf einer höheren Stufe verbindet sich die Triebhandlung mit einer wenn auch dunklen Vorstellung des Zieles. Aus den Triebhandlungen entwickeln sich die Wahl- oder Willkürhandlungen durch Vervielfachung der Motive, zwischen welchen eine Auswahl stattfindet. Bei Idioten kommen stets nur Willenshandlungen in ihrer primitivsten Form zur Beobachtung. Der Nahrungstrieb steht hier in erster Linie. Er setzt den psychischen Mechanismus des Idioten oft einzig und allein in Bewegung. Bisweilen entwickelt sich auf solcher Grundlage ein gleichsam rudimentäres Gedächtnis, indem die Zielvorstellung oder vielleicht eher das Erfüllungsgefühl (Nahrungsbefriedigung) von den Idioten festgehalten wird. Dieses Gedächtnis überträgt sich sodann assoziativ auf Personen und Gegenstände, selbst auf Handlungen, akustische, optische und taktile Perzeptionen, die mit der Ernährung — wenn auch nur in entfernter Weise — zusammenhängen. So genügte bei einem Idioten das Klappern des Löffels im Teller, um sogleich das von der Pflegerin als „Eß-Signal" bezeichnete eigenartige, oft unterbrochene Schreien hervorzurufen. Beim Ertönen der die Eßzeiten ankündigenden Anstaltsglocke gerieten einige idiotische Kinder in Erregung, zappelten mit Händen und Füßen und zeigten einen sonst nie beobachteten Gesichtsausdruck der Spannung, der bis zur Verabreichung der Speisen anhielt. Diesen mit dem Nahrungstrieb zusammenhängenden Zustand der Erwartung und die hierdurch bedingte Erhebung der Aufmerksamkeit benützen die Pflegerinnen idiotischer Kinder oft, um letzteren kleine Künste beizubringen, wie das Bitten mit den Händen, das Händchengeben u. ä. m.

Der Nachahmungstrieb ist für die Entwicklung des normalen Kindes von höchster Bedeutung. Er bedingt im Grunde genommen die Fähigkeit, durch das Beispiel der Umgebung angeregt und erzogen zu werden. Ohne Aufmerksamkeit — wenn auch in ihren einfachsten Beziehungen — sind bewußte, der psychischen Entwicklung dienende Nachahmungen nicht möglich. Tiefstehenden Idioten fehlt häufig der Nachahmungstrieb und es erscheint oft unmöglich, ihn durch irgend ein Mittel anzuregen.

Hingegen gibt es eine große Zahl von Idioten, die trotz ihres geistigen Tiefstandes nachahmen können, ja selbst solche, bei denen der Nachahmungstrieb ausartet, so daß sie fast zwangsweise nachahmen, was in ihrer Umgebung geschieht (Echokinese). In der Regel bezieht sich die Nachahmung jedoch nur auf gewisse monotone und stereotype Bewegungen, so daß Idioten einer Abteilung z. B. tikartige Automatismen von ihren Zimmergenossen erwerben oder irgend eine auffällige Gewohnheit der Pflegeperson plötzlich nachahmen. Diese Bewegungsformen bleiben dann, wie manche impulsiv entstandenen Tiks, erhalten. Es sind hauptsächlich zuckende und zappelnde Bewegungen des Rumpfes und der Extremitäten, eigenartiges Spielen mit den Fingern, Grimassieren, respiratorische und artikulatorische Eigentümlichkeiten, wie Husten, Räuspern, Hervorstoßen bestimmter Laute, die nachgeahmt werden. Sehr sonderbar sind die verbalen Imitationen. Bei einigen Idioten besteht die Tendenz, nachzusprechen, ohne daß sie den Inhalt des Gesprochenen irgendwie verstehen (Echosprache). Dieses imitative Sprechen wirkt aber nicht auf das Sprachvermögen ein, so daß auf solcher Grundlage späterhin weder Sprachverständnis, noch spontanes Sprechen zur Entwicklung gelangen. Oft erfolgt das Echosprechen nur bei besonderer Disposition; in einem Falle war es davon abhängig, daß das Kind dem Sprechenden auf den Mund sah. Da Absehen bei dem psychischen Tiefstand des Idioten unmöglich schien, so war es wahrscheinlich ein der Echokinese zur Seite zu stellender Anreiz, der von den Mundbewegungen ausging. Die Echosprache der Idioten liefert fast nie deutliche, sondern fast stets entstellte Wortklänge, die mehr in Tonfall und Rhythmus, als in artikulatorischer Hinsicht Ähnlichkeit mit den Vorbildern zeigen. Von der Sprachnachahmung her kommt es bisweilen zu stereotypen Sprachgewohnheiten, zum Hervorstoßen einzelner Wörter oder Wortfragmente. Es ist oft rätselhaft, warum gerade Wörter festgehalten werden, die inhaltlich kaum eine Beziehung zu dem Kinde aufweisen, wie in einem Falle die Wörter: „Motor" und „elegam" (elegant?), die in verbigerierender Weise unzähligemale wiederholt wurden und den gesamten Sprachbesitz der betreffenden Idiotin bildeten.

Der Spieltrieb des normalen Kindes entspringt dem Drang nach Beschäftigung. Der letztere spricht sich darin aus, daß jedes Sinnesgebiet nicht nur die passive Fähigkeit zur Aufnahme und Bearbeitung gewisser Reize besitzt, sondern sich zugleich auch schon ursprünglich ein Verlangen nach entsprechenden Reizen einstellt (Jodl). Eine zweite Voraussetzung ist der normal entwickelte Nachahmungstrieb. Beide Bedingungen fehlen dem idiotischen Kind. Es kommen nicht einmal die von der Nachahmung unabhängigen Instinktspiele zur Ausführung, wie sie Groos auch bei Tieren nachgewiesen hat. Mit dem Spiel fehlt den Idioten eines der wichtigsten Mittel zur Selbstausbildung. Was bei Idioten vielfach als „Spiel" bezeichnet und angesehen wird, sind automatische ziel- und sinnlose Bewegungen, die nur zufällig — oft unter dem Zwange der Umgebung — mit der Handhabung von Spielzeug und Spielgeräten verbunden sind.

Wenden wir uns nun den Gefühlen und Gemütsbewegungen idiotischer Kinder zu. Diese unmittelbar zu beurteilen, sind wir nicht imstande. Wir müssen vielmehr die Ausdrucksbewegungen der Idioten zu Hilfe nehmen, um über diese Verhältnisse einigen Aufschluß zu erlangen. Aber auch die Ausdrucksbewegungen lassen uns hier vielfach im Stich, insoferne bei Idioten zufällige Änderungen des Mienenspieles eintreten können, die den bei normalen Kindern auftretenden physiognomischen Zeichen der Freude, der Unlust ähneln, aber keineswegs auf die gleichen psychischen Ursachen zurückweisen. So tritt z. B. Lachen bei Idioten oft als nervöse Reizerscheinung gleichsam anfallsweise auf und dürfte durchaus nicht immer einem Lustgefühl entsprechen. Das Herabziehen der Mundwinkel, das bei jüngeren normalen Kindern immer als Unlust gedeutet werden kann, beruht bei Idioten sehr häufig auf Zufallsinnervationen. Auch das Schreien, selbst das mit der vermeintlichen Färbung des Schmerzes, kann unter Umständen als motorische Entladung ohne jede Gefühlsbeziehung betrachtet werden. Über die Lust-Unlustverhältnisse der Idioten läßt sich demnach häufig kein sicheres Urteil abgeben. Wohl aber sind die Gefühlsregungen der Idioten dann einer Beobachtung zugänglich, wenn sie zu einer gewissen Höhe anschwellen und auf das motorische Gebiet in bestimmter Weise übergreifen (Affekte).

Hier stehen Furcht und Angst obenan. Es gibt Idioten, die einen außerordentlich scheuen Eindruck machen; sie wenden den Blick zumeist zu Boden und haben die Neigung, sich zu verstecken, zu verkriechen oder mindestens durch Bedecken des Gesichtes äußere Wahrnehmungen gleichsam abzuwehren. Bei Geräuschen fahren sie schreckhaft zusammen, Berührungen lösen Zucken oder Zittern aus, so daß man bei derartigen Idioten vermuten könnte, sie seien durch schreckensvolle Erlebnisse, etwa Mißhandlungen, aufs äußerste verängstigt, was in der Regel den Tatsachen keineswegs entspricht. Diese Depression beruht zweifellos auf einer krankhaften Affektanlage, hat mit äußeren Geschehnissen nichts zu tun, sondern entspringt lediglich inneren Ursachen.

Für viele Idioten sehr charakteristisch sind zornige Erregungen, die sich oft ganz plötzlich erheben und zu Wutparoxysmen ausarten. Es ist nun höchst merkwürdig, daß Idioten auf der Höhe des Affektes Handlungen ausführen können, zu welchen unter gewöhnlichen Verhältnissen nicht einmal Ansätze zu bemerken sind. Ein Idiot z. B., der nicht greifen konnte und selbst Gegenstände, die ihm in die Hohlhand gelegt wurden, alsbald abgleiten ließ, fuhr im Wutparoxysmus wiederholt der Pflegerin in die Haare und hielt diese derart umklammert, daß es große Mühe machte, sie zu befreien. Ein anderer Idiot geriet bei Übungen, die sich auf elementare Unterscheidung von Gegenständen bezogen, in hochgradigen Zorn. Vorher hatte ihm die Pflegerin wiederholt das Wort „Ball" vorgesprochen, ohne daß er darauf reagiert hätte. Während eines Zornanfalles stieß aber der Idiot das Wort „Ball" mehrmals deutlich hervor, eine Sprachäußerung, die sich in der Folgezeit nicht wiederholte.

Wie wir später sehen werden, pflegt man die Idioten nach ihrem allgemeinen motorischen Verhalten in Erethische und Apathische einzuteilen. Nun entspricht es keineswegs den Tatsachen, daß nur die ersteren zu Erregungsaffekten neigen. Man sieht nicht selten einen sthenischen Affekt bei einem apathischen Idioten plötzlich auftreten und zu maximaler Höhe anschwellen. Daß solche hochgesteigerte Affekte jeder Vorstellungsgrundlage entbehren, daß ihnen daher weder Abwehr- noch Angriffstendenzen zugrunde liegen, ist unmittelbar klar. Am ehesten wird man sie schlechthin als krankhafte Zustände beurteilen können, und hier erscheint es von Bedeutung, daß man solche Wutparoxysmen bei offenkundig epileptischen Idioten oder bei solchen von erhöhter Reflexerregbarkeit am häufigsten beobachtet.

Hinsichtlich der Störungen der Bewegungsfähigkeit bemerkt man oft bei Idioten, die nicht an Lähmungen oder Kontrakturen leiden, deren Gliedmaßen vielmehr ohne Schwierigkeit passiv bewegt werden können, die Unfähigkeit zur zentralen Innervation der Bewegungen, was bereits bei Betrachtung des Greifens dargelegt wurde. Demzufolge erlernen die Idioten entweder die wichtigsten motorischen Funktionen überhaupt nicht, oder so unvollkommen, daß sie der äußeren Erscheinung bleibend das Gepräge des Unvollständigen, Unfertigen geben.

Die motorische Rückständigkeit der Idioten zeigt sich zunächst darin, daß sie den Kopf lange Zeit nicht im Gleichgewichte halten können. Bei normalen kräftigen Kindern tritt diese Fähigkeit schon zu Ende des dritten oder innerhalb der ersten Hälfte des vierten Lebensmonates auf, bei schwachen spätestens im sechsten Lebensmonat (Demme). Die Unfähigkeit zur aufrechten Kopfhaltung kann mechanischen Gründen entspringen, so z. B. wenn ein mächtiger Hydrocephalus vorhanden ist. Daß Muskelschwäche nicht immer die Ursache der Unfähigkeit ist, den Kopf erhoben zu halten und zu balancieren, geht daraus hervor, daß Idioten sehr häufig drehende und nickende Kopfbewegungen machen, sonst aber den Kopf herabsinken lassen. Nach Preyer bedeutet das Aufrechthalten des Kopfes bereits einen unzweifelhaften Willensakt. Allerdings ist dieser Willensakt noch nicht von klar bewußten Motiven geleitet. Er tritt triebhaft auf mit dem Bedürfnis nach sinnlicher Wahrnehmung, mit der Lust an der Betätigung der Sinnesorgane. Der jeweilige Willensakt ist die Lenkung der Aufmerksamkeit auf die Eindrücke der Umgebung, wobei dem Gesichtssinn unter normalen Verhältnissen die dominierende Stellung zukommt. Dem Idioten, der kein Bedürfnis hat, ein Blickfeld zu gewinnen, fehlt der triebhafte

Wille zum Erheben des Kopfes. Er gleicht hier manchem blinden Kinde, das gleichfalls den Kopf gesenkt trägt, soferne es nicht von seiner Umgebung zur aufrechten Haltung des Kopfes erzogen wird.

Mit der Unvollkommenheit oder dem Mangel des Erkenntnistriebes hängen alle anderen motorischen Rückständigkeiten zweifellos zusammen. Hierzu kommt aber noch ein weiterer Umstand. Beim normalen Kinde bereitet die rein muskuläre Betätigung an und für sich Freude; daher dessen Bewegungsunruhe, welche oft mit den lautesten Bekundungen der Lust verbunden ist. Alle diese Bewegungen, auch solche, die zunächst impulsiv entstanden sind, lassen Spuren im Bewußtsein zurück. Aus den inneren Tastempfindungen ergeben sich Vorstellungen der Lage und Bewegungen der Gliedmassen, die Beherrschung des Körpers, die Beziehungen des Ich zur Umgebung im Sinne der allgemeinsten Raumvorstellungen. Die merkwürdige Ähnlichkeit, welche die Bewegungen der Idioten mit denen Nervenkranker aufweisen, die infolge Verlustes des Muskelsinnes die Selbstregulierung verloren haben, zeigt, daß die ungenügende Perzeption der inneren Tastempfindungen ihren Teil an den Bewegungsstörungen der Idioten hat.

Unter normalen Verhältnissen beruhen die erwähnten koordinierten Bewegungen auf vorgebildeten Dispositionen. Preyer hebt hervor, daß das Gehenlernen in seinen Anfängen darum rätselhaft sei, weil kein Grund für das abwechselnde Beugen und Strecken der Beine beim Aufrechtstellen des Säuglings vorzuliegen scheint. Hier handelt es sich zweifellos um ererbte Instinktbewegungen. Diese machen sich auch bei vielen Idioten geltend, allerdings viel später als bei normalen Kindern. Bisweilen bleiben diese koordinierten Bewegungen gleichsam in ihren Vorübungen stecken, so bei einem Idioten, der beim Aufrechtstellen die Beine sogleich abwechselnd beugte und streckte, diese Gewohnheit jahrelang beibehielt, aber trotzdem nicht zum Vorwärtsschreiten veranlaßt werden konnte.

Wie bereits erwähnt, teilt man die Idioten, wie die Schwachsinnigen überhaupt, nach ihrem allgemeinen motorischen Verhalten in Erethische und Apathische ein, eine Klassifikation, die nicht für alle Fälle zutrifft, da es idiotische Individuen von indifferentem Bewegungstypus und solche gibt, bei denen Erregungs- und Erschlaffungszustände wechseln. Der erethische Typus der Idioten entwickelt nicht selten eine solche Fülle von Bewegungen, daß es kaum verständlich ist, wie solche Muskelanstrengungen ohne Eintreten schwerer, lähmender Ermüdungsgefühle ertragen werden können. Eine Menge solcher Bewegungen sind, wie bereits gesagt, als impulsive anzusehen oder aus impulsiven Bewegungen durch Übung und Gewöhnung zu Automatismen erstarrt (S. 2). Diese finden oft mit maschinenmäßiger Regelmäßigkeit statt. Als solche Automatismen sind die bei Idioten sehr häufigen auftretenden schleudernden oder drehenden Kopfbewegungen (Gyrospasmen), die oft mit Strabismus oder Nystagmus verbunden sind, anzusehen. Choreaartige zuckende Bewegungen beobachtet man in oft raschem Wechsel an den verschiedensten Muskelgruppen, es entsteht das Bild der choreiformen Instabilität (Ziehen), der Pseudo- oder Gewohnheitschorea (B. Sachs). Zur Erklärung dieses Tatbestandes muß an die hohe Reflexerregbarkeit mancher idiotischen Individuen erinnert werden, derzufolge selbst gelegentlich impulsiver Bewegungen entstehende Reize reflexauslösend wirken, wobei das Gebiet des Hautsinnes vor allem in Betracht kommt. Alle diese Bewegungen, wie immer sie intendiert sind, haben Mitbewegungen zur Folge, die das Bild der Bewegungsunruhe noch mehr steigern und verwirren.

Oft gewinnt man den Eindruck, daß diese unwillkürlichen, impulsiven, automatischen und reflektorischen Bewegungen dem Ablauf der willkürlich innervierten, zweckmäßigen, erhaltungs- und entwicklungsbedürftigen Bewegungsfunktionen hinderlich sind. So fügen sich z. B. einer absichtlichen Gehbewegung, etwa dem Vorwärtsschieben des Fußes, sogleich unwillkürliche Bewegungstendenzen der angegebenen Art an, welche in ihrem Effekt die weitere Entwicklung des Gehaktes vereiteln, oder die einzelnen Phasen desselben derart erschweren, daß das Resultat ein höchst unvollkommenes ist und das deutliche Bild der Ataxie entsteht.

Die Sprache des normalen Kindes beruht auf einer Reihe von Assoziationen und Apperzeptionen, an deren Bildung das Kind und dessen sprechende Umgebung gleichmäßig beteiligt sind. Der ganze Prozeß der Sprachentwicklung setzt eine psychische Wechselwirkung zwischen dem Kind und seiner redenden Umgebung voraus, bei welcher im Anfang jenem ausschließlich die Lautbildung, dieser die sprachliche Verwendung der kindlichen Laute zufällt (Wundt). Die subjektive Seite der Sprachentwicklung, die Produktion von Lauten, schreitet bei idiotischen Kindern oft ziemlich weit vor. Es gibt Idioten, die in ihren Lallmonologen nicht bloß Lippenlaute, sondern auch die weitaus schwierigeren Gaumenlaute erzeugen und schließlich Lautverbindungen hervorbringen, denen unter normalen Verhältnissen von der Umgebung Bedeutungen beigelegt werden, welche das Kind erfaßt und weiterhin sprachlich verwendet (Papa, Mama, usw.). Den meisten Idioten fehlt die intellektuelle Fähigkeit zur Sprachauffassung, so daß sie weder imstande sind, die Sprache der Umgebung verständnisvoll nachzuahmen, noch die Interpretationen zu verstehen, welche die Umgebung ihren eigenen Lautproduktionen verleiht. Trotzdem kommen die primitiven Lautäußerungen der Idioten nicht selten als Ausdrucksbewegungen in Betracht, insoferne Lust und Unlust in bestimmter Weise kundgegeben werden, so z. B. zornige Erregungen und stärkere Unlustgefühle durch Hervorstoßen von Schreilauten, angenehme Gefühle, insbesondere das der Sättigung, durch Lallmonologe. Auf eine gleichsam reflektorische Auslösung von Artikulationsbewegungen vom Gehör aus dürfte es zurückzuführen sein, wenn idiotische Kinder, zu denen eindringlich gesprochen wird, mit lallenden Äußerungen reagieren, wodurch der Schein entstehen kann, als antworteten die Kinder auf die Sprache der Umgebung in einer dieser unverständlichen Sondersprache.

Der sensorischen Form der idiotischen Sprachlosigkeit steht die motorische Form gegenüber, bei der wohl ein gewisses, primitives Sprachverständnis besteht, trotzdem aber keine der sprachlichen Mitteilung dienenden Lautäußerungen zustandekommen. Dieses primitive Sprachverständnis begründet sich oft auf der Fähigkeit, den Klangcharakter gewisser Stimmen zu erkennen, z. B. der Stimme der Pflegerin. Weiterhin scheint es, daß das Verständnis für gewisse Aufforderungen bisweilen zu einer Zeit erwacht, da sich zufällig eine erhöhte apperzeptive Erregbarkeit herausbildet. In diesem Zusammenhang sei darauf hingewiesen, daß sich bei vielen Idioten das Sprachverständnis zunächst und vorzugsweise auf Handlungen und Gegenstände bezieht, die mit der Ernährung zusammenhängen.

Bei nicht wenigen Idioten entwickelt sich auf Grund eines primitiven Sprachverständnisses eine ebenso primitive spontane Sprache. Die Worte der letzteren weisen oft nur scheinbar auf Gegenständliches hin, sind aber tatsächlich Wunschwörter. So besteht der Sprachvorrat eines Idioten u. a. aus den Worten: „Ham-ham, Wa-fa, Ba-li“. Das erste Wort wird ausgesprochen, sobald ein eßbarer Gegenstand, z. B. Schokolade, gezeigt wird, und bedeutet offenbar den Wunsch, das Ding zu verzehren. Wa-fa bezieht sich ebenso auf etwas Trinkbares. Wenn gelegentlich ein Trinkglas, eine Tasse und Ähnliches gleichfalls mit Wa-fa bezeichnet wird, so liegt dem die Assoziation Gefäß-Inhalt zugrunde und nur auf letzteren bezieht sich das erwähnte Wort. Selbst die letzte Bezeichnung (Ba-li) ist nicht unmittelbar der Name des betreffenden Spielzeuges, wenn dieses auch ebenso genannt wird, sondern drückt den Wunsch nach irgend einem beweglichen Ding für tikhafte Hantierungen aus. Auf der emotional-voluntaristischen Sprachstufe (Meumann) bleiben viele Idioten stehen. Die Intellektualisierung der Sprache, welche darin besteht, daß die gegenständliche Bezeichnung hervortritt und die Wörter allmählich begriffliche Bedeutung erlangen, kommt bei idiotischen Individuen nicht zustande. In der Regel wird in die Sprache der Idioten weit mehr hineingedeutet, als den tatsächlichen Verhältnissen entspricht. Vielen imitativen Wortbildungen der Idioten entspricht nicht der mindeste Vorstellungsinhalt. Bedeutungslos sind auch manche Sprachstereotypien der Idioten, z. B. das fortgesetzte Wiederholen einiger Fragestellungen, die wegen des eigentümlichen Tonfalles erfaßt, echoartig nachgesprochen und schließlich gewohnheitsmäßig wiederholt werden.

Die Sprachentstellungen der Idioten beruhen auf ungenügender Perzeption und demgemäß ungenauer Auffassung der Wortklangbilder, auf der Unfähigkeit, die Sprachlaute richtig zu bilden und zu produzieren, also auf motorischem Unvermögen, zumeist wohl auf beiden Faktoren. Das motorische Unvermögen zeigt sich zumeist in hochgradigem Stammeln. Dieses kann organisch oder funktionell sein. In ersterer Hinsicht kommen die bei Idioten so häufigen Defekte an den Sprachwerkzeugen, den Lippen, der Zunge, den Zähnen, dem Kiefer, dem Gaumen, der Nasenrachenhöhle, dem Kehlkopf in Betracht. In letzterer Hinsicht sind organische Mißbildungen nicht verantwortlich zu machen, es sind demnach lediglich psychische Ursachen wirksam, die sich aus der idiotischen Eigenart, hauptsächlich aus dem Mangel der apperzeptiven Beherrschung, vollkommen erklären. Im einzelnen Fall wird es sich schwer entscheiden lassen, ob das Stammeln als organisches oder als funktionelles zu betrachten ist. Behebung organischer Mängel bewirkt bei Idioten oft nicht die mindeste Besserung des Sprachvermögens, selbst wenn zeitgerecht eingeschritten wird. Die stammelnde Sprache der Idioten erscheint demnach als der Ausdruck seines psychischen Unvermögens, als das Stehenbleiben auf einer Stufe, welche das normale Kind überwindet, wenn es mit zunehmender Intelligenz zur Beherrschung seiner Sprachwerkzeuge gelangt.

Wiederholt ist über die sogenannte Eigensprache idiotischer Kinder berichtet worden, der man entwicklungsgeschichtlich eine gewisse Bedeutung beimaß, indem man annahm, sie entspreche einer tiefen, weit zurückliegenden sprachlichen Entwicklungsstufe der Menschheit. Tatsächlich ist aber diese Sondersprache nichts anderes als die entstellte Wiedergabe der Sprache der Umgebung. Hier ist zu berücksichtigen, daß oft mit idiotischen gleichwie mit kleinen Kindern in einer höchst primitiven Sprache verkehrt wird, wobei Onomatopoetika und aus denselben zusammengestellte Wörter eine Rolle spielen. Diese Kleinkindersprache bleibt — als dem Wesen der Idioten entsprechend — vielfach erhalten, verschmilzt aber dann später mit mißverstandenen oder schlecht reproduzierten Wörtern der Umgangssprache; die fehlerhafte Reproduktion bewirkt an und für sich tiefgreifende Entstellungen der Wörter durch Weglassung oder Vertauschung von Lauten oder Silben. So wurde von einem Idioten jedes Spielzeug als „Makakal" bezeichnet. In diesem Worte sind vereinigt: Ma (für Mama) und Kakal (für Katze [1])). Das idiotische Kind hatte früher von seiner Mutter eine aus Stoff gefertigte Katze zum Spielen bekommen, sobald es in

[1]) Österreichisches Diminutiv „Katzerl".

der Form Ma-Kakal darnach verlangte. Späterhin war dieser Ausdruck auf jedes Ding übergegangen, das dem Idioten gereicht wurde [1]).

Für die Idiotie kann keine Sprachstörung, keine spezifische Beschaffenheit der Sprache als charakteristisch hervorgehoben werden. Deshalb eignet sich die letztere auch nicht als Einteilungsprinzip der Schwachsinnszustände. Viel eher erscheint das apperzeptive Unvermögen der Idioten als charakteristisch. Von minimalen, gelegentlichen Erfahrungen abgesehen, bringen Idioten den Verhältnissen ihrer Umgebung keine Aufmerksamkeit entgegen. Ebensowenig aber wendet sich die Aufmerksamkeit den inneren Vorgängen zu, die mit der Bewegung und Stellung der Gliedmaßen, mit der Orientierung des ganzen Körpers zusammenhängen und in der Entstehung des Selbstbewußtseins eine wichtige Rolle spielen.

Die pädagogische Behandlung der Idiotie kann keine Heilerfolge ergeben. In der Regel wird es sich nur darum handeln, die Zurückgebliebenheit idiotischer Kinder um ein geringes zu bessern, dem Überhandnehmen schädlicher Triebe und Instinkte vorzubeugen, nützliche und lebenserhaltende zu pflegen und fördern, Bewegungsfähigkeit zu ermöglichen oder aus unvollkommenen Ansätzen zu entwickeln, die Aufmerksamkeit in ihren primitiven Beziehungen anzuregen und assoziative Beziehungen einfachster Art herzustellen, welche ihren adäquaten Ausdruck auch in sprachlicher Beziehung finden. Nur bei kretinischen Individuen, die zunächst auf der Stufe der Idiotie stehen, kann in der Regel mehr erreicht werden, wenn eine zeitgerecht einsetzende ärztliche Behandlung der pädagogischen gleichsam den Boden bereitet. Allerdings läßt sich auch hier niemals mit Sicherheit angeben, wie weit das betreffende Kind erziehlich und unterrichtlich gefördert werden kann. Es wird immerhin angebracht sein, nicht allzu große Hoffnungen bei den Eltern solcher Kinder zu erwecken und die in Laienkreisen stark verbreitete Ansicht, daß ein kretinisches Kind unter der Einwirkung der Thyreoidinbehandlung geistig normal werden müsse, den tatsächlichen Verhältnissen entsprechend zu berichtigen.

Die pädagogische Fürsorge kann bei Idioten zeitlich nicht begrenzt werden. Die bleibende Unselbständigkeit und Hilfsbedürftigkeit macht dauernde Aufsicht und Pflege notwendig. Diese muß aber stets mit pädagogischer Anregung und Förderung einhergehen, wenn ein Zurücksinken der Idioten auf die tiefste Stufe der Entartung vermieden werden soll. Bei Idioten jenseits der Kindheit setzen oft schwere, gefährdende Komplikationen ein. Die zunehmende Körperstärke gibt den triebartigen Kraftentladungen nicht selten den Charakter des Rohen und Brutalen, der oft zu maximaler Höhe anwachsende Sexualtrieb bricht sich zuweilen in perversen Handlungen und Gewohnheiten Bahn, welche die Umgebung mit Abscheu und Widerwillen erfüllen. Solchen Komplikationen gegenüber kann eine Behandlung, welche sich mit Abschließen und Bewahren begnügt, nichts ausrichten. Hier werden vielmehr pädagogisch durchdachte Maßnahmen einsetzen müssen, um das idiotische Individuum, wenn auch nicht sozial möglich, so doch sozial erträglich zu machen.

Man hat wiederholt die Idioten den höher entwickelten Schwachsinnigen, den Imbezillen und Debilen, als bildungsunfähig gegenüber gestellt. Nun lehrt die Erfahrung, daß es nur selten einen Fall von Idiotie gibt, bei dem durch ent-

1) Eine andere idiotische Spracherfindung ist das Wort „Sippa“, das sich auf Gegenstände bezieht, die sich drehen lassen oder in drehende Bewegung gesetzt werden können. Sippa heißt auch das Musikwerk, das die Idiotin durch Umdrehen einer Kurbel in Bewegung setzen kann. Das eigenartige Wort ist korrumpiert aus „Sieben Jahr“ und entstammt dem Kinderlied: „Florian, Florian, hat gelebet sieben Jahr“ usw., nach dessen einzelnen Strophen sich die Kinder umdrehen, ein Spiel, das oft mit dem idiotischen Mädchen geübt worden war.

sprechende Maßnahmen nicht eine Besserung des Zustandes erzielt werden könnte. Allerdings erscheint diese Besserung oft absolut genommen als gering. Aber für die Umgebung kommt jeder, wenn auch kleine Fortschritt sehr wesentlich in Betracht, so z. B. wenn der Idiot, der greifen gelernt hat, Nahrung zum Munde führen kann, oder wenn nach Erlernung des Gehens die Notwendigkeit des beständigen Hebens, Tragens, Legens oft körperlich kräftiger und schwerer Kinder in Wegfall kommt, oder schließlich, wenn der Idiot sich wenigstens am Tage so weit rein zu halten vermag, daß die Stube nicht fortwährend von fast unerträglichen Ausdünstungen erfüllt ist.

Der Einwand, daß die Behandlung der Idiotie der Pädagogik nicht zugehöre, da es sich hier um Pflege, nicht um Erziehung handle, ist nicht stichhaltig. Zunächst läßt sich eine scharfe Grenze zwischen Pflege und Erziehung nicht abstecken. Besonders bei Idioten wird die letztere von körperlichen Einwirkungen ausgehen und alle körperlichen Funktionen berücksichtigen müssen. Außerdem erweisen sich — wie später zu zeigen sein wird — bestimmte methodische Hilfen (Übungen) sehr brauchbar, die durchaus dem Gebiet der Pädagogik angehören. Diese Methoden haben keineswegs ausschließlich die Erwerbung und Einübung automatischer Funktionen zum Zweck, sie suchen vielmehr die psychische Spontaneität auf dem Wege apperzeptiver Beeinflussung wachzurufen. Darum ist es nicht richtig, wenn die Idiotenerziehung schlechthin als Dressur bezeichnet wird. Es hat auch nicht an Versuchen gefehlt, Begriff und Bedeutung der Heilpädagogik mit dem Hinweis auf die Unheilbarkeit der Idiotie ad absurdum zu führen. Nun ist aber die Behandlung der Idiotie keineswegs die einzige Aufgabe der Heilpädagogik; die letztere verdient ihren Namen vollkommen, wenn man die Ergebnisse der Behandlung von nervösen und psychopathischen Konstitutionen in Betracht zieht. Auf allen ihren Gebieten, ob diese nun Heilung oder nur Besserung verheißen, verfolgt die Heilpädagogik in ihren praktischen Bestrebungen das gleiche Ziel: Durch psychische Einflüsse und durch Herstellung günstiger Entwicklungsbedingungen die Störungen des kindlichen Seelenlebens zu überwinden. Mag dieses Ziel bei der Behandlung der Idiotie auch ein ideales, nicht erreichbares sein; es bedingt doch eine formale Übereinstimmung mit den übrigen dankbareren Aufgaben der Heilpädagogik, so daß auch die Behandlung der Idiotie als der letzteren zugehörig erscheint.

Die Rücksicht auf Erfolg oder Mißerfolg darf den Heilpädagogen ebensowenig wie den Arzt ausschließlich bestimmen. Damit fällt der Einwand, bei der Behandlung der Idiotie stehe die aufgewendete Mühe in keinem Verhältnis zu dem, was im besten Falle erreicht werden könne. Auch die ärztliche Therapie wendet sich Kranken zu, deren Unheilbarkeit von Anfang an feststeht. Hier handelt es sich um die Erfüllung humanitärer Pflichten, die auch für den Pädagogen in vollem Umfange verbindlich sind, selbst dann, wenn die Möglichkeit vorhanden ist, daß ein unvorhergesehenes Fortschreiten des Hirnprozesses oder eine andere Komplikation die bereits geleistete Arbeit zunichte macht.

Es ist selbstverständlich, daß eine pädagogische Behandlung idiotischer Kinder nicht stattfinden darf, wenn akute Hirnprozesse einsetzen, wenn eine starke Vermehrung von Anfällen, häufiges Erbrechen, ungewöhnlich heftige Erregungszustände eintreten. Sind jedoch derartige beunruhigende Symptome abgeklungen, so liegt keine Ursache vor, die pädagogische Behandlung nicht wieder aufzunehmen. Die Frage, ob die letztere — abgesehen von den oben angegebenen Ausnahmen — schaden könne, ist im allgemeinen verneinend zu beantworten. Wie die Betrachtung der Behandlungsmethoden lehrt, verwendet die pädagogische Therapie nur Reize und Reizkomplexe, wie sie auch unter gewöhnlichen Umständen auf das idiotische Kind einwirken, allerdings in bestimmter Gruppierung und in bestimmter Absicht. Schädlich erscheint lediglich die Anwendung sehr intensiver Reize, wie sie früher insbesondere von französischen Autoren empfohlen wurde, und die allzulange Fortsetzung der Übungen ohne Beachtung ihrer Ermüdungswirkung. Wird bei der pädagogischen Behandlung ein gewisses, aus der Berücksichtigung der Eigenart des idiotischen Kindes unschwer sich ergebendes Maß eingehalten, dann kann von einer Schädigung nicht die Rede sein.

Die Durchführung der Behandlung wird am besten weiblichen Personen übertragen, die in Pflege und Erziehung schon einige Übung und Erfahrung besitzen. Es ist jedoch eine sonderbare und bei der Auswahl von Idiotenpflegerinnen sorgfältig zu berücksichtigende Tatsache, daß Personen, die sich bei geistig normalen Kindern trefflich bewähren, idiotischen Kindern gegenüber nicht selten versagen, da ihnen die Fähigkeit fehlt, kraft ihrer Persönlichkeit unmittelbare erziehende Einwirkungen auszuüben, eine Gabe, als deren Haupteigenschaften Geduld, Konsequenz und Energie erscheinen, die aber außerdem ein geradezu instinktives Verständnis für die Eigenart des Pfleglings voraussetzt, das im einzelnen schwer zu definieren ist. Die Eignung für die Erziehungspflege idiotischer Kinder kann nur durch Erprobung festgestellt werden. Es ist im allgemeinen recht schwierig, hierfür geeignete Personen ausfindig zu machen. In Familien sieht man bisweilen sehr fragwürdige Pflegepersonen um idiotische Kinder bemüht, die nicht selten durch Vielgeschäftigkeit ersetzen wollen, was ihnen an Einsicht gebricht.

Schon die Wahl einer Pflegerin für idiotische Kinder, die im Familienverband bleiben, macht demnach große Schwierigkeiten; diese erhöhen sich nicht unbeträchtlich, wenn man die sonstigen hygienischen und pädagogischen Verhältnisse in Betracht zieht. Infolge der Unreinlichkeit des idiotischen Kindes und seiner Ausdünstung erfährt die Luft eine derartige Verschlechterung, daß die gewöhnlichen Lüftungsvorkehrungen einer Wohnung nicht genügen und diese dauernd von üblen Gerüchen erfüllt bleibt. Das Schreien des Idioten läßt die Familie oft Tag und Nacht nicht zur Ruhe kommen.

Bei unzureichender Pflegeorganisation ergibt sich eine solche Fülle von Kleinarbeit, daß nicht selten mehrere Personen mit einem idiotischen Kind beschäftigt sind, hierdurch aber von ihren anderweitigen Verpflichtungen abgezogen bleiben. Dies macht sich auch oft als schlimmer pädagogischer Nachteil geltend, wenn die Fürsorge für ein idiotisches Kind eine Vernachlässigung seiner normalen Geschwister zur Folge hat. Auch das Beispiel des idiotischen Kindes ist für die letzteren bisweilen äußerst schädlich, insbesondere wenn ein jüngeres Kind in der Gesellschaft des Idioten bleibt und die Anregungen für seinen Nachahmungstrieb von diesem empfängt. Hier sei an den Fall von Bourneville erinnert, in welchem ein normales Kind durch das Zusammensein mit seinem idiotischen Bruder dessen Gewohnheiten derart annahm, daß es selbst schwachsinnig schien; nach dauernder Entfernung des schlechten Vorbildes und entsprechender erziehlicher Beeinflussung des gesunden Kindes trat bei letzterem eine vollständig normale Entwicklung ein.

Das idiotische Kind ist in der Familie trotz aller Sorgfalt der letzteren häufig genug schlecht versorgt, weil es den Angehörigen und den sonstigen Pflegepersonen an allen spezialpädagogischen Kenntnissen und Fertigkeiten fehlt. So werden alle Regelwidrigkeiten und Perversitäten des Idioten als etwas in dessen krankhafter Natur Begründetes, Unabänderliches hingenommen und durch diese Duldung gleichsam weitergezüchtet. Nicht selten sieht man bei Idioten, die in der eigenen Familie verbleiben, auch ohne jede schuldhafte Unterlassung erschreckende Fälle von Verwahrlosung, die für die eigene Familie eine nie versiegende Quelle von Qualen und Beunruhigungen werden. Es ist deshalb im Interesse des Kindes und dessen Familie durchaus geboten, die Transferierung in eine entsprechende Anstalt durchzusetzen, wenn sich hierzu irgend eine Möglichkeit bietet. Allerdings sind bei solchem Beginnen nicht selten starke Widerstände zu überwinden. In übelangebrachter Zärtlichkeit wollen sich die Eltern hierzu nicht verstehen, wohl auch darum, weil sie sich solange als möglich über den Zustand ihres Kindes täuschen und die Hoffnung nicht aufgeben wollen, es werde eine spontane Besserung aus irgendwelchen Gründen eintreten. Auch falsche Scham spielt hier eine Rolle, weil mit der Abgabe des Kindes an eine Idiotenanstalt der schwere Defekt desselben einbekannt wird, was viele Eltern als höchst beschämend und der Familienehre zuwiderlaufend ansehen. Ist aber die Transferierung des Idioten in eine entsprechende Anstalt (der Name Idiotenanstalt wird gegenwärtig mit Recht vermieden) vollzogen, so verwandelt sich in der Regel alsbald die Mißstimmung der Eltern in Gefühle der Erleichterung und Befreiung. Die Erkenntnis von der Richtigkeit dieser Maßregel bricht sich immer mehr Bahn, und der Ratgeber, der vielleicht anfangs recht unangenehme Erfahrungen gemacht hat, erntet schließlich doch Anerkennung und Dank.

Leider läßt sich in vielen Fällen die Abgabe eines idiotischen Kindes in eine geeignete Anstalt nicht durchführen. In vielen Ländern bestehen solche nicht in genügender Zahl, die Aufnahme ist an gewisse beschränkende Bedingungen geknüpft. Private Anstalten, die nicht aus öffentlichen Fonds oder durch wohltätige Stiftungen erhalten werden, müssen wegen der hohen Betriebskosten Verpflegsgebühren beanspruchen, die bei voraussichtlich jahrelanger Unterbringung die materielle Leistungsfähigkeit vieler Familien übersteigen; dasselbe gilt vielfach auch von Unterbringungen in fremden Familien, die übrigens oft auch wegen ihrer nicht fachgemäßen Leitung berechtigten Ansprüchen nicht gerecht werden. In solchen Fällen wird die Hausbehandlung idiotischer Kinder nicht zu umgehen sein. Hier ist es nun in der Regel Sache des Hausarztes, die Behandlung des idiotischen Kindes auch vom Standpunkte der pädagogischen Therapie zu leiten und zu überwachen, wobei zu betonen ist, daß ein solches Verfahren einer etwa später einsetzenden Anstaltsbehandlung in wirksamer Weise vorbaut.

Im allgemeinen muß als Grundsatz aufgestellt werden, daß mit der pädagogischen Behandlung der Idiotie so früh als möglich zu beginnen ist. Dies bezieht sich namentlich auf die rechtzeitige Verhütung der Ausbreitung tikartiger und automatischer Gewohnheiten, weiterhin auf die Verhütung der Perversitäten, von denen oben die Rede war. Sind solche Eigentümlichkeiten durch Übung gefestigt, so erscheint es fast unmöglich, sie zu beseitigen, die höchst lästigen idiotischen Gewohnheiten begleiten dann das Individuum durch das Leben. In positiver Hinsicht ist zu berücksichtigen, daß sich oft in den ersten Lebensjahren gewisse Entwicklungsdispositionen geltend machen, die durch rechtzeitig angewendete entsprechende Übungen zur Entfaltung gebracht werden können, später aber verloren gehen. Die zwanglose Darbietung von Reizen für die Fixation und das Greifen ist oft schon im zweiten Lebensjahre möglich, im dritten Lebensjahr kann unbedenklich mit einfachen Sinnesübungen begonnen werden. Die planmäßige methodische Behandlung wird in der Regel im vierten Lebensjahr einsetzen können, das Ziehen als das günstigste Alter für den Beginn der psychischen Therapie bezeichnet.

1. Erziehungspflege.

Die Erziehung idiotischer Kinder löst sich häufig in einer Vielheit einzelner Maßregeln auf, die zur völligen Regellosigkeit ausarten kann. Gleichwie beim normalen Kinde die Gewöhnung an Regelmäßigkeit im Sinne einer bestimmten zeitlichen Abfolge der Pflegemaßnahmen von grundlegender erziehlicher Bedeutung ist, da durch Regelung der Triebäußerungen der Wille schon frühzeitig in bestimmte Bahnen gelenkt wird, so auch beim idiotischen Kind, welches trotz seiner primitiven Organisation den Einflüssen der Übung und Gewöhnung keineswegs unzugänglich bleibt. Dies bezieht sich zunächst auf die Ernährung. Hier wird der Arzt nach genauer Beobachtung und Untersuchung des Kindes festzustellen haben, welche Nahrungsmittel zu verabreichen sind und in welchen Zeitabständen dies zu geschehen hat. Die Regelung der Ernährung hat nicht bloß Bedeutung in somatischer, sondern auch in psychischer Beziehung. Wie bereits an früherer Stelle gesagt worden ist, knüpfen sich an den Ernährungsakt oft periodische psychische Regungen, die offenbar den Zuständen der Erwartung und Erfüllung entsprechen, Gefühlen, die mit der elementaren Aufmerksamkeit aufs innigste zusammenhängen. Das Gefühl der Erwartung entspricht hier physiologisch dem Gefühl des Hungers, das der Erfüllung dem der Sättigung. Diese regelmäßige Hebung der Aufmerksamkeit wirkt zweifellos erziehend auf das idiotische Kind, da aus dem Chaos undeutlicher Empfindungen und Gefühle eine bestimmte Gruppe regelmäßig auftaucht und eine Zeitlang festgehalten wird.

Unter dem Einfluß der Gewöhnung tritt bei Idioten unter solchen Verhältnissen regelmäßig wiederkehrend ein triebartiges Verlangen nach Nahrung auf, das sich nicht selten durch gewisse Ausdrucksbewegungen kundgibt, die selbst auf das sprachliche Gebiet übergreifen können. So wird nicht bloß der Wille in seiner primitiven Form erregt, es entwickeln sich auch Willensäußerungen, die, immer auf das gleiche Ziel gerichtet, schließlich auch den als Motive der Willensrichtung dienenden Vorstellungen größere Klarheit und Deutlichkeit zu verleihen imstande sind. Daraus erklärt es sich, daß der Idiot oft nur über solche Vorstellungen verfügt, die mit der Ernährung unmittelbar zusammenhängen, wie bereits an früherer Stelle ausgeführt wurde.

Die bei Idioten so häufige chronische Überfütterung bewirkt, daß die psychischen Begleiterscheinungen des Ernährungsaktes nicht zur Geltung kommen. An Stelle der regelmäßig wechselnden Aufmerksamkeitsgefühle tritt ein allgemeines Unlustgefühl, das sich häufig als Schreien kundgibt. Manche unverständigen Pflegepersonen beziehen jede derartige Unlustäußerung auf das Hungergefühl und sehen sich hierdurch veranlaßt, dem Idioten immer wieder Nahrung zuzuführen. Viele Idioten setzen solchem Vorgehen kein Hindernis entgegen. Mechanische Reaktionen, wie das Erbrechen, veranlassen häufig keine Änderung der eingeschlagenen verkehrten Ernährungsmethode, da man bestrebt ist, zu ersetzen, was das Kind an Nährstoffen eingebüßt hat. In somatischer Hinsicht erklären sich die bei Idioten so häufigen Magen- und Darmerkrankungen aus schon frühzeitig erfolgter Überernährung.

Im Gegensatz zu Idioten, die immer bereit sind, Nahrung aufzunehmen, gibt es solche, bei welchen die Fütterung außerordentliche Schwierigkeiten bereitet. Es sind dies zumeist die schweren Fälle, bei welchen der Schluckreflex unzureichend entwickelt ist. Auf welcher tiefen Stufe diese Idioten stehen, geht daraus hervor, daß nach Preyer bei normalen Kindern der Schluckreflex schon im Leben vor der Geburt vorhanden ist. Bei Idioten kann man häufig feststellen, daß sich der Schluckreflex nicht unmittelbar an die Nahrungsaufnahme anschließt, sondern daß es eine Zeitlang dauert, bis das Herabwürgen der Nahrungsmittel beginnt. Hierdurch wird die Respiration behindert, es treten deutliche Unlustgefühle auf, verbunden mit heftigem Schreien, das jede weitere Nahrungsaufnahme unmöglich macht.

Die idiotische Anorexie hat aber häufig andere Ursachen, die mit der

Ungeschicklichkeit und unzureichenden Schulung der Pflegerinnen zusammenhängen. Vielfach wird bei der Idiotenfütterung geradezu gewaltsam vorgegangen, so daß Verletzungen der Mundschleimhaut, der Zunge und des Zahnfleisches keineswegs zu den Seltenheiten gehören. Unter solchen Umständen ist die Nahrungsaufnahme von intensiven Unlustgefühlen begleitet, die bei höher stehenden Idioten zu instinktiven Abwehrbewegungen führen können. In solchen Fällen genügt es oft, die Fütterung einer geschickten und geschulten Pflegerin zu übertragen, um die Nahrungsscheu zu überwinden und vollständig normale Ernährungsverhältnisse herbeizuführen.

Bei erschwerter Nahrungsaufnahme erscheint es von Wichtigkeit, daß irgend eine lustbetonte Erregung die Nahrungsaufnahme einleite oder begleite. Es ist naturgemäß, daß diese Erregung zunächst den Geschmackssinn selbst betreffe. In diesem Sinne ist es oft empfehlenswert, gleichsam als Signalreiz vor der Fütterung eine kleine Menge des Nahrungsmittels, z. B. Milch, Suppe oder dgl. auf die Lippen zu bringen und eine Zeitlang zu warten, bis sich reflektorisch saugende Mundbewegungen einstellen. In anderen Fällen, namentlich bei olfaktorisch veranlagten Idioten, wird man die zu verabreichende Speise eine Zeitlang derart in der Nähe des Pfleglings aufstellen, daß er den Geruch derselben wahrnehme und auf diese Weise in den Zustand der Bereitschaft gerate, welcher dann zu ungehinderter Aufnahme des Nahrungsmittels führt. Es scheint, daß die unvorbereitete Fütterung in vielen Fällen durch die plötzliche Unterbrechung des dem Idioten eigentümlichen Zustandes der Passivität zu einem allgemeinen Unbehagen führt, das die Nahrungsaufnahme erschwert.

Für das Vorhandensein eines wenn auch primitiven Gedächtnisses bei Idioten spricht die Tatsache, daß unangenehme, mit intensiver Unlust verbunden gewesene Ereignisse bisweilen in der Weise festgehalten werden, daß der Eintritt der betreffenden Handlung rein assoziativ ein Gefühl der Unlust hervorruft, so z. B., wenn ein Idiot, dem einmal zu heiße Milch verabreicht worden war, monatelang nur mit in Nährflüssigkeit getauchten Semmelstücken oder Zwieback gefüttert werden konnte, während er den unmittelbaren Genuß von Milch und Milchspeisen mit heftigem Geschrei verweigerte.

Oft läßt sich die Nahrungsscheu der Idioten auf keine zureichenden Gründe zurückführen. Daß keine somatischen Ursachen dem Zurückweisen der Nahrung zugrunde liegen, geht nicht selten daraus hervor, daß Idioten, die bei entsprechender Ablenkung ohne jede Schwierigkeit das Gebotene hinabschlucken, heftiges Widerstreben bekunden, sobald sie keine entsprechende Ablenkung erfahren. Nur in Ausnahmsfällen wird man dazu greifen dürfen, während der Eßzeiten gewisse bevorzugte optische oder akustische Eindrücke als Ablenkung einwirken zu lassen, wie z. B. die Darbietung bunter, glänzender Metallkugeln, die, in Schwingung versetzt, gerne betrachtet werden, oder die Töne eines Spielwerkes usw. Am unverfänglichsten geschieht die Ablenkung, wenn die Pflegerin bei der Fütterung singt. Dies ist auch darum allen anderen Reizen vorzuziehen, weil hier das Auftreten einer zweiten Person vermieden werden und die Ablenkung sogleich unterbleiben kann, wenn die Pflegerin an der Art der Nahrungsaufnahme merkt, daß das Kind zeitweise normalen Eßgewohnheiten zuneigt. Die Gefahr liegt darin, daß das idiotische Kind späterhin solche lustbetonte Eindrücke bei der Ernährung nicht missen will und nicht etwa aus Nahrungsscheu schreit, sondern mit der Wunschrichtung nach Wiedereinführung der lustbetonten optischen oder akustischen Sensationen. Zieht man in Betracht, wie schwierig die Pflege idiotischer Kinder schon unter gewöhnlichen Umständen ist, so wird man Komplikationen nur im Falle äußerster Notwendigkeit eintreten lassen.

Wie bereits früher bemerkt worden ist, sind Geruchs- und Geschmackssinn bei Idioten oft auffallend entwickelt. Hier machen sich nicht selten lebhafte Triebrichtungen geltend, die ein Begehren des Angenehmen, ein Zurückweisen des Unangenehmen erkennen lassen. Auch auf dem Gebiet der Empfindung selbst treffen wir hier Unterscheidungen, die nur durch die Beschränkung der sinnlichen Aufmerksamkeit auf ein Gebiet und durch die Enge des letzteren zu erklären sind. Ein Idiot vermochte z. B. aus einer großen Zahl von gleichmäßig weißen Bonbons solche bestimmten Geschmackes herauszufinden, indem er nur diese verzehrte, alle anderen hingegen ausspuckte. Die Vorliebe der Idioten für bestimmte Geschmacksstoffe läßt sich bisweilen pädagogisch gut verwerten; selbstverständlich ist dies nur dann zulässig, wenn daraus keine gesundheitlichen Nachteile für das Kind erwachsen können. Nicht immer sind es süße Substanzen, die von Idioten begehrt werden. Bisweilen besteht Vorliebe für salzige, gewürzte, ölige Nahrungsmittel (Käse, Würste, Sardinen u. dgl.). Das Verlangen nach solchen Leckerbissen ist manchmal so stark, daß sich auch das visuelle Bild der Substanzen einprägt und der Anblick derselben heftige Triebregungen auslöst, die unter Umständen motorische Leistungen zur Auslösung bringen, die unter gewöhnlichen Verhältnissen nicht zustande kommen. So erfolgt ein zielstrebiges Greifen nach einem vorgehaltenen Leckerbissen, oder es lassen sich Schrittbewegungen erzielen, wenn sich der Leckerbissen in Seh-, jedoch nicht in Greifweite befindet. Auch das Suchen, eine Übung, deren Einfluß auf die Aufmerksamkeit Ziehen mit Recht hoch einschätzt, läßt sich auf solcher Grundlage oft mit Erfolg bewerkstelligen. Das Verabreichen des beliebten Leckerbissens kann auch als Belohnung angewendet werden, wenn es sich darum handelt, die Erneuerung einer motorischen Leistung zu ermöglichen, indem an das Ende derselben ein intensives Lustgefühl gesetzt wird; die Erwartung dieses Lustgefühles hat oft zur Folge, daß die Idioten das ursprünglich vorhandene Unlustgefühl überwinden und Übungen, die an und für sich mißliebig sind, ohne Widerstreben ausführen. Allerdings setzt dies voraus, daß mit derartigen Reizmitteln nicht verschwenderisch umgegangen wird und solche nicht ohne Veranlassung dargereicht werden, was bisweilen zu der Unsitte ausartet, daß sie an Stelle normaler Nahrungsmittel Verwendung finden.

Auch aus pädagogischen Gründen ist es sehr wünschenswert, daß das idiotische Kind sobald als möglich erlerne, sich selbst Nahrung zuzuführen. Das Einführen eines Brod-, Semmel- oder Kuchenstückes in den Mund setzt das Ergreifen und Festhalten des Nahrungsmittels und eine genau bemessene Zielbewegung voraus. Hier handelt es sich bereits um koordinierte Bewegungen der Hand-, Arm-, Mund-, Zungen- und Schlundmuskulatur, die beim normalen Kinde in der zweiten Hälfte des ersten Lebensjahres zustande kommen; als überlegte Bewegungen schätzt sie Preyer sehr hoch ein und zeigt, wie sich hier Aufmerksamkeit und Wille in elementarer Weise betätigen. Noch komplizierter und darum noch anregender gestalten sich die Verhältnisse beim Gebrauch des Löffels; hier kommen die partielle Innervation der Handmuskulatur, die doppelseitigen Zielbewegungen, schließlich das besondere Aufmerksamkeit erfordernde Halten des Löffels in Betracht. Alle diese Handlungen erlangen einen engen Zusammenhang, gehen zwanglos ineinander über und sind geradezu beispielgebend für die Einübung eines Koordinationsmechanismus, der schließlich ohne besondere Einzelinnervationen von einem einzigen Willensakt gelenkt wird. Der Aufwand an Aufmerksamkeit und motorischer Beherrschung, der zur Erlernung der selbständigen Nahrungsaufnahme notwendig war, geht aber sicherlich nicht verloren und bahnt anderen psychomotorischen Erwerbungen den Weg. Mit Recht wird daher bei Idioten die erlangte Fähigkeit zur selbständigen Nahrungsaufnahme als Hinweis auf die Möglichkeit weiterer Fortschritte, somit als prognostisch günstiges Moment, angesehen.

Die selbstständige Nahrungsaufnahme wird auf dem Wege der Übung und Gewöhnung erzielt. Zunächst lenkt die Pflegerin die Hand des Kindes solange, bis die Intention der Bewegungen seitens des letzteren deutlich wird, was oft erst nach wochenlangen Bemühungen erfolgt. Hierauf beschränkt sich die Mithilfe auf eine immer geringer werdende Unterstützung, die dann nur mehr durch Berührung der Hand mit einem Finger angedeutet wird und schließlich ganz aufhört.

Aus falscher Sorge für das idiotische Kind wird oft nicht einmal der Versuch selbständiger Nahrungsaufnahme gemacht und zu einer Zeit und in einer Verfassung des Pfleglings, die selbständige Nahrungsaufnahme als möglich erscheinen lassen, fortgesetzt gefüttert. Wie unrichtig dieses Beginnen ist, braucht nach der oben gegebenen Betrachtung über die erziehliche Bedeutung der selbständigen Nahrungsaufnahme nicht neuerdings nachgewiesen zu werden.

Eine der wichtigsten Aufgaben der Idiotenpflege besteht in der Erziehung zur Reinlichkeit. Wird diese Aufgabe vernachlässigt oder hintangestellt, so entwickelt sich ein Hang zur Unreinlichkeit, der triebartig einsetzt und vielfach offenbar mit Perversitäten im Bereiche des Geruchs zusammenhängt. Es scheint, daß in solchen Fällen der Geruch des Urins und auch der Fäzes spezifische Lustgefühle erzeugt, die als Anreiz zu Verunreinigungen dienen, deren Häufigkeit darauf hinweist, daß hier eine willkürliche Komponente im Spiele ist. Sind die Perversitäten des Geruchs bereits entwickelt und schließen sich etwa hieran assoziativ auch solche des Geschmacks, wenn der Idiot Gelegenheit gehabt hat, wiederholt Urin zu belecken oder Kot in das Gesicht zu schmieren, so scheint die Unreinlichkeit des Idioten fast unausrottbar, es sei denn, daß man sich zu scharfen Repressivmaßregeln entschließt und zu körperlicher Züchtigung die Zuflucht nimmt. Ein solches Verfahren wird man aber pädagogisch nicht billigen können, zunächst aus humanitären Gründen, dann aber, weil empfindliche Züchtigungen oft die heftigsten Affektentladungen bei Idioten zur Folge haben, die zu Wutparoxysmen ausarten können, denen man machtlos gegenübersteht. Die assoziative Verknüpfung der Züchtigung mit der Person des Züchtigers bewirkt, daß der Pflegling nicht selten in beständiger angstvoller Erregung bleibt, bei jeder Annäherung der Pflegeperson in Furcht gerät, die als Hemmung allen fördernden Einflüssen der letzteren im Wege steht.

Aus pädagogischen Gründen wird man alle jene Einrichtungen ablehnen müssen, welche es den Idioten ermöglichen, ihre Entleerungen fortgesetzt ohne Hemmungen, selbst ohne hinlängliche Kontrolle der Umgebung zu erledigen. Auf den auch in hygienischer Beziehung oft keineswegs einwandfreien Leibstühlen befinden sich die Idioten tatsächlich vollständig im Banne des Entleerungsgeschäftes. Es ist durchaus nicht zu billigen, wenn Idioten tagsüber auf solchen Geräten verbleiben, zumal die Gewöhnung am Tage zur Folge hat, daß nicht bloß Urin, sondern auch Fäzes schrankenlos bei Nacht ins Bett entleert werden, und somit Verhältnisse entstehen, die jeder Hygiene Hohn sprechen. Einrichtungen der erwähnten Art sind nur dann zulässig, wenn es sich um Idioten handelt, die infolge von Lähmungen überhaupt nicht zur Reinlichkeit erzogen werden können.

Die Erziehung zur Reinlichkeit kann schon im frühen Kindesalter mit subtiler Hautpflege beginnen. Hierdurch wird oft eine feinere Hautsensibilität bewirkt, die Verunreinigungen als Unlust zum Bewußtsein bringt. Ganz allgemein kann man feststellen, daß gut gepflegte, rein gehaltene Idioten den Bestrebungen, sie an Reinlichkeit zu gewöhnen, ihre Entleerungen derart zu regeln, daß sie zu bestimmten Zeiten und in besonderen Situationen erfolgen, häufig eine gleichsam instinktive Beihilfe leisten. Die Regelung der Entleerungen in der erwähnten Weise muß auf den individuellen Typus Rücksicht nehmen. Es geht nicht an, in dieser Hinsicht allgemeine Verordnungen zu erlassen. Sobald ermittelt ist, wie lange das Kind Urin zu halten vermag, zu welchen Zeiten die Entleerungen des Darmes in der Regel erfolgen, wird man für diese Angelegenheiten die Zeitbestimmung vornehmen können. Häufig findet eine Gewöhnung an diese Zeiteinteilung statt, so daß Verunreinigungen am Tage, solange keine krankhaften Veränderungen vorliegen, vermieden werden können. Diese Gewöhnung ist bisweilen eine solche, daß Verunreinigungen nur bei ungenauer Einhaltung der vorgeschriebenen Zeiten überhaupt möglich erscheinen; es erfolgt eine fast maschinenmäßige Anpassung an die festgesetzte Ordnung, wie denn überhaupt beim Idioten zeitliche Regelungen, die allerdings als solche nie zum Bewußtsein kommen, in überraschender Weise eingehalten werden, eine Tatsache, die in dem bei Idioten häufig stark entwickelten Sinn für Rhythmus ihr deutliches Vorbild findet.

Bei vielen Idioten rufen Harn- und Stuhldrang bestimmte Ausdrucksbewegungen hervor, deren Beachtung die Reinhaltung des Pfleglings wesentlich erleichtert. Auch ist es nicht allzu schwierig, manche Idioten daran zu gewöhnen, ihre Bedürfnisse durch bestimmte Laute auszudrücken, zu „melden“.

Sehr schwierig, vielfach geradezu unmöglich, erscheint hingegen die Abgewöhnung der Enuresis nocturna, die als eine wahre crux der Idiotenpflege bezeichnet werden kann. In seltenen Fällen hat die Gewöhnung an Reinlichkeit während des Tages zur Folge, daß auch das Harnlassen zur Nachtzeit in bestimmten Abständen erfolgt; es ist dann immerhin möglich, bei rechtzeitigem Aufnehmen das Bettnässen zu verhüten. In der Regel bleibt aber auch bei Abgewöhnung der Enuresis diurna das nächtliche Einnässen bestehen. Keine der empfohlenen Maßnahmen — von den auch aus pädagogischen Gründen abzulehnenden mechanischen Kompressionsmitteln abgesehen — hat sich bisher bei Idioten als wirksam erwiesen. Durch diese Verunreinigungen entsteht in den Idiotenstuben ein oft unleidlich scharfer, durchdringender Geruch, der sich allen Gebrauchsgegenständen mitteilt und den Aufenthalt für normal geartete Menschen nicht selten geradezu unmöglich macht, aber auch auf die Pfleglinge selbst, wie bereits gesagt, in übelster Weise einwirkt. In Anstalten kann durch fleißiges Lüften der Schlafräume, die bei Tag nicht benützt werden, da für die Ruhe während des Tages in den Tagräumen selbst entsprechend vorgesorgt ist, diesem Übelstand teilweise begegnet werden. In der Hauspflege bleibt jedoch das idiotische Kind zumeist bei Tag und Nacht auf einen Raum angewiesen, der namentlich während der kalten Jahreszeit nur vorübergehend und somit ungenügend gelüftet werden kann. Unter allen Umständen ist fleißiges Wechseln des Bettlakens, ferner Reinigung der Gummieinlage und wiederholter Austausch derselben dringendstes Bedürfnis. In manchen Fällen wird, um das Einnässen zu verhüten, die Nachtruhe des idiotischen Kindes fortwährend gestört; der Ehrgeiz der Pflegerin, das Kind auch zur Nachtzeit rein zu erhalten, bewirkt, daß bei beiden von Nachtruhe kaum mehr gesprochen werden kann. Oft wird solches Bemühen wochen-, selbst monatelang erfolglos fortgesetzt; das Schlafbedürfnis des Pfleglings stellt sich dann bei Tag ein, es entstehen jene höchst unangenehmen Zustände, in denen die Nacht zum Tage gemacht wird und umgekehrt. Solche Gewohnheiten erlangen aber bald beherrschende Gewalt und es ist später sehr schwer, das Kind an Nachtschlaf zu gewöhnen. Die Zeit, die das Kind nachts wachliegt, wird oft durch Schreien ausgefüllt, tikartiges Spielen an den Genitalien ist häufig der Anlaß zur Masturbation, die dann bei Idioten zu einer konstanten Gewohnheit wird. Jedenfalls dürfen die Bemühungen, das nächtliche Einnässen zu verhüten, nicht ins Extrem ausarten und die Nachtruhe des Pfleglings nicht dauernd beeinträchtigen.

Die Bestrebungen nach Erziehung zur Selbständigkeit und Selbsthilfe können bei Idioten in nur sehr beschränktem Maße zur Durchführung gelangen. Aber damit ist keineswegs der Verzicht auf alle derartigen Anleitungen ausgesprochen. So ergeben sich z. B. beim An- und Auskleiden zwanglos Gelegenheiten, auf die manuelle Geschicklichkeit zu wirken und koordinierte Bewegungen einzuüben. Allerdings muß die Kleidung der Idioten eine möglichst einfache sein und auf alle jene komplizierten Vorrichtungen verzichten, die auch normale Kinder länger als nötig an Unselbständigkeit gewöhnen. Die Anleitung wird zunächst darin bestehen, daß die Pflegerin die Hände des Kindes führt und jede einzelne Bewegung des letzteren dirigiert. Als einfachste Handlungen erscheinen hier das An- und Ausziehen der Strümpfe, das Anziehen und Abstreifen des Röckchens und der Bluse, wobei auf jene Zielbewegungen, welche die Bekleidung mit den Ärmeln betreffen, besonderer Wert zu legen ist. Im Laufe der Zeit wird sich vielfach das passive Verhalten des Kindes bei solchen Gelegenheiten in Mithilfe verwandeln und bisweilen dazu führen, daß einfache Funktionen selbständig ausgeführt werden können. Am schwierigsten, aber wegen der Koordination der erforderlichen Bewegungen für die psychomotorische Entwicklung am ersprießlichsten, sind Knöpfen, Binden und Schnüren. Diese Fertigkeiten müssen oft durch besondere Übungen vorbereitet werden, wozu recht gute Hilfsmittel geschaffen worden sind, z. B. die von Piper.

Es gibt Idioten, die bei entsprechender Anleitung eine bemerkenswerte manuelle Geschicklichkeit erlangen und ziemlich selbständig sich an- und auszuziehen vermögen. Ein idiotischer Knabe fand sogar ein sichtliches Vergnügen daran, anderen hilfsbedürftigen Pfleglingen beim An- und Auskleiden zu helfen. Auch darüber hinausreichende manuelle Leistungen sind zu verzeichnen, bei welchen eine gewisse Veranlagung offenkundig wird; ein Idiot erlernte das Flechten von Strohzöpfen, die zu Abstreifmatten zusammengefügt werden konnten, und bewies hierbei eine merkwürdige Genauigkeit, da er die Strohzöpfe vollständig gleichmäßig anfertigte und für jeden Zopf genau das gleiche Materialquantum verwendete. Unter Umständen können solche entwickelte und auf praktische Ziele gelenkte Anlagen dazu führen, daß sich der Idiot, wenn auch in beschränktem Maße, nützlich macht.

Auch die Gewöhnung an Ordnung erscheint bei Idioten durchführbar. Der Idiot, der Greifbewegungen insoferne beherrscht, als er Spielsachen im Zimmer herumstreut oder ein Vergnügen daran findet, diese kraftvoll zu werfen, ist auch dahin zu bringen, daß er die Dinge aufhebt und an bestimmten Orten hinterlegt. Nun wirken Übungen im Einsammeln und Einräumen sehr günstig auf das Verhalten der Aufmerksamkeit und von hier aus auf die Beherrschung der motorischen Fähigkeiten. Bisweilen läßt sich durch energische Einwirkungen der Idiot derart zur Ordnungsliebe erziehen, daß er jedes Ding, das sich nicht an der gehörigen Stelle befindet, ohne besondere Aufforderung dahin bringt. Übung und Gewöhnung schaffen hier gleichsam automatische Reaktionen. Es gibt Idioten, bei denen die Ordnungsliebe bis zur Pedanterie ausartet, so daß sie keinen Faden auf dem Fußboden sehen können, ohne ihn aufzuheben, keine offene Lade oder Türe, ohne sie sofort zu schließen. Mögen solche Eigentümlichkeiten bisweilen auch über das erwünschte Maß hinausführen; sie sind jedenfalls weniger störend als der beständige Drang, Unordnung zu stiften, welcher zur Zerstörungswut ausarten kann.

Wenn das idiotische Kind in solcher Weise den Intentionen seiner Umgebung gerecht werden muß, so setzt dies voraus, daß es die Fähigkeit erlangt hat, zu verstehen, was von ihm verlangt wird und dies entsprechend auszuführen. Diese Fähigkeit kann als Gehorsam bezeichnet werden, wenn Verständigungsmittel und Verständnismöglichkeiten auch noch so einfach sind und kaum das überschreiten, was das normale Kind zu Beginn seines zweiten Lebensjahres zu leisten vermag. Preyer bemerkt, daß Übungen im „Gehorsamsein" nicht früh genug beginnen können, er verlangt aber zur Befestigung derselben „unerbittliche Konsequenz". Es ist durchaus möglich, bei Idioten feststehende Reaktionsweisen zu erzielen, wenn gewisse Handlungen in stets der gleichen Art begehrt und zur Ausführung gebracht werden. Auf diese Weise lassen sich nicht bloß positive Erfolge erzielen, wenn gewisse, an verständliche Formen geknüpfte Gebote beachtet werden. Die Gewöhnung an Gehorsam bietet das beste, oft einzige Mittel, um jene unerwünschten, impulsiv entstandenen, automatisch fortgeführten Handlungen zu beseitigen, welche den Idioten als Stereotypien und Tiks anhaften, als Beiß-, Kratz-, Reißtiks zur Selbstbeschädigung ausarten, mindestens aber die geringe psychische Energie des Idioten durch unwillkürliche Entladungen derart schwächen, daß eine, wenn auch noch so primitive Willenstätigkeit nicht zur Entwicklung gelangen kann. Reicht zur Unterdrückung tikartiger Gewohnheiten der eigene Wille nicht aus, so tritt an dessen Stelle der Wille des Erziehers, welcher auf dem Wege des Gehorsams vom Pflegling aufgenommen wird und sich als Ablenkung oder Hemmung den automatischen Antrieben zu tikartigen Handlungen entgegenstellt.

Ablenkung wird dann stattfinden müssen, wenn der Idiot Verbote nicht zu befolgen vermag, da die Fähigkeit, motorischen Antrieben im gegebenen Moment Hemmungen entgegenzusetzen, nicht hinlänglich entwickelt ist. Wenn z. B. tikartiges Spielen mit den Fingern erfolgt oder die Neigung besteht, die Haut an den Endphalangen der Finger abzureißen, so wird der Befehl, die Finger zu verschränken, solches Beginnen verhüten. Es kann auch vorkommen, daß auf diesem Wege an Stelle eines schädlichen Tiks eine harmlose Bewegung oder eine künstlich herbeigeführte Haltungsstereotypie tritt, die durch allmähliche Gewöhnung schließlich rein automatisch erfolgt. Oft genügt es, solche Ersatzbewegungen eine Zeitlang zu üben, um ein Abklingen der tikartigen Gewohnheiten zu erzielen. Jedenfalls erscheint es als eine der wichtigsten Maßregeln, tikartige Gewohnheiten nicht erstarren zu lassen, sondern ihnen zeitgerecht entgegenzutreten. Im Anfangsstadium können solche Tiks abgewöhnt werden, späterhin erscheint dies oft unmöglich. Dabei ist zu berücksichtigen, daß nicht selten ein Tik einem andern gleichsam den Weg bahnt und die Verhütung der ersten tikartigen Neigung die beste Prophylaxe hinsichtlich weiterer übler Gewohnheiten darstellt.

Ist der Idiot durch besondere Übungen in den Stand gesetzt, seine motorischen Funktionen bis zu einem gewissen Grade zu beherrschen und Bewegungsantriebe zu hemmen, so genügt nicht selten ein Verbot, insbesondere, wenn es in möglichst kurzer und präziser Form erfolgt, um die Unterdrückung der tikartigen Gewohnheit zu bewirken. So läßt sich in nicht zu schweren Fällen durch Übung bewirken, daß auf den Anruf: „Halt!" eine gleichsam neutrale Körperhaltung mit ziemlich gleichmäßiger Anspannung der Muskulatur angenommen wird. Auf diese Weise werden alle unerwünschten Innervationen zum Stillstand gebracht und tikartige Bewegungen unterdrückt, was so oft geschehen kann, bis die letzteren schwinden. Je einfacher und eindeutiger das Verbot sprachlich ausgedrückt wird, desto wirkungsvoller wird es in Rücksicht auf die schlechte sprachliche Auffassung der Idioten sein, zumal eine solche präzise Formulierung jene kraftvolle Betonung zuläßt, die an und für sich als starker akustischer Reiz die Aufmerksamkeit erregt und im gewissen Sinne reflexhemmend wirkt. Hierdurch wird jene unmittelbare Beziehung auf den motorischen

Apparat hergestellt, die man als Befehlsautomatie bezeichnen könnte, auch unter normalen Verhältnissen eine wichtige Komponente des Gehorsams im allgemeinen, des kindlichen Gehorsams im besonderen.

Eine spezielle Fürsorge erfordern die erregten Idioten. Ihr Verhalten beruht höchstwahrscheinlich auf erhöhter Reflexerregbarkeit, die sich in einem Übermaß von Bewegungen kundgibt, und auf der Unfähigkeit zur Reflexhemmung, wie bereits früher dargelegt wurde. Therapeutisch handelt es sich darum, die Reize, welche dem Überhandnehmen reflektorischer Erregungen zugrundeliegen, auszuschalten, und in diesem Sinne empfiehlt sich bei erethischen Idioten protrahierte Bettruhe. Krayatsch hebt hervor, daß die Bettbehandlung aufgeregter Schwachsinniger nicht bloß vorübergehende Erfolge erzielt, sondern auch eine geraume Zeit nachwirkt, wenn die betreffenden Idioten wieder Bewegungsfreiheit erlangt haben. In der Regel aber wird es notwendig sein, immer wieder Bettruhe eintreten zu lassen, sobald sich stärkere Erregungszustände geltend machen und der Bewegungsdrang des Idioten überhand nimmt. Allerdings bedarf der Idiot auch in der Bettruhe entsprechender Aufsicht, damit nicht durch Gewöhnung an Unreinlichkeit, Masturbation, tikartige Gewohnheiten Schaden erwachse. Auch wird es aus hygienischen Gründen bisweilen zu empfehlen sein, daß bei Tag die Liegestelle gewechselt, und bei günstiger Jahreszeit der Pflegling nach Möglichkeit auf einem Liegestuhl im Freien gebettet werde. Es ist nicht unwahrscheinlich, daß bei erethischen Idioten trotz der scheinbar heiteren Stimmung oft schwere Ermüdungsgefühle auftreten, welche das plötzliche Ausbrechen von zorniger Erregtheit teilweise erklären. Auch in dieser Hinsicht wirkt die Bettbehandlung als Ruhekur sehr günstig, was sich nicht selten in einer Hebung des gesamten körperlichen Zustandes, insbesondere der Nahrungsaufnahme kundgibt. Selbst in psychischer Hinsicht erweist sich die Bettbehandlung oft als förderlich, was daraus entnommen werden kann, daß Übungen, die nach einer Ruhezeit wieder aufgenommen werden, nicht mehr auf Widerstand stoßen und demgemäß von besserem Gelingen begleitet sind.

2. Übungen.

a) Bewegungsübungen. α) Fixieren. Die Bedeutung des Fixierens für die psychische Entwicklung des Kindes ist schon früher angedeutet worden (Gesetz der Korrespondenz von Fixation und Apperzeption). Wegen ihrer nahen Beziehung zur Aufmerksamkeit sind Übungen im Fixieren bei allen Idioten anzuwenden, auch bei solchen, die im Sehbereich befindlichen bewegten Gegenständen spontan mit den Augen folgen.

1. Fixieren einer Kerzenflamme in mäßig verdunkeltem Zimmer, a) in der Horizontalrichtung, b) in der Vertikalrichtung, c) in beliebigen Bahnen.

Die Übung kann auch mit Hilfe einer mäßig lichtstarken elektrischen Glühbirne erfolgen, die an einem langen Leitungsdraht derart befestigt ist, daß deren allseitige freie Bewegung möglich ist. Auch eine elektrische Taschenlaterne kann hierzu Verwendung finden.

2. Aufleuchtenlassen eines Lichtes als Fixationszwang in verschiedener Richtung und Entfernung vom Kinde a) mit akustischem Signalreiz, b) ohne akustischen Signalreiz.

Für diese Übungen wären sogenannte bengalische Zündhölzchen gut zu verwenden, wenn nicht mit dem Abbrennen derselben eine recht lästige Rauchentwicklung verbunden wäre. Das Geräusch beim Anreiben des Zündhölzchens dient als Signalreiz. Sonst läßt sich das Aufleuchten mit Hilfe einer elektrischen Taschenlaterne bewerkstelligen.

3. Fixieren einer farbigen, glitzernden Metallkugel, die, auf einem Stäbchen befestigt, vor den Augen des Kindes bewegt wird.

Diese Übung läßt sich variieren hinsichtlich Richtung, Entfernung, Farbe und Größe des Fixierobjektes. Zu diesem Zwecke sind Kugeln in verschiedener Farbe und Größe vorzubereiten.

4. Fixieren bewegter, farbiger Wollbälle, die auch für Greifübungen (β) Verwendung finden.

β) Greifen. Man unterscheidet ein reflektorisches und ein absichtliches, bewußtes, zielstrebiges Greifen. Das erstere ist die Vorbedingung des letzteren und soll auch dann geübt werden, wenn es spontan erfolgt.

1. Einlegen des Fingers in die Hohlhand. Erfolgt die reflektorische Zusammenziehung der Handmuskulatur nicht sofort, so wird einige Male leicht mit dem Finger über die Hohlhand gestrichen. Die Übung bezieht sich sukzessive auf beide Hände.

2. Einlegen eines Stabes, a) einhändig, b) beidhändig. Durch Umfassen der Hand oder der Hände wird bewirkt, daß der Handschluß sich nicht sofort löst, sondern eine Zeitlang erhalten bleibt. Durch Anschwellen oder Nachlassen des Handdruckes sollen Druck- und Kompressionsempfindungen dem Kinde zum Bewußtsein gebracht werden.

3. Einlegen weicher Wollbälle behufs allseitigen Handschlusses. Dem etwa fehlenden Daumenschluß wird nachgeholfen.

4. Ergreifen leicht greifbarer Gegenstände, die sich in Brusthöhe des Kindes auf dem Tische befinden.

5. Ergreifen der gleichen Gegenstände, die sich in Bauchhöhe des Kindes auf einer Bank befinden. Verbinden des Greifens mit leichter Beugung des Oberkörpers.

6. Ergreifen von Gegenständen, die sich auf dem Fußboden befinden (Aufheben). Verbinden des Greifens mit dem Bücken. Anfänglich Unterstützung behufs Vermeidung von Gleichgewichtsstörungen. Auch das Bücken wird zunächst von der Pflegeperson intendiert.

Die Übungen 4, 5 und 6 werden einhändig geübt, wobei beide Hände gleichmäßig zu berücksichtigen sind, später auch beidhändig (Ergreifen, bzw. Aufheben eines Stabes).

7. Ergreifen bewegter rollender Gegenstände auf dem Tische. Zunächst erfolgt das Rollen in bestimmter Richtung gegen die Hände des Kindes, so daß sich dessen Tätigkeit auf das Auffangen und Festhalten bezieht. Später erfolgt die Bewegung in wechselnder Richtung. Mit dem Greifen sind jetzt Zielbewegungen verbunden.

8. Ergreifen einer auf dem Boden rollenden Kugel oder eines Balles. a) Das Ergreifen erfolgt erst, wenn das Objekt stillsteht; b) das Objekt wird während der Bewegung aufgehalten und ergriffen (Haschen).

9. Ergreifen eines auf einem entsprechenden Gestell befestigten pendelnden Wollballes. Beide Hände sind gleichmäßig zu üben.

10. Ballspiel. a) Einübung der entsprechenden Handhaltung, indem der Ball auf die aneinandergefügten Hände (Handteller) gelegt wird. b) Zuwerfen des Balles derart, daß er auf den ruhig gehaltenen Handteller zu liegen kommt. c) Zuwerfen des Balles derart, daß bei ruhiger Körperhaltung auf einen kleinen Umkreis beschränkte Armbewegungen zum Empfang des Balles erforderlich sind. d) Zuwerfen des Balles derart, daß zum Empfang desselben gleichfalls auf einen engen Umkreis beschränkte Schrittbewegungen erforderlich sind.

γ) Aufrichten des Körpers. Übungen im Aufrichten sollen den Übungen im Gehen, wenn möglich, vorausgeschickt werden. Sie erzielen Stärkung der Muskulatur, Koordination der Bewegungen, welche auch für das Gehen in Betracht kommen, und schließlich Erhaltung des Körpergleichgewichtes. Psychisch sind zu berücksichtigen die Lenkung der Aufmerksamkeit auf den eigenen Körper, die Beziehungen der Lageänderungen des Körpers zur äußeren Orientierung, die Anbahnung von Begriffen, die sich auf eigene Tätigkeiten beziehen und in diesem Sinne als besondere Gruppe zusammengefaßt werden können (Ich-Begriffe).

1. Aufrichten aus der Rückenlage zum Sitzen. Eine große Zahl von Idioten vermag diese Übung nur auszuführen, indem sie die Arme als Stützorgane verwenden. Es soll aber das freie Aufrichten geübt werden. Zu diesem Zwecke wird es anfangs häufig notwendig sein, durch sanften Zug Unterstützung zu gewähren, wobei es erstrebenswert ist, daß sich der Pflegling an den Händen der Pflegeperson festhält. Späterhin wird die Unterstützung immer geringer, bis das freie Aufsitzen ohne Hilfe möglich ist.

Normale Kinder setzen sich nach Preyer frühestens im 4., spätestens im 12. Monate allein auf. Das Aufsetzen erfolgt in der Regel bei Greifversuchen. Auch bei idiotischen Kindern soll mindestens der Versuch gemacht werden, Greifobjekte derart darzubieten, daß ein Anreiz zum Aufsetzen erfolgt.

2. Freies Sitzen ohne Lehne oder sonstige Unterstützung. Dieses bewirkt bei vielen Idioten ein Gefühl der Unsicherheit; ängstliche Erregung ist aus dem Gesichtsausdruck zu ersehen, auch tritt häufig Weinen oder Schreien ein. Die Übung darf nicht zu häufig und zu lange angestellt werden, da sich Idioten infolge von Schwäche oder von mangelhafter Innervation der Rückenmuskulatur leicht an schlechtes Sitzen gewöhnen, zusammenducken oder nach vorne neigen. Hingegen ist die Übung, vorübergehend angewendet, höchst vorteilhaft für die Erhaltung des Gleichgewichtes, das durch passive Hebung der Arme und durch leichte Rumpfbewegungen absichtlich gestört werden kann, um aktive Rückkehr in die Gleichgewichtslage zu bewirken.

3. Übergang vom Sitzen zum Stehen. Das Aufstehen vom Sessel gehört zu den einfachsten Bewegungen des Aufrichtens, muß aber trotzdem bei Idioten vielfach durch Vorwärtsziehen der Arme intendiert werden, worauf in der Regel die entsprechende Innervation der Beinmuskulatur unter der Voraussetzung, daß die Füße den Boden berühren, reflektorisch erfolgt.

Anders gestaltet sich dies beim Aufstehen aus dem Sitz am Boden. Diese Übung macht erfahrungsgemäß bei Idioten die größten Schwierigkeiten und weist höchst charakteristisch auf deren Unselbständigkeit hin. Es ist deshalb notwendig, die Bewegungen, welche dem Übergang vom Sitz zur aufrechten Stellung entsprechen, passiv vorzubereiten, indem zunächst die Beine in die dem Aufsetzen der Füße günstige Lage gebracht werden, während das Aufstützen durch Hochziehen ersetzt wird.

4. Aufrichten aus der Bauchlage zum Sitzen. Diese Fähigkeit entwickelt sich ohne besondere Übung bei Idioten fast niemals, selbst wenn eine starke akustische Einwirkung den Reiz erzeugt, das Gesicht dem Objekt zuzuwenden. In diesem Sinne kann die Unfähigkeit, sich aus der Bauchlage aufzurichten, diagnostische Bedeutung erlangen. Dies trifft umsomehr zu, als die Bauchlage vielfach bei Idioten unangenehme Sensationen auslöst und demgemäß das triebhafte Verlangen entsteht, sich aus der mißlichen Situation zu befreien.

δ) Gehen. Das Kriechen und Rutschen ist beim normalen Kinde die natürliche Vorschule des Gehens; vor der Ausbildung des Gehens erwacht beim normalen Kinde das Bestreben, sich einem apperzeptiv bevorzugten Gegenstand zu nähern und ihn — wenn möglich — zu besehen und zu betasten. Auch die Bewegung an und für sich macht Freude und ist psychisch wertvoll, da das Kind die Dinge von verschiedenen Punkten aus betrachten und sich in den allgemeinsten Zügen orientieren lernt. Ferner lernt das Kind durch das Kriechen und Rutschen bereits verschiedene Hindernisse — oft auch nach ihrer schmerzhaften Seite — kennen und ihnen ausweichen, eine Erfahrung, die ihm später beim Gehen sehr zu statten kommt.

Bei Idioten fehlt häufig die Vorschule des Kriechens und Rutschens. Kommt die Gehbewegung zustande, so fehlen gleichsam alle Vorkenntnisse. Die ziellosen Gehversuche bedeuten eine beständige Gefährdung.

Es erscheint sehr merkwürdig, daß es Idioten gibt, die trotz großer motorischer Hindernisse gehen lernen und sich — wenn auch mühsam und unvollkommen — fortbewegen, während andere Idioten, die keine derartigen Hemmnisse aufweisen, die Fähigkeit zur selbständigen Fortbewegung nicht erlangen oder sogar ohne plausible Ursache das Gehen verlernen. Möglicherweise wirken in solchen Fällen unangenehme Sensationen oder starke Ermüdungsgefühle als psychomotorische Hemmung.

Daß die Erwerbung des Gehens bei den meisten Idioten durch besondere Übungen möglich ist, bestätigen vielfache praktische Erfahrungen. Es scheint oft, daß durch solche Übungen eine latente Disposition gleichsam ausgelöst wird. Auch bei Idioten mit ataktischem Gang sind die Übungen von hohem Werte. Sie ermöglichen größere Sicherheit und verringern die Gefahr von Unfällen. Diese erhöhte Sicherheit bewirkt vielfach, daß Zielvorstellungen eingehalten werden können, ein Umstand, dem an und für sich hinsichtlich der Entwicklung der Aufmerksamkeit große Bedeutung zukommt.

1. Vorübungen. Passive Beugungen und Streckungen der Beine. Das Kind wird in Rückenlage auf ein Streckbett gelagert. Die Pflegeperson ergreift die Beine des Kindes und führt nach Art der Gehbewegung Beugungen und Streckungen aus. Es empfiehlt sich scharfe rhythmische Akzentuierung der Beugungen und Vorzählen des Taktes (eins — zwei), um zu bewirken, daß sich mit jeder Bewegungsphase eine sprachliche Bezeichnung assoziiere, was bei der aktiven Ausführung der Bewegungen insoferne hilfreich sein kann, als das Vorsprechen des Taktes assoziativ die betreffenden Bewegungsimpulse wachruft. Diese Übung hat vielfach zur Folge, daß das Kind nach kürzerer oder längerer Zeit die Tendenz zeigt, die passiven Bewegungen zu unterstützen, später auch aktiv auszuführen, sobald der Bewegungsmechanismus durch die passiven Beugungen und Streckungen gleichsam in Gang gebracht worden ist. Diesem Bestreben kommt die Neigung der Idioten zur automatischen Wiederholung eingeübter Bewegungen zu Hilfe.

2. Gehbewegungen am Ort. Das Kind wird von einer Person festgehalten, so daß Umfallen bei Störung des Körpergleichgewichtes vermieden wird. Eine zweite Person vollführt an dem Kinde der Gehbewegung entsprechendes Erheben und Niedersetzen der Beine, gleichfalls im Rhythmus nach vorgezähltem Takt.

3. Gehbewegungen vom Ort. Die unter 2. angegebenen Übungen werden in der Weise fortgesetzt, daß sich eine Person dem Kinde gegenüberstellt und, selbst nach rückwärts gehend, es sachte nach vorwärts zieht. Gleichzeitig rutscht die zweite Person dem Kinde nach und hebt und senkt dessen Beine in Schrittstellung. Die letztere Funktion ist höchst anstrengend, ermöglicht aber eine genaue Regelung der Hilfeleistung, die in demselben Maße nachzulassen hat, als sich Selbständigkeit beim Kinde bemerkbar macht. Auch hier ist Taktzählen erforderlich, welches gleichsam das assoziative Band zwischen den einzelnen, der Erwerbung selbständigen Gehens dienenden Übungen darstellt.

4. Marschieren mit Unterstützung der Aufsichtsperson. Die Unterstützung wird durch beiderseitiges Verschränken der Arme bewirkt. Marschieren im

Gleichschritt; der Rhythmus wird angegeben durch Taktzählen oder Singen eines Marschliedchens, ferner durch taktmäßige Armbewegungen der Begleitperson, welche sich auf das Kind übertragen.

5. Freies Marschieren nach Zielen. Die letzteren werden markiert durch die Aufsichtsperson, welche in verschiedenen Distanzen und Richtungen, dem Kinde zugewendet, Aufstellung nimmt und es veranlaßt, die derart gegebene Direktion einzuhalten. Bei dieser Übung empfiehlt sich anfänglich die Assistenz einer zweiten Person, welche dem Kinde bei Annahme und Beibehaltung der Richtung behilflich ist.

6. Marschieren mit Hemmungen. Das Kind wird daran gewöhnt, auf das Kommando „Halt!" die Gehbewegung zu unterbrechen und auf das Kommando „Marsch!" wieder aufzunehmen.

ε) Besteigen eines Schemels, Treppensteigen. Zu diesen Übungen empfiehlt sich ein Schemel von mäßiger Höhe mit breiter Plattform und großer Standfestigkeit. Die gewöhnlichen Holzschemel kippen bei unbeholfenem Auf- und Absteigen leicht um und erzeugen hierdurch Gefühle der Unsicherheit und Angst bei dem Kinde, so daß Wiederholungen der Übung mit unnötigen Aufregungszuständen verbunden sind. Die Unterstützung erfolgt anfänglich in der Weise, daß die Hände des Kindes ergriffen werden und durch einen sanften Zug nach aufwärts das Auf-, durch einen entsprechenden Zug nach abwärts das Absteigen intendiert wird.

Von Wichtigkeit ist auch das auf das Aufsteigen folgende kurzfristige Verweilen auf der Plattform des Schemels als Gleichgewichtsübung.

Diese Übung läßt sich mit Gehübungen derart verbinden, daß das Besteigen des Schemels den Abschluß der letzteren darstellt; auch kann das Auf- und Absteigen vom Schemel in die Gehübung eingeschaltet werden.

Dem Treppensteigen in normaler Weise muß oft als Vorübung wie beim Besteigen des Schemels die Gewinnung des Standes auf jeder Stufe vorangehen. Die bei der Schemelübung aufeinanderfolgenden Bewegungsakte erscheinen hier gesondert, indem zunächst die Bewegungen des Aufsteigens in einer kontinuierlichen Reihe, dann ebenso die Bewegungen des Absteigens zur Ausführung gelangen. Diese Trennung eines assoziativ verbundenen Bewegungskomplexes und die gesonderte Anwendung jedes Teiles desselben ist für die Ausbildung der motorischen Aufmerksamkeit von Bedeutung.

Das normale Treppensteigen, wobei mit jedem Bewegungsakt das Erlangen einer höheren Stufe verbunden ist, bedarf oft der Unterstützung durch eine zweite Person. Während die erste die Bewegung nach oben intendiert, fällt der zweiten die Aufgabe zu, dem richtigen Aufsetzen der Füße nachzuhelfen. In entsprechender Modifikation gilt dies auch für das Abwärtssteigen.

ζ) Armbewegungen. a) Passive. Diese Übungen lassen sich mit den Vorübungen für das Gehen kombinieren, indem den letzteren die passiven Armbewegungen angeschlossen werden. Auch diese erfolgen im Anfange auf dem Streckbette wie bei δa) S. 27. Die Arme, welche zunächst dem Rumpf angelegt sind (Normallage), werden genau im Takte kräftig gehoben und gesenkt. Es ergeben sich folgende Übungsgruppen:

1. aus der Normallage seitwärts und abwärts. Diese Bewegungen werden durch die Kommandoworte: „seit!" und „ab!" signalisiert;

2. aus der Seitlage aufwärts und zurück. Kommando: „hoch!" und „seit!";

3. aus der Normallage zur Hochhebe, wobei mit den ausgestreckten Armen des Kindes je ein Halbkreis beschrieben wird. Kommando „auf!" und „ab!";

4. späterhin werden diesen Übungen solche im Beugen und Strecken der Arme angeschlossen. Kommando „beugt"! und „streckt!"

Die gleichen Übungen werden im Stand ausgeführt, sobald das freie Stehen möglich ist und das Kind eine solche Sicherheit erlangt hat, daß es sich den veränderten Bedingungen der Körperbalance spontan anzupassen vermag. Im anderen Falle ist die motorische Aufmerksamkeit — auch durch interkurrente Affekte — derart abgelenkt, daß die Übungen ihren Zweck verfehlen.

b) Aktive. Der Übergang von den passiven zu den aktiven Übungen ist auch hier ein allmählicher. Sobald sich bei dem Kinde das Bestreben geltend macht, bei den Übungen mitzuhelfen, wird sich die Hilfstätigkeit der Lehrperson immer mehr beschränken.

Die freie Ausführung der Armbewegungen erfolgt:

1. Nachahmend. Hierbei wird zunächst eine bestimmte Reihenfolge eingehalten. Späterhin erfolgen die Übungen in veränderter Anordnung, so daß das Kind seine Aufmerksamkeit in erhöhtem Maße den Tätigkeiten der Lehrperson zuwenden muß, um diese adäquat nachzuahmen.

2. Auf Kommando. Die Lehrperson macht die Übungen nicht mehr vor, sondern beschränkt sich auf das entsprechende Kommando und Vorzählen des Taktes. Auch hier wird zunächst eine bestimmte Reihenfolge eingehalten, wobei die assoziative Bereitschaft des Kindes als Hilfmittel in Betracht kommt, während späterhin die Anordnung der Übungen wechselt, so daß auch hier eine schärfere Einstellung der Aufmerksamkeit erforderlich ist. Es kann sich hier selbstverständlich nur um wenige Übungen handeln, die im Wechsel geübt werden; größeren Anforderungen in dieser Hinsicht vermag kein idiotisches Kind zu entsprechen.

η) Angewandte Tätigkeitsübungen. Die Beobachtung des normalen Kindes lehrt, daß es seine körperlichen Fähigkeiten, besonders seine manuelle Geschicklichkeit, in spielenden Tätigkeiten entwickelt (Einübungs- oder Selbstausbildungstheorie). Ererbte Instinkte und Triebe machen sich hier geltend, wozu das im Wachstumsalter hervortretende Beschäftigungsbedürfnis tritt, das unter der Leitung der Aufmerksamkeit als spielendes Experimentieren vornehmlich zum Ausdruck kommt (Groos).

Bei idiotischen Individuen treffen diese Voraussetzungen überhaupt nicht oder in nur beschränktem Maße zu. Immerhin wird aber das aus innerem Bedürfnis hervorgehende natürliche Spiel des normalen Kindes dem Heilpädagogen eine Anleitung sein können, wie er bei dem idiotischen Kinde zu Werke gehen muß, um verschiedene notwendige, die weitere Entwicklung des Kindes fördernde Tätigkeiten einzuüben und zu befestigen. So erhält z. B. der Sammeltrieb des normalen Kindes außerordentlich wichtige Beziehungen zur Begriffsbildung in der Unterscheidung von Gleich und Ungleich, in der Erkennung bestimmter Qualitäten (Farbe, Größe, Stoff) usw. Was das normale Kind im Wege der Selbstausbildung durch das Spiel erlangt, muß dem Idioten durch besondere Übungen geboten werden. Hier gewährt aber die Beachtung der Eigentümlichkeiten der idiotischen Kinder nicht selten eine nicht zu unterschätzende Hilfe. Der Sammeltrieb findet sich auch bei letzteren bisweilen vor, allerdings in verzerrter und durch unerwünschte Komplikationen gestörter Richtung, wenn z. B. ein idiotisches Kind kleine Dinge vom Boden aufhebt und in fast zwangsmäßiger, einer fest eingeübten Assoziation entsprechenden Weise in den Mund steckt. Wenn nun das Kind gewöhnt wird, in bestimmter Art vorbereitete Dinge aufzuheben, in ein Körbchen zu legen oder an einen andern Ort zu bringen, so ist hiermit eine wichtige Übungsgruppe unschwer eingeleitet. Dergestalt weist die Beobachtung des Kindes oft den Weg, der zur Entwicklung seiner primitiven geistigen Fähigkeiten am zweckmäßigsten einzuschlagen ist. Bei der Auswahl der angewandten Tätigkeitsübungen ist die Individualität des Kindes zu berücksichtigen. Es läßt sich daher nicht leicht ein allgemein zutreffender Lehrgang aufstellen. Auch ist die Zahl der möglichen Übungen eine so große, daß wir im folgenden nur einige Beispiele zu geben in der Lage sind.

1. Tragen eines Korbes: 1. mit einer Hand, 2. mit beiden Händen; leer, gefüllt. Das Gewicht ist den Kräften des Kindes entsprechend zu regulieren.

2. Aufheben kleiner Gegenstände vom Boden. Bei dieser Übung erfordert das Einsammeln von Kugeln größere Geschicklichkeit als das Einsammeln von Hölzchen, Bausteinen etc., die ihre Lage nicht so leicht verändern.

3. Tragen von Stäben ohne Bindung 1. mit den Händen, 2. auf den Armen.

4. Tragen verschieden schwerer Gegenstände mit den Händen z. B. zweier Hanteln von ungleichem Gewicht.

5. Tragen größerer Gegenstände, z. B. eines Stuhles, eines Tischchens.

6. Tragen zu zweien 1. mit Hilfe der Aufsichtsperson, 2. mit einem andern Kind.

7. Tragen einer gefüllten Wasserkanne, einer Gießkanne usw. Verbindung dieser Übung mit Einfüllen und Ausgießen (Besprengen von Blumen, des Rasens usw.), Einfüllen von Wasser aus einer Flasche in mehrere Gläser.

8. Ziehen eines kleinen Wagens mit Deichsel: 1. leer, 2. beschwert. Das Einfüllen und Ausleeren von Sand, Steinen wird mit Hilfe einer kleinen Schaufel vom Kinde selbst besorgt.

9. Schieben einer Schiebkarre: 1. leer, 2. beschwert. Fahren auf leicht ansteigenden und etwas abschüssigen Wegen.

10. Öffnen und Schließen: 1. der Türe, 2. des Schrankes, 3. einer Schatulle, 4. einer Schachtel mit Deckel, 5. einer Schachtel mit Schubfach, 6. Auf- und Zusperren eines großen, einfachen Schlosses.

11. Aufstellen von Spielsachen: 1. ohne bestimmte Ordnung, z. B. des Inhaltes einer sogenannten Erzgebirger Schachtel (Häuschen, Bäume, Tiere); 2. in bestimmter Ordnung z. B. von Soldaten in einer Reihe oder in zwei Reihen, nebeneinander oder hintereinander. Aufstellen eines kleinen Eisenbahnzuges (Hin- und Herrollen auf dem Tisch). Aufstellen von kleinen Kegeln auf dem Tische in einer Reihe, in zwei Reihen mit vorgesetztem König, in der normalen Kegelordnung. Aufstellen auf dem Boden. Kegelspiel.

Das Ein- und Ausräumen der Gegenstände wird von dem Kinde besorgt.

12. Bauen mit Hilfe eines Baukastens. Aufeinanderlegen, Nebeneinandersetzen, Hintereinanderlegen von 2—4 Steinen; abwechselndes Legen und Stellen von Steinen. Erbauen eines Turmes durch Aufeinanderlegen von Steinen. Herstellen von Lebensformen, Bank, Tisch, Sessel, Treppe, Haus usw. Zusammenstellen mehrerer Häuschen zu einer Gruppe, z. B. Gasse, Dörfchen. Verwendung solcher Darstellungen im Spiele. Einräumen des Baukastens.

13. Aufreihen von durchbohrten Holzkugeln auf Metallstangen mit abgestumpften Enden, Aufreihen der ersteren auf eine Schnur. (Auch durchbohrte Roßkastanien sind für diese Zwecke zu verwenden). Auffädeln von bunten Glasperlen, die dann dem Kinde als Schmuck umgehängt werden usw.

14. Kombinationsübungen. Zusammensetzen von Modellen aus ihren Bestandteilen. Beispiel: In einer Tischplatte von etwa 17 cm Länge und 10 cm Breite sind Löcher vorgesehen, in die vier Füße in einfachster Art durch Einstecken befestigt werden. In ähnlicher Weise lassen sich Bank ohne oder mit Rücklehne, Schemel, Stuhl usw. herstellen. Weiterhin können aus wenigen Bestandteilen Bett, Leiter, Wagen, Schlitten, Schrank u. ä. m. zusammengesetzt werden.

15. Ordnen und Sortieren. Diese Übung erscheint dadurch vorbereitet, daß das Kind die zu den angewandten Tätigkeitsübungen erforderlichen Gegen-

stände selbst aus dem Schrank nimmt, aus- und einräumt und schließlich wieder in den Schrank zurücklegt. Besondere Aufmerksamkeit und Sorgfalt erfordert das Einräumen des Baukastens, da die Bausteine nur in bestimmter Ordnung unterzubringen sind. Je mehr Bestandteile der Baukasten enthält, desto schwieriger gestaltet sich diese Aufgabe. Am einfachsten ist sie bei Verwendung der Baukästen nach Froebel, die aus drei Grundformen, Würfel, Kugel und Walze bestehen.

Die Übungen im Ordnen und Sortieren leiten das Kind zwanglos zum Vergleichen und Unterscheiden an und erscheinen daher als die zweckmäßige Vorschule der Unterscheidungsübungen, deren Bedeutung später gewürdigt werden soll. Im wesentlichen ist folgender Stufengang zu empfehlen:

1. Ordnen von gleichartigen Gegenständen, die sich nur in Hinsicht auf eine Eigenschaft unterscheiden. In einer Schachtel befinden sich z. B. Hölzchen von zweierlei Länge, die in zwei Reihen derart nebeneinander oder übereinander zu legen sind, daß jede Reihe aus gleich langen Hölzchen besteht. In ähnlicher Weise kann die Farbe als Unterscheidungsmerkmal benützt werden, wenn z. B. rote und blaue Scheibchen in einer Schachtel zusammengelegt sind und nun gleichfalls in zwei Reihen geordnet werden, deren eine nur aus roten, deren zweite nur aus blauen Scheibchen besteht. Auch der Stoff der Dinge kann zur Unterscheidung dienen, wenn z. B. Holz- und Glasstückchen von gleicher Größe und Form in der oben angegebenen Weise gesondert werden.

2. Ordnen von Gegenständen, die sich in mehrfacher Hinsicht unterscheiden. Die leichtere Übung besteht hier darin, daß z. B. Stäbchen von drei Längen, Scheibchen von drei Farben usw. geordnet werden. Schwieriger ist es, Gegenstände zu ordnen, welche in zweierlei Hinsicht voneinander abweichen, z. B. in Farbe und Form. Es werden z. B. runde und eckige Kärtchen, von jeder Form etwa 10, angefertigt, die Hälfte jeder Kategorie von gleicher Form, also je fünf, werden mit rotem, die anderen mit blauem Papier überklebt. Die Aufgabe besteht darin, die Kärtchen in vier Reihen zu ordnen, von denen etwa die erste aus roten runden, die zweite aus roten eckigen, die dritte aus blauen runden, die vierte aus blauen eckigen Kärtchen besteht. Die Arbeit vereinfacht sich, wenn zunächst nur ein Unterscheidungsmerkmal festgehalten wird, z. B. die Farbe, und alle roten sowie alle blauen Kärtchen in zwei Reihen zusammengestellt werden, aus denen dann die weitere Unterscheidung nach der Form erfolgt.

Für manche Idioten bietet das sogenannte „Allerlei“ ein anregendes Beschäftigungsmittel. Es ist ein Kästchen, in das mehrere Arten kleiner Gegenstände, jede in einigen Exemplaren, ungeordnet gelegt werden. Das Ordnen erfolgt durch Verteilen der gleichartigen Dinge in bereit gehaltene offene Schachteln, deren jeder, um sie im vorhinein für die Aufnahme nur einer Art zu bestimmen, der betreffende Gegenstand an der dem Kinde zugekehrten Seite aufgenäht ist. Der Inhalt des „Allerlei“ kann im Laufe der Zeit mehrfach gewechselt werden, so daß immer neue Dinge zur Unterscheidung gelangen.

Späterhin finden derartige Übungen ihre praktische Anwendung im Einräumen von Wäsche- und Schulschränken, im Ordnen von Werkzeugen und Requisiten, im Sortieren von Früchten und Sämereien usw.

ϑ) Spiele. Für Idioten ist der Mangel des Spieltriebes höchst charakteristisch. Hiermit fehlt ihm das wichtigste Mittel zur Selbstausbildung. Für die geistige Entwicklung der Idioten, die sich allerdings nur innerhalb sehr bescheidener Grenzen bewegen kann, ist daher die Fremdausbildung (Groos) der einzige Weg, der beschritten werden kann. Diese Fremdausbildung wird aber im wesentlichen darin bestehen, daß in künstlicher Form geboten wird, was als natürliches Bildungsmittel beim normalen Kinde in Betracht kommt.

Der Heilpädagoge wird daher, wie bereits gesagt, aus der Beobachtung des normal sich entwickelnden Kindes, und hier besonders aus dessen spielenden Betätigungen, die wichtigsten Gesichtspunkte für sein Vorgehen gewinnen.

Das Spiel des normalen Kindes ist vorwiegend auf Lustertrag gerichtet. Groos hat gezeigt, daß schon die Erlernung des Gehens als eines der wichtigsten, am frühesten einsetzenden Experimentierspiele anzusehen ist und ,,daß das Kind bei dem experimentierenden Erproben seiner Bewegungsfähigkeit ein um seines eigenen Inhaltes willen erfreuliches Spiel treibt". Zieht man in Betracht, unter welchen erschwerenden Umständen sich das Gehenlernen beim idiotischen Kinde vollzieht, so daß ein Lustertrag hier kaum zustande kommen kann, beachtet man, wie viele der bei normalen Kindern mit hohem Lustertrag verbundenen Betätigungen beim Idioten zur oft unlustbetonten ,,Ernstbetätigung" (Groos) werden müssen, so wird man an die im folgenden zu behandelnden Spiele nicht bloß den Maßstab des Nützlichen und Fördernden anlegen dürfen, sondern auch verlangen müssen, daß sie dem idiotischen Kinde Freude bereiten und nach dem Zwang der Arbeit Erholung bringen. In diesem Sinne wird das Spiel nicht aufgenötigt werden dürfen. Bei Erprobung der verschiedenen Spielmöglichkeiten wird sich bei den meisten idiotischen Kindern manches finden, was offenkundig Freude bereitet. Diese Spiele werden dann vorwiegend herangezogen und gepflegt werden müssen.

Die Spiele zerfallen in Einzelspiele, bei welchen das Kind von der Lehrperson einzeln berücksichtigt wird, und in Gesellschaftsspiele, an welchen mehrere Kinder teilnehmen und die Lehrperson nach entsprechender Einübung oft nicht mehr unmittelbar einzugreifen braucht, sondern sich auf Beaufsichtigung und Regelung des Spieles beschränkt.

Einzelspiele.

1. Haschen und Fangen. Dieses Spiel bewirkt durch die wechselnden Ziele, durch die sich beständig nach Richtung und Entfernung ändernden Bewegungen intensive Übung der Aufmerksamkeit und der körperlichen Gewandtheit; es erzeugt überdies häufig, wie auch die folgenden Spiele, die an intensive und umfassende Bewegungen gebundene Lust (Bewegungsfreude).

2. Verstecken und Suchen. Beim Aufsuchen der Verstecke seitens der Kinder ist vielfach das Beispiel der Lehrperson maßgebend. Es müssen daher gleich zu Anfang die Bedingungen des Spieles möglichst einfache sein, damit dem idiotischen Kinde nicht zu schwierige Aufgaben erwachsen.

3. Pferdchenspiel. Das Spiel hat den Vorteil, daß hier nicht bloß sprachliche, sondern auch Zügelsignale eingeübt werden können, so daß die Aufmerksamkeit in mehrfacher Richtung in Anspruch genommen wird.

4. Puppenspiele. Legen, Setzen, Stellen, Umhertragen der Puppe, Einbetten, Zudecken, Anziehen und Ausziehen (anfänglich nur Mithilfe des Kindes, die sich auch auf das Zureichen des verlangten Stückes bezieht, allmählich Einübung der einzelnen Tätigkeiten bis zum selbständigen Spiel), Fahren mit dem Puppenwagen.

5. Kochen. Die Näpfe und Töpfe werden in die Öffnungen des Herdes gebracht. Zerschneiden eines Apfels in kleine Stücke. Anzuckern. Eingießen von Milch, Wasser, Umrühren, Reiben auf dem Reibeisen, Stoßen mit dem Mörser, Mahlen mit der Kaffeemühle usw.

Die Spielgeräte dürfen nicht zu klein sein, um das Ausführen der einzelnen Tätigkeiten zu ermöglichen. Dasselbe gilt für das folgende Spiel.

6. Servieren. Tischdecken, Auflegen von Tellern, Gläsern, Bestecken in entsprechender Ordnung. Verteilung von Brotstückchen nach den aufgelegten

Gedecken. Einfüllen von Wasser, „Wein“ (Himbeerwasser) in die entsprechenden Gläser, Einfüllen von „Suppe“ (Zitronenwasser), Verteilen von Kuchen-, Obststücken, Bonbons, Konfitüren in die Teller usw.

Sehr anregend ist es, wenn die Lehrperson ein oder das andere Stück scheinbar vergißt, vom Kinde das Fehlende auffinden, herbeiholen und an die betreffende Stelle legen läßt.

Gesellschaftsspiele.

Diese Spiele liegen zum Teil in ihren den einfachen Übungen gegenüber komplizierten Bedingungen dem geistigen Zustand idiotischer Kinder zu hoch. Es erscheint oft unmöglich, Gesellschaftsspiele nur von idiotischen Kindern ausführen zu lassen. Die Ungeschicklichkeit und Unselbständigkeit jedes derselben vereitelt in ihrem Zusammentreffen die Tendenz des betreffenden Spieles, es entsteht Unordnung und diese macht allen guten Absichten des Spielleiters ein Ende. Der letztere kann nicht immer mitspielen, da er hierdurch die Übersicht verliert und bei kleinen Regelwidrigkeiten nicht einzugreifen vermag. In Anstalten werden den Gesellschaftsspielen auch leichter defekte, z. B. imbezille Kinder zugezogen, denen gleichfalls Spiele der nachbenannten Arten durchaus angemessen und förderlich sind. Bei der Hausbehandlung wird es notwendig sein, geeignete Spielgenossen heranzuziehen. Die Bedeutung der Gesellschaftsspiele besteht in der Notwendigkeit der Einordnung, in der verstärkten, weil durch mehrere Beispiele gegebenen Einwirkung auf den Nachahmungstrieb, in einer genauen zeitlichen und räumlichen Abfolge der Bewegungen, in der Abwechslung, die sie dem Kinde bieten. Sie sind eine notwendige Ergänzung der vorstehenden Übungen und Einzelspiele, indem sie an das geordnete Zusammensein mit anderen Kindern gewöhnen.

1. Marschierspiele. Marschieren mehrerer Kinder hintereinander, nebeneinander, nach einem von der Lehrperson gesungenen Marschliedchen, nach dem Klang einer Trommel. Das Marschieren erfolgt zunächst mit aufgelegten oder mit verschränkten Händen, später frei. Beim geschlossenen Marschieren hintereinander kann die Lehrperson, indem sie das erste Kind führt, verschiedene Bewegungsrichtungen einschlagen lassen. Die letzteren werden späterhin sprachlich bezeichnet (um das Zimmer, mitten durchs Zimmer) und durch entsprechende Handbewegungen gezeigt. An den Anfang der Reihe sind Kinder mit einigermaßen entwickelter Orientierung zu stellen.

Die Marschierspiele werden zum „Soldatenspiel“ durch die Wahl entsprechender Lieder, durch die Ausstattung der spielenden Kinder mit Papiermützen und „Säbeln“, die möglichst kurz zu wählen sind, damit sie nicht Bewegungshindernisse werden. Besonders einzuüben ist das Gehen mit geschulterten Stäben („Gewehren“); das ruhige Halten des nach aufwärts gerichteten Stabes bereitet manchem Idioten Schwierigkeiten. Einzeln kann diese Stabhaltung im Spiele geübt werden, wenn das Kind „Schildwache steht“.

2. Kreisspiele. Die Zahl derselben ist durch die verdienstvollen Bemühungen der Kindergartenmethodiker sehr groß geworden. Auch diese Spiele werden von Liedern begleitet, die einen Hinweis auf gewisse Bewegungen enthalten, die an den betreffenden Stellen von den Kindern auszuführen sind. Derartige Spiele schließen sich z. B. an bekannte Volkskinderlieder an, z. B.

„Häschen in der Grube saß und schlief.
Armes Häschen, bist du krank,
Daß du nicht mehr hüpfen kannst?
Häschen hüpf, Häschen hüpf, Häschen hüpf!“

oder: „Ringe, ringe, Reihe,
Der Kinder, der sind zweie (dreie . . .)“ usw.

Eine höhere Stufe nehmen solche Kreisspiele ein, bei welchen nicht eine Bewegungsart immer wiederkehrt, sondern verschiedene Bewegungsformen, dem wechselnden Stropheninhalt entsprechend, ausgeführt werden sollen. Bei einem solchen Kreisspiel z. B. werden im Liede die Tätigkeiten des Bauern, der Handwerker usw. erwähnt; jede dieser Stellen wird mit einer entsprechenden Armbewegung begleitet. Das Lied beginnt folgendermaßen:

„Willst Du wissen, wie der Bauer
Seinen Acker bestellt?
Also streuet der Bauer
Seinen Samen aufs Feld.“ usw.

Es gibt mehrere Sammlungen solcher Spiellieder, die auch dem Heilpädagogen gute Dienste leisten.

b) Übungen der Sinne. Diese Methode stammt aus einer Zeit, da die sensualistische Theorie die Pädagogik beherrschte. Da man die Hauptursache des Schwachsinnes in der Schwäche der Sinnesorgane und ihrer Funktionen erblickte, so erschien als die beste Methode des Unterrichtes Schwachsinniger die Übung der Sinnesorgane durch spezifische Reize. Solche Übungen haben zweifellos eine gewisse Bedeutung hinsichtlich der Perzeption der Sinneseindrücke, d. h. der zentripetalen Nervenleitung. Die Übungen der Sinne machen sich vielfach als Bahnung geltend und stellen hier jenen Zustand der Reizempfänglichkeit her, der beim normalen Kinde a priori vorausgesetzt werden kann. Aber es fragt sich, ob derartige isolierte Reize die Aufmerksamkeit entsprechend wachzurufen vermögen, zumal sich das Kind bei diesen Übungen passiv verhält und auf die Einwirkungen nicht in einer solchen Weise motorisch reagiert, daß eine bestimmte Kontrolle des apperzeptiven Verhaltens möglich ist.

Als ein weiterer Mangel dieser Methode kommt ihre hohe Ermüdungswirkung in Betracht, die um so größer ist, je intensiver die verwendeten Reize werden. Auch beim normalen Kinde, selbst beim Erwachsenen, hat die Applizierung isolierter Reize nach kurzer Zeit Abspannung zur Folge. Bei Idioten ist die Grenze, innerhalb deren Sinnesübungen stattfinden können, schwer zu bestimmen. Immerhin wird es nicht rätlich sein, Sinnesübungen, insbesondere solche, die nur ein Sinnesgebiet betreffen, ohne Pause länger als 10 Minuten fortzusetzen. Auch wird man, namentlich hinsichtlich des Gesichts- und des Gehörssinnes, nur Reize von mittlerer Stärke verwenden dürfen, und etwa die Verwendung des Magnesiumlichtes, schriller Pfeifen usw. ablehnen. Man wird ferner auch bei sonst zulässigen Reizen starke Kontrastwirkungen zu vermeiden haben, dies insbesondere auf dem Gebiete des Gehörssinnes. So geht es z. B. nicht an, nach vollkommener Stille plötzlich eine Trommel zu schlagen. Hier wird man zweckmäßig eine Überleitung in der Weise herstellen, daß man z. B. zuerst mit einer kleinen Glocke läutet, einer Kinderflöte Töne entlockt und dann erst die Trommel verwendet. Im anderen Falle löst der jähe, intensive Reiz Affektwirkungen aus, die sich als Hemmung geltend machen und unter Umständen den Zweck der Übungen vereiteln können.

Die Methode wird im folgenden in etwas erweiterter Form dargestellt, wie sie sich in der Praxis als nützlich erwiesen hat.

α) Übungen des Gesichtssinnes. 1. Hell und Dunkel. Am einfachsten wird diese Übung bewirkt, wenn man das Gesicht des Kindes dem Fenster zuwendet und durch Auf- und Abziehen des Vorhanges das Zimmer abwechselnd erhellt und verdunkelt. Ist elektrische Beleuchtung vorhanden, so kann zur Zeit der Dunkelheit durch Ein- und Ausschalten der Beleuchtung der Effekt intensiver erzielt werden. Jede andere Beleuchtungsart läßt sich ebenso bei entsprechendem Vorgehen verwenden.

2. Farben. Die Einwirkung der Farben lassen sich am zweckmäßigsten mit Fixierübungen (1α, S. 24) verbinden, indem hierzu Metallkugeln oder Wollbälle von verschiedener Farbe benützt werden. Auch sind die „bengalischen Zündhölzchen", die beim Aufleuchten verwendet werden können, in verschiedenen Farben erhältlich.

β) Übungen des Gehörssinnes. 1. Vorsingen. Die beste und einfachste Übung wird durch Vorsingen der Lehrperson geboten. Man hüte sich aber, etwa einer Vorliebe des Kindes allzusehr zu entsprechen und — wie dies bei nicht wenigen Idioten geschieht — tagsüber fast unausgesetzt vorzusingen. Es tritt dann leicht Gewöhnung derart ein, daß jede Unterbrechung das Kind unruhig macht und das Vorsingen dann geradezu erzwungen wird. Abgesehen von der großen Anstrengung für die Aufsichtsperson geht diese jener Hilfen verlustig, die das Vorsingen zu rechter Zeit bedeutet. Ein arger Mißbrauch ist das Vorsingen zur Nachtzeit.

2. Spieldosen, Spielwerke. Man verwende hierzu kleinere Instrumente, die keinen zu großen Lärm verursachen. Das Verlangen nach dem Ertönen des Spielwerkes kann oft benützt werden, um das Kind zum Drehen an der Kurbel zu veranlassen. Auch hier gilt mutatis mutandis das unter 1. Gesagte.

3. Klavier. Es empfiehlt sich, die dem Kinde bekannten Lieder in einfachster Weise auf dem Klavier vorzuspielen und die Melodie mitzusingen. Dieser intensive Anreiz hat oft zur Folge, daß auch das Kind mitsingt. Dies kann bisweilen dadurch ausgelöst werden, daß man mitten im Singen der Melodie aufhört. Das Verlangen nach Vollendung derselben ist manchmal so stark, daß das Kind die fehlenden Takte ergänzt und späterhin allein mitsingt.

4. Sonstige akustische Einwirkungen. Hierzu werden verschiedene Instrumente, wie Glocken, Kinderflöten, Kindertrompeten (von mäßiger Klangstärke), Gläser, die durch Anschlagen erklingen, Trommeln usw. verwendet. Die Töne werden in wechselnder Stärke, Richtung und Entfernung hervorgebracht. Wenn möglich, soll das Kind später angeleitet werden, die Instrumente selbst zum Ertönen zu bringen.

Wichtig sind auch Übungen mit der Stimmgabel, weil dabei akustische und taktile Empfindungen, hier namentlich die als stärkerer Aufmerksamkeitsreiz wirkenden Vibrationsempfindungen, zusammentreffen.

γ) Übungen des Tastsinnes. 1. Berührungsempfindungen. Bei Gelegenheit der Greifübungen (1β, S. 25) werden eine Anzahl von Tastempfindungen ausgelöst, die für die Auffassung der Gegenstände von Bedeutung sein können. Es empfiehlt sich, die Gegenstände längere Zeit in den Händen zu belassen, so daß dem Ergreifen ein längeres Festhalten folgt. Hierbei wird man auf verschiedene, dem Tastsinn zugängliche Qualitäten Rücksicht nehmen und dem Kinde rauhe und glatte, eckige und runde, weiche und harte Dinge darbieten. Im allgemeinen sollen Gegenstände nicht bloß optisch, sondern auch haptisch erfaßt werden, was namentlich bei den späterhin zu besprechenden Unterscheidungsübungen zu berücksichtigen ist.

Der Erkennung des eigenen Körpers dienen lokalisierte Berührungen und zwar a) durch eine zweite Person derart, daß z. B. streichende Bewegungen über die Teile des Gesichtes, Handflächen, Handrücken, Finger, Arme usw. ausgeführt werden; b) derart, daß das Kind selbst solche Berührungen bei Handführung vollzieht.

Es sei hier bemerkt, daß amerikanische Autoren der allgemeinen Körpermassage der Idioten eine große Bedeutung auch in psychischer Beziehung beilegen, was wohl in gewisser Hinsicht gleichsam als taktile Beschreibung des Körpers zutrifft.

2. Druckempfindungen können durch das Ergreifen und Festhalten gleichartiger Körper (Kugeln) von zu- und abnehmendem Gewicht vermittelt werden.

3. Temperaturempfindungen empfängt das Kind beim Waschen und Baden, soferne hierbei dem warmen kaltes Wasser nachgegossen wird. Eine günstige Gelegenheit zur Vermittlung deutlicher Temperaturempfindungen bieten die Wechselbäder der Hände und Füße, wobei diese abwechselnd in warmes und in kühles Wasser zu tauchen sind, eine Prozedur, die bei Idioten mit Zirkulationsstörungen erfahrungsgemäß sehr günstige Wirkungen ausübt.

δ) Übungen des Geruchssinnes. Wir haben bereits an früherer Stelle dargelegt, daß der Geruchssinn bei Idioten oft die Eingangspforte von Erregungen bildet, die zu perversen Neigungen und Gewohnheiten führen. Es ist ferner gesagt worden, daß die Gewöhnung an Gerüche solcher Art unter allen Umständen vermieden werden sollte. Nun scheint es auf den ersten Blick sehr leicht, die Idioten etwa an angenehme Gerüche zu gewöhnen und bei ihnen hierdurch einen Widerwillen gegen Geruchssensationen zu erzeugen, die normalen Menschen unangenehm sind. Dies setzt aber einen solchen Grad von Urteilsfähigkeit voraus, der Idioten in der Regel fehlt. Im allgemeinen scheint der Geruchssinn der Idioten keiner besonderen Verfeinerung fähig zu sein und oft trifft bei ihnen Indifferenz gegen normalerweise angenehme mit perverser Vorliebe für normalen Menschen unangenehme, selbst ekelerregende Gerüche zusammen.

ε) Übungen des Geschmackssinnes lassen sich anstellen, indem wässerige Lösungen süßer, salziger, bitterer und sauerer Substanzen auf Lippe und Zunge des Kindes gebracht werden.

c) Unterscheidungs- und Sprechübungen (Methode der Wahl). Jede geistige Entwicklung steht unter dem Einfluß der Aufmerksamkeit. Ohne Aufmerksamkeit ist Vorstellen und Denken — wenn auch in seinen primitivsten Beziehungen — nicht möglich. Bei einem Kinde, dessen Aufmerksamkeit nicht erregt werden kann und das infolgedessen auch nicht die Fähigkeit besitzt, seine Aufmerksamkeit Vorgängen in der Umgebung, auch wenn sie mit vorherrschender Klarheit und Deutlichkeit auftreten, zuzuwenden, erscheint jede geistige Entwicklung ausgeschlossen. Schlagen die Übungen fehl, welche die Erregung der Aufmerksamkeit zur Aufgabe haben, so erscheint jedes weitere pädagogische Bemühen zwecklos. Allerdings wird man nicht nach einmaligem Versuche endgültig auf weitere pädagogische Förderung verzichten dürfen. Oft ergeben sich zu einem späteren Zeitpunkte bessere apperzeptive Verhältnisse, die eine pädagogische Behandlung möglich erscheinen lassen. Je später aber apperzeptive Fähigkeiten erwachen, je schwieriger es ist, die letzteren zu erregen, desto enger scheinen im allgemeinen die Schranken einer geistigen Entwicklung gezogen, desto geringer müssen die Erwartungen sein, die an eine pädagogische Behandlung des betreffenden Kindes geknüpft werden dürfen. In solchen Fällen bleibt die Erziehungspflege weitaus im Vordergrund. Diese behält ihre Bedeutung auch dann, wenn methodische Übungen mangels entsprechender apperzeptiver Grundlagen fehlschlagen.

Eine der primitivsten Verstandesfunktionen ist das Wiedererkennen. Dieses bezieht sich beim normalen Kinde zunächst auf menschliche Gestalten. Die ersten Unterscheidungen bestehen darin, daß das Kind fremde Personen mit dem Ausdruck des Staunens oder der Furcht, bekannte Personen mit dem Ausdruck der Freude betrachtet (Preyer). Solche Unterscheidungen sind bei normalen Kindern schon im zweiten Vierteljahr zu verzeichnen (Preyer). Jedenfalls sind Erkennen und Unterscheiden bei den meisten normalen Kindern schon vor dem Beginn der Sprachentwicklung in ihren primitiven Beziehungen vorhanden. So findet die beginnende Sprachentwicklung einen, wenn auch kleinen Vorrat distinkter Vorstellungen und Begriffe vor. Es entwickelt sich dann ein innerer Zwang, diesen Bewußtseinsinhalten Ausdruck zu verleihen. Es wird, wie Preyer bemerkt, vom sprachlosen Kinde die spezifische Methode des Menschengeschlechtes entdeckt, vorhandene Vorstellungen laut und deutlich auszudrücken. Die Entwicklung der Sprache ist dann von weiteren Unterscheidungen abhängig. Wenn das neue Bild dem früher eingeprägten nicht entspricht, somit das alte Wort sich mit dem neuen Eindruck nicht deckt, dann macht sich der Zwang geltend, den Unterschied mit einem neuen Wort oder Zeichen zu bezeichnen (Preyer). Alle diese Erwerbungen stehen unter der Anleitung der sprechenden Umgebung, welche gleichsam das Material für den Aufbau der kindlichen Sprache zur Verfügung stellt. So ist die Sprachentwicklung des normalen Kindes ein Produkt innerer und äußerer Faktoren.

Für die Behandlung idiotischer Kinder ergibt sich hieraus der Grundsatz, daß die Entwicklung der Sprache im gleichen Verhältnis mit der Entwicklung der primitiven Verstandesfunktionen fortschreiten muß. Selbst wenn es möglich ist, die Sprache abseits von letzteren zu entwickeln, also lediglich Laut- und Wortproduktionen zu pflegen, so entspricht dies nicht den natürlichen Verhältnissen und dem sprachlichen Werdegang des normalen Kindes, die uns auch hier als Vorbild zu leiten haben.

Verfügt das idiotische Kind zur Zeit, da die ersten Unterscheidungsübungen beginnen, über keine oder nur unzureichende sprachliche Bezeichnungen, so wird man in der Erwartung, daß den vorgeführten Dingen entsprechende Worte produziert werden, nicht allzuviel Zeit verlieren dürfen. Hier werden zunächst die Funktionen des Erkennens und Unterscheidens und auf diesem Wege eine Anzahl deutlicher Vorstellungen einzuüben sein, um derart, wie beim normalen Kinde, nach Möglichkeit ein gewisses Sprachbedürfnis hervorzurufen. Wertvoll und bleibend sind dann jene Sprachproduktionen, die das Kind unter dem Einfluß psychischer Triebkräfte hervorbringt, während alles echoartig Eingelernte nutzlos ist.

a) Unterscheidung von Gegenständen. Man benützt anfangs hierzu am besten Gegenstände, welche schon einigermaßen bekannt sind, z. B. Spielsachen, Eßgeräte usw. Die Unterscheidung bezieht sich zunächst auf zwei Dinge. Diese werden einzeln gezeigt, dem Kinde in die Hand gegeben, mehrmals deutlich benannt und dann derart auf den Tisch gelegt, daß sie das vor demselben stehende oder sitzende Kind deutlich sehen muß. Außer den Anschauungsgegenständen darf sich nichts auf dem Tische befinden, auch muß dafür Sorge getragen werden, daß gleichzeitig keine ablenkenden Eindrücke stattfinden. Die Gegenstände werden dann nochmals benannt, wobei die Lehrperson auf jeden derselben hinweist. Die ersteren seien hier der Kürze halber mit A und B bezeichnet. Nun erfolgt die Aufforderung: „Gib mir A!“, wobei die Lehrperson die Hand des Kindes zum Gegenstand führt, um ihn ergreifen zu lassen. Der Gegenstand wird dann dem Kinde vor Augen geführt und dabei deutlich und langsam gesprochen: „Das ist A“. Hierauf wird A auf den gehörigen Platz zurückgelegt. Es erfolgt dasselbe mit B. Diese Übung wird solange fortgesetzt, bis sich das Kind gewöhnt hat, die Dinge selbst zu ergreifen und selbst zurückzulegen. Die Unterscheidung erfolgt zunächst in der Reihenfolge A—B, später auch umgekehrt.

Gelingt die Unterscheidung in beiden Fällen, so werden zwei andere Gegenstände C und D unterschieden. Die nächsten Unterscheidungen beziehen sich nicht auf neue Gegenstände, die Unterscheidungspaare werden vielmehr den bereits bekannten Gegenständen A, B, C und D in neuer Gruppierung entnommen. also etwa A—C, A—D, B—C, B—D. In ähnlicher Weise, stets wiederholend und zurückgreifend, werden die Übungen fortgesetzt, bis sich bei dem Kinde die Neigung zeigt, die Worte zu wiederholen. Zum selbständigen Sprechen der letzteren gelangt das Kind oft in folgender Weise: Der Satz: „Das ist A", wird einigemale eindringlich vorgesprochen und nachgesprochen. Dann spricht die Lehrperson nur die Worte: „Das ist —" aus und läßt eine Pause eintreten, die häufig einen Ergänzungszwang für das Kind bedeutet. Bisweilen ist es zunächst notwendig, den ersten Laut oder die erste Silbe auszusprechen, so daß sich die Ergänzung des Kindes nur auf einen Teil des Wortes bezieht. Besitzt das Kind dergestalt einen kleinen Wortvorrat, so tritt an die Stelle des Satzes: „Das ist A" die Frage: „Was ist das?"; die entsprechende Antwort ist in Form des obigen Satzes vom Kinde zu geben.

Späterhin kann die Übung derart modifiziert werden, daß nicht je zwei, sondern je drei Gegenstände der Unterscheidung zugrunde liegen, wobei anfangs an Bekanntes anzuknüpfen ist. Über drei Gegenstände soll bei diesen Unterscheidungsübungen nicht hinausgegangen werden.

Um die Namen bekannter Dinge genau einzuüben, empfiehlt es sich, sie zeitweise in Reihen aufzulegen und fortlaufend benennen zu lassen. Bei Wiederholungen wird die Reihenfolge geändert.

β) Unterscheidung von Bildern. Das Unterscheiden und Benennen von Bildern macht Idioten oft große Schwierigkeiten und muß entsprechend vorbereitet werden.

Zu diesem Zwecke sind auf Kartenblättern je ein Exemplar des dem Kinde bekannten Gegenstandes und das Bild desselben derart zu befestigen, daß es im Belieben der Lehrperson gelegen ist, den Gegenstand oder dessen Bild dem Kinde zunächst zuzuwenden. Ersteres wird im Anfang, letzteres späterhin zu tun sein.

Anordnung und Fragestellung erfolgt wie früher. Es ist darauf zu achten, daß das Bild vom Kinde genau betrachtet wird.

Bezieht sich das Unterscheiden nicht mehr vorwiegend auf den Gegenstand, so werden Tafeln benützt, auf welchen sich die Bilder allein befinden, welche früher mit den entsprechenden Gegenständen vereint gezeigt wurden.

Bei den weiteren Übungen erfolgt die Verdeutlichung der Bilder nicht mehr wie oben, unmittelbar; es genügt vielmehr, wenn der betreffende Gegenstand in der Nähe ist, um auf denselben hinweisen zu können. Bilder, die sich nicht auf anschaulich Gegebenes beziehen lassen, haben für die heilpädagogische Unterweisung keinen Wert.

Hat das Kind im Unterscheiden und Benennen von Einzelbildern einige Sicherheit erlangt, so erfolgt das Aufsuchen des betreffenden Bildes in einem Bilderbuch unter anderen Bildern. Dies führt dann zum Erkennen, Unterscheiden und Benennen von Bildern im Bilderbuch, das den weiteren Übungen zugrunde gelegt werden kann.

γ) Unterscheidung von Eigenschaften. 1. Farben und Helligkeiten. Es ist sorgfältig zu unterscheiden zwischen Erkennen und Benennen der Farben und Helligkeiten. Wenn man Idioten um die Namen der letzteren fragt, so ist es sehr leicht möglich, daß sie verschiedene Farben mit einem Namen, oder eine Farbe falsch benennen, weil ihnen die Bezeichnungen nicht geläufig sind. Die Farbenkenntnis kann oft durch Übungen im Ordnen und Sortieren (η p, S. **31**) am besten festgestellt werden. Man vermischt Kärtchen von zwei Farben und läßt sie in der oben beschriebenen Weise ordnen. Verschiedene Spiele eignen sich gleichfalls hierzu, z. B. das Mosaikspiel, bei welchem farbige Kugeln in einer entsprechend gelochten Tafel reihenweise anzuordnen sind, oder Farbenwürfel, deren jede Seite eine andere Farbe trägt, so daß das Kind den Würfel entsprechend wenden muß, damit die obere Fläche die gewünschte Farbe zeigt. Bei letzterem Spiele kann aber infolge ungeschickten Manipulierens leicht eine falsche Farbe eingeschaltet werden. Am klarsten zeigt die erste Übung mit Kärtchen, die etwa den am häufigsten vorkommenden Fällen von Farbenblindheit entsprechend zusammengestellt werden können (rot-grün, gelb-blau), ob Mängel der Farbenperzeption vorhanden sind. Das Unterscheidungsvermögen für Farben ist von einigen Autoren als Intelligenzprüfungsmittel empfohlen worden. Diese Prüfung muß sich aber, um nicht zu irrigen Resultaten zu führen, auf das Zusammenstellen gleichartiger Farbeneinheiten beschränken. Mängel der Farbenbenennung sind häufig Sprachmängel, die mit dem optischen Erkennen und Unterscheiden nicht unmittelbar zusammenhängen.

Die Einübung der Farbennamen erfolgt in ähnlicher Weise wie die Unterscheidung und Benennung von Gegenständen. Es werden je zwei farbige Tafeln aufgelegt, unterschieden, von der Lehrperson und dem Kinde benannt. Außer weiß und schwarz sind nur die Grundfarben rot, gelb, grün und blau zu berücksichtigen, die letztere in entsprechender Sättigung und ohne Glanz. Schließlich wird eine sogenannte Farbentafel gezeigt, auf welcher die Farben in gleichen Flächen angebracht sind. Hier werden die Farben in und außer der Reihe gezeigt und benannt.

2. Eigenschaften nach Gegensatzgruppen. Solche sind z. B.:

Rund, eckig.
Groß, klein.
Dick, dünn.
Hart, weich.
Spitz, stumpf.
Rauh, glatt.
Leicht, schwer.
usw.

Es wird eine Anzahl von Gegenständen bereit gehalten, die sich nur hinsichtlich der oben erwähnten Eigenschaften unterscheiden, z. B. eine runde und eine eckige Schachtel, ein größerer und ein kleinerer Würfel, ein dünnes und ein dickes Rundholz usw.; von jeder Kategorie sind mehrere gleichartige Gegenstände erforderlich, deren Namen dem Kinde vorher bekannt sein müssen. Jede Eigenschaftsgruppe wird in eine Übung zusammengestellt. So bildet z. B. die Erwerbung der Begriffe: „Rund und eckig“ den Gegenstand der ersten Übung. Es sind nun alle Dinge, welche diese Eigenschaften aufweisen, zunächst vorzunehmen und zu benennen. An einem Paare werden die Eigenschaften gezeigt und nicht bloß visuell, sondern auch haptisch aufgefaßt. Die runde Schachtel wird in den Händen gedreht, bei der eckigen Schachtel werden die Finger an Kanten und Ecken gelegt, um die entsprechenden Sensationen zu vermitteln. Bei den folgenden Paaren hat das Kind nach Betrachtung und Betastung die betreffende Eigenschaft festzustellen, die runden und die eckigen Dinge in je eine Reihe zu ordnen.

δ) Unterscheidung von Tätigkeiten. Die Tätigkeiten, welche bei Gelegenheit der Bewegungsübungen ausgeführt wurden, assoziieren sich durch den Befehl, das Kommando, mit sprachlichen Bezeichnungen. Die Assoziationsfolge ist hier die, daß eine sprachliche Bezeichnung die entsprechende Tätigkeit hervorruft. Nun muß aber auch die Verknüpfung in umgekehrter Richtung geübt werden, so zwar, daß die Bewegung selbst oder ihr Bild die sprachliche Bezeichnung assoziativ weckt. In letzterer Hinsicht hat die Lehrperson Tätigkeiten, die dem Kinde bekannt sind, selbst auszuführen und benennen zu lassen. In ersterer Hinsicht wird das Kind angeleitet, Tätigkeiten imitativ auszuführen und deren sprachliche Bezeichnung anzugeben. Diese Duplizität ist auch wertvoll für die Unterscheidung von Eigen- und Fremdtätigkeiten, sowie für die Einführung der Personalpronomina in den Sprachschatz des Kindes.

Eine Anzahl von Tätigkeiten wird auch bei Gelegenheit von Spielen beigebracht. Immerhin ist der Umkreis der Tätigkeiten, die durch unmittelbare Anschauung vermittelt werden können, ein verhältnismäßig enger. Bei Idioten hat auch ein gelegentliches Zeigen wenig Wert, da nur intensive und nach Erfordernis zu wiederholende Einwirkungen psychische Inhalte zu vermitteln vermögen. Es bleibt demnach nur die Bildbetrachtung, die beliebig erneuert werden kann. Unter den Anschauungsbüchern gibt es auch solche, welche Tätigkeiten darstellen, und zwar in übersichtlicher Weise derart, daß gleichartige Personen oder Tiere verschiedene Tätigkeiten zeigen, z. B. das von Bohny, wodurch die Unterscheidung der letzteren erleichtert wird. Ein solches Bild führt etwa Soldaten bei verschiedenen Beschäftigungen, ein anderes Handwerker bei der Arbeit vor usw. Wenn idiotische Kinder auch einzelne dieser Tätigkeiten zu benennen erlernen, so fragt es sich sehr, ob hier ein tatsächliches Erkennen der letzteren stattfindet. Hier fehlt vielfach das Vermögen der subjektiven Projektion, die Fähigkeit, sich in die bildhaft dargestellte Tätigkeit hineinzudenken, wozu zweifellos die phantastische Reproduktion von Muskel- und Bewegungsempfindungen erforderlich ist. Um diese Beziehung zumindest anzubahnen, empfiehlt es sich daher, bildhaft dargestellte Tätigkeiten von dem Kinde selbst ausführen zu lassen. So könnte möglicherweise die assoziative Anregung des Nachahmungstriebes in die bezeichnete Lücke ergänzend eintreten.

ε) Zahlunterscheidung. Manche Idioten erlernen mechanisch zu zählen. Dies ist lediglich als Sprachleistung zu betrachten, da Zahlbegriffe in keiner Weise hiermit verbunden sind. Es ist oft schwierig, die Unterscheidung 1 und 2 beizubringen. Auch dies ist am ehesten im Wege einer Unterscheidungsübung zu ermöglichen. Man bereitet von einem Gegenstande ein und zwei Stücke vor, die letzteren sind paarweise auf einem Brettchen befestigt, was, wenn etwa Spieltiere verwendet werden, leicht möglich ist. Die Unterscheidung bezieht sich dann, ähnlich wie in den obigen Übungen, darauf, daß abwechselnd ein Ding oder zwei Dinge verlangt, ergriffen und benannt werden.

d) Methodische Bemerkungen. Die in den vorliegenden Abschnitten dargestellten Übungen sind als eine Sammlung von Beschäftigungsmöglichkeiten für idiotische Kinder anzusehen. Hiermit ist kein starrer Lehrgang gegeben, der in seiner gesamten Ausdehnung durchmessen werden muß. An manchen Stellen ist über die oberste Grenze dessen, was bei Idioten erreichbar ist, hinausgegangen; es ist schwierig und oft unmöglich, in der Darstellung eines methodischen Verfahrens an jener Stelle abzubrechen, wo die Unterweisung der Imbezillen einsetzt. Imbezillität und Idiotie gehen durch fließende Grenzen ineinander über und auch die Lehrgänge für diese Kategorien der Schwachsinnigen bauen unmittelbar aufeinander auf.

Der Praktiker wird aus den Lehrgängen entnehmen, was ihm für den speziellen Fall geeignet erscheint. Die Behandlung wird in der Regel mit Übungen im Fixieren, im Greifen, im Aufrichten und Gehen beginnen; ob weitere Bewegungsübungen möglich und ratsam scheinen, muß die praktische Erfahrung ergeben.

Mit den einfachsten Bewegungsübungen können Übungen der Sinne verbunden werden; sie fließen an manchen Punkten (z. B. Fixierübungen) mit den ersteren in einen Komplex zusammen.

Hinsichtlich der Unterscheidungsübungen sei auf die einleitenden Bemerkungen daselbst verwiesen.

Die Übungen, welche für das betreffende Kind in Betracht kommen, sind in kurze Lektionen zusammenzustellen, deren Dauer gleichfalls die Erfahrung ergeben muß. In der Regel sollen solche Lektionen nicht länger als vierzig Minuten währen; die einzelnen Abschnitte der Lektion müssen durch kurze Pausen getrennt werden. Bisweilen ist es ratsam, täglich zwei kürzere Lektionen abzuhalten, etwa eine am Vormittag, eine nach entsprechender Mittagspause am Nachmittag.

Langsames Vorgehen, fortwährendes Wiederholen und Zurückgreifen sind unbedingt erforderlich. Bei erregten Kindern soll dem Unterricht längeres Liegen (am besten auf dem Ruhebett oder auf einer Decke am Fußboden) vorangehen, denen dann zweckmäßig einige passive Übungen (z. B. δ a und ζ a, S. 27 und 28) folgen. Letztere sind bei apathischen Individuen gleichfalls, und zwar als Anregungsmittel, zu empfehlen.

II. Imbezillität.

Unter Imbezillität verstehen wir jene geistigen Schwächezustände mittleren Grades, die nicht bloß durch die geringe Entwicklung der psychischen Funktionen, sondern auch durch das mangelhafte Zusammenwirken derselben gekennzeichnet sind.

Unter den psychischen Funktionen, die hier in Betracht kommen, ist die Aufmerksamkeit zunächst zu berücksichtigen. Die primitiven Formen derselben, die sich schon in der ersten Kindheit als Fixieren, Wenden des Kopfes kundgeben, sind bei imbezillen Kindern in der Regel gleichfalls schon frühzeitig zu beobachten. Dieses primitive apperzeptive Verhalten bleibt aber bei Imbezillen weit länger bestehen als bei geistig normalen Kindern. Die Umbildung der passiven in die aktive Aufmerksamkeit erscheint bei Imbezillen außerordentlich erschwert. Willkürliche Blickrichtungen und willkürliche Kopfwendungen sind bei imbezillen Kindern oft in der zweiten Hälfte des zweiten Lebensjahres noch nicht vorhanden. In dieser Zeit muß der Umgebung bereits die außerordentliche Interesselosigkeit auffallen.

Zu dem Mangel spontanen Interesses kommt noch, daß sich das imbezille Kind in den ersten Lebensjahren den Einwirkungen seiner Umgebung schwer zugänglich zeigt. Beim normalen Kind ist die Aufmerksamkeit von früh an jenen Tätigkeiten zugewandt, die es in seiner Umgebung wahrnimmt, und hier empfängt es die stärksten Anregungen für seinen Nachahmungstrieb. Ihm ist ein Verlangen nach psychischer Änderung, gleichsam das psychische Äquivalent des Bewegungstriebes, eigen, wodurch es immer mehr in die Anschauungen, Sitten und Gewohnheiten seiner Umgebung hineinwächst. Das imbezille Kind hingegen verharrt in einem Zustand psychischer Indifferenz, aus dem es nur vorübergehend durch intensive Eindrücke aufgerüttelt wird. Die letzteren bleiben aber isoliert, stehen zueinander in keiner ursächlichen Beziehung und bieten daher keine Gelegenheit zur Betätigung der elementaren Urteilsfunktionen, wie sie die qualitative Mannigfaltigkeit der Dinge und ihrer Veränderungen dem normalen Kinde schon in der ersten Periode der Kindheit gewährt.

Diese psychische Passivität tritt bei den apathischen Individuen deutlich zutage. Bei den erethischen Imbezillen täuscht bisweilen die Menge ihrer triebhaften Bewegungen. Dieser Bewegungsdrang ist aber nicht wie beim normalen lebhaften Kinde der motorische Ausdruck eines noch nicht in zweckmäßige Bahnen geleiteten Tätigkeitstriebes, sondern erscheint, ähnlich wie beim Idioten, verursacht durch mangelhafte Reflexhemmung. Jeder zufällige Reiz, der sich häufig aus den vorangehenden zwecklosen motorischen Reaktionen selbst ergibt, wird hemmungslos mit Bewegungen beantwortet. Diese sind aber weder unmittelbar, noch mittelbar auf ein Ziel gerichtet, sie dienen in keiner Weise der Erkenntnis und sind in physiologischer und psychologischer Hinsicht nichts anderes als unnütze Kraftvergeudung.

Ein Beispiel mag dies erläutern: Auch beim normalen Kinde ist häufig ein gewisser Zerstörungstrieb zu beobachten. Spielsachen werden in einer der noch gering entwickelten manuellen Geschicklichkeit entsprechenden plumpen Weise zerlegt oder zerstückelt. Dieses Tun entspringt dem Verlangen, den Gegenstand allseits kennen zu lernen und gewisse verborgene Zusammenhänge zu entdecken. Es ist im allgemeinen das Verlangen, sein Wissen zu bereichern und Neues aus unmittelbarer Anschauung zu erfahren, was das Kind bei seinem Zerstörungswerk leitet. Hier macht sich der Experimentiertrieb geltend, der auch späterhin einen wichtigen Bestandteil der Kinderspiele bildet (Groos).

Der erethische Imbezille hingegen, der zerreißt und zerstückelt, was ihm in die Hände fällt, tut dies ohne Überlegung, ohne Aufmerksamkeit, lediglich einem blinden Drang folgend, der ihn beherrscht. Der letztere gehört in dieselbe Kategorie wie die Reiß- und Kratztiks, die, gegen den eigenen Körper gewendet, die Ursache fortwährend sich erneuernder Verletzungen werden können.

Die passive Aufmerksamkeit bewirkt beim normalen Kinde, daß zunächst gewisse Vorgänge in der Umgebung psychisch assimiliert werden. Schon in der ersten Kindheit wird die Aufmerksamkeit durch das Sprechen und Singen der Pflegeperson erregt. Die zunächst vorübergehenden Fixationen werden alsbald zur aufmerksamen Betrachtung, die Gesichtszüge der umgebenden Personen prägen sich dem Gedächtnis ein und auf Grund dieses gedächtnismäßigen Festhaltens erfolgt schon im ersten Lebensjahre das Erkennen, zu Ende des ersten Lebensjahres sogar das Wiedererkennen nach mehrtägiger Abwesenheit (Preyer) und das Unterscheiden bekannter von anderen, unbekannten Personen. Unter den zahlreichen Beobachtungsmöglichkeiten bilden sich beim normalen Kinde, namentlich zu Ende des ersten und im zweiten Lebensjahre, gewisse begrenzte Interessenkreise aus, innerhalb deren die aktive Aufmerksamkeit besonders waltet. Solche Interessenkreise beziehen sich etwa auf die Pflegeperson (Mutter), das Spielzeug, den eigenen Körper, wobei auch der Tastsinn wichtige Anleitungen gibt; bei den Gehversuchen erstreckt sich das Interesse des Kindes auf die umgebenden Gegenstände nicht bloß hinsichtlich ihrer Beschaffenheit, sondern auch hinsichtlich ihrer gegenseitigen Lage.

Die Konzentration der Aufmerksamkeit auf gewisse Vorstellungen und Vorstellungsgruppen bewirkt, daß sich das normale Kind nicht mehr mit der oberflächlichen, flüchtigen Kenntnis der Dinge begnügt, sondern zum Unterscheiden und Vergleichen, zur Erkenntnis des Gleichen und Ungleichen, des Übereinstimmenden und Verschiedenen gelangt, somit zur begrifflichen Abstraktion fortschreitet. Es ist nach Preyer als gewiß anzusehen, daß schon vor den ersten Sprechversuchen eine begriffbildende Verknüpfung von Erinnerungsbildern regelmäßig stattfindet. Allerdings schreitet die Begriffsbildung unter der Anleitung der Sprachentwicklung und der Möglichkeit einer Belehrung seitens der Umgebung in unvergleichlich rascherer Progression vorwärts.

Bei dem imbezillen Kinde findet diese spontane Selbstausbildung unter der Wirkung immanenter psychischer Triebkräfte (Anlagen) nicht statt. Es bedarf weit stärkerer Anreize, um zur aktiven Aufmerksamkeit und somit zur Beachtung seiner Umgebung zu gelangen, als das normale Kind. Die sich hieraus ergebende Aufgabe einer erhöhten Beeinflussung imbeziller Kinder wird von der Umgebung in dem Verlangen, Fortschritte zu erzielen, oft ohne besondere Mahnung geleistet, etwa aus denselben Rücksichten, aus welchen einem körperlich schwachen oder kranken Kinde ein erhöhtes Ausmaß an Pflege zuteil wird.

Geschieht dies nicht, bleibt das Kind sich selbst überlassen, so ergibt sich jener Zustand tiefer geistiger Zurückgebliebenheit bei weit höher liegenden Entwicklungsdispositionen, den man als Pseudoidiotie bezeichnet. Solche Fälle ereignen sich nicht bloß bei Verwahrlosung des Kindes, sondern auch dann, wenn unrichtig beratene Eltern sich davor hüten, dem Kind erhöhte erziehliche Berücksichtigung zuteil werden zu lassen, weil sie ihm zu schaden fürchten. Eine solche Gefahr besteht nicht, wenn die Eltern lediglich die Entwicklung der spontanen Aufmerksamkeit zu erstreben trachten und in zwangloser Art optische, akustische und taktile Eindrücke darbieten, welche diesem Zwecke dienen. Ein Übermaß in dieser Hinsicht verbietet sich gleichsam von selbst, da das imbezille Kind rasch ermüdet und dem Gebotenen dann keine Aufmerksamkeit mehr entgegenbringt.

Die aktive Aufmerksamkeit des imbezillen Kindes unterscheidet sich sehr wesentlich von der des normalen. Dem ersteren fehlt eben jener auf angeborene Anlagen begründete Erkenntnistrieb, welcher das letztere fast zwangsweise dazu führt, Interessenkreise herzustellen und die Dinge daselbst mit analysierender Gründlichkeit zu betrachten. Das imbezille Kind begnügt sich mit höchst oberflächlichen Wahrnehmungen, die nichts anderes als einige Merkmale der Dinge ergeben, mittelst deren ein Erkennen und Unterscheiden zur Not möglich ist. Aber auch hier versagt der Imbezille oft vollständig, wenn es sich um ähnliche Dinge handelt, deren unterscheidende Merkmale aufzufinden er infolge der Flüchtigkeit seiner Aufmerksamkeit nicht imstande ist. Dergestalt ergibt sich eine außerordentliche Vorstellungsarmut, der, wenn die Sprache adäquat entwickelt wäre, auch eine beträchtliche Armut an sprachlichen Bezeichnungen entsprechen müßte.

Insolange die Aufmerksamkeit des Imbezillen nicht im heilpädagogischen Sinne beeinflußt wird, ist eine Änderung dieses Verhaltens unmöglich. Die Aufmerksamkeit des Imbezillen gleicht einem höchst unvollkommenen Instrument, das sich jeweils nach kurzer Arbeit abnützt. Mit solchem Rüstzeug können zureichende Begriffsbildungen nicht erfolgen.

Das normale Kind sucht in seinem Erkenntnistrieb nach einem Ausdruck für seine fortschreitenden begrifflichen Abstraktionen und findet ihn in der Sprache, deren Anfangsgründe es in spielender Betätigung unter der Anleitung der Umgebung bereits erworben hat. Sprach- und Erkenntnistrieb gehören im Grunde genommen zusammen, der erstere ist in gewissem Sinne nur als Modifikation des letzteren anzusehen. Eine gleiche innere Nötigung zur Entwicklung der Sprache besteht beim Imbezillen nicht. Auch hier ist es die erhöhte Einflußnahme der Umgebung, die schließlich doch zur Erwerbung des Sprechens führt. Das letztere erscheint aber fast immer beträchtlich verspätet, erstens weil die jedem sprachlichen Verhalten zugrunde liegende aktive Aufmerksamkeit erst eingeübt werden muß, zweitens weil die unmittelbaren sprachlichen Anleitungen der Umgebung erst eine — individuell verschiedene — Intensitätsgrenze erreicht haben müssen, bevor sie auf den Nachahmungstrieb der Imbezillen wirken, drittens weil oft motorische Widerstände obwalten, die in der erschwerten Beweglichkeit der Artikulationswerkzeuge, in nervösen Hemmungen oder in beiden Faktoren zugleich ihre Ursache haben. Unter solchen Verhältnissen kann eine Verspätung des Einsetzens der spontanen Sprache bis ins vierte und fünfte Lebensjahr nicht wundernehmen. In derartigen Fällen hat sich unter der Anleitung der Umgebung in der Regel viel früher Verständnis für die Sprache, soweit sie den primitiven Bedürfnissen der Verständigung mit dem Imbezillen dient, entwickelt. Man bezeichnet solche Fälle oft fälschlich als Hörstummheit.

Die Anomalien der Sprache Imbeziller werden an späterer Stelle behandelt werden.

Beim normalen Kinde sind die Beziehungen zwischen Sprache und Begriffsbildung wechselseitige: Einerseits findet es in der Sprache seiner Umgebung eine Fülle von Ausdrucksmöglichkeiten für seine begrifflichen Abstraktionen, andererseits sind die verschiedenen Sprachformen, die Kategorien der grammatischen Syntax, gleichsam eine Anleitung für begriffliche Unterscheidungen in der mannigfachsten Richtung. Das imbezille Kind ist in nur sehr unvollkommener Weise imstande, die Sprachformen mit begrifflichen Inhalten zu erfüllen, sie zu intellektualisieren, es empfängt aber auch von der Sprache selbst nur sehr unvollkommene Anregungen. So ist es oft nicht imstande, Sätze zu bilden, die logischen Beziehungen zwischen den Satzteilen herzustellen; die Sprache beschränkt sich auf die Aneinanderreihung von Schlagworten, die ohne Flexionen aufeinander folgen. Gewisse Sprachformen, wie Artikel, Pronomina, Kopula, Präpositionen, Zahlwörter, Adverbien werden bei solcher agrammatischen Sprechweise überhaupt nicht gebraucht, da deren Bedeutung dem Begriffsvermögen der Imbezillen ferne liegt. In solchen Fällen ist, wie bereits gesagt, die Spracharmut des Imbezillen als Ausdruck seiner Vorstellungs- und Begriffsarmut zu betrachten.

Es kommen aber Fälle vor, in denen das sprachliche Ausdrucksvermögen der Imbezillen ungleich größer ist als der Vorrat an psychischen Inhalten. Sprache und Verstandesfunktionen stehen in keinem Verhältnis, der Imbezille spricht weit mehr, als er denkt. Die sprachlichen Nachahmungen des Imbezillen treffen hier mit spezifischen Gedächtnisanlagen zusammen. Es besteht eine oft weitgehende Merkfähigkeit für Wörter und Redewendungen. In maximaler Ausprägung finden wir diese Eigentümlichkeit bei den imbezillen „Gedächtniskünstlern", die imstande sind, Erzählungen, die ihnen einigemale vorgelesen wurden, wörtlich wiederzugeben und sogar den Inhalt ganzer Bücher auswendig herzusagen. Hier handelt es sich lediglich um ein akustisches oder akustisch-motorisches Wortgedächtnis, das sich keineswegs auf Vorstellungen und Begriffe stützt und seinem Wesen nach nicht geeignet scheint, sich in ein verstandsmäßiges, logisches Gedächtnis umzubilden.

Gedächtnismäßig aufgenommene Redewendungen werden bei passenden und unpassenden Gelegenheiten produziert. Ähnlich wie dies bei experimentellen Assoziationsversuchen erfolgt, ruft ein Stichwort oder eine in gleicher Weise wirkende Redewendung (Frage) die hiermit verbundene Sprachäußerung hervor, wobei dem betreffenden Imbezillen oft eine gewisse, rein äußerliche Sprachgewandtheit zustatten kommt. In letzterer Hinsicht haben wir es mit imbezillen Schwätzern zu tun, die automatenhaft und zumeist ohne jede inhaltliche Beziehung zufällig Aufgenommenes von sich geben. Es sind dies in der Regel erethische Individuen, deren Rededrang hier gleichsam als Teil des allgemeinen pathologischen Bewegungsdranges erscheint.

Bei den Imbezillen der ersten Kategorie ist eine Verkennung des Zustandes leicht möglich. Treffen auch viele ihrer Sprachäußerungen daneben, so daß sich deren Sinnlosigkeit ohne weiteres ergibt, so werden doch gewöhnlich eine Anzahl von „Geistesblitzen" verzeichnet, die tatsächlich auf einem zufälligen Zusammentreffen beruhen, von der Umgebung aber in dem Sinne gedeutet werden, daß bei entsprechendem Wollen vernünftig geredet werden könne. Diese vorgefaßte Meinung, die weiterhin nicht selten zu einer ganz falschen Behandlung der imbezillen Kinder führt, ist bei den zur optimistischen Beurteilung ihrer Kinder geneigten Eltern oft so stark, daß sie durch Aufklärung und Belehrung kaum erschüttert werden kann.

Eine einfache Untersuchung, die in der Weise angestellt wird, daß man die Sprachäußerungen imbeziller Kinder eine Zeitlang registriert und dann nachsieht, wie viele derselben sich mit Vorstellungsinhalten decken, lehrt häufig, daß das Meiste leeres Lippenwerk ist. Dies trifft namentlich bei solchen Imbezillen zu, mit denen man sich vorwiegend verbal beschäftigt, die eine Anzahl von Liedchen, Gedichten, Sprüchen kennen, denen immer wieder vorgelesen und vorerzählt wird, ohne daß man sich die Mühe nimmt, dies einigermaßen anschaulich zu erläutern. Die Sprache der Umgebung bleibt dergestalt den Imbezillen wesensfremd; sie ist ein gleichsam entliehenes Instrument, mit dem der Imbezille nichts anzufangen weiß. Schon wegen des bei vielen Imbezillen bestehenden Mißverhältnisses zwischen Sprechen und Denken bietet die Sprache nichts für die Imbezillität durchaus Charakteristisches und eignet sich daher auch hier nicht als Einteilungsprinzip.

Man hat häufig angegeben, daß das Gedächtnis der Imbezillen auffallend entwickelt sei. Dies trifft bei der überwiegenden Mehrzahl der Imbezillen nicht zu. Wir unterscheiden im allgemeinen a) das mechanische Gedächtnis, das mit der wiederholten gleichartigen Erregung der Sinneszentren zusammenhängt und schlechthin als Übungsphänomen bezeichnet werden kann, und b) das intellektuelle Gedächtnis, das unter der Einwirkung der aktiven Aufmerksamkeit steht und in dem die logischen Funktionen des Bewußtseins gleichsam ihren Niederschlag finden. Dem mechanischen Gedächtnis gegenüber kommt hier das Moment der Willensanstrengung, der willkürlichen Konzentration der Aufmerksamkeit in Betracht. Diese beiden Gedächtnisarten hängen innig zusammen, sowie sich auch Assoziationen und Apperzeptionen inhaltlich kaum trennen lassen.

Das mechanische Gedächnis läßt sich in eine Anzahl von Teilgedächtnissen unterscheiden, die in erster Linie den beiden höchsten Sinnen, dem Gesicht und dem Gehör, sowie ihren speziellen Vermittlungen angehören. In ersterer Hinsicht kommt ein visuelles, ein akustisches Gedächtnis, in letzterer Hinsicht ein Personen-, Orts-, Farben-, Wort-, Zahl-, Melodiengedächtnis usw. in Betracht. Den optischen Vermittlungen sind oft Residuen von Bewegungsvorstellungen beigesellt, so daß man in diesen Fällen von einem optisch-motorischen Gedächtnis sprechen kann. Nun kommt bei Imbezillen bisweilen ein stark entwickeltes Gedächtnis für einzelne Materien im Sinne der oben angeführten Teil- oder Spezialgedächtnisse vor, wie dies beim Wort- oder Sprachgedächtnis schon an früherer Stelle erwähnt wurde. Diese Gedächtnisleistungen erscheinen in ihrer Beschränkung und infolge des eigentümlichen Beschäftigungszwanges, der mit ihnen verbunden ist, dem kundigen Beobachter sogleich als krankhaft, so z. B. wenn ein imbeziller Junge die Seiten aller Bücher und Hefte, deren er habhaft werden kann, zählt und die Seitenzahlen dann lange Zeit treu im Gedächtnis behält und auf diesbezügliche Fragen unbedingt richtig Antwort gibt. Der Zwang, sich mit gewissen Materien zu beschäftigen, bezieht sich dann auch häufig auf ihre assoziative Gruppierung und Zusammenfassung. Auf diese Weise sind manche Imbezille befähigt, auch einfache Rechenoperationen, hier vor allem Addition und Multiplikation, mit erstaunlicher Sicherheit zu vollziehen oder Kalenderkünste zu produzieren, z. B. ein beliebiges Datum, das ihnen gesagt wird, sogleich durch Angabe des richtigen Wochentages zu ergänzen. Hier kommt aber in Betracht, daß, wie Ranschburg bemerkt, das gesamte geistige Ich aus der Vorliebe, aus dem Interesse für Zahlen und zahlenmäßige Angaben besteht. Dieser Trieb ist zweifellos mit spezifischen Lustgefühlen verbunden. Dies erklärt die Tatsache, daß sich Imbezille oft solchen Beschäftigungen mit Leidenschaft widmen und ihnen obliegen, auch wenn mit ihren Leistungen nicht Anerkennung und Belohnung verbunden ist, die vielfach bei solchen Tätigkeiten gleichsam als Stimulantia wirken und die betreffenden Individuen veranlassen, ihre zumeist ganz nutzlosen und unfruchtbaren Fähigkeiten durch Übung immer weiter zu entwickeln.

Derartige Fälle gehören aber bei den Imbezillen zu den Ausnahmen. In der Regel ist das Gedächtnis nach Auffassen und Behalten herabgesetzt, wie Versuche von Lobsien, Ranschburg, Goldstein u. a. nachgewiesen haben. Es ergeben sich jedoch auch hier gewisse, individuell verschiedene Ungleichmäßigkeiten, indem manche Gebiete, z. B. Namen, Zahlen, Daten besser aufgefaßt und behalten werden, so daß hier im Gegensatz zu anderen Lehrstoffen bisweilen der Schein verstandesmäßiger Aneignung entstehen kann (sog. einseitige Fähigkeiten der Imbezillen).

Der Zusammenhang der psychischen Vorgänge, der das Wesen des Bewußtseins ausmacht, hat seine letzte Quelle in Verbindungsprozessen, die fortwährend zwischen den Elementen der einzelnen Bewußtseinsinhalte stattfinden. Die Verbindungen, die sich bei passivem Zustand des Bewußtseins bilden, bezeichnen wir als Assoziationen, diejenigen, die einen aktiven Zustand voraussetzen, als Apperzeptionsverbindungen (Wundt). Wie wir bereits gesehen haben, sind Assoziationen die konstituierenden Elemente des mechanischen Gedächtnisses, während die apperzeptiven Verbindungen dem intellektuellen Gedächtnis und somit der Begriffsbildung zugrunde liegen.

Die elementare psychische Entwicklung des Kindes beruht auf Assoziationen. Preyer unterscheidet diese in erbliche (instinktive) und erworbene (künstliche). Die Assoziationsfähigkeit beruht auf einer angeborenen Anlage, sie beginnt beim Neugeborenen sogleich mit der Sinnestätigkeit. Preyer spricht hier von einem „Großhirnzwang". Auch auf motorischer Seite finden wir gewisse Bewegungsformen sogleich in zweckdienlichen Zusammenhängen (Koordinationen) gegeben, die dann durch periphere Reizvorgänge ohne Willensbeeinflussung zur Auslösung gelangen.

Zwischen assoziativen und apperzeptiven Verbindungen besteht unter normalen Verhältnissen eine fortwährende Wechselwirkung. Aufmerksamkeit und Wille beziehen sich auf assoziativ gegebene Vorstellungen. Die erstere verleiht ihnen größere Klarheit und Deutlichkeit, stellt ihre übereinstimmenden und unterscheidenden Merkmale fest und schafft aus diesen neue Bewußtseinsinhalte. Apperzeption, Synthese und Analyse, dienen der Begriffsbildung, sie sind die konstituierenden Elemente der Phantasie- und Verstandestätigkeit. Andererseits werden apperzeptive Verbindungen, die zunächst durchaus von Aufmerksamkeit und Wille abhängig sind, im Laufe der Zeit und mit zunehmender Übung gleichsam mechanisiert, wie wir dies auf dem Gebiete der Vorstellungen z. B. beim elementaren Rechenunterricht, auf motorischem Gebiet beim Schreiben, Klavierspielen usw. antreffen.

Bei der Prüfung der Ideenassoziation des imbezillen Kindes ist die Unterscheidung von Objekt- und Verbalassoziationen von Wichtigkeit. Die letzteren beziehen sich auf den Klangcharakter der Wörter, auf ihre sprachliche Kontiguität. Wird z. B. bei den Assoziationsversuchen ein Reizwort zugerufen, so erfolgt bei verbaler Assoziation als Antwort irgend eine Bezeichnung, die mit ersterem in einer Redewendung, in einem Gedicht, in einem Lesestück verbunden gewesen ist, ohne daß eine Objektvorstellung auftaucht. Bei den Objektassoziationen weckt das Reizwort zunächst eine bestimmte Objektvorstellung. Als Antwort wird dann eine weitere Vorstellung zum Ausdruck gebracht, die mit ersterer inhaltlich verknüpft war.

Für diejenigen, welche die bisherige sprachliche Entwicklung eines imbezillen Kindes und den Umkreis der sprachlichen Übungen, die bisher angestellt worden sind, nicht kennen, ist es ziemlich schwierig, bei derartigen Assoziationsversuchen jeweils anzugeben, ob es sich um eine Klang- oder um eine Objektassoziation handelt. Einen Hinweis auf das außerordentliche Überwiegen der Verbalassoziationen bei manchen imbezillen Kindern enthält oft die Tatsache, daß auch dann, wenn das Reizwort sich mit keiner Objektvorstellung decken kann, da die letztere in keiner Weise anschaulich vermittelt worden ist, trotzdem unter der Voraussetzung eine prompte Antwort erfolgt, daß vorher bei verbaler Beschäftigung mit dem Kinde eine entsprechende sprachliche Verbindung eingeübt worden ist. Bei jenen Imbezillen, deren Sprachgedächtnis besonders entwickelt ist, sind solche verbale Assoziationen enorm häufig, im Gegensatz zu normalen Kindern, bei denen verbale Assoziationen zu den Seltenheiten gehören (Ziehen). Man gewinnt bei solchen Imbezillen vielfach den Eindruck, daß die Menge gedächtnismäßig festgehaltener Ausdrücke und die bereitgehaltenen sprachlichen Assoziationen das Denken vollständig zurückdrängen.

Das Mißverhältnis von verbalen und Objektassoziationen ergibt sich vielfach dann, wenn nach dem ersten, rasch gebotenen Reaktionswort weitere auf das gleiche Reizwort sich beziehende Antworten verlangt werden. Hier zeigt sich zumeist eine außerordentliche Verlangsamung der Reaktionsgeschwindigkeit, häufig ein völliges Versagen (sinnlose Reaktion). Armut an Objektvorstellungen und Unfähigkeit zu einer, wenn auch noch so einfachen Abstraktion treten bei solchen Versuchen klar zutage.

Bei Imbezillen, deren Wortgedächtnis keine besondere Entwicklung aufweist, ist das Ergebnis der Assoziationsversuche ein gleichmäßig schlechtes. Daraus geht hervor, daß den Vorstellungen der Imbezillen oft jede Verbindung fehlt. Der Bewußtseinsinhalt erschöpft sich in einer geringen Zahl höchst unvollkommener Einzelvorstellungen. Diese beschränken sich häufig auf einzelne Merkmale der Dinge und daraus erklären sich manche sehr drastische Verwechslungen, wenn z. B. ein imbezilles Kind große Tiere übereinstimmend als „Pferd", Tiere von mittlerer Größe als „Hund", kleine Tiere als „Katze" bezeichnet.

Die Assoziationen, deren Einübung beim Kinde am frühesten erfolgt, sind die Reihen (Berührungs-)Assoziationen. Schon die Ordnung der umgebenden Dinge regt solche an. Das reihenweise Aufstellen von Spielzeug und ihre Betrachtung ist ein schon früh beliebtes Kinderspiel. Kinderreime und -lieder legen gleichfalls solche Reihenbildungen nahe. So ist das normale Kind schon zu Ende des zweiten Lebensjahres mit einer stattlichen Menge von Reihenassoziationen ausgerüstet, über die es späterhin freiwaltend verfügt. Bei imbezillen Kindern kommen solche Reihenassoziationen spontan nur sehr spärlich zustande. Wir finden oft nicht einmal die Fähigkeit entwickelt, rein motorisch in einer Reihe vorwärts zu schreiten und etwa auf nebeneinanderliegende Stäbchen sukzessive mit dem Finger zu zeigen. Besondere Schwierigkeiten bereitet das rückläufige Zeigen einer Reihe. Auch ist die bei normalen Kindern in der Regel ausgesprochene Tendenz zur Reihenbildung bei Imbezillen zumeist nicht vorhanden, was daraus hervorgeht, daß z. B. das Zeigen und Benennen der Finger trotz wiederholter Übungen oft nicht vonstatten geht.

Auch die einfachen Assoziationen nach Ähnlichkeit kommen häufig nicht zustande. Die Dinge der Wirklichkeit, ihre Modelle und Abbildungen werden dann nicht aufeinander bezogen. Die Beziehungen zwischen den Dingen und ihren Darstellungen, die sich beim normalen Kinde schon frühzeitig spontan entwickeln, müssen durch künstliche Simultanassoziationen erst beigebracht werden.

Die apperzeptiven Verbindungen entstehen unter der unmittelbaren Mitwirkung der Aufmerksamkeit und beziehen sich im wesentlichen auf die begriffliche Bearbeitung assoziativ gehobener Vorstellungen. Bei den Imbezillen fehlen die Voraussetzungen für die apperzeptiven Prozesse, ihre Aufmerksamkeit ist derart stumpf und unbeständig, daß sie die Umbildung und Umwertung der Vorstellungen zu Begriffen nicht zu leisten vermag. Andererseits lösen sich die Vorstellungen der Imbezillen in eine Folge von Merkzeichen auf, die sich häufig nicht auf das Wesentliche der Dinge beziehen.

Als einfachste apperzeptive Funktion stellt sich uns die Beziehung zweier psychischer Inhalte aufeinander dar. Diese findet in den Assoziationen ihr Vorbild; durch diese werden jene Vorstellungen im Zusammenhang geboten, auf welche sich die Apperzeptionstätigkeit erstreckt. Das Vergleichen und Unterscheiden bereitet den Imbezillen oft die größten Schwierigkeiten. Daher kommen die elementaren Begriffe, die sich auf die Qualitäten der Dinge beziehen, nicht zustande. Die Verstandestätigkeit besteht normaler Weise im wesentlichen in der Auffassung der Übereinstimmungen und Unterschiede, sowie der aus diesen sich entwickelnden sonstigen logischen Verhältnisse der Erfahrungsinhalte (Wundt). Mit dem Versagen der einfachsten Urteilsfunktionen, die sich auf Vergleichen und Unterscheiden beziehen, ist jeder weiteren logischen Entwicklung der Boden entzogen.

Die Phantasietätigkeit besteht in der Nacherzeugung wirklicher oder der Wirklichkeit analog zusammengesetzter Erlebnisse (Wundt). Aus den begrifflichen Inhalten, die sich aus der apperzeptiven Bearbeitung der Wahrnehmung ergeben, werden neue Gebilde geschaffen, die infolge der Illusionsfähigkeit des normalen Kindes an die Stelle sinnlicher Vorstellungen treten können, durch bestimmte begleitende Gefühle (Phantasiegefühle) aber trotzdem eine Sonderstellung im Bewußtseinsleben erlangen, so daß eine Verwechslung von Wahrnehmungs- und Phantasievorstellungen unter normalen Verhältnissen ausgeschlossen ist.

Ein solcher komplizierter Vorgang, der in der Abspaltung gewisser Vorstellungselemente und in dem Aufbau neuer psychischer Gebilde besteht, erscheint bei Imbezillen nicht möglich. Dies bindet die Imbezillen aber stets an das anschaulich Gegebene und verhindert, daß sie den kleinen Umkreis ihrer unmittelbaren Erfahrungen gleichsam aus Eigenem erweitern können.

Dieser Mangel nimmt aber auch auf die Willenstätigkeit der Imbezillen Einfluß. Während den Triebhandlungen nur ein Motiv zugrunde liegt, das häufig in der Gefühls- oder Affektrichtung nur angedeutet ist, sind die Willkürhandlungen von mehreren widerstreitenden Motiven abhängig, zwischen welchen eine Auswahl stattfindet. Diese Motive sind als Zielvorstellungen zumeist nicht unmittelbar gegeben, sie gehören der Zukunft an. In ihrer Ausmalung betätigt sich die Phantasie. Auch in jenen apperzeptiven Prozessen, welche, mit starker Gefühlsbetonung einhergehend, den Kampf der Motive ausmachen, sind phantastische Elemente untrennbar verwoben. Dieses mit einer Änderung der gesamten Bewußtseinslage verbundene Projizieren in die Zukunft ist bei den phantasiearmen oder phantasielosen Imbezillen unmöglich und ihr Wollen hiermit höheren Zielen entrückt.

Die Phantasiearmut drückt auch die Spiele der Imbezillen auf eine tiefe Stufe herab. Es besteht kein Zweifel darüber, daß die Phantasiespiele normaler Kinder am höchsten zu werten sind, weil hier im Gegensatz zu den auch den Imbezillen nicht fremden Instinkt-, Kraft- und Nachahmungsspielen die apperzeptiven Tätigkeiten zur Anwendung gelangen. In den Antizipationen der Zukunft bildet sich manche bedeutsame Willensrichtung spontan aus. Die Imbezillen sind weder geeignet, solche Phantasiespiele aus Eigenem zu erfinden, noch aber daran zwanglos teilzunehmen. Oft genug wird ein solcher Spielgenosse von normalen Kindern, als störend und unbrauchbar zurückgewiesen und es ist, soferne imbezille Kinder erst jenseits des schulpflichtigen Alters zur Beurteilung gelangen, nicht unwichtig, diesen Umstand festzustellen.

Die Mängel der primitiven Urteilsfunktionen und somit die Unvollkommenheiten der Apperzeption lassen sich bei Imbezillen am einfachsten erkennen in der Unfähigkeit, zu ergänzen und zu kombinieren. In ersterer Hinsicht können zunächst die Übungen im Ordnen und Sortieren herangezogen werden. Man legt z. B. zwei Reihen von Stäbchen untereinander, deren eine um 1—3 Einheiten weniger zählt als die andere. Dem Kinde steht eine größere Anzahl von Stäbchen zur Verfügung. Die Aufgabe besteht darin, beide Reihen gleich zu machen. Diese Übung kann sich dann auch auf mehrere Reihen und auf Lücken von ungleicher Lage (Anfang, Mitte) und ungleichem Umfang erstrecken. Bei Verwendung des sogenannten Mosaikspiels kann die Ergänzung in bestimmter Farbe verlangt werden. Bei den Sortierübungen werden ähnliche, nur in weniger auffallenden Merkmalen verschiedene Objekte zu verwenden sein, z. B. Soldaten mit und ohne Gewehr, Blättchen von elliptischer und runder Form, Ringe von wenig abweichender Größe u. ä. m.

Die Kombinationsfähigkeit wird am einfachsten geprüft durch sogenannte Legespiele. Man setzt Stäbchen in bestimmten Anordnungen zusammen und läßt diese dann von dem Kinde nachahmend, schließlich nach Entfernung des Vorbildes aus dem Gedächtnis zusammensetzen. Hier zeigen sich oft auffällige Mängel an Orientierungsbegriffen, so zwar, daß rechts und links, oben und unten verwechselt werden.

Wertvoll ist auch eine Übung, die darin besteht, daß man Stäbchen in zunehmender Länge in einer Reihe auflegen läßt, ebenso auch die Umkehrung dieses Versuches.

In bezug auf flächenhafte Gebilde lassen sich Versuche derart anstellen, daß man ein Blatt Papier zerschneidet und die Teile zusammenfügen läßt. Dies kann sich auf zwei oder mehrere, auf gleiche oder ungleiche Teile beziehen.

Mit Hilfe des Mosaikspieles lassen sich Muster auslegen, die das Kind nachahmend und dann aus dem Gedächtnis auszuführen hat. Auch hier wird die Übung kompliziert, wenn man mehrere Farben wählt oder Abänderungen verlangt, wenn etwa die im Vorbild roten Konturen blau, die blauen rot ausgelegt werden sollen u. ä. m.

Wichtig sind hier auch die Versuche im Verkleinern und Vergrößern. Hier wird z. B. ein quadratisches Muster derart ausgeführt, daß sich die Dimensionen auf die Hälfte reduzieren, wobei die Lehrperson im Anfang derart mitwirkt, daß sie zwei anstoßende Konturen selbst auslegt, die Vollendung aber vom Kinde verlangt.

Hieran schließen sich Versuche hinsichtlich der Anfertigung symmetrischer Gebilde, z. B. die symmetrische Ergänzung einer von der Lehrperson begonnenen einfachen Sternfigur.

Besitzt das Kind einige zeichnerische Fertigkeit, so können analoge Versuche auch zeichnerisch angestellt werden.

Zerlegbare Modelle einfacher geometrischer Körper können gleichfalls solchen Versuchen zugrunde gelegt werden, z. B. die Teilungen des Würfels, wie sie etwa in der ersten Gabe des Fröbelschen Baukastens gegeben sind. Daran schließt sich die Darstellung einfacher Lebensformen, die zunächst nachahmend, dann aus dem Gedächtnis verlangt wird.

Ein Kombinationsspiel, das einen höheren Grad von Aufmerksamkeit beansprucht, ist das sog. Kubusspiel. Man kann hier allerdings nur mit einfachen Verhältnissen arbeiten, mit Ausgaben des Spieles, die aus nur wenigen (6) Würfeln und möglichst unkomplizierten Bildern, z. B. Darstellungen von Tieren, Häusern, leicht verständlichen Kinderszenen usw., bestehen. Es handelt sich hier darum, die richtige Seite der Bilderwürfel aufzufinden und diese in entsprechender Anordnung zusammenzusetzen. Hierbei muß eine analysierende Betrachtung des Vorbildes in Rücksicht auf den dem Würfel aufgeklebten Ausschnitt und außerdem beim Zusammensetzen ein fortwährendes Vergleichen mit den räumlichen Beziehungen des Vorbildes stattfinden. Ist die Zusammensetzung nach Muster wiederholt geübt worden, so kann auch das freie Zusammensetzen versucht werden, wobei man zu beurteilen in der Lage ist, ob die Beziehungen des Teiles zum Ganzen gedächtnismäßig eingeprägt sind.

Um zu untersuchen, inwieweit Gattungs- und Artbegriffe entwickelt sind, wird eine Anzahl von einzelnen Bildern vorbereitet, auf denen Tiere, Pflanzen, Werkzeuge usw. abgebildet sind. Es wird sich darum handeln, daß das Kind die Bilder gleicher Gattung aussuche und sortiere. Auch innerhalb dieser Kategorien sind Artunterscheidungen möglich, wenn z. B. aus den Bildern die Darstellungen der Haustiere, der Vögel u. ä. m. herausgesucht werden.

Alle diese Unterscheidungen, welche hier Untersuchungszwecken dienen und Einblick in die apperzeptiven Verhältnisse des Kindes etwa zu Beginn des schulpflichtigen Alters ergeben sollen, werden bei Angabe der apperzeptiven Übungen wiederkehren. Wie solche Versuche oft am auffälligsten die apperzeptiven Mängel eines imbezillen Kindes ergeben, so erscheinen sie andererseits in der Einfachheit ihrer Bedingungen und in der Möglichkeit eines kontinuierlichen Stufenganges als vorzügliches Mittel, diese Unvollkommenheiten bis zu einem gewissen Grade zu beheben.

Die verbale Untersuchung der apperzeptiven Funktionen stößt bei jüngeren imbezillen Kindern bisweilen auf nicht geringe Schwierigkeiten. Im Gegensatz zu den verbal begabten Kindern, deren Ausdrucksfähigkeit oft über die Armut ihres Vorstellens und Denkens täuscht, gibt es Imbezille, bei denen die Sprache auf einer so tiefen Stufe steht, daß sie nicht imstande ist, die Vorstellungen des Kindes und ihre einfachsten Verbindungen zum Ausdruck zu bringen. Hier besteht zunächst als Erscheinungsform der allgemeinen Gedächtnisschwäche ein Mangel der Wortperzeption. Das Auffassen und Merken sprachlicher Bezeichnungen ist derart erschwert, daß alle Bemühungen der Umgebung, das Kind auf dem gewöhnlichen Wege sprachlich zu fördern, auf unüberwindliche Hindernisse stoßen. In anderer Hinsicht bezieht sich die Schwierigkeit auf den motorischen Anteil der Sprache. Das Sprachverständnis ist zwar bis zu einer gewissen Höhe entwickelt, das spontane Sprechen setzt aber entweder verhältnismäßig sehr spät ein oder erfolgt in so langsamer Progression, daß in Monaten oft nicht erreicht wird, was sich bei normalen Kindern in Wochen ergibt. Eine solche verlangsamte Entwicklung der spontanen Sprache findet häufig auch auf einer frühen Stufe ihr Ende, so daß z. B. der Agrammatismus nicht überwunden werden kann und die sprachlichen Mitteilungen in einem verbindungslosen Aneinanderreihen von flexionslosen Substantiven und Infinitiven bestehen.

So ergeben sich die Sprachhemmungen der Imbezillen nicht ausschließlich als dyslogische Störungen. Bei einer nicht geringen Zahl von Imbezillen stellt sich die Erschwerung der Sprachentwicklung nach ihrer sensorischen oder motorischen Seite als Sprachstörung sui generis dar. Da dem Schwachsinn überhaupt zweifellos anatomische oder funktionelle Mängel des Großhirns zugrunde liegen, so ist die Annahme nicht abzuweisen, daß sich solche Defekte unter Umständen vorwiegend auf die Sprachzentren beziehen und hier Ausfallserscheinungen bewirken können, die als den allgemeinen Intelligenzstörungen gleichsam koordiniert zu beurteilen sind. Hier erscheint oft die Schädigung des sensorischen Anteils als der schwerere Defekt, da nicht bloß das Sprachverständnis, sondern konsekutiv auch das spontane Sprechen geschädigt ist. Um den Unterschied von sensorisch bedingtem Sprachunvermögen und idiotischer Stummheit zu gewinnen, muß das allgemeine Verhalten beobachtet werden und vor allem die oben geschilderte nicht verbale Prüfung der assoziativen und apperzeptiven Fähigkeiten erfolgen.

Sind die Hemmungen des sensorischen oder motorischen Sprachanteils derart schwere, daß Sprachverständnis oder spontanes Sprechen überhaupt nicht zustande kommen, so liegen Verhältnisse vor, welche der sensorischen oder motorischen Aphasie der Erwachsenen ihrem Wesen nach entsprechen und daher in gleicher Weise bezeichnet werden können. Allerdings handelt es sich bei Erwachsenen um Sprachverlust, bei den erwähnten imbezillen Kindern um Sprachbehinderung.

Totale Sprachlosigkeit oder Unvermögen zum spontanen Sprechen ergibt sich bei Imbezillen nicht selten aus peripheren Ursachen. Hier kommt zunächst der Schwerhörigkeit eine gewisse Bedeutung zu. Es gibt Imbezille mit geringen Hördefekten, die Töne und Geräusche von mittlerer Stärke vernehmen und selbst musikalische Eindrücke perzipieren, trotzdem aber keine spontanen Spracherwerbungen machen, da ihnen zweifellos jene erhöhte Aufmerksamkeit für die Sprachäußerungen der Umgebung fehlt, welche bei normalen Schwerhörigen mittleren Grades den Sinnesdefekt in gewissem Sinne zu kompensieren imstande ist. Manche Fälle von angeblicher psychischer Taubheit (sensorischer Kinderaphasie) betreffen solche mäßig schwerhörige Imbezille. Auf motorischer Seite sind es oft Unlustgefühle, die schon bei den ersten, sprachlichen Lautäußerungen des Kindes eintreten und gleichsam instinktiv zu einem Verzicht auf das spontane Sprechen führen. In dieser Richtung spielen auch adenoide Vegetationen eine gewisse Rolle. Erschwerung der Artikulation, etwa durch Zahn- oder Gaumenmißbildungen, kann in gleichem Sinne wirken, zumal auch hier jene erhöhte motorische Aufmerksamkeit fehlt, welche zur Überwindung von Sprachhindernissen befähigen kann.

Ursachen der letzterwähnten Art liegen bisweilen auch dem Stammeln imbeziller Kinder zugrunde. Ebenso kann Schwerhörigkeit indirekt, infolge der ungenügenden Auffassung einzelner Laute, zum Stammeln führen. Weit häufiger sind keine organischen Ursachen aufzufinden, das Stammeln ist lediglich ein funktionelles. Es kommt weiterhin als allgemeines und als partielles Stammeln vor. In letzterer Hinsicht ist es bemerkenswert, daß viele imbezille Kinder gleichsam vom allgemeinen zum partiellen Stammeln übergehen, indem sich die Störung zunächst auf eine große Zahl von Lauten bezieht, hier oft derart wechselnd, daß ein Laut bisweilen richtig erscheint, der bei nächster Gelegenheit entstellt wird, und dann nur mehr ein bis zwei Laute betrifft, die konstant entstellt oder mit anderen, sprachgeläufigen verwechselt werden. Bei stammelnden Imbezillen kann manchmal der Schein entstehen, als ob sie für gewisse Bezeichnungen eigene Wörter geprägt hätten. Bei einem Imbezillen bildete S im Anlaut immer den Anlaß zu Wortentstellungen, infolge deren z. B. Salz als ata, sitzen iti, Sessel ete ausgesprochen wurde. In diesen Entstellungen sind Analogien unschwer zu entnehmen. Stammeln tritt oft nur zeitweise, in letzterer Hinsicht zumeist als Ermüdungserscheinung, auf.

Im Gegensatz zum Stammeln, das bei Imbezillen außerordentlich verbreitet ist, kommt Stottern sehr selten vor.

Eigenartig ist die Sprachstörung vieler Mongoloiden, die nach ihrer geistigen Verfassung zumeist in die Kategorie der Imbezillen gehören. Ihre Sprechweise ist gewöhnlich agrammatisch. Hierzu gesellt sich in der Regel hochgradiges Stammeln, so daß die Sprachäußerungen fast unverständlich werden. Manchmal tritt als weitere Komplikation ein hastiges Hervorstoßen der Rede ein, das von Pausen unterbrochen wird, in denen sich das Kind sichtlich bemüht, seine Artikulationswerkzeuge zu beherrschen. Eine energische Sprachtherapie hat wohl in der Regel einigen Erfolg, es gelingt aber verhältnismäßig selten, die Sprachdefekte vollkommen zu beheben. Auch sonst ist die pädagogische Prognose des Mongolismus keine günstige trotz mancher anfänglichen Erfolge im Unterricht, die zu größeren Hoffnungen zu berechtigen scheinen.

Das motorische Verhalten der Imbezillen weist oft in verschiedener Richtung Abweichungen vom Normalen auf. Nicht selten findet sich ganz allgemein grobe motorische Ungeschicklichkeit, infolge deren alle Bewegungen der Imbezillen plump und ungeordnet erscheinen. Es ergibt sich manchmal eine an Ataxie gemahnende Störung der Koordination, ohne daß Lähmungen und Kontrakturen vorhanden sind und sich paretische oder spastische Erscheinungen irgendwie nachweisen lassen.

Diese Störungen betreffen vor allem das Gehen. In der Regel ist die Erlernung des Gehens stark verspätet, was zum Teil aus der Schwäche der Aufmerksamkeit, aus der fehlenden Neigung, die Dinge der Umgebung kennen zu lernen, sie zu begreifen, erklärt werden kann. Auch hier fehlt vielfach die Vorschule des Rutschens, gleichwie bei idiotischen Kindern. Die ersten Gehversuche der Imbezillen erstrecken sich auf lange Zeit und es gibt Kinder, die bis zu Ende des dritten Lebensjahres nicht frei gehen können. Dies hängt zweifellos damit zusammen, daß die Gehversuche der imbezillen Kinder zumeist nicht lust-, sondern unlusterfüllte Handlungen sind. Die vielleicht bei den ersten Gehversuchen aus der Bewegungsfreude sich ergebenden Lustgefühle werden alsbald durch entgegengesetzte Gefühlsregungen abgelöst, wenn das Kind gefallen ist, sich hierbei etwa leicht verletzt hat und nun in beständiger Angst schwebt, ähnliche unangenehme Erfahrungen zu machen. Dabei kommt in Betracht, daß sich das imbezille Kind lange Zeit nicht selbständig aufzurichten vermag und oft erst spät die Fähigkeit erlangt, eine unangenehme Lage, in die es beim Fallen geraten ist, aus Eigenem zu ändern. Hieran schließt sich der Mangel an Orientierung und an Selbststeuerung. Wohl wird ein Hindernis wahrgenommen, aber es entsteht konsekutiv nicht die Vorstellung einer Bewegungsänderung, sondern nur ein Angstgefühl, der Befürchtung entsprechend, mit dem Gegenstand zusammenzustoßen und dabei Schaden zu nehmen, wobei Affektresiduen aus früheren derartigen Erfahrungen, vielleicht auch nur bei einer Gelegenheit, auftauchen. Eine große Zahl imbeziller Kinder, die soweit motorisch gefördert sind, daß sie allein gehen könnten, verlangt beständig nach Unterstützung, läßt sich führen, oder macht Gehversuche nur insoferne, als sie sich an den Gegenständen gleichsam entlang tasten können. Diese Unterstützung wird oft zur Fiktion, wenn Führung oder Sicherung nur symbolisch erfolgen, die führende Person z. B. das Kind nur mit der Hand berührt. Diese aus Affektgründen entspringende Unsicherheit und Hilflosigkeit des protrahierten ersten Gehstadiums bleibt dem Gehen der Imbezillen, wenn es später auch spontan und ohne besondere Schwierigkeiten erfolgt, dauernd aufgeprägt, wie sich überhaupt Gewohnheiten aus der ersten Kindheit auch bei Imbezillen oft zu Stereotypien entwickeln. Solche Stereotypien sind z. B. das breitspurige Gehen, das gleichsam tastende Aufsetzen der Füße u. ä. m.

Weit störender als bei normalen Kindern machen sich bei Imbezillen Anomalien des Fußbaues geltend (Plattfuß, Spitzfuß, rachitische Veränderungen). Sie sind oft eine beständige Ursache von Unlustgefühlen, beeinträchtigen die Bewegungsfreude und vergröbern die Anomalien des Ganges bis ins Bizarre, zumal allen Antrieben, die Füße in anormaler Weise aufzusetzen, hemmungslos nachgegeben wird.

Auf Unfähigkeit zur zielbewußten Innervation von Bewegungen ist das Unvermögen, zu hüpfen oder zu springen, die grobe Ungeschicklichkeit beim Übersteigen von Hindernissen, auf Mängel der Aufmerksamkeit hinsichtlich der Beachtung von Zielvorstellungen die Unfähigkeit, Bewegungsrichtungen einzuhalten, zurückzuführen. Sehr merkwürdig ist bei manchen Imbezillen das pendelnde oder Zickzackgehen, welches dem Mangel an Selbstregulierung entspringt. Auf die gleichen Ursachen sind wahrscheinlich auch die häufigen Körperschwankungen beim Gehen zurückzuführen. Für alle diese Anomalien besteht oft kein deutliches Bewußtsein, sie sind deshalb durch einfache Ermahnungen nicht zu beheben.

Die motorische Rückständigkeit der Imbezillen zeigt sich häufig auch in der Unfähigkeit, die Hände entsprechend zu gebrauchen. Wohl ist der Greifreflex bei den meisten imbezillen Kindern von Anfang an vorhanden, das zielstrebige, bewußte Greifen ist aber verlangsamt oder erschwert. So kommt es sogar bei größeren imbezillen Kindern nicht selten vor, daß sie im Bestreben, einen Gegenstand zu erlangen, daneben greifen. Besonders erschwert ist das Fangen oder Haschen in Bewegung befindlicher Zielobjekte. Hier ist oft zu beobachten, daß wohl die Tendenz der Greifbewegung eine richtige ist, daß aber die Bewegungen so langsam erfolgen, daß sich mittlerweile das Zielobjekt in einer ganz andern Bewegungsphase befindet. Es fehlt hier vollkommen jene instinktive Sicherheit, die sich bei normalen Kindern schon nach kurzer Übung herausbildet.

Beim Festhalten von Gegenständen beobachtet man häufig Unvollkommenheit des Handschlusses, so daß das Objekt herabfällt, oder eine gewisse Überinnervation der Bewegung, so daß weiche Gegenstände zerdrückt werden. Es fehlt den Imbezillen auch hier die Anpassungsfähigkeit, die Relation zwischen äußeren Tast- und inneren Bewegungsempfindungen, so daß das Festhalten immer in der gleichen plumpen, ungeschickten Weise erfolgt.

Die Schwäche der Aufmerksamkeit, verbunden mit der ungenügenden Entwicklung des Beschäftigungstriebes, lassen alle jene spielenden Selbsttätigkeiten nicht zustande kommen, welche die Hände des normalen Kindes als Werkzeug in Anspruch nehmen und sie in verschiedener Weise, z. B. bei den Experimentierspielen, zu immer größerer praktischer Brauchbarkeit befähigen. Diese geringe Übung zeigt sich schon in der plumpen Form der Hand, in der Schlaffheit der Muskulatur, in der geringen Beweglichkeit der Finger. Die aus verschiedenen Zweckhandlungen sich ergebenden Lage- und Bewegungsempfindungen fehlen dem Bewußtsein des imbezillen Kindes; jeder Handgriff erfordert bei letzterem eine neue Koordination, während das normale Kind solche zweckdienliche Koordinationen als Bewegungstendenzen in großer Zahl in Bereitschaft hält und fast instinktiv im gegebenen Falle die richtige Koordination ausführt. Die Ungeschicklichkeit des imbezillen Kindes erscheint oft begründet in dem gänzlich unentwickelten motorischen Gedächtnis, da keine Aufmerksamkeit und somit kein Interesse für manuelle Verrichtungen vorhanden ist. Daraus erklärt sich auch die geringe Übungsfähigkeit, da die Wiederholung der Handlung nicht sogleich auf Bekanntes bezogen wird und es geraume Zeit in Anspruch nimmt, bis die einzelnen Bewegungen assoziativ zu einem Komplex verwachsen.

Die tikartigen Bewegungen der Imbezillen betreffen zumeist die Hände (Athetose). Die fortwährende Wiederholung der ersteren in völlig der gleichen Weise bedingt oft weitgehende Übung im Gegensatz zu allen nützlichen und zweckmäßigen manuellen Handlungen. Bisweilen ergibt sich aus den tikartigen Übungen einseitige muskuläre Ausbildung, auch eigenartige morphologische Veränderungen der Finger sind beobachtet worden. Solche Bewegungen mit ihrem zwangsmäßigen Mechanismus erschweren oder vereiteln nicht selten die Anbahnung zweckmäßiger Koordinationen. Es sind zumeist schleudernde oder schlenkernde Bewegungen der Finger, bisweilen Gegenbewegungen derselben, verbunden mit geräuschvollem Anschlagen, Einpressen der Fingerkuppen in den Daumennagel mit Abspalten der Haut u. ä. m. Die letztere Form führt zu den Reißtiks, die darin bestehen, daß die Fingernägel der einen Hand in oft schmerzhafter Weise mit der anderen Hand abgerissen werden. Bisweilen erfolgen die Verletzungen durch Abbeißen, wobei gewöhnlich auch die Endphalangen der Finger in Mitleidenschaft gezogen werden.

Für Imbezille ist es höchst charakteristisch, daß ihre Schmerzempfindlichkeit stark herabgesetzt ist, was sich auch bei solchen Gelegenheiten deutlich zeigt.

Die Umgebung des imbezillen Kindes leistet den oben geschilderten Mängeln gleichsam Vorschub, wenn es keine Tätigkeiten von ihm verlangt, welche seine manuelle Geschicklichkeit in Anspruch nehmen. Solche Kinder werden oft visuell und akustisch, nicht aber motorisch angeregt. Man übersieht die hohe Bildungsmöglichkeit, die sich aus der Beschäftigung der Hände ergibt.

Daß sich die Ungeschicklichkeit des Kindes nicht bloß auf manuelle Verrichtungen allein bezieht, geht klar aus Ziel- und Treffübungen hervor, die mit Armbewegungen verbunden sind. Es begegnet nicht selten großen Schwierigkeiten, auf einer horizontalen oder vertikalen Fläche aufgezeichnete Punkte zu zeigen und auch hier ist ein Danebenfahren oft zu verzeichnen. Noch unsicherer gestaltet sich häufig diese Übung dann, wenn man dem Kinde einen Stift oder ein Stäbchen in die Hand gibt und nun mittelbar die Punkte berühren läßt.

Die motorische Rückständigkeit der Imbezillen ergibt sich auf allen Gebieten. Prüft man die Kopfbewegungen, die Fähigkeit, die Schultern gleichzeitig oder abwechselnd zu heben, läßt man nachahmend die einfachsten Rumpf- oder Beinbewegungen ausführen, überall zeigen sich Anomalien, die oft so weit reichen, daß eine einfache Bewegung, z. B. das Achselzucken, das ein normales Kind schon zu Beginn des zweiten Lebensjahres erworben hat, gar nicht ausgeführt werden kann.

Wir haben im Vorstehenden nur solche Fälle betrachtet, bei welchen der motorischen Rückständigkeit keine organischen Ursachen unmittelbar zugrunde liegen. Somit erübrigt eine psychologische Erklärung des Tatbestandes. Die motorische Rückständigkeit der Imbezillen ist unter den gleichen Gesichtspunkten zu betrachten wie zahlreiche Mängel derselben in sensorischer Hinsicht. Es fehlt hier an Aufmerksamkeit und Interesse, es kommt infolgedessen auch kein motorisches Gedächtnis zustande, durch welches die Koordination von Bewegungen, ihre Verschmelzung zu assoziativen Bewegungskomplexen, das instinktive Auftauchen von Bewegungshilfen bei Handlungen ähnlicher Art bewerkstelligt werden kann. Während aber hinsichtlich des sensorischen Anteils auch die laienhafte Erziehung durch Übung zu ersetzen sucht, was an spontanen Entwicklungsdispositionen fehlt, ist dies hinsichtlich des motorischen Anteils nicht der Fall. In letzterer Hinsicht erscheinen viele Imbezille unerzogen und nahezu verwahrlost. Hier hat die pädagogische Therapie vor allem einzusetzen, um arge Unterlassungen auszugleichen.

1. Erziehung.

Für die Erziehung der Imbezillen gelten mutatis mutandis die gleichen Grundsätze wie für die Erziehung idiotischer Kinder. Die Pflegebedürftigkeit imbeziller ist aber bei weitem nicht so groß wie die idiotischer Kinder, und es kann daher den eigentlichen pädagogischen Aufgaben erhöhte Aufmerksamkeit zugewendet werden.

Auch für imbezille Kinder ist die Gewöhnung an Ordnung von grundlegender Bedeutung. Dies bezieht sich zunächst auf die körperlichen Funktionen. Eine dem Wesen des imbezillen Kindes entsprechende Außenregulierung wird schließlich auf dem Wege der Übung und Gewöhnung zur Selbstregulierung. Je früher die Sorge für Reinlichkeit einsetzt, desto eher wird man jener Bemühungen enthoben sein, die bei unzweckmäßigem Vorgehen den größten Teil der Zeit und Arbeit der Pflegepersonen in Anspruch nehmen. Verunreinigungen sollen bei Imbezillen auch aus dem Grunde vermieden werden, weil sie die Aufmerksamkeit oft passiv auf ein Gebiet lenken, von dem aus hier gleichfalls perverse Erregungen und triebartige Handlungen ausgehen können.

Auch bei Imbezillen ist die Enuresis nocturna vielfach ein hartnäckiges Übel, doch liegen die Chancen zu dessen Behebung keineswegs so ungünstig wie bei der Idiotie, weil das imbezille Kind immerhin zur Mithilfe herangezogen werden kann. Die Gewöhnung an Reinlichkeit bewirkt oft an und für sich, daß das Kind das nächtliche Einnässen als unangenehm und störend empfindet und sich selbst bemüht, das Übel abzulegen. Nun ist zweifellos der auf Abgewöhnung des letzteren gerichtete Wille als das beste Prohibitivmittel zu betrachten, was neuerdings auch die Suggestivbehandlung normaler Kinder erwiesen hat (Hamburger). Wird der Wille in der angegebenen Richtung gehoben, wobei psychische Lock- und Reizmittel in Form von Belohnungen vor allem in Betracht kommen, so zeigt sich nicht selten eine überraschende Wirkung, die weit über den vorliegenden Tatbestand hinausreicht, weil hierdurch die willkürliche Beherrschung körperlicher Funktionen überhaupt in die Wege geleitet wird. Da die Willenserziehung eine gewisse Höhe der apperzeptiven Entwicklung voraussetzt, so wird man die Abgewöhnung der Enuresis oft erst zu einem verhältnismäßig späten Zeitpunkt erreichen können, und es erscheint wenig zweckmäßig und aussichtsreich, vorher zu Zwangsmitteln zu greifen. Die Ankündigung des Entleerungsbedürfnisses durch Signalwörter („Melden") kann bei Imbezillen derart angewöhnt werden, daß sie auch zur Nachtzeit gleichsam instinktiv erfolgt, wenn die Schlaftiefe infolge des mit der Blasenreizung verbundenen Gefühls des Unbehagens eine geringere ist. Hiermit entfällt auch der Mißstand, daß das Kind in dem Bestreben, Verunreinigungen zu verhüten, in der Nachtruhe wiederholt zwecklos gestört wird.

Durch eine entsprechende Regelung der Ernährung wird nach Tunlichkeit zu vermeiden sein, daß die Stuhlentleerung nur mit Anstrengung möglich, oft auch mit schmerzhaften Empfindungen verbunden ist. Kommt dies wiederholt vor, so kann es sich ereignen, daß das imbezille Kind späterhin den Stuhl in Erinnerung an diese unangenehmen Sensationen triebhaft zurückhält. Die bei Imbezillen so häufige Obstipation hat dergestalt nicht selten psychische Ursachen, die in die frühe Kindheit zurückreichen. Auch hier hat übrigens die psychische Behandlung bisweilen überraschende Erfolge, auch dann, wenn verschiedene Purgantia keine Wirkung erzielen. Es handelt sich in diesen Fällen darum, mit Aufwendung einer gewissen Energie zu verlangen, daß die Stuhlentleerung regelmäßig zu entsprechender Zeit auf natürliche Weise erfolge. Geschieht dies einige Male, so bildet sich oft eine geordnete Darmfunktion heraus.

Nicht selten ist hiermit auch die bei imbezillen Kindern so häufige Appetitlosigkeit behoben. Die letztere hat aber oft gleichfalls rein psychische Ursachen. Sie tritt in diesen Fällen erst dann ein, wenn von der Fütterung zur selbständigen Nahrungsaufnahme übergegangen wird. Dies hat bisweilen zur Folge, daß die Versuche in letzterer Hinsicht eingestellt werden, ein Umstand, der in pädagogischer Hinsicht bedenklich erscheint. Die auf den verschiedensten Gebieten zu beobachtende Passivität des imbezillen Kindes, die sich in einer triebhaften Abwehr gegen alle Bemühungen, es selbständig zu machen, kundgibt, mag zum Teil ihre Ursache in rasch eintretenden und anwachsenden Ermüdungsgefühlen haben; man hat in diesem Sinne von einer Ermüdungsanlage des imbezillen Kindes gesprochen (Stadelmann). Aber die Aufgabe der Erziehung besteht darin, zur Überwindung dieser Ermüdungsgefühle zu befähigen. Dies kann nur durch erziehliche Energie erreicht werden, während laxes Nachgeben die Passivität des imbezillen Kindes verstärkt und schließlich irreparabel macht.

Darum ist ein Übermaß rein pflegerischen Bemühens bei imbezillen Kindern kontraindiziert. Die Forderung, ein möglichst großes Ausmaß an Selbständigkeit so früh als möglich zu erzielen, entspricht auch der Notwendigkeit, die motorischen Fähigkeiten des imbezillen Kindes zu entwickeln. Dazu trägt schon die aktive Nahrungsaufnahme bei, dann aber auch das An- und Auskleiden, dem allerdings zunächst möglichst einfache Verhältnisse zugrunde zu legen sind Treffliche Übungen für Aufmerksamkeit und Gedächtnis bedeuten weiterhin das Aufsuchen und Herbeiholen von Gegenständen, das Ordnen und Sortieren der letzteren, so z. B. der Wäsche- und Kleidungsstücke, der Spielsachen usw. Solche Übungen sollen nicht bloß den eigenen Bedürfnissen, sondern auch Anderen. dienen, nicht bloß darum, weil hierdurch der Umkreis dieser Übungen beträchtlich erweitert wird, sondern auch, weil sie den sozialen Sinn in elementarer Weise anregen.

Die einfachen Verrichtungen des Haushaltes ergeben im reichen Maße zwanglose Gelegenheiten zu Tätigkeiten, die dem Imbezillen durchaus angemessen sind. Leider bleibt eine große Zahl dieser Übungsmöglichkeiten Kindern besser situierter Familien versagt, weil sie gesellschaftlichen Anschauungen zuwiderlaufen. Mädchen sind hier Knaben gegenüber oft weitaus im Vorteil, weil man erstere häufig doch in der ihnen angemessenen Weise beim Aufräumen der Stuben, beim Ausbessern und Verwahren von Wäsche und Kleidern, bei Hilfsarbeiten in der Küche u. dgl. verwendet, während man Knaben auch dann, wenn sie eine gewisse Vorliebe für derlei Verrichtungen zeigen, hiervon zumeist ausschließt.

Über Gartenarbeiten, die in ähnlichem Sinne und oft noch umfassender wirken, wird später ausführlich gesprochen werden.

Im allgemeinen sind Beschäftigungen, die den Tätigkeitstrieb der Imbezillen auslösen und entwickeln sollen, zunächst möglichst primitiv zu wählen und so lange beizubehalten, bis sich ein gewisses Ausmaß an Übung geltend macht. Die nächste Aufgabe besteht dann in der assoziativen Entwicklung einer Gruppe von Tätigkeiten, die einem Zwecke dienen. So wird man im Anfange, wenn es sich darum handelt, etwa Papierstücke wegschaffen zu lassen, die im Zimmer umherliegen, das Aufheben jedes einzelnen Stückes anordnen müssen, die Anweisung geben, daß dieselben in der Schürze gesammelt werden, schließlich die Entleerung in den Papierkorb gesondert befehlen müssen. Später genügt die Aufforderung: „Räume die Papierstücke weg!“, um alle die obgenannten Handlungen im Zusammenhang zu erlangen. Endlich wird es keines Auftrages mehr bedürfen und das Kind wird aus Eigenem die Handlungen in zweckmäßiger Abfolge vollziehen, sobald sich hierzu Gelegenheit ergibt.

Gewöhnung an zweckmäßige Tätigkeit, mag dieselbe im einzelnen auch noch so einfach sein, erscheint als das beste Mittel, apathische Imbezille dem Zustand dumpfer Ruhe zu entreißen. Sie dient aber andererseits bei erethischen Imbezillen der Beruhigung, indem sich gewisse allgemeine motorische Assoziationen allmählich befestigen, welche den triebhaft sich geltend machenden, zeitlich-räumlich unbestimmten Bewegungsimpulsen entgegenwirken. In gleicher Weise dient die Beschäftigung der Entwicklung der Aufmerksamkeit und des Willens. Unter der Einwirkung zweckmäßiger Beschäftigungen findet eine Änderung der psychischen Lage statt. An Stelle der Passivität tritt aktives Verhalten. Wenn die Tätigkeiten des Imbezillen auch in formaler Hinsicht keinen großen Wechsel aufweisen können, so finden sie doch nicht immer unter ganz den gleichen Verhältnissen statt. Gerade die Anpassung von Funktionen an variable Bedingungen erscheint für die apperzeptiv gelenkten Willenstätigkeiten von höchster Bedeutung und verhindert, daß die Handlungen der Imbezillen schließlich zu maschinenhafter Gleichartigkeit erstarren.

Was Tätigkeitstrieb und Bewegungsfreude bei normalen Kindern spontan veranlassen, muß bei Imbezillen durch besondere Einwirkungen von außen erfolgen. Auch hier tritt an die Stelle der Selbstausbildung die Fremdausbildung. Man könnte hier daran denken, den Nachahmungstrieb in Anspruch zu nehmen und in diesem Sinne Imbezille in die Gesellschaft normaler Kinder zu bringen, damit sie von letzteren psychomotorische Anregungen empfangen. Aber dieses Verfahren, das so häufig angewendet wird, hat in der Regel nicht den mindesten Erfolg. Die Spiele und Beschäftigungen normaler, wenn auch jüngerer Kinder sind dem Imbezillen wesensfremd, sie sind derart von apperzeptiven und namentlich phantastischen Elementen durchdrungen, daß sie von Imbezillen nicht assimiliert werden können, demnach eher befremden und abschrecken als anziehen. Wie groß die Kluft ist, die hier imbezille und normale Kinder trennt, läßt sich daraus entnehmen, daß die ersteren oft erst weit jenseits des Pubertätsalters spontanes Verständnis für Spiele und Beschäftigungen gewinnen, die letztere etwa an der Grenze des schulpflichtigen Alters produzieren. Dieses Mißverhältnis macht auch die Situation in der eigenen Familie, in der Gesellschaft normaler Geschwister, recht schwierig. Ein Erziehen nach gleichen Grundsätzen, eine Förderung in gleicher Relation erscheint hier unmöglich.

Nun sind aber Absonderung und Einzelerziehung bei imbezillen Kindern keineswegs wünschenswert. Sollier bezeichnet die Imbezillen schlechthin als Antisoziale und weist darauf hin, daß sich solche Individuen späterhin fast immer zu sozialen Schädlingen entwickeln. Diese Gefahr ist aber hauptsächlich nur dann vorhanden, wenn man den üblen Gewohnheiten und Neigungen imbeziller Kinder nicht zeitgerecht entgegentritt, etwa in der Erwartung, daß sich solche Fehler und Regelwidrigkeiten mit zunehmender Reife von selbst ausgleichen. Unter solcher Voraussetzung kann es vorkommen, daß die Umgebung des Kindes niemals den Versuch macht, Zornesausbrüchen, Bekundungen des Zerstörungstriebes u. ä. m. energisch entgegenzutreten. Duldung und Nachsicht bewirken, daß sich solche antisoziale Neigungen übungsmäßig immer mehr befestigen und schließlich so tief Wurzel schlagen, daß sie kaum mehr zu beseitigen sind. Derartige Fehler werden hauptsächlich bei der Einzelerziehung begangen; hier kann es vorkommen, daß sich die Umgebung in übel angebrachtem Mitleid allen Eigentümlichkeiten des imbezillen Kindes derart unterordnet, daß von Erziehung kaum mehr gesprochen werden kann. Es gibt Fälle, in denen die Aufsichtspersonen unter den zornigen Erregungen des Kindes aufs schwerste zu leiden haben, gekratzt, gebissen, an den Haaren gerissen werden; alle diese Beeinträchtigungen werden aber erduldet, weil man sie für unabänderliche, krankhafte Eigentümlichkeiten ansieht. Oft sind es die Eltern, die in blinder Liebe immer und überall ihr Kind zu entschuldigen und zu rechtfertigen wissen und den Aufsichtspersonen diese Märtyrerrolle geradezu aufnötigen.

Bei einer Gemeinschaftserziehung sind solche Verhältnisse nicht möglich. Hier würden derart anarchische Zustände entstehen, daß sich auch die geduldigste und nachsichtigste Aufsichtsperson mit solchen Mißständen niemals abfinden könnte, wobei noch in Betracht kommt, daß gerade Affektäußerungen durch die Drastik ihrer Erscheinungen zur Nachahmung reizen und bei manchen imbezillen Kindern latente schlechte Anlagen zur Entwicklung bringen. Demnach ergibt sich bei einer Gemeinschaftserziehung die unbedingte Notwendigkeit, gegen störendes Verhalten imbeziller Kinder entsprechend einzuschreiten.

Von den erziehlichen Maßnahmen, die hier zu treffen sind, wird späterhin die Rede sein.

Im Gegensatz zum dauernd asozialen Verhalten idiotischer Kinder ist bei imbezillen Kindern oft ein starkes Geselligkeitsbedürfnis vorhanden, das bei Einzelerziehung in der Gemeinschaft mit einer erwachsenen Person keine hinlängliche Befriedigung findet. Wo immer sich Gelegenheit ergibt, mit anderen Kindern zusammenzutreffen, wird das imbezille Kind eine Annäherung versuchen, hierbei aber häufig genug die übelsten Erfahrungen machen, wie dies bereits früher angedeutet worden ist. Normalen Kindern erscheint ein imbeziller Gefährte meist störend und unangenehm, er wird zurückgewiesen oder verspottet, was wieder zur Entstehung antisozialer Regungen beitragen kann, da Enttäuschung, Haß, Zorn als Gefühlsreaktionen bei dem imbezillen Kind auftreten. Demgemäß kann sich in öffentlichen Gärten und auf Spielplätzen, wohin das imbezille Kind in Großstädten gebracht werden muß, um frische Luft und einige Bewegungsfreiheit zu genießen, bisweilen recht Peinliches ereignen.

Weiterhin spricht gegen die Einzelerziehung auch der Umstand, daß die Beschäftigungsmöglichkeiten hier beschränkte sind und sich nur innerhalb sehr enger Grenzen variieren lassen. Die gemeinsame Beschäftigung mehrerer imbeziller Kinder bietet schon durch das zwanglose Beispiel, durch die Möglichkeit, die individuell zu bemessenden Ruhepausen durch die Beobachtung gleichartiger Verrichtungen anderer Kinder auszufüllen, durch die Anbahnung eines gewissen Wetteifers wertvolle Anregungen. Ganz besonders kommt aber die Bedeutung von Gesellschaftsspielen in Betracht, die als Vorschule sozialer Einordnung anzusehen sind und deshalb als Ersatz der bei normalen Kindern in dieser Richtung bestehenden Selbstausbildung angeregt und geübt werden müssen. Normalen Kindern würden allerdings solche für Imbezille berechnete Spiele in der Langsamkeit ihrer Vorbereitung, in der anfänglichen Unvollkommenheit ihrer Ausführung unbefriedigend erscheinen. In vielen Fällen würde das normale Kind sogar störend in die methodische Entwicklung des betreffenden Spieles eingreifen, zumal ja bei gewissen traditionellen Spielformen das Hinzufügen eigener Ideen das Reizvolle für normale Kinder bedeutet, solche subjektive Abänderungen bei Imbezillen aber kaum in Betracht kommen können. Gemeinschaftsarbeit und Gesellschaftsspiele sind deshalb nur im Kreise gleichartiger Genossen möglich. Die Erfahrung bestätigt immer wieder, daß nicht die Einzelerziehung, nicht das Zusammensein mit normalen Kindern, sondern die Gemeinschaftserziehung imbeziller Kinder die beste Voraussetzung für ein entsprechendes pädagogisches Vorgehen bildet. Abgesehen von den Anstalten, die zweifellos das günstigste Milieu darstellen, erlangen Kindergärten und Hilfsschulen für imbezille Kinder zunächst darin ihre erziehliche Bedeutung, daß sie die letzteren in jene Umgebung bringen, die ihnen angemessen und wesensverwandt ist. Jede gedeihliche gemeinsame Förderung hat zur Voraussetzung, daß das Zöglingsmaterial innerhalb gewisser Grenzen gleichartig sei. Ein imbezilles Kind bleibt normalen Kindern seelisch fremd. Ihm wird hier ein Gefühl der Unzulänglichkeit und Rückständigkeit aufgezwungen, das vielfach auch produktiven psychischen Regungen gegenüber als Hemmung wirkt. Im Gegensatz dazu macht sich in einem angemessenen Erziehungsmilieu oft eine deutliche psychische Erhebung, eine der erziehlichen Beeinflussung günstige Gemütslage geltend; das imbezille Kind beweist durch solche subjektive Merkmale, daß es sich an der richtigen Stelle befindet.

Einem weitverbreiteten Vorurteil entspricht die Annahme, daß imbezille Kinder gegenseitig keine Anregungen ausüben können, da es sich hier um die gleichen Zustände, um die gleichermaßen langsame, träge geistige Entwicklung handelt. Dies ist keineswegs der Fall. Es gibt imbezille Kinder, bei denen man den Eindruck gewinnt, daß ihr geistiger Defekt vor allem in initialen Schwierigkeiten begründet ist. Es gelingt ihnen nur mit großer Mühe, sich einer Unterrichtsmaterie apperzeptiv zu bemächtigen. Ist dies aber bei entsprechendem methodischem Vorgehen erreicht, so schreiten sie rasch vorwärts und bilden dann in Anstalten und Hilfsklassen die guten Schüler, deren Beispiel auf die anderen fördernd und aneifernd wirkt.

Wir treffen demnach Verhältnisse an, wie sie auch in den Normalklassen den Unterricht beleben. Aber hier erscheint alles in den Gesichtskreis der imbezillen Kinder gerückt. Das Fortschreiten einzelner Schüler wächst nicht zu weit über das hinaus, was die anderen aufzufassen in der Lage sind, es bestehen keine pädagogischen Mißverhältnisse und hierdurch kann sich der Gemeinschaftsunterricht anregend und fruchtbringend gestalten.

Jeder Unterricht wirkt auch erziehend. Hier machen sich zunächst Ordnung und Regelmäßigkeit als gleichsam selbstverständliche Voraussetzungen der Schuldisziplin geltend. Hierzu kommt die Beherrschung der unwillkürlichen, die Lenkung der willkürlichen Aufmerksamkeit, formale Bedingungen des Unterrichtes, die in verschiedener Richtung immer wiederkehren und die Willenstätigkeit oft entscheidend beeinflussen.

Auf diese erziehliche Seite des Unterrichtes wird bei der Behandlung imbeziller Kinder der höchste Wert zu legen sein. Die Kunst des Lehrers muß hier darin bestehen, die Schüler so weit als irgend möglich zu Selbsttätigkeit und Selbsthilfe zu befähigen. In diesem Sinne wird es darauf ankommen, einen Lehrgang herzustellen, der die Aktivität des Schülers fortschreitend in Anspruch nimmt. Je mehr die apperzeptiven Kräfte des Schülers erstarken, desto mehr werden die Hilfeleistungen des Lehrers, die im Anfang nötig sind, zurücktreten können. Dies ist allerdings nur dann möglich, wenn in materialer Hinsicht über ein gewisses Maß nicht hinausgegangen wird und der Lehrer seine Hauptaufgabe in der Weckung und Stärkung spontaner Geisteskräfte erblickt.

Dieses unterrichtliche Verfahren hat — abgesehen von speziellen erziehlichen Wirkungen — ganz allgemein zur Folge, daß das Selbstvertrauen des Imbezillen erstarkt. Ein Kind, das beim Unterricht die Erfahrung gemacht hat, daß es Selbständiges zu leisten vermag, wird auch auf anderen Gebieten nicht sogleich zurückschrecken, wenn Ungewohntes oder Neues herantritt, sondern sich selbst zu helfen suchen und somit Erfahrungen sammeln, die eben als Produkt eigener Geistestätigkeit von besonderem Werte sind.

Besondere persönliche Eigenschaften des Erziehers sind erforderlich, um solche Wirkungen auszuüben. Der Einfluß, der sich darin ausprägt, daß ein starker eigener Wille gleichsam auf die Schüler überströmt, ist mit dem Worte Autorität annähernd bezeichnet. Die Fähigkeit, imbezille Kinder derart zu beherrschen, daß sie unbedingt Folge leisten, ist manchen Personen in dem Maße verliehen, daß sich sogleich — ohne besondere Präliminarien — ein fast suggestiver Rapport zwischen Erzieher und Zögling herstellt. Tritt zu dieser als Gabe der Persönlichkeit zu betrachtenden Fähigkeit noch pädagogisches Wissen und Können hinzu, so sind außerordentlich günstige Voraussetzungen für die heilpädagogische Arbeit gegeben.

Ist diese beherrschende Gewalt jedoch Personen ohne pädagogische Qualifikation eigen, so stellt sich bisweilen eine suggestive Abhängigkeit her, die auch in mißbräuchlicher Weise verwendet werden kann. Beispiele hierfür ergeben die sogenannten passiven Formen der moral insanity, bei welchen willensschwache Individuen derart in den Bann suggestiver Personen geraten, daß sie zu gefügigen Werkzeugen der letzteren werden.

Ein vernünftiger Erzieher wird seine Macht dazu verwenden, nicht bloß nützliche, sondern auch sittlich gebotene Maximen für das Handeln durch Übung derart zu befestigen, daß jeweils auch ohne besondere persönliche Einwirkungen einwandfreie Reaktionen erfolgen. In letzterem Falle gestalten sich die Einwirkungen des Erziehers zu Dauersuggestionen, die im gegebenen Zeitpunkt von solcher Stärke sein können, daß sie das Individuum gegen Einflüsse anderer Art, die das Wollen und Handeln in anderer Richtung abzulenken suchen, widerstandsfähig machen.

Um dies zu erreichen, wird der Erzieher systematisch zu Werke gehen und oft Anlässe heranziehen müssen, an welchen sittlich reines Handeln geübt werden kann. So wird der Erzieher z. B. darauf zu achten haben, daß Gegenstände, die dem Kinde nicht gehören, zurückgegeben werden, auch wenn es sich um geringfügige Dinge, etwa um eine Feder oder um einen Bleistift, handelt. Er wird dahin wirken müssen, daß das Kind kleineren und schwächeren Genossen bei verschiedenen Gelegenheiten beistehe und helfe usw. Eine solche anschauliche, praktische Belehrung steht ungleich höher als ausschließlich verbale Unterweisungen, die jedoch als unterstützendes, die gedächtnismäßige Einprägung beförderndes Mittel neben der praktischen Beeinflussung der Handlungsweise und auf diese sich jeweils beziehend nicht unterschätzt werden dürfen.

Derartige assoziative, gewohnheitsmäßige Reaktionen werden sich jedoch nur dann entwickeln können, wenn der Erzieher mit Konsequenz vorgeht. Man muß sich stets vor Augen halten, daß dem primitiven Bewußtsein der Imbezillen subtile Unterscheidungen ferne liegen. Abweichungen von der Norm, auch wenn sie durch besondere Verhältnisse zu rechtfertigen wären, sind daher soweit als irgend tunlich zu vermeiden. Die Erziehung der Imbezillen muß sich auf die wichtigsten sittlichen Prinzipien beziehen, die sich durch beständige Übung in triebhafte Anregungen für das eigene sittliche Handeln umgestalten können. So wird das Prinzip: „Du darfst nicht lügen!“ durch keinerlei Ausnahmen beschränkt werden dürfen und Rechtfertigungen etwa der Notlüge bleiben besser ferne. Sowie man bei der intellektuellen Entwicklung eine Beschränkung der Bildungsstoffe eintreten lassen muß, so wird man auch bei der Vermittlung sittlicher Begriffe nicht zu weit gehen dürfen.

In dem Bemühen, den Imbezillen konventionelle Sitten anzuerziehen, sie mit jenen oft komplizierten Gebräuchen bekannt zu machen, welche in gesellschaftlich höher stehenden Kreisen üblich sind, wird häufig viel zu weit gegangen. Hier wird man berücksichtigen müssen, daß Imbezille gleichsam eine tiefere Kulturstufe repräsentieren und daß es für sie einen schweren Zwang bedeutet, Formen anzunehmen, die ihnen vollständig wesensfremd sind und bleiben. Bestrebungen, den geistigen Tiefstand eines Kindes durch Beibringung äußerlich wohlgefälliger Umgangsformen zu bemänteln, sind pädagogisch nicht zu rechtfertigen und, da solcherweise Kraft und Zeit unnütz vergeudet werden, als Mißbrauch zurückzuweisen.

Unter den Erziehungsmitteln sind Belohnung und Strafe von besonderer Bedeutung. Versteht es der Erzieher sich die Sympathien seiner Zöglinge zu erwerben — und dies ist bei autorativen Personen am häufigsten der Fall — so erfüllen manchmal den Zweck der ersteren freundliche Worte und Liebkosungen, den Zweck der letzteren Nichtbeachtung. Aber es ist immerhin ein kleiner Kreis von gemütlich veranlagten Kindern, denen auf diese Weise beizukommen ist. Als Belohnungen kommen weiterhin gewisse begehrte Genußmittel in Betracht, die für solche Anlässe aufzusparen sind. Pädagogisch höher zu werten ist die Methode mehrfacher Anerkennung, die darin besteht, daß nicht bloß der Erzieher Belobung erteilt, sondern durch Mitteilung des anzuerkennenden Tatbestandes an andere, dem Kinde nahestehende Personen bewirkt, daß ihm mehrfach aufmunternde Worte gespendet werden. Über die Bedeutung von äußeren Zeichen als Belohnung ist man verschiedener Meinung. Sie sind zweifellos oft wirkungsvoll. Aber es entsteht nicht selten im Wettstreit um ihre Erlangung ein Aufflammen unerwünschter Gefühle und Affekte.

Hinsichtlich der Strafe muß zunächst hervorgehoben werden, daß eine große Zahl von Strafmitteln und Strafmethoden pädagogisch überhaupt nicht zu rechtfertigen sind. Dies betrifft in erster Linie alle körperlichen Züchtigungen. Bei Imbezillen kommt überdies in Betracht, daß letztere in der Regel Affekte hervorrufen, die entsittlichend wirken, wie Haß und Rachsucht. Entstehen diese wiederholt, so können sie zu Daueraffekten, zu beständigen antisozialen Regungen werden. Der Zusammenhang von Mißhandlung und sittlicher Verwahrlosung tritt oft bei Imbezillen am klarsten zutage. Daß bei letzteren die Prügelstrafe nicht selten sexuell-perverse Regungen auslöst, sei hier nur nebenher erwähnt.

Bei imbezillen Kindern tritt sehr häufig Gewöhnung derart ein, daß wiederholt vollzogene Strafen sich in ihrer Wirkung immer mehr abschwächen. Daraus ergibt sich die Notwendigkeit, bei Verhängung von Strafen eine gewisse Ökonomie obwalten zu lassen. Wird aber Strafe verfügt, so muß sie derart sein, daß sie sich dem Gedächtnis einprägt und in die Ferne wirkt. Man wird hier sorgfältig individualisieren müssen, um gleichsam die empfindsame Seite des Kindes zu treffen, wobei aber zu vermeiden ist, daß ihm ein starker psychischer Schmerz zugefügt werde. Entziehungsstrafen bestehen im allgemeinen darin, daß ein Genußmittel, ein Spielzeug, Tätigkeiten, die mit starker Lustbetonung verbunden sind, zeitweise entzogen oder verwehrt werden. Beschämungsstrafen sind vorwiegend darauf gerichtet, das Kind in eine Stellung oder Situation zu bringen, die traditionell von dem Kinde selbst und seiner Umgebung als Schande aufgefaßt wird. Arbeitsstrafen erlegen dem Kinde eine den Verhältnissen entsprechende Mehrleistung oder Ersatzleistung auf und sind oft wertvoll, wenn unter der Einwirkung gesteigerter erziehlicher Energie Handlungen möglich werden, welche die Leistungsfähigkeit des Kindes vielleicht dauernd auf eine höhere Stufe heben.

Es gibt Strafen, die nichts anderes sind als Beruhigungsmittel, so das Sitzen auf einem Stuhle unter Überwachung („Strafsitzen") oder die inssondere bei Aufregungsattacken zu verhängende Bettruhe; Separierung in einem besonderen Zimmer, das mit „Strafsitzen" oder „Strafstehen" verbunden werden kann u. ä. m.

Mit vollzogener Strafe ist das Vergehen als gesühnt zu betrachten. Verspottung oder Verhöhnung durch Genossen ist nicht zu dulden, auch darf der Erzieher nur dann auf die Angelegenheit zurückkommen, wenn es der Erinnerung an ein unlustbetontes Erlebnis bedarf, um vielleicht eine sich vorbereitende Regelwidrigkeit gleichsam im Keime zu ersticken.

Strafe ist nur dann pädagogisch nützlich, wenn der Tatbestand gleichsam im Willensbereich des imbezillen Kindes liegt. Sie kann hier nichts anderes als ein potentielles Korrektiv bedeuten, insoferne die Willenstätigkeit zu erhöhten Leistungen angespornt wird, sei es hinsichtlich der Hemmung oder der Förderung eines Komplexes. Es geht aber nicht an, ein imbezilles Kind etwa wegen Unaufmerksamkeit auf irgend einem Gebiet zu bestrafen, wenn solchem Verhalten ein nachweisbarer apperzeptiver Defekt zugrunde liegt. Hier wird die pädagogische Therapie in anderer Weise einzugreifen haben. Es ist von grundsätzlicher Wichtigkeit, ein imbezilles Kind mit eigenem Maß zu messen, und nicht Tatbestände aus der Erziehung normaler Kinder herüberzunehmen, deren Leistungs- und somit auch Verantwortungsfähigkeit ganz anders dimensioniert erscheinen. Einer der größten Fehler laienhafter Erziehung bei Schwachsinnigen besteht darin, daß sie vielfach Mittel der Zucht anwendet, wo es sich um zweifellos krankhafte Symptome handelt. Wenn kein Verständnis für die betreffenden Fehler und Regelwidrigkeiten vorhanden ist und die Fähigkeit mangelt, dieselben durch eigene Willensanstrengung zu beseitigen, dann verfehlt die Strafe vollständig ihren Zweck und kommt dem Kinde lediglich als beeinträchtigendes, Unlust herbeiführendes Einschreiten zum Bewußtsein. Dies hat aber weiterhin zur Folge, daß im Kinde Abwehrtendenzen erwachen, Affekte entstehen, die das Verhältnis zur Umgebung in unerwünschter, pädagogisch bedenklicher Richtung bestimmen. Während die häusliche Erziehung Imbeziller oft mit einem Übermaß an Strafmitteln arbeitet, wird der Heilpädagoge nur verhältnismäßig selten in die Lage kommen, Strafe anzuwenden. Er wird von dem Grundsatz ausgehen, daß Fehler und Regelwidrigkeiten der Imbezillen, auch wenn sie Ähnlichkeit mit den normalen Kinderfehlern aufweisen und in gleicher Weise benannt werden, der überwiegenden Mehrzahl nach nichts anderes sind als Symptome gestörter psychischer Koordination. In diesem Sinne wird er die Ursachen der zutage tretenden Fehler und Regelwidrigkeiten zu ergründen und durch Bekämpfung der ersteren auch die letzteren zum Ausgleich zu bringen suchen.

2. Unterricht.

a) Bewegungsübungen. Hier finden die früher (S. 24 f.) angegebenen Übungen ihre Fortsetzung.

α) Gehübungen. 1. Marschieren auf vorgezeichneten Ganglinien. Es handelt sich darum, verschiedene durch Kreidestriche auf dem Fußboden vorgezeichnete Richtungen einzuhalten. Hierauf folgt das Abschreiten von Ganglinien verschiedener Richtung, die unmittelbar aneinander schließen. Bei den Gehübungen ist Fuß vor Fuß zu setzen; sie erfordern einen nicht geringen Grad von Aufmerksamkeit, da es sich nicht bloß um Beibehaltung der Bewegungsrichtung, sondern auch um genaue Koordination und um Erhaltung des Körpergleichgewichtes handelt.

2. Überschreiten von Hindernissen. Es werden Bretter entsprechender Breite in die Bewegungsbahn verlegt, so daß eine genau abgemessene Schrittbewegung nötig ist, um erstere zu überschreiten.

3. Marschieren mit gleichzeitigen Armbewegungen. Beim Marschieren werden die Arme in Übereinstimmung mit den beiden Phasen der Schrittbewegung gehoben und gesenkt.

4. Marschieren mit vorheriger Angabe der Schrittzahl. Bei jedesmaligem Ausschreiten wird gezählt a) vom Lehrer, b) vom Kind. Dasselbe ist anzuleiten, nach Zurücklegung der vorbestimmten Schrittzahl Halt zu machen.

5. Einschalten von Freiübungen. Etwa nach jedem vierten Schritt wird Grundstellung genommen und eine leichte Freiübung ausgeführt, z. B. Armstoßen nach oben, nach vorne oder seitlich. Die Übung wird kompliziert, a) wenn man eine Gruppe von Freiübungen ausführen läßt, z. B. einmal Armstoßen nach oben, dann nach vorne, dann seitlich oder nach abwärts; b) wenn diese Übungen sukzessive ausgeführt werden, so daß auf jeden Stand eine andere Armbewegung folgt.

6. Marschieren in scharf betontem Rhythmus durch Einschalten von Stampfschritten z. B. nach jedem zweiten, nach jedem dritten Schritt usw.

7. Marschieren in wechselndem Rhythmus. a) Das Taktzählen und damit die Schrittbewegung erfolgen allmählich rascher; b) allmählich langsamer; c) der Rhythmus wird innerhalb einer Übung abwechselnd beschleunigt und verlangsamt.

8. Wendungen im Gehen auf Kommando. Die Wendungen (rechts um, links um, kehrt) werden zunächst am Ort geübt und sodann auf die Schrittbewegung übertragen.

9. Einübung des Schrittwechsels.

10. Einübung verschiedener Gangarten, Laufschritt, Nachstellgang, Schrittwechselgang usw., die letzteren Gangarten auch hüpfend; Einübung des Polkaschrittes.

11. Einübung des Tanzes a) nach vorgezähltem Takt, b) nach Tanzweisen. Die Einübung erfolgt zunächst zwischen Kind und Lehrperson. Später werden mehrere Kinder zu Tanzpaaren zusammengestellt; beim Tanze ist, um Kollisionen zu vermeiden, die allgemeine Bewegungsrichtung genau vorzuschreiben.

12. Eurhythmisches Turnen (Demoor). Verschiedene Bewegungsübungen werden im Zusammenhang geübt und mit musikalischen Einwirkungen derart assoziiert, daß der Wechsel der ersteren durch eine Änderung der Melodienführung oder des Rhythmus bewirkt wird. Es muß aber bei imbezillen Kindern genügen, zwei bis drei Bewegungsphasen im Zusammenhang mit der Melodienführung zu üben, während die Einübung komplizierter Reigen im allgemeinen zu große Anforderungen stellt.

β) Freiübungen. Diese erfolgen bei Imbezillen nicht bloß freihändig, sondern nach Möglichkeit auch mit Hilfe von Stäben, wodurch die Bewegungen beider Hände zu einem Bewegungsakt vereinigt werden, oder mit gleichmäßig beschwerten Händen (mit Hilfe von Hanteln).

1. Zusammenziehung der Armübungen zu Übungsgruppen a) mit wechselnder Bewegungsrichtung, z. B. Hochstoßen, Vorstoßen, Seitstoßen, Tiefstoßen, dann Umkehrung der Gruppe oder in beliebig veränderter Folge; b) mit wechselnder Zahl der Einzelübungen, z. B. einmal hochstoßen, zweimal vorstoßen, dreimal seitstoßen, viermal tiefstoßen oder in anderer Zahlfolge. Die Übungsgruppen werden schließlich nicht mehr durch Einzelkommanden geregelt, sondern im vorhinein zu Aufgaben zusammengestellt, die das Kind mit Überlegung zu wiederholen hat, worauf deren Ausführung ohne Unterbrechung erfolgt.

2. Einübung von Beinbewegungen. Heben des rechten, des linken Beines nach vorne, seitwärts, rückwärts a) mit Unterstützung durch Handreichung der Lehrperson, b) ohne solche, in freier Stellung. Beinstoßen aus der Beugehaltung.

3. Koordination von Arm- und Beintätigkeiten. Als gleichsinnige Übungen kommen Vor- und Seitstoßen in Betracht. Im übrigen können Arm- und Beintätigkeiten in mannigfacher Weise kombiniert werden, wobei die Aufmerksamkeit nach verschiedenen Seiten hin in Anspruch genommen und eine weitgehende Beherrschung des Bewegungsapparates erreicht wird. Dies ist namentlich dann der Fall, wenn eingeübte Koordinationen, z. B. die beidarmigen Beziehungen zu Beintätigkeiten, gelöst werden müssen, um die Koordination einer Beintätigkeit mit einseitigen Armbewegungen zu ermöglichen, wobei in letzterer Hinsicht beliebig gewechselt werden kann, z. B. Hebung des rechten Beines — Streckung des rechten Armes seitwärts; Hebung des linken Beines — Streckung des linken Armes aufwärts. Besondere Schwierigkeiten bereitet die Verbindung der Bewegungen eines Beines mit Tätigkeiten des Armes der anderen Seite. Einen hohen Grad von Aufmerksamkeit erfordert schließlich der unregelmäßige Wechsel von gleichseitigen und ungleichseitigen Arm- und Beinkoordinationen. Dasselbe gilt hinsichtlich der reproduktiven Aufmerksamkeit, wenn man mehrere derartige Übungen zu Aufgaben zusammenstellt und im vorhinein anordnet, ohne im einzelnen regulierend einzugreifen.

Die Ausführung einfacher Armbewegungen in Kniebeuge ist als vorzügliche Gleichgewichtsübung zu betrachten.

4. Kopfbewegungen können bei vielen Imbezillen nur gelegentlich und ohne besondere Intensität geübt werden, weil sonst unangenehme Schwindelgefühle entstehen.

5. Rumpfübungen. Mit dem Beugen nach vorne lassen sich Armbewegungen leicht kombinieren. Beugen nach rückwärts erzeugt oft Schwindel. Beim Rumpfdrehen ist auf festen Stand zu achten, eine treffliche Übung für die nach zwei Richtungen hin bestimmte motorische Aufmerksamkeit.

Zur Einübung aufrechter Haltung sind Stabübungen in der Weise zu empfehlen, daß der vorne horizontal gehaltene Stab schwunghaft über den Kopf gehoben wird und dann den Schulterblättern aufruht. In dieser Haltung sind auch Gehübungen förderlich.

Eine Stabübung, welche durch Beachtung verschiedener Orientierungsbegriffe nützlich ist, besteht in der Drehung des Stabes aus der Waghalte in die Seithalte links oder rechts, wobei abwechselnd der rechte, bzw. der linke Arm zu heben ist.

Aus dem gesamten Gebiete der Freiübungen lassen sich Übungsgruppen zusammenstellen, die dann in freier Reproduktion auszuführen sind.

In methodischer Hinsicht ergibt sich im allgemeinen folgende Stufenfolge:

a) Passive Übung. Deren hauptsächlichstes Anwendungsgebiet ist bei der Idiotie gegeben. Doch kommt die zunächst passive Übung auch bei Imbezillen vielfach als unterstützende Methode in Betracht.

b) Imitative Übung.

c) Übung auf Kommando.

Diese Übungsgruppen lassen sich nicht strenge trennen, da der Lehrer zur Aneiferung und Korrektur auch bei Kommandoübungen oft beispielgebend eingreifen wird.

d) Reproduktive Übung. Gedächtnismäßige Wiederholung einer ausgeführten Übungsreihe 1. in gleicher, 2. in umgekehrter Folge.

e) Zusammenstellung verschiedener, nicht assoziativ verknüpfter Übungen zu Aufgaben. Die Übungen können gewählt werden 1. innerhalb einer Übungskategorie; 2. innerhalb verschiedener Übungskategorien.

γ) Ordnungsübungen. 1. Reihungen.

a) Lokationsübungen. Die Reihe ist nach der Größe der Zöglinge herzustellen und Abstand auf Armdistanz zu nehmen. Jedes Kind hat seinen Platz genau zu merken. Auf das Kommando: „Abtreten!" Auflösen, auf das Kommando; „Antreten!" Wiederherstellen der Reihe. Die Übungen erfolgen bei Front- und bei Flankenaufstellung.

b) Herstellen und Auflösen von Doppelreihen. Hinterreihen bei Frontaufstellung, Nebenreihen bei Flankenaufstellung. Rückkehr zur einfachen Reihe.

Herstellen und Auflösen der Doppelreihe während des Marschierens. Während dieser Änderungen ist durch das Kommando: „Kurzer Schritt!" die Verkürzung der Schrittweite auf etwa die Hälfte zu bewirken, was vorher besonders geübt werden muß. Trennung der Doppelreihe durch gesonderte Umzüge, Wiedervereinigung durch Nebenziehen.

c) Sonderbewegungen aus der Frontreihe. Durch Abzählen erfährt jedes Kind, den wievielten Platz es in der Frontreihe einnimmt. Diejenigen, auf welche die geraden, bzw. ungeraden Zahlen fallen, haben den Frontmarsch auszuführen, während die anderen ruhig auf ihren Plätzen verharren. Den ersteren wird auf eine gewisse Entfernung: „Halt!“ geboten. Hierauf Kehre und Rückmarschieren auf die Plätze in der Reihe. Schließlich abermals: „Kehrt!“.

Durch den oben angedeuteten Wechsel wird jeweils die Hälfte der Schüler zur aktiven Ausführung herangezogen. Aber auch die ruhenden Schüler sind psychisch beteiligt durch die Beobachtung der Bewegungsbahnen und durch deren Vergleichung mit den zu erreichenden Zielen. Es ergibt sich hieraus ein Abschätzen von Richtung und Entfernung, das für die Entwicklung der räumlichen Orientierung wertvoll ist.

2. Bewegungen der Frontreihe nach verschiedenen Richtungen. Ist die einfache Vorwärtsbewegung geübt, so können verschiedene Schwenkungen ausgeführt werden, wobei bald der linke, bald der rechte Flügelmann die Achse der Bewegung darstellt. Die Übung ist solange mit verschränkten Armen und unter unmittelbarer Leitung des Lehrers auszuführen, bis die Schüler die Abmessung ihrer Schrittbewegungen und die einzuhaltenden Bewegungsbahnen hinlänglich kennen gelernt haben.

Bei diesen Übungen ist die fortwährende Relation zu den Bewegungen der anderen, und hier besonders der Nebenmänner, von Wichtigkeit. Schwenkungen werden anfänglich oft mit Erfolg an einer Stange geübt, welche jedem einzelnen gleichsam die Richtung vorschreibt.

δ) Spiele. Diese zerfallen 1. in Ziel- und Treffübungen, 2. in Gesellschaftsspiele (Kreis-, Turnspiele).

1. Ziel- und Treffübungen.

a) Ballspiel. Hierbei kann der Ball als Fangball und als Prellball zur Verwendung kommen. Im ersteren Fall wird der Ball direkt zugeworfen, Ziel- und Empfangsbewegungen müssen in Übereinstimmung erfolgen. In letzterem Fall wird der Ball mit Kraft auf den Boden geschleudert und dann rückspringend in Empfang genommen.

Beide Arten des Spieles können zu zweien, aber auch in größerer Gemeinschaft gepflegt werden. Beim Fangballspiel sind dann die Empfangenden in eine Reihe oder rund um den Zielenden in geeigneter Entfernung aufgestellt. Der Ball wird dann entweder jedem einzelnen der Reihe nach zugeworfen, oder aber es wechselt die Zielrichtung dergestalt, daß die Reihenfolge der Empfangenden nicht im vorhinein bestimmt ist. Bei letzterer Spielart ist eine gewisse Geschicklichkeit im Zuwerfen erforderlich, damit die Empfangenden sich nicht zu weit von ihren Plätzen entfernen müssen.

Beim Prellballspiel in größerer Gemeinschaft ist eine bestimmte Ordnung nicht aufrecht zu erhalten. Hier findet ein Wettstreit zwischen den Spielenden statt. Wer den Ball aufgefangen hat, schleudert ihn in entsprechender Weise weiter.

Eine Modifikation dieser Spielart stellt das Fußballspiel dar. Hier ist Vorsicht nötig, da bei ungeschicktem Vorgehen Verletzungen vorkommen können. Auch ist die Anstrengung dieses Spieles schwächlichen Kindern nicht angemessen.

b) Kegelspiel kommt nicht bloß als Spiel, sondern auch als Kraft- und Ordnungsübung (Aufsetzen der Kegel) in Betracht. Es verbindet sich auch mit einfachen Zähl- und Rechenübungen und wirkt daher in mannigfacher Hinsicht anregend.

c) Croquetspiel, bei welchem die Aufgabe darin besteht, nach verschiedenen Spielregeln, die bei Imbezillen möglichst einfach zu wählen sind, hölzerne Bälle, die der Unterscheidung wegen verschieden gefärbt sind, mit hammerartigen Schlägen durch sämtliche Bogen der Spielbahn hindurchzutreiben. Die einfachste Anordnung besteht darin, die Bogen in einer Reihe hintereinander zu stellen, so daß die Fortbewegung in einer Richtung erfolgt.

Dasselbe Spiel ist in verkleinerter Ausgabe als Tafel- oder Zimmer-Croquet zu beziehen und eignet sich dann auch zu Übungen im Zimmer, und zwar auf dem Boden desselben oder auf einem größeren Tische.

Das Lawn-Tennisspiel stellt derartige Anforderungen an Geschicklichkeit und Ausdauer, daß es für imbezille Kinder kaum in Betracht kommt.

d) Stabschleudern. Hier kann es sich handeln 1. um Weitwurf, wobei es darauf ankommt, den Stab auf möglichst große Entfernungen zu werfen, 2. um Zielwurf, dessen Endziel durch einen lockeren Sandhaufen gegeben ist, in dem die Stäbe bei richtigem Schleudern stecken bleiben.

e) Bolzen- und Scheibenschießen. Durch die Wahl größerer und kleinerer Scheiben, die in größerer oder geringerer Entfernung aufgestellt werden, kann das Spiel erleichtert oder erschwert werden.

2. Gesellschafts- (Kreis-, Turn-) spiele.

Bei den Spielen dieser Stufe lösen gewisse Einzeltätigkeiten die allgemeinen Bewegungen ab. Die ersteren beziehen sich zumeist auf Fangen und Haschen unter Beachtung gewisser Spielregeln, z. B. bei den bekannten Kinderspielen: „Katze und Maus", „der Plumpsack geht um" usw.

Anregende Spiele lassen sich oft den Ordnungsübungen zwanglos anschließen. Ein Spiel, das sich mit turnerischer Exaktheit wohl vereinigen läßt, ist das Soldatenspiel. Dieses belebt ganz besonders die Reihungen und Umzüge, die bisweilen von einzelnen geeigneten Schülern als „Offizieren" kommandiert werden können. Bei den Umzügen erweist sich das Trommeln als sehr gutes Mittel, den Rhythmus der Gehbewegung scharf zu betonen.

ε) Widerstandsübungen. Solche können a) durch entsprechende Handleistungen, b) mit Hilfe von Apparaten bewirkt werden.

a) In ersterer Hinsicht gilt es, Bewegungen verschiedener Muskelgebiete manuelle Widerstände entgegenzusetzen, zu deren Überwindung eine gewisse Kraftleistung erforderlich ist. Je nachdem, ob diese Widerstände stärker oder schwächer bemessen werden, ist auch die erforderliche Muskelanstrengung des Kindes eine verschiedene. Durch die Methode der manuellen Widerstände läßt sich oft weit sorgfältiger dosieren und nuancieren, als dies mit Hilfe von Apparaten möglich erscheint.

b) Die Apparate für Widerstandsbewegungen sind möglichst einfach zu wählen. So hat Thilo einige Behelfe angegeben, mittelst deren ohne Schwierigkeit mit Hilfe von Rollenzügen Apparate für Widerstandsbewegungen hergestellt werden können. Es reicht aber für unsere Zwecke zumeist aus, einen der für das Zimmerturnen üblichen Apparate (Gymnast, Exerciser, letzterer mit Gummizügen) zu verwenden.

Besonders wirksam sind die Widerstandsübungen bei allen Störungen der Bewegungsfähigkeit, die in ihren Erscheinungen an Ataxie gemahnen. Sie erzielen nicht bloß die Stärkung der betreffenden Muskelgruppen, sondern auch ihre kraftvolle, der Leistung entsprechende Innervation. Weiterhin werden hierdurch Komplexe von Lage- und Bewegungsempfindungen zum Bewußtsein gebracht, welchen bei willkürlichen Koordinationen hohe Bedeutung zukommt.

ζ) Turnen an Geräten (deutsches Turnen). Hier sind von bekannten Geräten vorwiegend zu gebrauchen: Ringe, Schwebereck, Barren, Reck, Leiter.

Die Übungen sind nicht bloß von Wichtigkeit wegen ihrer unmittelbar stärkenden Wirkung, sondern auch wegen ihres Einflusses auf psychische Eigenschaften, wie Mut und Selbstvertrauen. Allerdings müssen sich die Übungen bei Imbezillen auf möglichst einfache Verhältnisse beschränken. Zu berücksichtigen ist ferner die hohe Ermüdungswirkung von Gerätübungen, so daß schwächliche Kinder zu dieser Art des Turnens nicht herangezogen werden dürfen. Die Ungeschicklichkeit der Imbezillen erfordert auch beständige, sorgfältige Kontrolle, die mit der Ausführung von Übungen gleichzeitig durch mehrere Kinder unvereinbar ist. Schließlich sei noch auf die bei manchen Imbezillen bei solchem Turnen auftretenden hochgradigen Angstgefühle hingewiesen. Wenn im allgemeinen auch das Turnen an Geräten zur Überwindung der Angstgefühle dienen kann, so erscheint es doch unzulässig, in dieser Richtung zu weit zu gehen. Hochgradige Angstparoxysmen bei Gelegenheit des Geräteturnens bedeuten eine Kontraindikation.

a) Ringe. 1. Standübungen. Die Ringe werden in solcher Höhe angebracht, daß sich das Kind in vollständig gerade Haltung strecken muß, um die Ringe zu erreichen. Die Ringe können dann auf solche Höhe gebracht werden, daß das Kind von der Grundstellung in Zehenstand überzugehen veranlaßt wird. 2. Neigeübungen. Vom Stand aus wird, den Bewegungen der Ringe folgend, Vorwärts- und Rückwärtsneigen des Körpers geübt. 3. Aufziehen zum Beugehang. 4. Schwingen a) mit gestreckten, b) mit gebeugten Armen.

Dieselben Übungen können am Schwebereck vollzogen werden.

An der gleichen Hängevorrichtung läßt sich oft auch eine Schaukel anbringen, die so zu versichern ist, daß das Kind nicht herausfallen kann. Das Schaukeln kann auch mit Abstoßen von einer Wand verbunden werden, doch erfordert dies immerhin einige Geschicklichkeit und kann unter Umständen gefährlich werden.

Kinder, die an Schwindel leiden, sind vom Schwingen und Schaukeln auszuschließen.

b) Barren. 1. Der Barren kann als eine Art Gehschule Verwendung finden, wenn die Holmen in solcher Höhe eingestellt werden, daß sich das Kind beidhändig daran fortklimmen kann. 2. Stütz. 3. Stütz mit Schwingen der Beine.

c) Reck. 1. Standübung wie bei a). 2. Hang. 3. Stütz.

d) Aufrechte Leiter. 1. Steigübungen mit Gleichtritt, mit Übertritt. 2. Hang.

e) Wagrechte Leiter. 1. Hang. 2. Fortklimmen durch Ergreifen der aufeinanderfolgenden Sprossen.

f) Leiter auf dem Boden. Gehübungen durch Einsetzen der Füße in die aufeinander folgenden, durch die Sprossen begrenzten Felder.

η) Übungen der Handgeschicklichkeit. Diese zerfallen a) in solche, bei welchen die gesamte Handmuskulatur in Anspruch genommen wird (Totalübungen) und b) in solche, bei welchen die Finger in mannigfachen Kombinationen und zu verschiedenen Zwecken verwendet werden.

a) Totalübungen.

1. Übungen im Kneten. Zu diesem Zwecke eignet sich besonders sog. Plastiline (auch Plasticin genannt). Das Kneten erfolgt mit der rechten oder mit der linken Hand, auch beidhändig, wobei die entsprechenden Handbewegungen gleichmäßig geschehen sollen.

2. Übungen im Walzen. Die knetbare Masse ist in Stangenform erhältlich. Die Aufgabe besteht hier darin, die Stangen dünner auszuwalzen, zu welchem Zwecke dieselben auf ein Brett gelegt und durch Hin- und Herrollen mit der aufgelegten Handfläche bearbeitet werden. Auch diese Übung kann einhändig oder beidhändig erfolgen.

3. Gebrauch einer Walze zu teigartiger Verarbeitung.

4. Gegenbewegung beider Hände. Die Masse wird zu einem Klumpen geballt, der dann durch entsprechende Bewegungen beider Hände Kugel-, Ei- oder Walzenform erhält.

5. Ballonübungen. Zu diesem Zwecke wird eine Ballonspritze verwendet, die durch entsprechende Handbewegungen mit Wasser zu füllen und dann zu entleeren ist. Die Übung wird nicht bloß rechts-, sondern auch linkshändig ausgeführt.

b) Fingerübungen.

1. Beidhändiges Gegenüberstellen der Finger a) sukzessive, b) simultan.

2. Verschränken der Finger.

3. Abwechselndes Gegenüberstellen und Verschränken der Finger.

4. Fingerstellung wie bei 1.; dann sukzessives Abheben der Finger in verschiedener Reihenfolge (beim Daumen oder beim kleinen Finger beginnend). Abheben einzelner Finger außer der Reihe.

5. Beugen und Strecken der Finger a) einhändig, b) beidhändig.

6. Gegenstellung des Daumens gegen die anderen Finger a) einhändig, b) beidhändig.

7. Aufsetzen der Finger auf ein Brett (Klavierstellung) a) einhändig, b) beidhändig, hierauf Abheben wie bei 4.; Aufsetzen nur einzelner Finger oder Fingerpaare.

8. Auffassen von kleinen Gegenständen (Stäbchen, Kugeln) a) mittelst Daumen und den vier anderen Fingern, b) mit je einem dem Daumen entgegengestellten Finger.

9. Zeigen einer a) horizontalen, b) vertikalen Punktreihe, c) diagonal angeordneter Punktreihen. Die Übungen erfolgen a) aus freier Hand, b) mit einem Stäbchen.

Als Anwendung dieser Übung ist das Spiel auf einem sogenannten Metallophon (Zymbal) zu empfehlen, bei welchem eine Anzahl abgestimmter Metallplättchen mit geeigneten Holzhämmerchen zum Ertönen gebracht wird.

10. Umfahren der Konturen geradliniger Figuren a) mit dem Zeigefinger, b) mit einem Stäbchen, c) mit einem Farbstift. Später finden auch krummlinige Figuren Verwendung.

11. Legespiele (vgl. S. 49). Ferner Auslegen vorgezeichneter Konturen mit Stäbchen. Auslegen der Ecken vorgezeichneter Figuren mit halben Erbsen. Auslegen geeigneter Figuren mit Ringen oder Halbringen.

12. Übungen mit einem durchlöcherten Brett. a) Einstecken von Nägeln mit breitem Kopf (Tapeziernägeln), b) Durchstecken von starken Nadeln (Stopfnadeln). Die Nadel wird mit Daumen und Zeigefinger der einen Hand durchgesteckt, mit Daumen und Zeigefinger der andern Hand auf der andern Seite des Brettes herausgezogen.

13. Aufreihen von Holz- oder Glasperlen auf Stangen. Zu diesem Zwecke wird ein einfaches Gestell angefertigt, bestehend aus einem Brett, auf welchem 3—4 vertikale Stangen aus Holz oder Metall angebracht sind, deren Stärke dem Lumen der Glas- oder Holzperlen entspricht. Diese Übung kann auch mit Zählübungen und Farbenunterscheidungen verbunden werden, so daß sie in verschiedener Hinsicht anregend wirkt.

14. Knüpfen.

15. Binden.

16. Einfädeln. Es sind zunächst grobe Nadeln mit großem Öhr zu verwenden. Die Hände wechseln in ihren Funktionen ab.

17. Ausnähen starker, vorgelochter Kartonblätter mit einfachen Mustern.

18. Knöpfen und Hafteln. Dem üblichen Knöpfen gegenüber ist das Öffnen und Schließen sogenannter Druckknöpfe der einfachere Vorgang.

19. Übungen im Falten von Papier. Verschärfen der eingelegten Kanten durch Falzen mit dem Daumennagel. Einreißen der Falzkanten.

20. Ausstechen der Kartonblätter (17) mit Hilfe einer an einem Holzstiel befestigten Nadel. Die Blätter werden hierzu auf eine weiche Unterlage (Polster) gelegt.

21. Einschlagen von Nägeln mit Hilfe des Hammers.

22. Herausziehen der Nägel mit Hilfe einer Zange.

23. Gebrauch der Schere. Ausschneiden geradliniger Figuren. Ausschneiden von Figuren mit krummlinigen Konturen (Modellierbögen).

24. Aufspießen weicher Gegenstände (Plastilinkugeln) mit einem zugespitzten Stäbchen.

25. Auffassen von Holz- oder Glasperlen (13) auf einer Schnur. Dieselbe Übung mit kleineren Perlen, die auf einen Faden zu reihen sind. Das Auffassen der Perlen erfolgt a) durch Ergreifen der Perlen und deren Aufstecken auf die Nadel, b) durch unmittelbares Auffassen mit der Nadel.

26. Ergreifen größerer Dinge mit einer Zange (Ofenzange).

27. Ergreifen kleinerer Dinge mit einer Sonde. Eine solche liegt zumeist dem sogenannten Mosaikspiel bei und kann zum Ergreifen und Einlegen der Kugeln verwendet werden.

Die Übungen der Handgeschicklichkeit bilden den Übergang zu den

ϑ) Handfertigkeitsübungen, die deshalb an dieser Stelle behandelt werden sollen. Die Bedeutung derselben besteht nicht bloß in der Ausbildung der manuellen Fähigkeiten, sondern auch in ihrer Wirkung auf die elementaren Urteilsfunktionen. Zunächst kommt hier die genaue apperzeptive Beherrschung eines großer Vervollkommnung fähigen Muskelgebietes in Betracht. Weiterhin sind aber die hier zu vollbringenden Leistungen in gewissem Sinne für die gesamte Willenstätigkeit vorbildlich. Es handelt sich zunächst um die Einübung einzelner Tätigkeiten, die dann in Übereinstimmung gebracht, koordiniert werden müssen. Diese Koordinationen erfolgen stets in Hinblick auf ein bestimmtes Ziel, das richtunggebend wirkt. Allerdings wird dieses willensbeherrschte Vorgehen zunächst vorbereitet durch das Beispiel des Lehrmeisters; aber je mehr der Schüler einsehen lernt, worauf es schließlich ankommt, was der Endzweck der zu leistenden Arbeit ist, desto mehr werden die anfänglich imitativen Handleistungen intellektualisiert und dem eigenen Willen dienstbar gemacht. Unter dem Einfluß der Übung tritt das Endziel der Handlungen immer deutlicher hervor; schließlich genügt der Wille, eine Leistung zu vollbringen, zur assoziativen Auslösung der erforderlichen einzelnen Handlungen, ohne daß die letzteren mühsamer Überlegungen bedürfen. So wird der Schüler nach hinlänglicher Übung das Hobeln, Hämmern, Sägen usw. gleichsam automatisch vollziehen können und hierdurch imstande sein, weitere Rücksichten obwalten zu lassen, die sich etwa auf die gleichmäßige Hobelführung, das Einschlagen der Nägel in gleichen Distanzen, die geradlinige Lenkung der Säge u. ä. m. beziehen. Je leichter sich die Beherrschung dieser Einzelfunktionen gestaltet, desto deutlicher wird das Bild des Ganzen die Arbeit beherrschen, desto eher wird der Schüler imstande sein, die Beziehungen der Teile zum Ganzen im Auge zu behalten. Das hierzu erforderliche Messen, Vergleichen, Unterscheiden, Kombinieren bedeutet die Einübung wichtiger, grundlegender Verstandestätigkeiten, das Festhalten des Totalbildes in seiner Beziehung zum einzelnen ist eine wichtige und starke Anregung der Phantasie.

Diese Betrachtung ergibt, daß die formale Seite des Handfertigkeitsunterrichtes weit über dessen materiale Ergiebigkeit hinausreicht. Es ist klar, daß imbezille Kinder nicht imstande sind, Musterstücke anzufertigen oder komplizierte Arbeiten herzustellen. Ein Handfertigkeitsunterricht, dem solche Absicht zugrunde liegt, ist für Imbezille unfruchtbar. Viel mehr kommt es darauf an, allenthalben auf die Erziehung der apperzeptiven Funktionen einzuwirken. Je einfacher die Arbeiten sind, die zur Ausführung gelangen, desto eher ist dies im allgemeinen möglich.

Sehr vereinzelt gibt es motorisch und hier besonders manuell begabte Imbezille, bei welchen sich ein in der Regel allerdings eng begrenztes Interesse für spezielle Verrichtungen herausbildet. Eigene Beobachtungen beziehen sich auf einen Baukünstler, der mit Hilfe des Richterschen Steinbaukastens nach entsprechenden Vorlagen die schwierigsten Gebilde herstellen konnte. In einer niederösterreichischen Landesanstalt befand sich ein imbeziller Junge, der im Anfertigen von kleinen Wagenmodellen Erstaunliches leistete. In der Literatur wird von einem schwachsinnigen Katzenmaler, von einem Erbauer von Schiffsmodellen u. a. berichtet. Ältere Quellen sind jedoch mit großer Vorsicht zu benützen, da eine Verwechslung des Schwachsinns mit Taubstummheit vorliegen kann. Bekanntlich zeigen Taubstumme, denen keine Bildung und Erziehung zuteil wird, oft ein Verhalten, das in der mangelhaften oder fehlenden Beherrschung äußerer Formen, in der Plumpheit der Bewegungen, in tikartigen Gewohnheiten und Stereotypien vielfach an das Schwachsinniger gemahnt.

Aber auch abgesehen von solchen Ausnahmsfällen finden wir bei Imbezillen eine sehr verschiedene Entwicklungsfähigkeit der manuellen Leistungen. Bei einigen können nur auf dem Wege der Einzelausbildung geringe Fortschritte erzielt werden. Solche Kinder wirken auf den Fortgang eines gruppenweisen Handfertigkeitsunterrichtes hemmend und störend ein. Im übrigen aber ist bei letzteren die Verteilung der Aufgaben den Fähigkeiten und Fortschritten der einzelnen Zöglinge entsprechend möglich. Ein gemeinsames Arbeiten entwickelt auch bei Imbezillen die Tugenden der Selbstbeherrschung und Hingabe, welche Kerschensteiner mit Recht als wichtige Grundlagen der sozialen Erziehung bezeichnet.

Erziehlich sind besonders solche Arbeiten von Wert, die das Kind zum Gebrauch für sich oder andere herstellt. Auch Reparaturen sind unter Umständen dadurch anregend, daß sie die Kombinationsfähigkeit in Anspruch nehmen. Hier empfiehlt sich ein methodisches Vorgehen solcher Art, daß der Schüler selbst den Schaden aufsuchen und angeben muß, auf welche Weise er sich beheben ließe. Bei Gemeinschaftsarbeit werden von den Schülern mehrfache Vorschläge eingeholt; es wird dann mit Beachtung des Für und Wider in jedem Falle die Entscheidung getroffen.

Die Handfertigkeitsübungen werden in verschiedener Weise eingeteilt, am einfachsten geschieht dies nach den zur Bearbeitung gelangenden Stoffen.

a) Plastilinearbeiten.

Die einfachsten Grundformen werden bei den oben (S. 67) angegebenen Übungen der Handgeschicklichkeit zwanglos hergestellt.

Aus der Kugel als Grundform lassen sich Äpfel und Kirschen herstellen, die man mit einem Stengel versieht. Aus der Walze lassen sich verschiedene Gefäße darstellen; die Eiform bietet gleichfalls die Grundlage zur Nachbildung von Früchten. Aus der vierkantigen Säule lassen sich Zimmergeräte, Häuser u. ä. m. gestalten. Es folgen verschiedene Lebensformen. Den größten Wert hat zunächst die Nachbildung natürlicher Objekte in der Wirklichkeit möglichst angepaßten Proportionen. Späterhin richtet sich das plastische Bilden durchaus nach der manuellen Geschicklichkeit des Kindes und kann auch zur Befriedigung seines Spieltriebes Verwendung finden. In letzterer Hinsicht kommt Menschen- und Tierfiguren eine gewisse Bedeutung zu. Bei hinlänglicher Geschicklichkeit kann versucht werden, zeichnerisch dargestellte Objekte plastisch nachbilden zu lassen. Das freie Modellieren (Erfinden) hat eine dem freien Zeichnen analoge Bedeutung.

Plastiline ist auch in verschiedenen Farben erhältlich. Hierdurch können manche Dinge in natürlicher Farbe hergestellt werden. Die Verwendung verschieden gefärbter Plastiline macht die Arbeiten abwechslungsreich.

Wertvoll ist die Vereinigung mehrerer plastisch dargestellter Objekte zu Gruppen, z. B. die Darstellung einer Gasse, eines Platzes, eines Bahnhofes mit ausfahrender Bahn usw. Ein den Kindern erfreuliches Spiel besteht auch darin, Plastilinedarstellungen obiger Art mit kleinem Spielzeug zu vereinigen, so daß die ersteren gleichsam belebt erscheinen.

b) Holzarbeiten.

1. Tischlern in möglichst einfachen Verhältnissen. Es gelangen folgende Tätigkeiten zur Ausführung: Hobeln, Sägen, Nageln (Schrauben), Bohren, Leimen. Das Stemmen ist nur bei Kindern mit größerer Geschicklichkeit zulässig.

Das Hobeln soll verbunden werden mit dem Bedienen der Hobelbank. Hier ist das Einspannen zwischen den Bankhaken, das Drehen der Schraube entsprechend der Länge der eingelegten Holzstücke zu üben.

Das Sägen kann von einem Schüler oder von zwei Schülern gleichzeitig besorgt werden. Im letzteren Falle ist ein genaues Zusammenarbeiten erforderlich und in diesem Sinne wirkt es vortrefflich auf die Aufmerksamkeit ein. Als eminente Kraft-, vielfach auch als Ermüdungsübung kommt das Einzelsägen am Sägebock in Betracht, das letztere namentlich dann, wenn ungestörter, tiefer Schlaf erzielt werden soll, um Masturbation zu vermeiden.

Das Nageln stellt sich als Ziel- und Treffübung dar. Beim Schrauben ist es die Koordination des Festhaltens mit der drehenden (schraubenden) Bewegung, welche sich als Übung der motorischen Aufmerksamkeit darstellt. Ähnliche Rücksichten obwalten beim Bohren. Hier kommen verschiedene Bohrgeräte zur Verwendung, die eine verschiedene Art des Bohrens erfordern, und zwar der einfache Spitzbohrer, der Drillbohrer, welcher insbesondere bei Laubsägearbeiten Verwendung findet, und die Bohrkurbel.

In Verbindung mit dem Leimen ist auch das Ansetzen der Schraubzwinge zu üben.

Die Holzarbeiten beginnen am zweckmäßigsten als sogenannte Leistenarbeiten. Leisten in den erforderlichen Dimensionen sind in beliebiger Anzahl käuflich, auch sind Kartons erhältlich, in denen nebst Leisten auch alle für Leistenarbeiten erforderlichen Geräte befindlich sind. Die leicht herzustellenden Gegenstände (Rahmen, Pulte, Ständer u. ä. m.) lassen eine vielfache Verwendung zu.

Als weitere Beschäftigungen, die sich auf Holzbearbeitung beziehen, sind zu erwähnen das Laubsägen, das Kerbschnitzen und die Brandmalerei. Ihre Bedeutung tritt gegen die oben erwähnten einfachen Handarbeiten zurück, doch sind sie bei manuell besser begabten Kindern durchaus zulässig.

Das Färben und Anstreichen der Holzarbeiten bereitet wohl viele Freude, die erzielten Leistungen stehen aber oft in keinem Verhältnis zur Beschmutzung der Arbeitsgewänder und der Einrichtung.

c) Papparbeiten.

Diese beziehen sich auf das Schneiden, Falzen, Kleben, Überziehen mit Papier oder Leinwand. Es lassen sich hier verschiedene für Schüler nützliche Gegenstände herstellen, wie Schachteln, Mappen, Bucheinbände usw.

Besonders anregend ist das Einfügen von aus Bilderbögen hergestellten Figuren in kulissenartige Landschaftsbilder. An einer solchen größeren Arbeit, z. B. Bauernhof, Stadt usw., können sich auch mehrere Kinder beteiligen, deren jedes einige Figuren beistellt. Das Zusammensetzen des Ganzen ist dann Sache des Lehrers.

Solche Darstellungen sind auch für den Anschauungsunterricht sehr gut zu verwenden.

ι) Gartenarbeiten. Für die hier in Betracht kommenden Arbeiten besteht bei Imbezillen oft eine ausgesprochene Vorliebe. Dies bezieht sich allerdings zumeist auf einfache Betätigungen, wie Graben, Schaufeln, Umstechen, Rechen, Kehren, Gießen, Karren führen, die auch von normalen Kindern im Spiele gerne ausgeführt werden. Mit solchen primitiven Beschäftigungen wird vielfach bei tieferstehenden Imbezillen das Auslangen gefunden werden müssen. Oft aber ist es auch möglich, höhere Anforderungen zu stellen, welche die Urteilsfähigkeit in Anspruch nehmen. So ist es z. B., wenn das Kind Unkraut ausjätet, notwendig, daß es die schädlichen und lästigen Kräuter kennt und von anderen, nützlichen, unterscheiden kann. Es wird, wenn es dürre Zweige entfernen soll, wissen müssen, durch welche Merkmale diese kenntlich sind. Beim Begießen wird es Unterschiede machen müssen zwischen Pflanzen, die mehr oder weniger Feuchtigkeit brauchen, u. ä. m. Handelt es sich um die Anpflanzung eines Blumenbeetes, so wird das Kind angeleitet werden, Pflanzen gleicher Größe oder gleicher Farbe zusammenzustellen u. ä. m. Das Aussortieren von Sämereien ist ebenfalls eine sehr nützliche Unterscheidungsübung.

Eine Aufgabe, die einigermaßen geübten Kindern selbständig übertragen werden kann, bezieht sich auf die Pflege von Zimmerpflanzen. Hier obliegt ihnen das Begießen, das Entfernen welker Blätter, das zeitweise Hinausstellen ins Freie, um Bestrahlung durch die Sonne oder Befeuchtung durch den Regen zu bewirken, schließlich der Austausch verblühter mit frischen, blühenden Gewächsen.

Solchen Arbeiten kommt auch eine gewisse Bedeutung hinsichtlich der Anbahnung altruistischer Gefühle zu. Es gilt, Freude an fremdem Wachsen und Gedeihen in die Seele des Kindes zu verpflanzen. Tatsächlich zeigt sich bei vielen Imbezillen bald eine zarte Fürsorge für die ihrer Wartung anvertrauten Gewächse. Es regen sich die Gefühle der Teilnahme und des Mitleides, die vielleicht bisher dem Wesen des Kindes fremd gewesen sind.

Arbeiten in gärtnerischen Betrieben bedeuten oft die Vorbereitung für eine spätere Erwerbsbeschäftigung. Auch in den Gewächshäusern ergeben sich mannigfache Arbeitsgelegenheiten, welche es ermöglichen, daß die Beschäftigungen während der kalten Jahreszeit keine Unterbrechung erfahren müssen. Imbezillen erscheint oft weniger die Ziergärtnerei, die immerhin hinsichtlich botanischer Kenntnisse, ästhetischer Rücksichten, manueller Geschicklichkeit größere Anforderungen stellt, als die Nutzgärtnerei angemessen. Hier ist namentlich der Gemüsebau ein für Imbezille geeignetes Arbeitsgebiet.

Ein Vorurteil, das in neuerer Zeit allmählich zu schwinden beginnt, besteht darin, daß man Gartenarbeiten nur für Knaben geeignet hielt, Mädchen aber hiervon ausschloß. Die Erfahrung lehrt, daß gerade die letzteren oft für Gartenarbeiten besondere Eignung zeigen. Auch aus hygienischen Gründen sind Gartenarbeiten für Mädchen geboten, da sie durch Hausarbeiten vielfach an geschlossene Räume gebunden sind.

$\varkappa$) Weibliche Handarbeiten. Der Unterricht in weiblichen Handarbeiten kann in seiner Bedeutung mit den Handarbeiten der Knaben nicht verglichen werden. Bei ersteren kommen jeweils nur einige wenige Koordinationen zustande, welche zu Automatismen werden müssen, wenn sie praktisch verwertet werden sollen. Immerhin ist die Einübung dieser Funktionen von nicht geringem Wert für die psychomotorische Ausbildung. Aber es läßt sich innerhalb der Imbezillen zugänglichen Geschicklichkeiten ein nur sehr geringer Wechsel erzielen. Dergestalt ergibt sich eine gewisse Monotonie der Beschäftigung, die auf imbezille Kinder erfahrungsgemäß wenig günstig wirkt. Überdies bedeuten oft schon einfache Näharbeiten eine Anstrengung, denen imbezille Mädchen nicht gewachsen sind, da die Einschränkung der Aufmerksamkeit auf ein enges Gebiet an und für sich bald hochgradig ermüdend wirkt.

Hingegen sind Haushaltungsübungen (Mithilfe in der Küche und Wäschekammer, Einräumen der Kleider- und Wäscheschränke, Aufräumen der Stuben, Ordnen der Betten usw.) geeignet, Wille und Aufmerksamkeit günstig zu beeinflussen, Selbstvertrauen und Freude an der Arbeit hervorzurufen. Das Sortieren der Wäsche ist eine auf praktische Ziele gerichtete und daher doppelt wertvolle Unterscheidungsübung.

b) Unterscheidungsübungen. Wie bereits gesagt, lassen sich die für Idioten und für Imbezille bemessenen Übungen nicht streng trennen. Es wird daher das Lehrverfahren vielfach bei Übungen einzusetzen haben, die bereits an früherer Stelle dargelegt wurden. Die Untersuchung des geistigen Zustandes ergibt die Stufe, auf welcher begonnen werden muß. Daß man sich auch hier nicht auf rein verbale Prüfungen beschränken darf, braucht nach den Erörterungen an früherer Stelle keiner neuerlichen Begründung.

α) Unterscheidungen nach dem Stoff der Dinge. Aus den bereit gehaltenen Gegenständen werden die Dinge aus Papier, Holz, Glas, Eisen u. ä. m. ausgesucht und in besonderen Reihen zusammengestellt. Bei dieser Gelegenheit lassen sich auch Bejahung und Verneinung entsprechend üben, indem diesbezügliche Fragen an das Kind gerichtet werden. Man darf sich jedoch hier mit der einfachen Bejahung oder Verneinung nicht begnügen, sondern muß darauf bestehen, daß das Kind den richtigen Tatbestand in Satzform fixiere, z. B. „Ist der Schlüssel aus Holz?“ „Nein, der Schlüssel ist aus Eisen.“

β) Orientierungsbegriffe und Orientierungsübungen. a) Lage der Dinge. Zu diesem Behufe werden Tätigkeitsübungen vorgenommen, wobei zunächst eine Raumrelation eingehalten wird, z. B.: „Lege den Ball auf den Tisch, . . . auf den Stuhl, . . . auf die Bank!“ usw. In der gleichen Weise werden sukzessive verschiedene Relationen eingeübt, und zwar über, unter, in, zwischen, neben usw., wobei jedesmal die sprachliche Fixierung in Satzform erfolgt. Die Übung wird weiterhin in der Weise angestellt, daß die bereits bekannten Raumbeziehungen zwischen zwei bestimmten Gegenständen hergestellt und sprachlich ausgedrückt werden, z. B. „Lege den Ball auf den Tisch, . . unter den Tisch, ... in die Tischlade!“ Später werden Dinge vom Lehrer verschiedentlich im Zimmer verteilt, vom Kinde auf die Frage: „Wo ist . . .?“ aufgesucht und deren Lage sprachlich bezeichnet.

Bei verschiedenen Gelegenheiten (Tätigkeitsübungen, Turnen) sind Orientierungsbegriffe gewonnen worden (oben, vorne, hinten, rechts, links usw.), die jedoch in der Regel nicht in solcher Weise gefestigt sind, daß sie auch außerhalb der eingeübten Beziehungen zur Anwendung gebracht werden können.

Um dies zu erzielen, ist vorerst die Orientierung am eigenen Körper zu üben. Sie bildet dann gleichsam die konstante Grundlage für alle objektiven Orientierungen, indem diese in Beziehung zu ersterer gebracht werden. Hierdurch befestigen sich gewisse allgemeine Regeln, die oft sprachlich nicht zum Ausdruck gebracht werden müssen, etwa: Über dem Kopf — oben, in der Richtung des ausgestreckten rechten Armes — rechts usw. Diese Zurückführung ist namentlich dort von Wichtigkeit, wo sich die Orientierungsbegriffe mit der Stellung des Kindes ändern, also vorne und hinten (rückwärts), rechts und links. Weiterhin bildet das Lernzimmer und dessen Einrichtung den Gegenstand räumlicher Unterscheidungen. Übungen gleicher Art erfolgen dann auch in anderen Zimmern, an geeigneten Orten im Freien. Schließlich wird zur Bildbetrachtung übergegangen, wobei namentlich die ersten Darstellungen des bekannten Waltherschen Anschauungsbuches (1. Teil, Schreiber, Eßlingen) Gelegenheit zu anregenden Übungen geben. Die Betonung räumlicher Beziehungen ist außerordentlich wertvoll für die Phantasietätigkeit des Kindes, da die starke Hervorhebung des räumlichen Momentes die stete Reproduktion von Wirklichkeitsbeziehungen sichert.

b) Räumliche Unterscheidungen an den Dingen selbst. Hierzu eignet sich besonders der Würfel. Die Begrenzungsflächen desselben werden entsprechend benannt, hierauf erfolgt das Aufsuchen derselben (zeige die obere, die untere Fläche, die rechte, die linke Seitenfläche! usw.), schließlich die Benennung, wenn der Lehrer mit der Frage: „Welche Fläche ist das?" darauf hinweist. Anwendung auf andere Objekte.

In ähnlicher Weise wird auch die Auffassung und sprachliche Bezeichnung der Dimensionen geübt. Hier sind die Bewegungen, welche beim Zeigen der Ausdehnungen erfolgen, von besonderer Wichtigkeit, weil sich mit diesen die Begriffe der Richtung am leichtesten assoziieren.

Bei den Bauspielen der Imbezillen werden die räumlichen Beziehungen zu betonen sein. Hier ist insbesondere das Bauen ohne Vorlage nach Diktat von Wichtigkeit.

c) Übungen im Messen. Die Begriffe Gleich und Ungleich werden hier auf Raumgebilde angewendet. Das Kind wird vorher durch messendes Vergleichen aus einer Anzahl von Stäbchen die gleichen auszusondern haben, ebenso aus Flächen gleicher Form, die aufeinanderzulegen und derart zu vergleichen sind.

Bei der reihenweisen Anordnung der Objekte ergeben sich leicht die Beziehungen Größer und Kleiner.

Später erfolgt die Verwendung eines Maßstabes, etwa eines Kartonstreifens; dieser wird zunächst zum Abmessen von Stäbchen (Strichen), dann des Flächenumfanges, endlich der Kanten körperlicher Gebilde von mäßiger Größe verwendet. Hierbei handelt es sich zunächst nicht um ziffernmäßige Maßangaben, sondern um die Feststellungen Gleich oder Ungleich, Größer oder Kleiner. Bei den Handfertigkeitsübungen wird ein regulärer Maßstab zur Anwendung gebracht; solche Abmessungen bieten dann auch Gelegenheit zu rechnerischen Übungen, die sich unmittelbar auf die Wirklichkeit beziehen.

γ) Unterscheidung von Gewichten. Es sind zunächst zwei Gewichte gleicher Größe nach ihrer Schwere zu ordnen. Diese Unterscheidung kann sich schließlich bis auf fünf Gewichte erstrecken, wobei die Ordnung in der Weise erfolgt, daß die Gewichte nach zunehmender, aber auch nach abnehmender Schwere zusammengestellt werden.

δ) Unterscheidung nach Zwecken. Aus einer Anzahl von Gegenständen werden jene herausgesucht, die dem gleichen Zweck dienen, z. B. Geräte zum Schneiden, zum Nähen, zum Schreiben, zum Kochen usw.

Weitere Unterscheidungen ergeben sich zwanglos beim Anschauungsunterricht, über den späterhin ausführlich gesprochen werden soll.

c) **Kombinationsübungen.** *α*) Zusammenstellen von Teilen zu einem Ganzen, Kombinationsspiele s. S. 49.

β) Mit Hilfe des früher (S. 30[14]) angegebenen Kombinationsspieles werden vom Lehrer einfache Modelle angefertigt, einzelne Bestandteile aber weggelassen. Die Aufgabe besteht darin, das Fehlende zu ergänzen. Dies kann erfolgen a) nach Anleitung einer zweiten, korrekt ausgeführten Kombination; b) nach Anleitung einer Zeichnung; c) ohne Vorlage, durch eigenes Nachdenken.

γ) Ein Kombinationsspiel schwererer Art ist der sogenannte Matadorbaukasten. Mit Hilfe des letzteren lassen sich auch, wie beim vorher erwähnten Spiele, Modelle einfacher Geräte aus wenigen Bestandteilen zusammensetzen. Von Bedeutung ist aber die Herstellung beweglicher Modelle (Rollenzug, Hammerwerk usw.), die gleichfalls aus wenigen Bestandteilen in einfacher Art angefertigt werden können. Hier wird die Zusammenstellung nicht bloß von dem Totalbild geleitet, sondern es ergeben sich auch Rücksichten auf die erwünschte Funktion. Die letztere ist dem als Vorlage dienenden Bilde nicht zu entnehmen, sie muß gleichsam hinzuphantasiert werden. So wird die Verstandes- und die Phantasietätigkeit gleichermaßen in Anspruch genommen.

δ) Textergänzungen. Es handelt sich hier darum, die Lücken eines Textes sinngemäß auszufüllen (Kombinationsmethode von Ebbinghaus). Die Ergänzung erfolgt assoziativ, wenn der Übung ein bereits bekannter Text, apperzeptiv, wenn ihr ein unbekannter Text zugrunde gelegt wird. Die Ergänzung kann sich auf Silben oder auf Wörter beziehen. Zumeist werden beide Kombinationsmöglichkeiten geboten. Bei mehrsilbigen Wörtern wird die Zahl der Silben durch Striche angedeutet. Die betreffenden Texte sind auf deutlich gedruckten oder geschriebenen Karten den Schülern vorzulegen. Beispiel: Ein Mädchen ging — grün — Wald — zieren. Da — es ein Reh. Das — hatte ein braunes — und schöne braune — gen. Das — — ging näher; da stutz — das Reh und — eiligst ins Dick —. (Nach Mönkemöller.)

ε) Erkennung und Ergänzung von Zeichnungen. Eine Anzahl von Zeichnungen einfacher Gegenstände werden in verschiedenen Stadien der Ausführung, bzw. in langsam zunehmender Detaillierung vorgelegt, und sollen vom Schüler erkannt werden (Heilbronner). Fruchtbarer sind diese Übungen, wenn sie vom Schüler zeichnerisch zu ergänzen sind.

ζ) Herstellung sinnvoller Beziehungen zwischen drei Wörtern. Man spricht dem Kinde drei Wörter vor, die zu einem Satze ausgestaltet werden sollen (Masselon), z. B.:

Jäger — Hase — Feld.
Sonne — Fenster — Stube.
Bauer — Frühling — Korn.
Lehrer — Schule — Aufgabe.
Schneider — Tuch — Anzug.

η) Herstellung sinnvoller Beziehungen zwischen zwei Wortserien. Es werden auf Täfelchen mehrere Hauptwörter und diesen entsprechend ebensoviele Tätigkeitswörter niedergeschrieben. Diese werden derart untereinandergesetzt, daß die eine Serie aus Hauptwörtern, die andere aus Tätigkeitswörtern besteht, ohne daß diese paarweise übereinstimmen, z. B.:

Der Hund	fließt.
Die Blume	bellt.
Die Nadel	duftet.
Die Glocke	sticht.
Das Wasser	läutet.

Die Aufgabe besteht darin, daß paarweise sinnvolle Beziehungen hergestellt werden.

Dasselbe kann in bezug auf Eigenschaften geübt werden, wobei das Kind jeweils die Kopula zu ergänzen hat.

Die Übungen δ, ε, ζ sind entsprechenden Intelligenzprüfungsmethoden nachgebildet, die Übungen η in Anlehnung an die Wortpaarmethode von Ranschburg.

ϑ) Lösung einfacher Rätsel.

d) **Anschauungsunterricht.** Der Unterricht Imbeziller muß durchaus auf Anschauung begründet werden. Demnach ist im gewissen Sinne der gesamte Unterricht Anschauungsunterricht. Seine nächste Aufgabe besteht in der Vermittlung möglichst vieler und möglichst vollständiger Vorstellungen. Als Vorschule dienen die Aufmerksamkeits- und Unterscheidungsübungen, welche das Kind zur Auffassung der vorgelegten Gegenstände befähigen. Es ist aber klar, daß sich solche Übungen, deren Bedeutung hauptsächlich in formaler Richtung liegt, auf einen verhältnismäßig nur kleinen Umkreis erstrecken können. Ihnen liegen überdies, was für die Begriffsbildung von hoher Wichtigkeit ist, zunächst einseitige Abstraktionen zugrunde, deren relative Gleichartigkeit die betreffende Begriffskategorie in nahe Beziehung zur Aufmerksamkeit bringt, sie gleichsam in den Blickpunkt des Bewußtseins rückt. Die Unterscheidungsübungen erfüllen zunächst die Aufgabe, jene geordneten Funktionen im Bewußtseinsleben des Kindes herzustellen, die sich bei normalen Kindern nach immanenten Gesetzen der Verstandesentwicklung gleichsam von selbst ausbilden. Beim Anschauungsunterricht handelt es sich um Anwendung und Übung der durch ein besonderes methodisches Vorgehen geweckten Verstandesfunktionen, diesmal durch allseitige Betrachtung des Objektes, so daß nun simultan zur Anwendung gelangt, was früher sukzessive, den einzelnen Begriffskategorien entsprechend, geübt wurde.

Der Anschauungsunterricht hat weiterhin die Aufgabe zu erfüllen, verschiedene Erscheinungsformen gleichartiger Gegenstände aufzuzeigen, die Individualvorstellungen zu Allgemeinvorstellungen zu gestalten und hierdurch bestimmte Urteilsformen anzuregen.

Durch die Veranschaulichung lebensvoller Zusammenhänge werden Beziehungsbegriffe der mannigfachsten Art vermittelt. Durch die Wahrnehmung des Wechsels der Erscheinungen werden Zeitbegriffe wachgerufen, durch die Beobachtung des Hervorgehens einer Tätigkeit aus einer andern, der Veränderung der Dinge infolge bestimmter Handlungen, die Begriffe von Ursache und Wirkung, Grund und Folge u. ä. m.

Aber auch für die Entwicklung sittlicher Begriffe ist der Anschauungsunterricht von Bedeutung. Es ist eine der wichtigsten Aufgaben der Erziehung, das Kind auf dem Wege des Beispiels an ein sittlich einwandfreies Handeln zu gewöhnen, assoziative Reaktionen auszubilden, so daß schließlich das Verhalten der Imbezillen gleichsam triebhaft den einfachsten sittlichen Prinzipien entsprechend gelenkt wird. Nun ist es wohl möglich, durch Veranschaulichung sittlicher Handlungen erwünschte Reaktionen zu befestigen, andererseits durch die Veranschaulichung übler Folgen, welche schlechte Handlungen nach sich ziehen, abschreckend zu wirken, wobei allerdings nicht zu weit gegangen werden darf, um nicht störende Affekte zu erwecken.

Unschätzbar ist der Anschauungsunterricht für die sprachliche Entwicklung imbeziller Kinder. Werden alle Anschauungen in adäquater Weise auch sprachlich ausgedrückt, so ergeben sich hieraus Übungen, die auch auf die Denktätigkeiten befruchtend wirken müssen. Bei jenen Imbezillen, die über eine verhältnismäßig große Zahl leerer Sprachformen verfügen, wird die Sprache durch enge assoziative Beziehungen zu konkreten Verhältnissen allmählich intellektualisiert. Bei sprachlich ungewandten Imbezillen heben oft visuelle Reproduktionen die Ausdrucksfähigkeit. Das vielfache und vielseitige Verknüpfen von Sprechen und Anschauen kann oft zu einem Assoziationszwang werden, so daß auch beim freien Erzählen anschauliche Elemente auftauchen und das, was unter anderen Umständen leerer Schall wäre, mit wertvollem Inhalt erfüllen.

Der Anschauungsunterricht wird zunächst die Erlebnisse des Kindes selbst und dessen Umgebung betreffen müssen. Ähnliches oder Verwandtes wird dann in Bildern gezeigt. So empfangen die letzteren allmählich jene Wirklichkeitsbeziehungen, die ihnen auch dann objektiven Charakter verleihen, wenn eine unmittelbare Veranschaulichung nicht durchaus möglich erscheint. Zur lebensvollen Ergänzung der Bildbetrachtungen wird aber immer wieder jede Gelegenheit benützt werden müssen, um Ähnliches auch in Wirklichkeit zu zeigen oder doch mindestens assoziative Beziehungen zu Verhältnissen der Wirklichkeit aufrecht zu erhalten.

Für die Bildbetrachtung ergibt sich im allgemeinen folgender Stufengang:

α) Einzelbilder mit Hinweis auf die Objekte der Wirklichkeit.

β) Beschreibung der Einzelbilder nach den aus den Unterscheidungsübungen bekannten Qualitäten.

γ) Kindergruppen mit Angabe des für jede einzelne derselben Charakteristischen (Bilderbogen von Schreiber).

δ) Haustiere. Beschreibung, Ähnlichkeiten, Unterschiede.

ε) Gruppenbilder aus dem Anschauungsbuch von Walther, insbesondere: Die städtische Stube, die städtische Küche, Bauernhof, Stadt, Bahnhof, Feld, Wiese, Wald (die Tiere des Waldes).

ζ) Handwerker.

η) Soldaten.

ϑ) Verschiedene Tier- und Pflanzenbilder mit Benützung des Anschauungsbuches von Walther.

ι) Die Jahreszeiten (Bilder von Hölzel, Wien, große Ausgabe). Es gelangen zunächst die einzelnen Gruppen zur Besprechung, was sich leicht durch Verdecken anderer Teile des betreffenden Bildes bewirken läßt. Abschließend und wiederholend kommt das Bild im ganzen zur Anschauung und Besprechung.

ϰ) Bilderlesen. Es gelangen verschiedene, dem Verständnis des Kindes angemessene Bilder zur Betrachtung. Der Inhalt derselben soll von dem Kinde zusammenhängend ohne besondere Zwischenfragen angegeben werden.

Der Unterscheidung und Einprägung von Einzeldarstellungen dient auch das sogenannte Bilderlottospiel; es gibt verschiedene Ausgaben, so daß ein entsprechender Wechsel des Bildermateriales möglich ist.

Über die Beziehungen des Anschauungsunterrichtes zu den Lehrgegenständen des schulmäßigen Unterrichtes siehe diesen.

In den Bereich des Anschauungsunterrichtes gehört auch der Gelegenheitsunterricht. Hier gilt es, Gelegenheiten pädagogisch auszunützen, welche einen gewissen Aufmerksamkeitszwang bedeuten, insoferne sich den ersteren die Aufmerksamkeit passiv zuwendet. Z. B.: Bei einem Spaziergang im Walde werden Holzfäller angetroffen; die ungewöhnlichen Manipulationen, die starken Geräusche lenken unwillkürlich die Aufmerksamkeit des Kindes auf den Vorgang. Das Kind hat auch bereits Belehrungen in dem Sinne empfangen, daß es sündhaft sei, Bäume zu beschädigen. Die Betrachtung des Vorganges löst einen inneren Widerspruch aus. Hier ergibt sich nun eine sehr günstige Gelegenheit, nicht bloß über die Arbeit selbst, die hierbei verwendeten Werkzeuge, die Bestimmung und Verarbeitung des Stammes zu sprechen, sondern auch, die Zweifel des Kindes zur Lösung zu bringen, die Motive beim Baumfrevel und beim berechtigten Holzfällen gegeneinanderzustellen, und somit nicht bloß intellektuelle, sondern auch ethische Unterscheidungen vollziehen zu lassen, die außerordentlich wertvoll sind.

Wird nun etwa in der Folge das Bild 25 des Waltherschen Anschauungsbuches I: „Der Wald und seine Ausnutzung“ vorgeführt, so stellen sich wegen der Lebhaftigkeit der gehabten Eindrücke sofort zu letzterem assoziative Beziehungen her, welche die Bildbetrachtung mit sinnlicher Lebhaftigkeit erfüllen.

b) Gegenstände schulmäßigen Unterrichtes. α) Religion. Der Religionsunterricht wird in erster Linie Gesinnungsunterricht sein und jene sittlichen Gefühle wecken und rege erhalten müssen, welche die Grundlage der Charakterentwicklung bilden.

Diese sittlich bildende Kraft des Religionsunterrichtes ergibt sich zunächst aus der besonderen Art der biblischen Erzählungen, welche bei entsprechender Darstellung ihren eigenartigen Zauber auch auf das Gemüt imbeziller Kinder ausüben. Die Kunst des Erzählens muß dem Lehrer im besonderen Maße eigen, er muß imstande sein, auf diesem Wege Gefühlssuggestionen auszuüben und eine solche Stimmungslage hervorzurufen, die einen erhöhten Grad von Empfänglichkeit für gemütbildende Anregungen bedingt. Auch der Religionsunterricht ist zunächst Anschauungsunterricht. Es dürfen gute bildliche Darstellungen, auch plastische Modelle (Krippe) nicht fehlen. Bei einiger pädagogischer Geschicklichkeit ist es möglich, gewisse Beziehungen zwischen den biblischen Begebenheiten und den Erlebnissen des Kindes herzustellen, um ihnen die biblischen Gestalten näher zu bringen. Es wird bei den biblischen Erzählungen eine gewisse Auslese stattfinden müssen, wobei Verständnis und Interesse der Kinder maßgebend sind.

Die spezifische Stimmung, welche ein gut erteilter Religionsunterricht hervorruft, kann auch benützt werden, um moralische Anschauungen zu vermitteln, wenn dieselben auch nicht unmittelbar durch religiöse Darstellungen oder Erzählungen belegt werden können. Hier gilt es, Begebenheiten vorzuführen, in welchen sich Gesinnungen des Mitleids, der Verträglichkeit, des Gehorsams gegen Eltern und Vorgesetzte u. ä. m. ausprägen. Religions- und Moralunterricht lassen sich in diesem Sinne ganz gut vereinigen.

Man hüte sich aber vor jenen moraltriefenden Erzählungen, welche bei imbezillen Kindern keine andere Stimmung als die öder Langeweile erwecken.

Die religiösen Zeremonien werden den imbezillen Kindern zu Sinnbildern der Huldigung für jenes höchste Wesen werden müssen, das ihnen unter dem Bild eines väterlichen Freundes und beglückenden Wohltäters erscheint. In diesem Sinne empfangen die ersteren eine hohe, gemütbildende Wirkung. Ohne solche Gefühlsinhalte erstarren sie zu leeren Formeln, welche auf das Gemütsleben der Imbezillen in keiner Weise einwirken.

β) Sprache. a) Wie wir bereits erwähnt haben, bietet der Anschauungsunterricht die Möglichkeit, das Sprechen der Kinder in allen seinen Beziehungen zu üben. Es wird sich immer wieder darum handeln, objektiv gegebene Tatbestände sprachlich adäquat auszudrücken. Zu diesem Zwecke werden jene Relationen, welche auch den Unterscheidungsübungen zugrunde liegen, in der Weise verwendet, daß das Kind die betreffenden Angaben von den Gegenständen gleichsam abliest, ohne daß jede einzelne Beziehung im Wege von Frage und Antwort festgestellt wird. Der Anschauungsunterricht wird aber über die Vermittlungen der Unterscheidungsübungen hinausgehen müssen, nicht bloß als praktische Anwendung der gewonnenen Kategorien, sondern auch hinsichtlich der Verbindung der betreffenden Komplexe untereinander. Der Mannigfaltigkeit des sprachlichen Ausdruckes soll die Entwicklung der Denkformen und Denkbeziehungen entsprechen.

In der Sprachlehre wird es sich nur darum handeln können, die hauptsächlichsten Wortarten und ihre einfachsten Beziehungen hervorzuheben. Anleitung zum richtigen Gebrauch der Sprache in fortwährender Beziehung zu anschaulich Gegebenem ist unendlich mehr wert als grammatikalische Zergliederungen. Hierbei kommt in Betracht, daß zwischen Sprach- und Denkformen ein Parallelismus besteht. Je mannigfaltiger sich demnach der sprachliche Ausdruck gestaltet, desto stärkere Anregungen empfängt die Denktätigkeit des Kindes, selbstverständlich unter der Voraussetzung, daß dem Sprechen und somit auch dem Denken anschauliche Inhalte zugrunde liegen.

Ganz besonders wichtig für die sprachliche Entwicklung ist das Vor- und Nacherzählen. Auch dieses wird sich zunächst auf anschaulich Gegebenes beziehen. Märchen, die dem Verständnis imbeziller Kinder angemessen sind, finden eine vorzügliche Anschauungsgrundlage in einschlägigen Bilderwerken. Unter diesen sind einfache Darstellungen mit kräftiger Farbengebung auszuwählen, da imbezille Kinder komplizierten oder manirierten Bildwerken kein Verständnis entgegenbringen und hierdurch oft sogar in irrtümlichen Auffassungen bestärkt werden. Beim Erzählen wird der unmittelbare Hinweis auf die entsprechenden Situationen des Bildes nicht fehlen dürfen; beim Nacherzählen bietet die Bildbetrachtung eine wichtige Assoziationshilfe. Dem Nacherzählen mit Bildbetrachtung folgt dann das freie Nacherzählen, das vorbereitet werden kann durch entsprechende Fragestellung des Lehrers.

In gleicher Weise nützlich ist das Vor- und Nacherzählen von Fabeln. Hier zeichnen sich vor allem die Heyschen Fabeln durch Einfachheit und Klarheit aus, insbesondere dadurch, daß sich die Fabeln fast durchaus auf Tiere und Verhältnisse beziehen, die dem Kind nicht unbekannt sind. Überdies gewähren die einschlägigen Bilder von Spechter ein ausgezeichnetes Anschauungsmaterial. Hierbei wird folgender Lehrgang eingehalten:

1. Betrachtung des Bildes, Beschreibung des Tieres oder der Gruppe.
2. Erzählen der Fabel in Prosaform. Nacherzählen durch das Kind.
3. Vorsprechen des betreffenden Gedichtes.
4. Auswendiglernen.

Solchergestalt vorbereitete Memorierstoffe haben in ihrer Beziehung zu anschaulich Gegebenem Wert und Bedeutung. Das Einlernen von Versen oder Gedichten ohne Anschauungsgrundlage ist wertlos. Mit Recht wird daher der Ausschluß solchen Memorierstoffes aus den Schulen der Schwachbegabten angestrebt.

b) Lesen und Schreiben stehen gegenwärtig auch beim Unterrichte normaler Kinder durchaus im Dienste des Sprachunterrichtes, wobei die Erwägung maßgebend ist, daß Lesen und Schreiben nichts anderes sind als Modifikationen der Lautsprache. Demnach muß der erste Unterricht im Schreiben und Lesen auch das Prinzip befolgen, die Vorstellungen auf dem Wege unmittelbarer Anschauung zu bereichern. Jedes Verfahren, das die mechanische Fertigkeit ausschließlich berücksichtigt, ist somit für imbezille Kinder ungeeignet.

Die Lesemethode wird in Rücksicht auf die Zwecke der Lautgewinnung im wesentlichen die synthetische sein müssen. Der Leseunterricht kann bei entsprechender Anwendung die Sprachtherapie unterstützen und insbesondere bei Stammlern erweist es sich als sehr zweckmäßig, jene Wörter, die fehlerhaft ausgesprochen werden, in Druckschrift vorzuführen, erforderlichenfalls auch nach dem Gehör aus den einzelnen Lauten zusammenfügen zu lassen.

Die Vorübungen für das Schreiben treffen mit dem elementaren Zeichenunterricht zusammen. Die Begrenzungen der ersten Schriftzeichen werden durch Punkte angedeutet. Dieses Vorpunktieren der Schrift gewöhnt das Kind an genaues Einhalten der Begrenzungslinien, an Beibehalten der ursprünglichen Schriftlage und verhütet das bei schwachsinnigen Kindern so häufige Auslassen des einen oder des andern Schriftzuges. Dieser Mittelweg zwischen Schreiben und Zeichnen ist erst dann zu verlassen, wenn das Kind hinlänglich Geschicklichkeit und Übung erlangt hat. Die Orientierung im Schreibfeld wird durch verschiedenfarbiges Ausziehen der Begrenzungslinien ermöglicht (Schreibhefte von Piper). In den ersten Schreibheften empfiehlt es sich, die Zeilen durch Zwischenräume zu trennen, da dies erfahrungsgemäß die Orientierung der Kinder im Schreibfeld wesentlich erleichtert.

Es ist in vielen Fällen nützlich, die Hand des Kindes beim Schreiben bis zur Entwicklung der für jedes Schreibsymbol charakteristischen Bewegungskoordination von dem Lehrer führen zu lassen. Die Unterstützung muß aber aufhören, wenn dieser Zweck erreicht ist.

Das Schreibenlernen ist für die geistige Entwicklung des imbezillen Kindes als Übung der Koordination und Apperzeption von besonderer Bedeutung. Es ergänzt und vervollständigt die Übungen der Handgeschicklichkeit. Das Schreibenlernen übernimmt die wichtige Aufgabe der Entwicklung eines zentralen Bewegungsapparates, der wegen seiner nahen Beziehungen zum Sprechen und Denken für die gesamte Bewußtseinsentwicklung sehr wesentlich in Betracht kommt.

γ) Das Rechnen gehört bei imbezillen Kindern in der Regel zu den schwierigsten Gegenständen. Hier machen sich alle jene Mängel der Assoziation und Apperzeption deutlich geltend, die einleitend hervorgehoben wurden. Es gibt Imbezille, die beim Rechenunterrichte vollständig versagen, so daß kein methodisches Verfahren imstande ist, sie in den Besitz auch nur der elementarsten Kenntnisse zu bringen. Andererseits wurde bereits auf solche Imbezille hingewiesen, deren einseitiges Gedächtnis sich vorwiegend auf das Merken von Zahlen und Ziffern beschränkt. Sie sind dann imstande, Rechenaufgaben und deren Lösungen ebenso herzusagen, wie andere Imbezille Erzählungen oder Gedichte, ohne aber, gleich den letzteren, irgend ein Verständnis hiermit zu verbinden.

Da auch der Rechenunterricht dem Prinzip der Anschauung entsprechen muß, wenn er irgendwie auf die intellektuelle Entwicklung einwirken soll, so erscheint es angezeigt, demselben Zahlbilder zugrunde zu legen. Hier sind insbesondere die sogenannten quadratischen Zahlbilder (S. 114) brauchbar und empfehlenswert. Ihre Auffassung begründet sich auf keinem mechanischen Vorgang, sondern auf apperzeptiver Überlegung (Zahlschätzung, Walsemann). Es findet hier ein Vergleichen und Unterscheiden, ein Abmessen der Bilder nach den Beziehungen Größer und Kleiner, Mehr und Weniger statt, das den elementaren logischen Funktionen entspricht. Bei Verwendung der quadratischen Zahlenbilder ist es möglich, mittels eines sehr einfachen Lehrmittels (S. 115) die Rechenoperationen nach ihren begrifflichen Beziehungen in handgreiflicher Weise zu erläutern, woraus sich ein weiterer Gewinn für die Verstandesbildung der Schüler ergibt.

Bei einer nicht geringen Zahl imbeziller Kinder ist die Rechenfertigkeit so schlecht entwickelt, daß man sich mit der primitivsten Form der Rechenübung, mit dem Fingerrechnen, begnügen muß, wenn nicht überhaupt auf jede Rechenfertigkeit Verzicht geleistet wird. Der Gebrauch der Finger zum Rechnen hat allerdings zur Folge, daß die Abstraktion von Zahlvorstellungen und Zahlbegriffen nicht erfolgt, da schließlich das Zählen an den Fingern fast automatisch geschieht und die Unterdrückung dieses Mechanismus zur Folge hat, daß überhaupt nicht gerechnet werden kann. Man wird daher das Fingerrechnen nur bei Kindern zulassen dürfen, bei welchen nach längerer Erfahrung und nach Verwendung verschiedener methodischer Mittel feststeht, daß auf anderem Wege das Zustandekommen einer wenn auch primitiven Rechenfertigkeit nicht möglich ist; es kommt daher lediglich als Notbehelf in Betracht.

δ) Das Zeichnen hat bei imbezillen Kindern großen Wert, da es eine gewisse Vorstellungskontrolle ermöglicht. Aus den Schülerzeichnungen, selbst wenn sic nur aus wenigen Strichen bestehen, kann der kundige Lehrer ersehen, ob und in welchem Maße die Kinder ein Anschauungsobjekt erfaßt haben. Der Stufengang ist gegeben durch den allmählichen Übergang der Darstellung von einfachen zu komplizierten Gebilden, vom Einzel- zum Gruppenbild. Unter der Voraussetzung, daß das Anschauungsvermögen der Kinder immer mehr erstarkt, können dieselben Objekte auf verschiedenen Stufen immer wieder zur Darstellung gelangen, wenn der Lehrer die Aufmerksamkeit auf neue Merkmale lenkt, die in der Zeichnung zum Ausdruck gelangen müssen. So beschränkt sich z. B. die Darstellung eines Baumes anfänglich auf einen vertikalen Strich, der den Stamm kennzeichnet, und von diesem ausgehend schräge Striche nach rechts und links zur Andeutung der Äste. Auf einer späteren Stufe werden auch die Zweige und Blätter angezeigt. Auf der Oberstufe schließlich kann der Baumstamm durch Schattierung hervorgehoben und, der Art des darzustellenden Baumes entsprechend, die besondere Form der Blätter und vielleicht auch der Früchte berücksichtigt werden.

Hinter dem Zeichnen nach der Natur tritt das sogenannte ornamentale Zeichnen an Bedeutung ganz zurück, es sei denn, daß hierdurch Behelfe erzeugt werden, die bei Unterscheidungs- oder Kombinationsübungen zur Anwendung gelangen.

Manche Imbezillen zeigen eine vollständige Unfähigkeit zu zeichnen, die nicht ausschließlich auf manuelle Ungeschicklichkeit zurückzuführen ist, sondern oft auch in Störungen des Gedächtnisses, der optisch-motorischen Koordination u. ä. m. begründet sein kann.

ε) Der Unterricht in den Realien wurzelt durchaus im Anschauungsunterricht. Es hat wenig Zweck, diesem bestimmte Unterrichtsfächer abzugliedern, die dem Fassungsvermögen der Imbezillen im allgemeinen entrückt erscheinen. Ein systematischer Unterricht in Naturgeschichte, Naturlehre, Geschichte, Geographie ist auch bei vorgeschrittenen Imbezillen undurchführbar. Er würde nur jenes Sprechen ohne Verständnis nähren, das sich bei manchem Imbezillen als unerfreuliche Eigenart geltend macht. Hingegen kann der Anschauungsunterricht auf einschlägige Verhältnisse Bezug nehmen, soweit sie unmittelbar oder im Bilde zu vermitteln sind und an lokale Traditionen oder an Ereignisse anknüpfen, die stark genug sind, um das Interesse der Imbezillen zu wecken. Auch hier kommt dem Gelegenheitsunterricht Bedeutung zu. Nur ein Gegenstand soll dem Anschauungsunterricht gegenüber eine gewisse Selbständigkeit erlangen, nämlich die Heimatkunde. Er wird von der unmittelbaren Umgebung des Kindes ausgehen müssen und hier die grundlegenden Orientierungsbegriffe einüben. In praktischer Hinsicht ist es von Wichtigkeit, daß das Kind sich im Hause selbst und in dessen Umgebung zurechtfinde.

Auch auf die weitere Umgebung lassen sich derartige Übungen erstrecken, zu welchem Zwecke Schülerwanderungen, möglichst in kleineren Gruppen, mit entsprechenden Unterweisungen an Ort und Stelle zu veranstalten sind.

Weiterhin kann die Orientierung mit Hilfe einfacher Pläne (zunächst das Zimmer, die Wohnung, das Haus betreffend) geübt werden. Es ergeben sich hier wertvolle assoziative Beziehungen, die in Verbindung mit Abstraktionen verschiedener Art auf die Denkfähigkeit der Schüler vorteilhaft einwirken.

ζ) Das Singen gehört bei den imbezillen Kindern zu den beliebtesten Gegenständen. Im vorstehenden ist mehrfach über die Beziehungen des Singens zu Bewegungsübungen gesprochen worden. Tatsächlich gibt es kein besseres Mittel, Takt und Rhythmus zu betonen, als solche Übungen von Gesang begleiten zu lassen. Sicherlich bereitet manchen Imbezillen die rhythmische Gliederung musikalischer Darbietungen Freude und es erscheint in letzterer Hinsicht sehr charakteristisch, daß solche Imbezille häufig das Singen mit taktmäßigen Körperbewegungen begleiten, die weder beabsichtigt noch deutlich bewußt sind.

Bei vielen Imbezillen löst das Singen Gefühle ästhetischer Art aus. Es bildet sich eine Vorliebe für bestimmte Melodien aus, die auch normalen, musikalisch veranlagten Individuen angenehm erscheinen; in diesem Sinne bedeutet das Singen ein nicht zu unterschätzendes Mittel zur Ausbildung höherer Gefühle.

Das Singen kann auch in den Dienst der Sprachtherapie gestellt werden. Es ist beobachtet worden, daß aphasische Kinder, die nicht sprechen konnten, deutlich sangen und dabei Textworte aussprachen. Von großem Nutzen sind Gesangsübungen auch bei solchen Kindern, die mit Fistelstimme sprechen, behufs Erlangung einer normalen Stimmlage.

f) Methodische Bemerkungen. Der heilpädagogische Unterricht imbeziller Kinder besteht aus einer kontinuierlichen Reihe von Einwirkungen, welche darauf gerichtet sind, die Mängel der geistigen Entwicklung, die sich aus der fehlenden psychischen Spontaneität ergeben, soweit als möglich auszugleichen. Auch hier bedeutet die Beobachtung des normal sich entwickelnden Kindes und seiner Selbstausbildung die wichtigste Grundlage für die pädagogische Therapie. Alles, was heilpädagogisch vermittelt wird, muß die psychischen Triebkräfte des Kindes in Anspruch nehmen, seine psychischen Funktionen derart anregen, daß sie sich spontan weiter entwickeln, wenn diese Entwicklung auch in extensiver und intensiver Hinsicht hinter der normaler Kinder zurückbleibt. Es handelt sich hier keineswegs darum, eine Vielheit von Bewußtseinsinhalten aufzuhäufen, sondern darum, durch entsprechende Einwirkungen das Kind in den Stand zu setzen, über seine Bewußtseinsinhalte bis zu einem gewissen Grade zu verfügen und durch jene inneren Prozesse, die wir als Aufmerksamkeits- und Willensvorgänge bezeichnen, zur intellektuellen Verwertung der aufgespeicherten Bewußtseinsinhalte zu gelangen. Die Bemühungen, den psychischen Mechanismus gleichsam in Gang zu setzen, die spontanen assoziativen und apperzeptiven Tätigkeiten des Bewußtseins auszulösen, sind der wichtigste Teil der pädagogischen Therapie. Die vermittelten Bewußtseinsinhalte sollen nicht als toter Ballast weiter geschleppt werden, sondern gleichsam Bausteine bedeuten, aus denen die beziehenden Tätigkeiten der Psyche immer wieder Neues errichten.

Die psychische Spontaneität kann beim normalen Kinde vorausgesetzt, sie muß beim imbezillen Kinde erst geweckt werden. Daraus ergibt sich von Anfang an die Notwendigkeit, verschiedenartige Unterrichtsmethoden zur Anwendung zu bringen. Das normale Kind hat zur Zeit, da es in die Schule kommt, eine solche Stufe der Selbstausbildung erlangt, daß es den Anforderungen des Elementarunterrichtes vollständig zu genügen imstande ist. Wenn man die verhältnismäßig großen Leistungen, die schon im ersten Schuljahr bewältigt werden, in Betracht zieht, so wird man zu der Erkenntnis gelangen, daß das Kind in der Zeit freier Selbstausbildung psychische Energien angesammelt hat, die nur in zweckmäßige Bahnen gelenkt zu werden brauchen. Das imbezille Kind, dessen bestimmt gerichtete pädagogische Behandlung mit dem schulmäßigen Unterricht beginnt, steht den Anforderungen desselben hilflos gegenüber, ihm lösen sich die Darbietungen des Lehrers in ein buntes Gewirr von Einzeleindrücken auf, zwischen welchen irgendwelche Beziehungen herzustellen es nicht imstande ist. Diese Unfähigkeit in formaler Hinsicht besteht auch dann weiter, wenn die Anforderungen entsprechend ermäßigt werden. Der schulmäßige Unterricht wendet sich unter allen Umständen an die beziehenden Tätigkeiten des Bewußtseins. Sind diese nicht vorbereitet und eingeübt, so erscheint jede Mühe des Lehrers vergeblich.

Das vorstehend gegebene System von Übungen leitet allmählich zum schulmäßigen Unterricht über, es finden sich aber von diesem aus immer wieder Beziehungen, welche zu ersterem zurückführen. Demgemäß gliedert sich der schulmäßige Unterricht gleichsam in die Gesamtheit heilpädagogischer Förderungsmöglichkeiten ein. Es kann demnach an die Stelle eines Lehrgegenstandes eine Übung oder ein Komplex von Übungen treten, welche unter weit einfacheren Bedingungen die Verstandestätigkeit in gleicher Richtung in Anspruch nehmen und auf diese Weise die Voraussetzung für das eigentlich schulmäßige Lernen schaffen. So werden z. B. bei Schülern, deren Rechenfähigkeit unzulänglich entwickelt ist, so lange Übungen im Anschauen und Auffassen von Zahlen treten, bis die Möglichkeit einer Abstraktion und somit die Bedingungen für das elementare Rechnen geschaffen sind. Dies setzt allerdings ein Individualisieren voraus, das nur bei einer kleinen Zahl von Schülern, die gleichzeitig unterrichtet werden, durchführbar erscheint.

Aber selbst dann, wenn der schulmäßige Unterricht auf keine solchen Widerstände stößt, ist das Ausmaß dessen, was hier erreicht werden kann, eng begrenzt.

Die Hoffnung, imbezille Kinder durch fortgesetzten Unterricht gleichsam höher zu qualifizieren, ihre intellektuellen Funktionen derart zu heben, daß sie schließlich in die Bahn des Normalen einlenken, was oft der Optimismus der Eltern erträumt, ist unerfüllbar. Auf solcher Basis kann sich keine Berufstätigkeit begründen. Schon aus Utilitätsgründen sollte daher die Ausbildung der körperlichen, und hier besonders der manuellen Fähigkeiten nicht vernachlässigt werden. Auf dieser Grundlage ergeben sich doch immerhin gewisse Möglichkeiten zu erwerbsmäßigen Verrichtungen. In dieser Hinsicht sind nun allerdings die Kinder der gebildeten Kreise schlechter daran als die aus minder günstigen sozialen Verhältnissen stammenden. Die letzteren bringen sich schließlich vielfach als landwirtschaftliche Arbeiter, im Gartenbau, als Hilfsarbeiter in leichteren Betrieben („halbe Kräfte") fort, während die Berufsarbeiten, die den Angehörigen der ersteren gleichsam als Minimum des sozial Möglichen erscheinen („besserer Handwerker", z. B. Buchdrucker, Lithograph, Goldarbeiter, Uhrmacher, Mechaniker) die Fähigkeiten des Imbezillen weitaus überschreiten, wenn von sehr vereinzelten Fällen einseitiger Veranlagung abgesehen wird.

Die zweckmäßige Auswahl und Zusammenstellung der Übungen wird sich nach der Individualität der Schüler richten. Als allgemeine Regel muß festgehalten werden, daß man so wenig als möglich als gegeben voraussetze und eher einige Stufen tiefer greife, als daß man vom Anfang an mit Maximalforderungen arbeite.

Beim Vorschulunterricht der Imbezillen ist gleichfalls die Vereinigung entsprechender Übungen in Lektionen ratsam. Auch hier wird man anfangs über kurze Zeiträume nicht hinausgehen dürfen. Es entspricht aber der größeren Übungsfähigkeit der Imbezillen, daß sie späterhin nicht mehr so rasch ermüden; im selben Verhältnis können die Lektionen nicht bloß hinsichtlich der Dauer, sondern auch hinsichtlich der Anzahl der zu vereinigenden Übungen ausgedehnt werden, um im allgemeinen Leistungs- und Arbeitsfähigkeit zu erhöhen.

Unter den Bewegungsübungen sind Turnen und Handgeschicklichkeitsübungen als parallele Lehrgänge zu betrachten. Es können demnach ganz wohl in einer Lektion Turn- und Handgeschicklichkeitsübungen vereinigt sein. Unterscheidungs- und Kombinationsübungen bilden einen fortschreitenden Lehrgang, die ersteren sind als zweckmäßige Vorbereitung für die letzteren zu betrachten. Ein Teil der Kombinationsübungen setzt bereits die erlangte Lesefertigkeit voraus. Der Anschauungsunterricht kann anfänglich mit den Unterscheidungsübungen kombiniert werden, später bildet der erstere aber einen Lehrgang für sich. Er wirkt auf den Gesamtunterricht durch die Möglichkeit, mannigfachen Wechsel herbeizuführen und auf Gegenstände und Verhältnisse Rücksicht zu nehmen, für welche ein gewisses Interesse besteht, belebend ein. Spiele, Handfertigkeitsunterricht u. a. sind außerhalb der Lektionen anzusetzen. Dies entspricht dem Prinzip abwechselnder und anregender Beschäftigung, wodurch der Passivität der Imbezillen entgegengewirkt werden soll. Ruhezeiten sind in entsprechenden Abständen einzuschalten.

Hinsichtlich des Stundenplanes für den schulmäßigen Unterricht gelten folgende Leitsätze:

1. Nebst den allgemein üblichen kurzen Pausen ist eine Unterbrechung des Unterrichtes von einer halben Stunde — am besten zwischen der 3. und 4. Halbstunde — erforderlich.

2. Die zulässige Dauer des Unterrichtes beträgt für die Oberstufe vier Halbstunden; nur in dem Falle, daß nachmittags keine Beschäftigung stattfindet, kann der Unterricht auf fünf Halbstunden erstreckt werden. Die fünfte Halbstunde ist jedoch für einen Gegenstand von verhältnismäßig geringer Ermüdungswirkung zu bestimmen.

3. Außer den Sonn- und Feiertagen, die ungeschmälert der Erholung der Schüler zu widmen sind, müssen zwei Nachmittage wöchentlich freigegeben werden.

Der Vorschulunterricht wird am zweckmäßigsten als Einzelunterricht, der Schulunterricht als Gruppenunterricht erteilt. Es erscheint als selbstverständliche Forderung, daß auf der Unterstufe nur wenige (etwa fünf) Schüler gemeinsam unterrichtet werden. Die Zahl erhöht sich mit wachsender Unterrichtsfähigkeit. In den oberen Klassen kann die Schülerzahl unbedenklich etwa zehn betragen.

Aus der Betrachtung der Tätigkeits-, Unterscheidungs-, Kombinations- und Anschauungsübungen ergibt sich von selbst, daß ihre Fortführung auch neben dem schulmäßigen Unterricht vielfach notwendig erscheint, sei es, um die assoziativen und apperzeptiven Fähigkeiten immer wieder anzuregen und für den schulmäßigen Unterricht erhöhte Empfänglichkeit hervorzurufen, sei es, um den letzteren zu ergänzen und künstlich in das Bewußtseinsleben einzuschalten, was die Selbstausbildung schuldig bleibt, z. B. durch den Mangel des Spieltriebes.

Von den Stätten des Unterrichtes Imbeziller wird an späterer Stelle (S. 139 ff.) ausführlich die Rede sein.

III. Debilität.

Unter Debilität fassen wir alle jene leichteren geistigen Schwächezustände zusammen, für welche eine Herabsetzung der Urteilsfähigkeit in intellektueller und in ethischer Hinsicht charakteristisch ist. Die Debilität geht durch fließende Grenzen in das Gebiet normaler Beschränktheit über.

In der ersten Kindheit gibt sich die Debilität zumeist durch keine irgendwie alarmierenden Symptome kund. Bisweilen tritt die Sprachentwicklung etwas verspätet auf, bisweilen sind die Frühsymptome der Debilität etwa identisch mit jenen ersten Zeichen der Kindernervosität, über welche späterhin gesprochen werden soll.

Die geistige Entwicklung der Debilen hält oft so lange mit der normaler Kinder gleichen Schritt, bis mit Willensanstrengung verbundene geistige Arbeiten verlangt werden. Bisweilen ist aber schon vorher ein eigentümliches Verhalten der assoziativen Funktionen zu beobachten. Daß Kinder in der Kraft des Behaltens von Gedächtnisstoffen dem älteren Schüler und dem Erwachsenen überlegen sind, stellt Groos als allgemeine Regel fest. Manchmal aber erhebt sich bei Debilen diese Fähigkeit weit über den Durchschnitt, und es ergeben sich Gedächtnishypertrophien, die an das Verhalten mancher Imbezillen gemahnen. Zumeist bleiben solche abnorme Gedächtnisleistungen nicht bestehen; sie klingen in dem Maße ab, als Leistungen anderer Art verlangt werden und einseitige Übung nicht mehr ihre Wirkung geltend machen kann. Aber es scheint, daß in dieser kurz als Gedächtnisperiode zu bezeichnenden Zeit sich eine solche Mechanik des assoziativen Behaltens und der assoziativen Einordnung entwickelt, daß hierdurch die weitere geistige Ausbildung gleichsam vorgezeichnet wird. So ist oft die Auffassung eines Unterrichtsstoffes lediglich durch die Möglichkeit bestimmt, ihn gedächtnismäßig festzuhalten und nach jenen einfachen assoziativen Beziehungen, die bereits an früherer Stelle erwähnt wurden, zu gliedern. Hier nehmen die Berührungsassoziationen eine bevorzugte Stellung ein. Mit Hilfe dieser äußerlichen Beziehungen ist der Debile oft imstande, die Tatsachen seiner Erfahrung nach zeitlicher und räumlicher Folge zu ordnen. Mit fortschreitender Übung bildet sich dergestalt eine immer präzisere Assoziationstechnik aus, es werden Berührungsassoziationen zwischen einer großen Zahl von Vorstellungen wirksam, die überdies nach verschiedenen Richtungen hin verlaufen, je nach den Zwischenvorstellungen, die sich an die primäre, als Assoziationsreiz wirkende Vorstellung anschließen.

Die Aufmerksamkeit der Debilen wendet sich nur in beschränktem Maße den Vorstellungen selbst und ihren begrifflichen Inhalten zu. Sie steht fast vollständig im Dienste des mechanischen Assoziierens, indem sie unter verschiedenen Assoziationsmöglichkeiten jene über die Schwelle des Bewußtseins hebt, die durch Ähnlichkeitsbeziehungen eine besondere qualitative Prägung empfangen. Diese Form der Aufmerksamkeit, die stets nur zwischen gedächtnismäßig eingeprägten Materien wirkt, nichts Neues schafft, sondern sich immer nur auf mechanisch Erworbenes bezieht, kann als reproduktive der produktiven, spontanen Aufmerksamkeit entgegengestellt werden, die als analysierende Tätigkeit zum begrifflichen Denken, zum Urteilen und Schließen führt.

Insoferne nun solche geistige Leistungen verlangt werden, die sich vorwiegend auf Reproduktion gedächtnismäßig aufgenommener Bewußtseinsinhalte beziehen, zeigt sich der Debile den Anforderungen vollständig gewachsen, während er dort versagt, wo es sich um selbständiges Denken handelt. Es wendet sich hier gleichsam die gesamte psychische Energie den Assoziationsbeziehungen zu und tatsächlich ist mancher Debile imstande, Leistungen, die ein normales Individuum mit apperzeptiven Hilfen vollbringt, lediglich assoziativ zu bewältigen. Dies zeigt sich insbesondere beim elementaren Rechnen, das sich entweder in ein mechanisches Assoziieren von Zahlwörtern ohne Zahlbegriffe und Zahlvorstellungen, oder in ein ebenso mechanisches Zählen innerhalb der durch die Rechenaufgabe gegebenen Grenzen auflöst. Aber auch angewandte Aufgaben und einfache Schlußrechnungen können, wenn sie auf einige leichtere Formen beschränkt bleiben, mit assoziativen Hilfen gelöst werden, wobei entsprechende, gedächtnismäßig festgehaltene Beispiele als Paradigmata dienen (vergl. S. 105). Die Fähigkeit, zu schematisieren, gedächtnismäßig aufgenommene Materien nach gewissen äußerlichen Gesichtspunkten zu ordnen, ist vielen Debilen in hohem Maße eigen. Sie wird gefördert durch Anforderungen, die an das debile Individuum im Verkehr mit normalen Menschen, im Unterricht und bei anderen Veranlassungen herantreten. Diese Denknotwendigkeiten muß der Debile infolge Versagens seiner apperzeptiven Fähigkeiten soweit als möglich durch assoziative Surrogate ersetzen. Die beständige Inanspruchnahme assoziativer Hilfen hat eine weitgehende Übung zur Folge, welche sich in einer das Maß des Normalen überragenden Stärkung des assoziativen Gedächtnisses kundgibt. Diese eigenartige seelische Verfassung, die gekennzeichnet ist durch die Stellvertretung assoziativer für apperzeptive Beziehungen, kann bis zu einem gewissen Grade über die wahre Natur des geistigen Gebrechens täuschen. Der Defekt tritt oft erst dann klar zutage, wenn es gilt, Urteile zu fällen, Entscheidungen zu treffen, die ein höheres Maß apperzeptiver Erkenntnis voraussetzen und durch assoziative Vorgänge nicht surrogiert werden können.

Diese apperzeptive Schwäche gibt sich besonders auf dem Gebiet des Willens kund. Wir können im allgemeinen assoziative und apperzeptive Willenstätigkeiten unterscheiden, je nach den psychischen Verbindungen, welche die Grundlage der Willenshandlungen bilden. Aus der Nachahmung dessen, was das Kind in seiner Umgebung sieht, ergeben sich zunächst gewisse Normen für das eigene Handeln, die um so zwingender werden, je häufiger und intensiver sich das Beispiel der Umgebung geltend macht. Während aber beim normalen Kinde mit zunehmender Reife der apperzeptiven Funktionen ein Abwägen der Motive dergestalt erfolgt, daß sich die Entscheidung jenem zuwendet, das durch die reflektierende Tätigkeit des Verstandes das Übergewicht erhält, bleiben die Willenstätigkeiten vieler Debilen zumeist auf jener primitiven Stufe stehen, die im Grunde genommen imitativ bestimmt ist, demnach immer wieder auf jene Formen zurückgeht, die das Vorbild der Umgebung ergibt. Auch auf dem Gebiete der Willenshandlungen wird die eigentümliche Fähigkeit mancher Debilen, zu schematisieren, offenbar; es entwickelt sich bisweilen auf solcher assoziativen Grundlage eine derartige Gleichförmigkeit des Handelns, daß mit höchster Wahrscheinlichkeit vorausgesagt werden kann, wie sich der betreffende Debile bei dem einen oder dem andern Anlaß benehmen, wie er sich im gegebenen Falle entscheiden werde. Dies kann allerdings nur in jenen engen Grenzen stattfinden, die durch Erfahrung und Auffassung des Debilen bestimmt sind. In letzterer Hinsicht findet gleichsam eine Auslese statt, da der Debile allen höher qualifizierten Willenshandlungen verständnislos gegenübersteht und nur jene psychisch zu assimilieren imstande ist, die einfache Verhältnisse, hier vor allem das eigene Wohl und Wehe, betreffen. Daraus ergibt sich der für Debile höchst charakteristische egozentrische Charakter aller Willenshandlungen. Jeder Debile ist ein Egoist, es fehlt ihm oft vollständig die Fähigkeit, die Willenstätigkeit durch andere als rein persönliche Motive zu bestimmen. Dieser Zug entspricht ebenso wie die primitive

Mechanik des Wollens und Handelns einer frühen Altersstufe; allen Willenskundgebungen haftet etwas Unfertiges, Unreifes, Kindisches an, so daß man hier ganz wohl von psychischem Infantilismus sprechen könnte. Das Zurückbleiben des Debilen prägt sich auf diesem Gebiete meist am deutlichsten aus. Während die logischen Defekte nicht selten bis zu einem gewissen Grad durch die Entwicklung assoziativer Beziehungen verdeckt werden, bleibt der Debile auf dem Gebiete des Wollens derart unselbständig und hilflos, daß von dieser Seite aus sehr bald seine Zurückgebliebenheit erkannt werden muß. Die determinierenden Tendenzen, welche das Handeln des normalen Menschen regeln, fehlen dem Debilen vollständig. Hier zeigt sich nicht bloß ein Mangel positiver, fördernder, sondern auch negativer, hemmender Tendenzen, vor allem solcher, die sich aus sozialen Rücksichten ergeben.

Soferne sich das Beispiel der Umgebung nicht unmittelbar oder mittelbar geltend macht, bedeutet das eigene Handeln des Debilen oft nichts anderes als eine systemlose Aufeinanderfolge von Zufallsreaktionen. Da es an eigenen richtunggebenden Maximen für das Handeln fehlt, so kann von einer Charakterentwicklung kaum die Rede sein.

Diese Verhältnisse erfahren eine schlimme Komplikation, wenn das Triebleben des Debilen eine abnorme Steigerung oder Regelwidrigkeit aufweist. Das gesamte Verhalten des Debilen ist dann von früh an auf einen möglichst hohen Ertrag sinnlicher Lust gerichtet, das mit der instinktiven Abwehr aller jener Anforderungen verbunden ist, die diesen Lustertrag in irgend welcher Weise beeinträchtigen können. In diesem Sinne zeigt sich häufig schon von Kindheit an das Streben nach einem müßigen Genußleben. Alle jene normalen erziehlichen Einflüsse, welche das Kind an Arbeit und Pflichterfüllung gewöhnen wollen, stoßen auf hartnäckigen Widerstand. Dem triebhaften Verlangen nach sinnlicher Lust werden keine Hemmungen entgegengesetzt, erziehliche Korrektiv- und Zwangsmaßregeln haben vielfach brutale Reaktionen zur Folge; immer deutlicher nimmt das Betragen des Debilen antisozialen Charakter an und es ergibt sich schließlich das ausgeprägte Bild der moral insanity. Dieses Verhalten erlangt nun häufig dadurch eine perverse Prägung, daß die Lust- und Unlustbeziehungen der Empfindungen und Vorstellungen eine deutliche Verschiebung erleiden, so zwar, daß Handlungen von Lustgefühlen begleitet sind, die bei anderen, normalen Individuen Unlustgefühle auslösen. In dieser Hinsicht kommt zunächst der Hang zur Grausamkeit in Betracht, der manchem Debilen eigen ist und sich schon frühzeitig darin äußert, daß das Kind der Pflegeperson körperlichen Schmerz zu bereiten strebt. In dieselbe Kategorie gehören die Tierquälereien debiler Kinder, bei welchen zu äußerster Roheit und Rücksichtslosigkeit Feigheit hinzutritt, da sich die antisozialen Triebe gegen wehrlose Geschöpfe richten. An die Stelle des Mitleids, das sich bei normalen Kindern schon sehr frühe — in einem Falle von Preyer im 27. Monat — zeigt, tritt die Freude an dem Leid anderer, die Schadenfreude, und es scheint oft geradezu darauf abgesehen, Schmerzäußerungen zu provozieren, da diese bei sittlich entarteten Debilen Lustgefühle erzeugen. Je mehr sich die Umgebung eingeschüchtert und verängstigt zeigt, desto brutaler machen sich die antisozialen Regungen des Debilen geltend. Schließlich läuft sein gesamtes triebhaftes Streben darauf hinaus, die Personen der Umgebung zu quälen und zu beherrschen. Willensschwachen Individuen sind solche Vertreter der aktiven moral insanity im hohen Grade gefährlich, weil sie die ersteren häufig durch die suggestive Gewalt ihrer brutalen, jeden Widerstand hemmenden Reaktionen zu gefügigen Werkzeugen machen.

Die Abwehr aller Einflüsse, welche sich der triebhaften Entwicklung antisozialer Regungen entgegenstellen, führt häufig schon im Kindesalter zum Negativismus. Das Kind verweigert bei allen Anlässen, auch bei solchen, die sein persönliches Wohlbefinden nicht unmittelbar tangieren, den Gehorsam. Ohne die Fähigkeit, die Wünsche und Forderungen der Umgebung irgendwie beurteilen zu können, wird rücksichtslos alles zur Seite gestoßen, was dem machtvollen Walten egoistischer Triebe im Wege steht. Dabei entwickelt sich der Widerspruch geradezu als Stereotypie. Jede Wunsch- oder Befehlsäußerung der Umgebung hat bei dem betreffenden Kinde eine negativistische Äußerung oder Handlung zur Folge.

Nicht immer zeigen sich die selbsüchtigen, auf Lustertrag gerichteten Neigungen der Debilen in so krassen Formen. Vielen gebricht es an der psychischen Energie, die immerhin notwendig ist, um sich aufzulehnen und in beständigem Widerstreit mit der Umgebung zu leben. Es sind die apathischen Formen der Debilität, die hier in Betracht kommen. Die Passivität dieser Naturen zeigt sich einerseits unter dem Bilde pathologischer Faulheit, andererseits in dem Bestreben, den erziehenden Faktoren der Umgebung möglichst auszuweichen, um unbehindert eigene Wege gehen zu können. Diese passiven Naturen weisen keine aggressiven Tendenzen auf, sie bringen den erziehlichen Bestrebungen der Umgebung lediglich stumpfen Gleichmut entgegen. In dem triebhaften Verlangen, sich abzusondern, keine Anregungen zu empfangen, deren Auffassung und Verarbeitung irgendwie mit Mühe oder Anstrengung verbunden ist, zeigt sich wohl ein asoziales, nicht aber ein antisoziales Verhalten. Die Passivität derartiger Individuen prägt sich auch äußerlich in mangelndem Sinn für Ordnung und Reinlichkeit aus, der zu völliger Verwahrlosung ausarten kann, wenn die Kinder z. B. nicht dazu zu bringen sind, sich selbständig zu waschen, Mund und Zähne zu reinigen, Wäsche und Kleider rechtzeitig zu wechseln. Bisweilen macht es den Eindruck, daß Schmutz und Unsauberkeit zum Behagen des Debilen beitragen, so daß auch dann, wenn ein solches Kind durch die Sorgfalt anderer in tadellosen Zustand gebracht worden ist, alsbald die nächste Gelegenheit wahrgenommen wird, um sich zu beschmutzen. Einnässen bei Tag und bei Nacht, schlechte Eßmanieren, so daß z. B. auch dann mit den Händen zugegriffen wird, wenn Eßgeräte bereitliegen, sind bei derartigen Debilen nicht selten zu verzeichnen.

Höchst charakteristisch für diese Formen der Debilität ist die Neigung zum aufsichtslosen Herumstreifen. Unter den Kindern, welche die Schule umgehen, ist eine große Zahl der Debilität zugehörig. Hier ist zweifellos neben der Freude an vagierendem Umherstreifen auch die antizipierte Unlust wirksam, die sich aus der zu befürchtenden Arbeit ergeben wird, während den Entweichungen aus dem Elternhaus als weitere Ursache das Unbehagen zugrunde liegt, das aus dem Zwang, in einer geordneten, gewisse soziale Anforderungen stellenden Umgebung zu leben, hervorgeht. Derartige Individuen verfallen oft späterhin dauernd der Vagabondage.

Unter den Triebregungen, welche die sittliche Depravation der Debilen vielfach bestimmen, nimmt der Geschlechtstrieb zweifellos eine wichtige Stelle ein. Geschlechtliche Regungen im frühen Kindesalter (Säuglingsonanie) treffen wir bei schwachsinnigen Individuen sehr häufig an. Während die Frühsexualität der Idioten und Imbezillen kaum weitere psychische Bedeutung gewinnt, da die Reizungen und ihr Erfolg im Bewußtsein isoliert bleiben und gedächtnismäßig kaum festgehalten werden, ist die Frühsexualität der Debilen oft der Anfang einer kontinuierlichen Entwicklungsreihe, die Lustgefühle prägen sich wegen ihrer primitiven Bedingungen und wegen der Übereinstimmung mit der gesamten Richtung des Trieblebens dem Gedächtnis ein und es entsteht auf dieser Grundlage alsbald das bewußte Verlangen nach Erneuerung der orgastischen Erregungen. Späterhin bildet sich der Sexualtrieb immer mehr aus, keinerlei Hemmung wird diesem entgegengesetzt. Abgesehen von maßlosem Onanieren ist das gesamte Bewußtsein erfüllt von geschlechtlichen Vorstellungen und Bildern, frühzeitig kommt es schon zu sexuellen Angriffen, wobei nicht selten auch die nächsten Familienmitglieder in Mitleidenschaft gezogen werden. Neben der autoerotischen Befriedigung entwickelt sich häufig eine sexuelle Schaulust, die bisweilen perverser Züge nicht entbehrt.

Bei derartigen Individuen tritt oft schon vor der Pubertät ein triebhaftes Verlangen nach sexuellem Verkehr ein. Gelegenheitsverhältnisse bedingen, daß dieser mitunter homosexuell einsetzt. Bisweilen schreiben solche Betätigungen der weiteren sexuellen Entwicklung gleichsam den Weg vor. In nicht wenigen Fällen wird skrupellos jede sich darbietende Form geschlechtlicher Betätigung gewählt, um die oft enorme sexuelle Bedürftigkeit zu befriedigen.

Die Sexualität solcher Debilen ergibt ein Beispiel dafür, in welcher Weise das Triebleben die gesamte psychische Entwicklung beherrscht.

Schon frühzeitig bemächtigt sich der Sexualtrieb des Kindes und wächst zu maximaler Höhe an. Erziehliche Hemmungen, die unter normalen Verhältnissen hinreichen, können in Anbetracht der Intensität des Triebes keine Wirkung ausüben. Psychische Regungen korrektiver Art, so z. B. das Schamgefühl, das bei normalen Kindern schon frühe — nach Preyer in den ersten Ansätzen schon im 19. Monat — zu beobachten ist, werden durch die Prävalenz des Sexualtriebes gleichsam im Keime erstickt. Hierzu kommt, daß Beziehungen, die bei normalen Kindern keine sexuelle Bedeutung erlangen, so z. B. die Zärtlichkeitsbezeigungen der Umgebung, geschlechtlich erregend wirken, was bei der Beurteilung des Liebes- und Zärtlichkeitbedürfnisses debiler Kinder wesentlich in Rücksicht kommt. Auch das Vorstellungsleben empfängt unter solchen Verhältnissen eine sexuelle Prägung; so ergeben sich von hier aus assoziative Beziehungen, durch welche die oft sehr sonderbaren Vorlieben und Gewohnheiten debiler Kinder ihre Erklärung finden (Fetischismus). Zur willkürlichen Reproduktion sexueller Vorstellungen tritt bisweilen ein Vorstellungszwang, bewirkt durch das ungesuchte Auftauchen erotischer Bilder. Auch die Träume beziehen sich oft auf sexuelle oder sexuell gehobene Komplexe.

Die Ausbreitung sexueller Vorstellungen und Vorstellungsbeziehungen hat zumeist die Verdrängung gesunder Reaktionen zur Folge. Die Gemütsbewegungen bleiben auf der tiefsten Stufe stehen. Höhere, soziale, altruistische Gefühle können nicht zustande kommen, während sich eine triebhafte Disposition zur Aufnahme anderer grobsinnlicher Gefühle zeigt. Zu sexuellen Ausschweifungen treten oft Exzesse anderer Art, z. B. eine früh einsetzende Vorliebe für alkoholische Getränke (Dipsomanie), vorzeitiges und oft leidenschaftlich geübtes Rauchen hinzu. Während einerseits die pathologische Entwicklung durch solche triebhafte Faktoren bestimmt wird, wirken andererseits die hierdurch erzwungenen Triebäußerungen verstärkend und neue unheilvolle Komplexe schaffend auf erstere zurück, so daß ein circulus vitiosus entsteht, der nicht mehr durchbrochen werden kann, wenn Übung und Gewöhnung ihren befestigenden Einfluß bereits geltend gemacht haben.

Das Herbeiführen von Lustgefühlen der erwähnten Art bedingt einen raschen Aufbrauch der nervösen Energien; hieraus ergeben sich Erschöpfungs- und Ermüdungsgefühle, die als intensive Unlust zum Bewußtsein kommen. Die letztere führt zu blinden, triebhaften Abwehrreaktionen, die Ursachen der pathologischen Verstimmungen werden grundlos nach außen projiziert, die Personen der Umgebung erscheinen durch das trübe Medium pathologischer Verstimmung betrachtet als gehässige Verfolger. Beeinträchtigungsideen der mannigfachsten Art machen sich geltend und bedingen die psychotische Färbung des Krankheitsbildes. Bisweilen scheinen solche gemütliche Konflikte, die infolge der einseitigen

Triebentwicklung und der Urteilsschwäche des Debilen nicht zur Aufhellung gebracht werden können, auslösend auf psychotische Anlagen zu wirken, und es sind dann Fälle zu verzeichnen, in denen die Debilität in offenkundige Psychosen übergeht, unter welchen die hysterische Geistesstörung die erste Stelle einnimmt.

Auch bei solchen Debilen, deren Triebleben keine außergewöhnlich abnormen Züge aufweist und deren erziehliche Förderung bis zu einem gewissen Grade ohne besondere Schwierigkeiten möglich ist, zeigt sich bisweilen die Labilität ihres psychischen Gleichgewichts darin, daß mit dem Gefühl der Unlust einhergehende psychische Insulte überraschend einsetzende sittliche Regelwidrigkeiten und antisoziale Regungen zur Folge haben. Oft ist dieser Zusammenhang kein deutlicher und die veranlassende Ursache steht manchmal zu der Reaktion in keinem intensiv oder zeitlich scharf zu bestimmenden Verhältnis. Es mag auch vorkommen, daß an die Stelle solcher von außen kommenden psychischen Eingriffe impulsive Stimmungsänderungen treten, die, mit Unlust verbunden, in ähnlicher Weise eine Wendung des psychischen Verhaltens in antisozialer Richtung herbeiführen. Solche Stimmungsanomalien ergeben sich besonders häufig zur Pubertätszeit, und wir sehen gerade in dem Übergang vom Kindes- zum Jugendalter nicht selten eine sittliche Verschlechterung einsetzen, die bisweilen unter der Voraussetzung angemessener Behandlung behoben, bisweilen aber, und zwar insbesondere dann, wenn strafende Gewalten unzweckmäßig eingreifen und immer neue Unlustgefühle herbeiführen, zu dauernder sittlicher Defektuosität werden kann. Die Mängel der intellektuellen und sittlichen Urteilsfähigkeit der Debilen haben zur Folge, daß keine Überlegungen stattfinden oder apperzipiert werden, welche Einsicht und innere Läuterung bewirken und durch Gewinnung sittlicher Grundsätze die weitere Lebensführung in günstiger Weise bestimmen. Unter dem Einfluß unzweckmäßiger Strafmaßregeln entstehen vielmehr Affekte, die sich ungehemmt im Sinne ihrer ursprünglichen Richtung reagierend auf die Umgebung beziehen. Nach Groos führt aber der vollständige Ablauf des Affektes zu Handlungen, die geeignet sind, das Verhältnis zur Umgebung zu beeinflussen. Wenn auch der Ablauf dieser Affekte (Haß, Abneigung, Widerwille), etwa durch den Strafvollzug begleitende Affekte entgegengesetzter Art (Furcht, Angst), zwangsweise verhindert wird, so bleiben dennoch Gemütsregungen zurück, die destruktiv auf die Psyche wirken. Früher oder später drängen derart gehemmte Affekte dennoch zur Äußerung, und es entstehen dann in dem triebhaften Bestreben, der peinigenden Umgebung Unangenehmes zuzufügen, wahllos antisoziale Handlungen, die wieder zu Repressivmaßregeln Anlaß geben, welche die pathologischen Affektgrundlagen nicht beseitigen, sondern verstärken. Somit ist es verständlich, daß bei debilen Rechtsbrechern die Rückfälligkeit eine außerordentlich häufige ist und Zweck und Bedeutung der Strafe nahezu illusorisch macht.

Als Beispiel für solche durch äußere Einwirkungen hervorgerufene antisoziale Regungen seien die Schuldiebstähle angeführt, welche nicht selten von Debilen verübt werden. Es handelt sich hier zumeist um Kinder, die bis zu ihrem Eintritt in die Schule und oft sogar längere Zeit während ihres Schulverhältnisses in disziplinärer Richtung zu keiner nennenswerten Klage Anlaß gegeben haben. Dem Debilen werden aber in der Konkurrenz mit vollwertigen Schülern höchst unangenehme Erfahrungen aufgezwungen, es entsteht das peinigende Bewußtsein der Unzulänglichkeit, das häufig noch verstärkt wird durch den Tadel des Lehrers, durch Verspottung oder Hintansetzung seitens der Mitschüler, durch häusliche Bestrafungen infolge schlechter Schulnachrichten. Unter solchen Verhältnissen entwickeln sich dann jene Affekte, die zu antisozialen Handlungen drängen. Das Verlangen, die Umgebung irgendwie zu schädigen, führt vielfach deshalb nicht zu direkten Abwehrreaktionen, weil der Debile befürchten muß, von den überlegenen Gegnern in empfindlichster Weise zurückgewiesen zu werden. Die affektiv bedingte, triebhafte Schädigungsabsicht besteht aber, oft ohne deutliche Ziel- und Zweckvorstellungen, weiter, und so kommt es schließlich zu Eingriffen in das Eigentum der Mitschüler als Entladung eines inneren Zwanges, in einem blinden Drang nach Vergeltung und Rache. Es ist höchst charakteristisch, daß die weggenommenen Dinge für den Entwender selbst meist nahezu wertlos sind, keinem besonderen Wunsche, keinem bisher unerfüllt gebliebenem Streben nach Besitzerweiterung entsprechen. Es ist auch kennzeichnend, daß sich der Entwender der Dinge häufig so bald als möglich zu entledigen sucht (Wegwerfen, Verschenken). Dabei wird bei den Diebstählen oft in so plumper, jede Vorsicht außer acht lassender Weise vorgegangen, daß sie sich bei näherer Untersuchung der Tatumstände als triebhafte Handlungen dokumentieren und eben nur durch eine allgemeine, im einzelnen nicht bestimmte Schädigungsabsicht erklärt werden können.

Die auf impulsiver Grundlage entstehenden Charakteränderungen zur Pubertätszeit sind so häufig, daß sie zur Aufstellung eines besonderen Krankheitsbildes, der Heboidophrenie (Kahlbaum), Anlaß gegeben haben. Dieses ist im wesentlichen dadurch gekennzeichnet, daß ohne deutliche Beteiligung der intellektuellen Funktionen sittliche Ausfallserscheinungen zur Beobachtung kommen, daß Abweichungen und Ungewöhnlichkeiten jenes Komplexes von sittlichen Eigenschaften, die vorzugsweise die psychische Individualität des Menschen in sozialer Hinsicht zusammensetzen, zu verzeichnen sind. Hier handelt es sich um jugendliche Individuen, die, ohne daß äußere Ereignisse bestimmter Art hierfür irgendwie verantwortlich gemacht werden können, nach einer Periode einwandfreier Führung roh und rücksichtslos gegen die Umgebung werden, ihre Obliegenheiten nicht erfüllen, bisher erfolgreich gewesenen erziehlichen Maßnahmen Gleichgültigkeit oder Widerstand entgegensetzen. Die Erfahrung lehrt, daß es sich hier zumeist um debile Individuen handelt. Oft ist ganz deutlich vor dem Eintritt der Entsittlichung pathologische Verstimmung nachweisbar. Die von Kahlbaum symptomatisch beurteilte Änderung des „Temperaments" scheint hier weit eher als kausale Beziehung in Betracht zu kommen.

So erlangen die primären oder sekundären Gefühlsregungen der Debilen, soferne sie sich zu Stimmungen mit starker Affektbetonung verdichten, eine Bedeutung für die gesamte sittliche Entwicklung, deren richtige Einschätzung dem erziehlichen Vorgehen und der heilpädagogischen Behandlung die Wege weist.

1. Erziehung.

Die Erziehung debiler Kinder gehört zu den schwierigsten Aufgaben der Heilpädagogik. Sie kann nur unter der Voraussetzung, daß alle erziehenden Faktoren harmonisch zusammenwirken, zu günstigen Resultaten führen. Keineswegs begründet ist aber die unter allen Umständen ungünstige Prognose, die von manchen Autoren den Debilen gestellt wird und die in einer absoluten Gleichsetzung der Debilität mit der moral insanity zum Ausdrucke kommt. Zahlreiche Erfahrungen beweisen, daß Debile, deren Behandlung rechtzeitig und richtig in Angriff genommen worden ist, sich späterhin unter einfachen Verhältnissen tadellos führen.

Auch ohne eingehendere Intelligenzprüfung ist die rechtzeitige Erkennung der Debilität für den kundigen Beobachter keineswegs schwierig. Kennzeichnend ist die Urteilsschwäche auf intellektuellem und auf ethischem Gebiet.

In Kürze kann für die Debilität folgender Symptomenkomplex als charakteristisch aufgestellt werden: Urteilsschwäche, Neigung zu gedächtnismäßigen Aneignungen bei einer das Normale oft weit überschreitenden Übungsfähigkeit assoziativer Beziehungen; egoistische Neigungen und hieraus sich ergebende ethische Defekte; Unfähigkeit zu allen höheren, durch sittliche Motivbildung bestimmten Willenshandlungen; Persistieren niedriger, triebhafter Willensregungen.

Ein Irrtum über die geistige Beschaffenheit des Debilen ist leicht möglich, wenn man lediglich die gedächtnismäßigen Bewußtseinsinhalte zum Gegenstand der Prüfung macht. In diesem Sinne wird man schulmäßiges Wissen nicht schlechthin als Kriterium für die Beurteilung der Intelligenz benützen dürfen. Hier fällt vor allem die Unfähigkeit auf, kausale Beziehungen herzustellen, die Materien in eine andere, von dem unmittelbar Erworbenen abweichende Ordnung zu bringen. Die Sicherheit der Reproduktion wird oft schon durch eine von dem gewohnten Schema abweichende Fragestellung beeinträchtigt.

Ist die Erkenntnis gewonnen, daß bei einem Kinde Debilität vorliegt, so wird man es von einem wesentlich andern Gesichtspunkte betrachten müssen als ein normales Kind. Viele seiner Fehler und Regelwidrigkeiten werden rein symptomatisch zu beurteilen sein. Der Umstand, daß das debile Kind auf die normalen erziehlichen Einwirkungen der Umgebung in pathologischer Weise reagiert, weist auf das Krankhafte der Gemüts- und Willensbildung hin, zumal die aus solchem Verhalten resultierenden Beeinträchtigungen des eigenen Ichs die Willenstätigkeit niemals in eine den Intentionen des Erziehers entsprechende Bahn lenken und auch die übelsten Erfahrungen nicht dazu führen, dem Wollen und Handeln richtige, erwünschte Motive zugrunde zu legen. Das debile Kind wird nicht durch Schaden klug. In der Unfähigkeit, durch eigene Überlegung oder durch verständnisvolles Eingehen auf die Intentionen der Umgebung zu einer Lebensführung zu gelangen, welche eine Menge höchst unangenehmer Erfahrungen erspart, zeigt sich die Urteilsschwäche des Debilen in intellektueller und in ethischer Beziehung. Das Vermögen zu sozialer Einordnung, das dem normalen Kinde von Anfang an gegeben ist, muß beim Debilen erst durch kontinuierliche Erziehungseinflüsse hergestellt werden. Demgemäß bedeutet das normale Verhalten der Umwelt gegenüber das Endziel einer besonderen methodischen Erziehung und kann nicht durch irgend ein pädagogisches Pressionsmittel im kurzen Wege erzwungen werden. Volle Objektivität, geleitet von der Erkenntnis der Eigenart des Debilen, erscheint als wichtigste Voraussetzung für dessen zielstrebige Erziehung.

Es ist klar, daß diese Forderung nur in Ausnahmsfällen im Elternhause zu verwirklichen ist. Den zur Erziehung des Kindes berufenen Personen fehlt häufig die Kenntnis dessen, was als krankhaft in der Seele des Kindes anzusehen ist. Aus dem Bestreben, die Fehler des Debilen gewaltsam zu unterdrücken, ergibt sich bei letzterem oft jene Stimmungslage, welche unerwünschte Affekte hervorruft, die sich in ihren Äußerungen gegen die Umgebung wenden. Auf diese Weise werden aber die antisozialen Neigungen des Debilen nicht aufgehoben, sondern verstärkt. So entsteht jenes unerfreuliche Verhältnis, welches sich darin äußert, daß der Debile seinen nächsten Angehörigen feindselig gegenübersteht, jeden Anlaß benützt, um diese Abneigung in schädigende Handlungen umzusetzen, während andererseits die durch das Verhalten des debilen Kindes aufs äußerste gereizten Eltern die Fähigkeit verlieren, die Erziehung des Kindes in objektiv zielstrebiger Weise durchzuführen. Es herrscht in solchen Familien nicht selten eine ungesunde Kampfesstimmung, der Verkehr der Eltern mit dem Kinde wird durch einen Ton der Gereiztheit bestimmt, der auf beiden Seiten provozierend wirkt.

In anderen Fällen wird das Krankhafte im Verhalten des Kindes von den Eltern zwar erkannt, sie leiten aber daraus fälschlich ab, daß das Kind erziehlich nicht zur Verantwortung gezogen werden könne und das Prinzip: „Laissez faire, laissez aller“ wird für die weitere Behandlung des Kindes bestimmend. Unter solchen Verhältnissen schwellen die antisozialen Anlagen des Debilen bald zu voller Höhe an. Das Kind gewöhnt sich an eine solche Rücksichtslosigkeit gegen die Umgebung, daß es späterhin kaum möglich ist, die rein egoistisch bedingte Handlungsweise des Debilen zu ändern, sein Verhalten irgendwie in soziale Bahnen zu lenken. Wir finden eine solche vor allen energischen Einwirkungen zurückschreckende, verzärtelnde Erziehung debiler Kinder namentlich dann, wenn mit der Debilität körperliche Schwäche oder Kränklichkeit verbunden ist. Czerny hat darauf hingewiesen, daß bei der erziehlichen Behandlung körperlich kranker Kinder oft die schlimmsten Fehler begangen werden, die sich in der Folgezeit als verhängnisvoll erweisen. Dies trifft im erhöhtem Maße bei debilen Kindern zu. Es werden dann in irriger Weise die zutage tretenden Fehler und Regelwidrigkeiten auf den körperlichen Zustand bezogen, selbst wenn mittlerweile Heilung oder Kräftigung erfolgt ist. Besonders häufig wird bei Kindern, die in ihren ersten Lebensjahren an Konvulsionen gelitten haben, auch späterhin eine große Ängstlichkeit in erziehlichen Angelegenheiten an den Tag gelegt, man befürchtet, durch energisches Vorgehen Aufregungen hervorzurufen, während sich solche in viel größerer Zahl und Intensität aus der Disziplinlosigkeit des Kindes, aus der Unfähigkeit, dem eigenen Willen eine bestimmte, förderliche Richtung zu verleihen, von selbst ergeben. Unter solchen Verhältnissen kommt es sehr häufig vor, daß sich etwa die Mutter von dem Kinde aufs äußerste quälen läßt, alle seine Launen erfüllt, seinen krankhaften Willensregungen nicht im mindesten eigenes, pädagogisch bedingtes Wollen entgegensetzt. Wird späterhin der Versuch gemacht, erziehlich auf ein solches Kind einzuwirken, so haben sich die selbstsüchtigen Neigungen schon derart befestigt, daß es unmöglich erscheint, gegen einen dermaßen eingeübten Komplex erfolgreich anzukämpfen.

Eine weitere Schwierigkeit ergibt sich im Verkehr mit normalen Geschwistern und Gefährten. Ihr gesundes, durch Motive bestimmtes Wollen gerät alsbald in Widerstreit mit den triebhaften Willensäußerungen des Debilen, der infolge seiner Urteilsschwäche nicht imstande ist, auf die Absichten seiner Umgebung einzugehen und ihnen Rechnung zu tragen, infolge seiner Phantasiearmut nicht vermag, die Spiele vollwertiger Genossen zu teilen und durch aktive Mitwirkung zu fördern. Die Verschiedenheit des Wesens normaler und debiler Kinder muß notwendig zu Konflikten führen. Auch diese geben zu jenen antisozialen Affekten Anlaß, die sich schließlich zu blindem Haß gegen Geschwister und Genossen verdichten und zu disziplinären Schwierigkeiten führen, die, unter Strafe gesetzt, die antisozialen Neigungen des Debilen immer höher entfachen.

Das häusliche Milieu ist zumeist eine nie versiegende Quelle von Schwierigkeiten erziehlicher Art. Selbst dort, wo normale Kinder eine entsprechende erziehliche Förderung erhalten würden, wo alle negativen, destruktiven Eingriffe abgehalten werden können, findet der Debile nicht jene Erziehungsbedingungen vor, die seiner Eigenart entsprechen. Nun ergeben sich aber aus dem Wesen des Debilen selbst weitere Komplikationen. Dem letzteren ist in noch höherem Maße als dem Imbezillen ein starkes Geselligkeitsbedürfnis eigen. Dieses macht sich aber in gewissem Sinne als Auslese geltend und bewirkt nicht selten die fast instinktive Aufspürung von Gefährten, die namentlich in ethischer Hinsicht gleichfalls auf einem tiefen Niveau stehen. Solcher Verkehr begünstigt den Austausch sittlicher Schädigungen. Es entstehen Kameradschaften, deren gemeinsame Interessen sich durchaus in antisozialer Richtung bewegen und zum völligen sittlichen Verderben beider Teile Anlaß geben. Selbst der Schulbesuch kann in dieser Hinsicht ungünstig wirken. So wird z. B. in der Schule nicht der Verkehr mit besseren, sittlich höher stehenden Schülern gepflegt, sondern mit verwahrlosten oder der Verwahrlosung entgegengehenden Kindern. Auf dem Schulwege sucht der Debile die Bekanntschaft verderbter Individuen zu machen, deren rohe Äußerungen, deren Hang zum planlosen Herumstreifen eine besondere Anziehungskraft besitzen. Der Debile versteht es oft, solche Bekanntschaften geheim zu halten, die Angehörigen über seinen Verkehr zu täuschen. Diese Irreführung der Umgebung ist zumeist nicht auf klare Überlegungen zurückzuführen, sondern auf das triebhafte Bestreben, Beziehungen aufrecht erhalten zu können, die durch das Eingreifen autoritativer Personen gestört oder beseitigt würden. Selbst im Hause kann der Verkehr mit Dienstboten ein sittlich höchst bedenklicher werden; schon im schulpflichtigen Alter kommt es bisweilen zu Beziehungen sexueller Art.

Diese Erziehungsschwierigkeiten wachsen ins Ungemessene, wenn die Familienverhältnisse nicht einwandfrei sind und sich aus denselben unmittelbar demoralisierende Einflüsse ergeben. Es ist häufig zu beobachten, daß das debile Kind auch hier eine gleichsam negative Auslese trifft und nur jene Verhältnisse der Umwelt für seine Gefühls- und Willensrichtung vorbildlich macht, die auf seine Psyche destruktiv wirken können. Gerade in letzterer Hinsicht ist oft das Beispiel der Umgebung bestimmend, während gute Vorbilder ohne Einfluß bleiben, da das debile Kind nicht die Fähigkeit besitzt, ein ethisch bedingtes, altruistisches Handeln für seine eigene Willenstätigkeit vorbildlich zu machen.

Während unter normalen Verhältnissen selbst in einer nicht einwandfreien Familie nicht selten zu konstatieren ist, daß der erziehende Einfluß einer Person, z. B. der Mutter, die ungünstigen Einflüsse, die von anderer Seite ausgehen, kompensiert, halten sich die Debilen ausschließlich an das schlechte Vorbild. Dieses wird elektiv für das Wollen und Handeln des Debilen bestimmend. Hier spielen auch die „geheimen Miterzieher" (Loewenberg) eine bedeutsame Rolle, so z. B. Lektüre, Schaustellungen, die Betrachtung dessen, was als unpassende und häufig aufreizende Anschauung sich in den Schaufenstern mancher Geschäfte darbietet und insbesondere die sexuelle Phantasie in gefährlicher Weise anregt.

Alle diese Beziehungen wirken häufig in die Ferne und bedeuten nicht selten einen Assoziationszwang, da die zufällig aufgenommenen Vorstellungen einen Anreiz zur Erwerbung gleichartiger Erregungen auslösen. So hat z. B. der gelegentliche Besuch einer ungeeigneten kinematographischen Vorführung zur Folge, daß das intensive Verlangen nach ähnlichen aufregenden, demoralisierenden Darbietungen entsteht und die verwerflichsten Mittel, selbst Diebstähle, nicht verschmäht werden, um solcher verderblichen Genüsse teilhaft zu werden.

Dergestalt bahnt eine Schädlichkeit der andern gleichsam den Weg. In überraschend kurzer Zeit werden Gipfelpunkte sittlicher Verderbnis erreicht, es ergibt sich ein dichter Komplex von Vorstellungen, die auf das Gefühls- und Willensleben höchst ungünstig einwirken und jedem Bemühen, an deren Stelle sittlich fördernde Vorstellungen zu setzen, als starrer Widerstand entgegenstehen.

Demnach erscheint es schon aus prophylaktischen Gründen notwendig, debile Kinder den häuslichen Verhältnissen zu entziehen und sie in ein geeignetes Milieu zu bringen. Die Erfahrung lehrt, daß in fremden Familien die Verhältnisse sich alsbald ganz ähnlich gestalten wie in der eigenen Häuslichkeit. Auch in Pflegefamilien entspricht das Milieu vielfach den Lebensgewohnheiten und Bedürfnissen der Erwachsenen. Die gedeihliche Entwicklung der Kinder setzt hier voraus, daß der Wille des Kindes von Motiven geleitet wird, welche die rücksichtsvolle Beachtung dessen bedeuten, was den umgebenden Personen erwünscht ist. Diese Rücksichtnahme auf die Umgebung, die sich im Grunde als Gefühlsreaktion, als Einfühlung darstellt, ist dem Wesen Debiler fremd. Ihre Willensäußerungen bewegen sich stets nur in egozentrischer Richtung. Auch hier gerät das triebhafte Wollen mit den altruistisch bedingten Forderungen der Umgebung in Konflikt, es ergeben sich ganz die nämlichen erziehlichen Schwierigkeiten wie in der eigenen Häuslichkeit. Nicht selten wird dann die Schuld an dem Fehlschlagen der Erziehung in fremden Familien den letzteren beigemessen. In der Suche nach den richtigen Verhältnissen wandert das debile Kind von Hand zu Hand, ohne daß sich ein Erfolg einstellt. Jedes solche Mißlingen bewirkt aber, daß sich die antisozialen Eigenschaften des Debilen verdichten. Wenn dann nach einer Serie wechselnder Erziehungseinflüsse die richtigen Maßnahmen in Anwendung kommen, ist es häufig schon zu spät, da sich in den Debilen das Gefühl seiner eigenen Minderwertigkeit, der Unfähigkeit zu sozialer Einordnung befestigt hat. Hierzu kommt aber als perverse Gefühlsregung der Umstand, daß der Debile gleichsam erlernt hat, sich durch unsoziales Verhalten Anforderungen zu entziehen, die von ihm als lästiger Zwang empfunden werden. Es tritt also eine bewußte Komponente dem antisozialen Verhalten hinzu, das Bestreben, sich seiner Umgebung unbequem und lästig zu machen, um die Anwartschaft zu gewinnen, vielleicht doch ein ungebundenes, von jeder erziehlichen Fessel freies Leben führen zu können. Oft ist es lediglich das Bedürfnis nach fortwährendem Wechsel, welches die Auflehnung des Debilen gegen bestehende geordnete Verhältnisse bedingt, die Betätigung jener inneren Unruhe, die im Grunde genommen auch den Vagabundentrieb des Debilen auslöst.

Wenn demnach die Erziehung weder im eigenen Hause noch in einer fremden Familie zum Ziele führt, so bleibt die Anstaltserziehung als einzig Erfolg verheißende Maßregel übrig. Meist wird zur letzteren erst dann die Zuflucht genommen, wenn Erziehungsexperimente der geschilderten Art versagt haben. In der Anstalt ergibt sich daraus die Notwendigkeit, nicht bloß gegen die ursprünglichen, sondern auch gegen die erworbenen Regelwidrigkeiten anzukämpfen. Ein Erfolg ist im vorhinein nur dann zu erwarten, wenn die antisozialen Eigenschaften des Debilen noch nicht jene Höhe erreicht haben, daß sie alle pädagogischen Einwirkungen zunichte machen. Sind die antisozialen Komplexe durch Gewöhnung und Übung derart befestigt, daß sich aus ihnen immer wieder neue Antriebe gesellschaftswidrigen Handelns ergeben, so wird jedes pädagogische Bemühen vergeblich sein. Im andern Falle aber kann eine Verdrängung der unsittlichen Triebrichtungen durch methodische Beibringung gesunder Vorstellungen, durch die Einübung sittlich bedingten Handelns stattfinden.

In der heilpädagogischen Anstalt ist die Möglichkeit geboten, daß sich die Einwirkungen einer autorativen Persönlichkeit widerspruchslos geltend macht, daß das Milieu in der gleichen förderlichen Richtung einwirkt und somit die Forderung nach harmonischer Erziehung vollkommen erfüllt wird. Während es in der Häuslichkeit kaum zu vermeiden ist, daß erziehliche Einflüsse von verschiedenen Personen ausgehen, zwischen welchen sich leicht auch unter der Voraussetzung, daß einheitliches Vorgehen beabsichtigt ist, gewisse Widersprüche ergeben, kann in der heilpädagogischen Anstalt unschwer erreicht werden, daß sich alle erziehlichen Einwirkungen ungeschmälert in der gleichen Bahn bewegen. Unter solcher Voraussetzung findet jene Kontinuität der Erziehung statt, welche die Fixierung einer bestimmten einheitlichen Willensrichtung beim Debilen begünstigt. Durch die Vermeidung von Widersprüchen ist es möglich, daß sich solchergestalt gewisse assoziative, konstant wirkende Willensantriebe geltend machen. Der Debile lernt nicht bloß die Forderungen seines Erziehers kennen, sondern auch die Art und Weise, in welcher dieser seine Forderungen erfüllt wissen will. Tritt eine Situation an das debile Kind heran, die eine Willenshandlung erfordert, so wird ein solcher Anlaß die Erinnerung an ein früheres, unter gleichen oder ähnlichen Verhältnissen erfolgtes Handeln hervorrufen und die Reaktionen des Kindes werden dann in gleicher Weise vonstatten gehen wie in den früheren, auf assoziativer Grundlage reproduzierten Fällen. Es ergeben sich hieraus zunächst rein gedächtnismäßig Motive für das Handeln, die an die Stelle dessen treten, was beim normalen Kinde die Verstandestätigkeit, eigenes Urteilen und Schließen, hervorbringt.

Diese Methode, den Willen auf gedächtnismäßiger Grundlage von gewissen assoziativ gefestigten Prinzipien abhängig zu machen, wäre unschwer durchzuführen, wenn nicht bei vielen Debilen jene eigentümliche Willensperversität vorhanden wäre, die wir als Negativismus bereits kennen gelernt haben. Hieraus entsteht erziehlich die große Schwierigkeit, daß ein Wunsch oder Befehl eine diesem entgegengesetzte Willensrichtung auslöst. Dieses psychische Verhalten tritt als pathologischer Ungehorsam in Erscheinung. Wenn der Erzieher nicht imstande ist, diese negativen Willensrichtungen kraft seiner Persönlichkeit zu bannen, so sind alle seine Bemühungen vergeblich. Er wird seine Energie rasch aufbrauchen, wenn er in jedem einzelnen Falle bemüßigt ist, den Ungehorsam des Kindes niederzuringen. Setzt er solchem Verhalten Strafe entgegen, so befördert er das Entstehen von Affekten, aus denen sich Haß, Abneigung und Widerwillen ergeben. Geht er über solche Tatbestände hinweg, so verliert er bald jede erziehliche Gewalt über das Kind.

Es ist nun eine besondere Gabe der Persönlichkeit, ein solches Verhalten beim Zögling zu erzielen, das in der Bereitwilligkeit besteht, alle psychischen Einwirkungen ungehemmt aufzunehmen und nach dem Willen des Erziehers in Taten umzusetzen. Man hat diesen Rapport zwischen Erzieher und Zögling als Suggestion bezeichnet. Mit der hypnotischen Suggestion hat dieses Verhalten nichts zu tun. Nur ein Merkmal ist der hypnotischen und der pädagogischen Suggestion gemeinsam, die Befehlsautomatie. Die Befehle des Erziehers werden unmittelbar, d. h. ohne daß sich störende Vorstellungen, Gefühle und Willensrichtungen dazwischen drängen, zu Motiven der Handlungen des Kindes. Dies ist keineswegs als pathologisches Geschehen zu deuten, da auch in der Psychologie des normalen Gehorsams die Befehlsautomatie eine bedeutsame Rolle spielt. Zum Unterschied von der hypnotischen Suggestion sind die pädagogischen Suggestionen begleitet von den Gefühlen der Berechtigung und des Vertrauens. Es ergibt sich hieraus jene psychische Bereitschaft, die im vollständigen Gegensatze steht zu dem Zwang, mit dem die hypnotischen Suggestionen verbunden sind. Damit aber diese Gefühle des Vertrauens und der Berechtigung zustande kommen können, muß es der Erzieher verstehen, sich von Anfang an die Zuneigung seines Zöglings zu gewinnen. Bei debilen Kindern ist dies am leichtesten dann zu erreichen, wenn der Erzieher dem Zöglinge zum Bewußtsein bringt, daß seine Einwirkungen dem Kinde zum Vorteile gereichen. Fast in allen Fällen leidet das debile Kind an Unlustgefühlen, die sich aus dem Widerstreit seines eigenen Tuns mit dem Handeln der Umgebung ergeben. Wenn nun das debile Kind erkennt, daß der Erzieher die Macht hat, diese störenden, das Selbstgefühl drückenden Gefühle zu bannen, so wird sich ohne weiteres ein Verhalten entwickeln, das in Anhänglichkeit und Zuneigung zum Ausdrucke kommt. Dieses emotionale Moment ist bei der Erziehung Debiler von besonderer Wichtigkeit. Es wird sich oft im vorhinein darum handeln, bei dem debilen Kinde eine solche Stimmungslage herzustellen, daß die Einwirkungen des Heilpädagogen auf fruchtbaren Boden fallen können. Die Erfahrung lehrt, daß erziehliche Maßnahmen nur dann produktiv wirken können, wenn nicht Gefühle und Affekte in der Seele des Kindes obwalten, aus denen ständig negative, hemmende Triebrichtungen hervorgehen. Der Negativismus hat seinen Anlaß oft in solchen emotionalen Momenten. Deshalb wird der Heilpädagoge nicht auf Geschehnisse zurückkommen dürfen, die zeitlich zurückliegen und im Elternhause zu strafenden Maßnahmen Anlaß gegeben haben. Seine Aufgabe besteht zunächst darin, dem Kinde mit Wohlwollen zu begegnen, ihm deutlich zu zeigen, daß er keineswegs voreingenommen und nicht geneigt ist, es entgelten zu lassen, was etwa aus Mitteilungen der Eltern aus früherer Zeit als strafbarer Tatbestand in Betracht käme. Es wird sich empfehlen, gleich im Anfange einen ruhigen, freundlichen, wohlwollenden Ton anzuschlagen. Das Kind muß zur Überzeugung gebracht werden, daß ihm der Erzieher nicht feindselig gegenüberstehe, so daß es das Mißtrauen verliert, das sich infolge der irrigen Behandlung im Elternhaus oft selbst gegen die nächsten Angehörigen richtet.

Hat das debile Kind Vertrauen zu seinem Erzieher gewonnen, bringt es ihm Zuneigung entgegen, so wird eine späterhin zu verhängende Strafe auf solcher Gefühls- und Stimmungslage bewirken, daß das Kind sich bemüht, das angenehme Verhältnis zum Erzieher sobald als möglich wiederherzustellen, zu jenem lustbetonten Komplex zurückzukehren, der sich aus Wohlwollen und Zuneigung ergibt. Bei einem solchen Verhältnis zwischen Erzieher und Zögling wird die Strafe keineswegs jene Affekte hervorbringen, die unbedingt schädigend wirken (Haß, Abneigung, Widerwillen) und sich in ihren Äußerungen gegen den Erzieher selbst wenden. Wird Strafe verhängt, so kommt es sehr wesentlich darauf an, daß der Erzieher hierbei den richtigen Ton trifft. Niemals darf er bei solchem Anlaß Ruhe und Objektivität verlieren. Der Zögling muß zur Erkenntnis gebracht werden, daß die Strafe notwendig ist. Deshalb erscheint es geboten, den strafbaren Tatbestand kurz und deutlich zu formulieren und auszusprechen, was der Erzieher als sühnendes Geschehen für notwendig erachtet. Niemals darf ein Ton persönlicher Gereiztheit einfließen. Ist der Zögling zur Erkenntnis dessen gelangt, was er sich hat zu schulden kommen lassen, dann kann auch erwartet werden, daß die Strafe bessernd wirke. Körperliche Züchtigungen sind auch bei Debilen kontraindiziert, weil sie zu affektiven Abwehrreaktionen führen können, welchen der Pädagoge machtlos gegenübersteht. Die Aufgabe der Erziehung Debiler besteht in einem nicht unwesentlichen Punkt darin, es zu affektiven Ausschreitungen gar nicht kommen zu lassen, da sich solche Vorgänge assoziativ festigen und ein ungehemmter Ablauf einem gleichen oder ähnlichen geradezu den Weg bahnt. Es wäre demnach ein pädagogischer Fehler, durch unzweckmäßige Strafen derartige Affektäußerungen zu provozieren. Aus den letzteren ergeben sich immer wieder neue strafbare Tatbestände und schließlich ist des Strafens kein Ende, ein Umstand, der in so vielen Fällen die häusliche Erziehung unfruchtbar und zweckwidrig macht.

Man wird in noch höherem Maße als bei Imbezillen mit Strafen sehr ökonomisch verfahren müssen. Die Strafe kann auch bei Debilen nichts anderes erreichen, als die Aufbietung erhöhter Willensenergie. Fehler und Regelwidrigkeiten, die außerhalb des Willensbereiches debiler Kinder liegen, sind in anderer Weise korrektiv zu beeinflussen. So wird man beispielsweise Ausschreitungen, die lediglich aus Erregungszuständen hervorgehen, am zweckmäßigsten bekämpfen, wenn man beruhigende Mittel anwendet, kurzfristige Isolierung mit Anordnung einer bestimmten konzentrativ wirkenden Beschäftigung, z. B. Handfertigkeiten, Ordnen eines Schrankes, Abschreiben aus dem Lesebuch usw., oder in extremen Fällen Bettruhe unter Überwachung.

Viele Regelwidrigkeiten sind bedingt durch Zusammenstöße mit den Genossen. Diese ereignen sich zumeist, wenn die einzelnen Kinder nicht hinreichend beschäftigt sind. Deshalb erscheint es bei Debilen von großer Wichtigkeit, die Zeitausfüllung nicht den Kindern selbst zu überlassen, sondern den Spielen und Beschäftigungen in der schulfreien Zeit ein bestimmtes, den individuellen Fähigkeiten entsprechendes Programm zugrunde zu legen. Gewisse Spiele, welche unter Umständen rohe Kraftäußerungen veranlassen, sind bei Debilen kontraindiziert (Fußballspiel). Dasselbe gilt von jenen ungebundenen Spielen, die nicht selten der Phantasietätigkeit debiler Kinder eine ungesunde Richtung geben und zur Entstehung antisozialer Neigungen führen können (Räuber und Soldaten u. ä. m.).

Ein treffliches Mittel, das Gemeinschaftsleben der Debilen im günstigen Sinne zu beeinflussen, ist das Arbeiten in kleinen Arbeitsgemeinschaften. Hier stehen Werkstätten- und Gartenarbeiten obenan. Der Erzieher wird den einzelnen Kindern nach Grad der Geschicklichkeit die Aufgaben zuteilen, dabei aber dahin zu wirken haben, daß das Arbeiten des einzelnen sich dem allgemeinen Zwecke harmonisch einfüge. In einem solchen Betriebe ist es selbstverständlich, daß der eine den andern unterstützt, zeitgerecht in die Arbeit eingreift, seine Tätigkeit der Tätigkeit des anderen zweckmäßig beiordnet. Die einzelnen Arbeiten werden späterhin gewechselt, damit nicht infolge der Monotonie der Beschäftigung Langeweile eintrete. Dieses gegenseitige Helfen, Unterstützen, Fördern erweckt in den Debilen den sozialen Sinn. Hieraus entstehen altruistische Gefühle, die nicht hoch genug zu bewerten sind. Es ist Kerschensteiners Verdienst, auf die sittlich bildende Kraft der Gemeinschaftsarbeit mit vollem Nachdruck hingewiesen zu haben.

Um diese sozial fördernden Tendenzen zu unterstützen, empfiehlt es sich bei solchen Gelegenheiten, mit Lob in jeder Form nicht sparsam zu sein. Bevor das debile Kind dazu gelangt, Freude an der eigenen Arbeit zu fühlen, wird man sein Tun zu einem lustvollen Tatbestand umprägen müssen, indem man es anerkennt und entsprechend belohnt. Es ist im gegebenen Falle nicht schwierig, ein System von Belohnungen ausfindig zu machen, die nicht bloß dem Einzelnen begehrenswert erscheinen. Hat es der Erzieher verstanden, sich die Liebe und das Vertrauen seiner Zöglinge zu erwerben, so genügen zur Belohnung und Aufmunterung oft Worte der Anerkennung. Es entsteht auf solcher Grundlage auch bei den anderen Kindern das Bestreben, in gleicher Weise vom Erzieher ausgezeichnet zu werden, ein Wettstreit, der die sittlichen Kräfte in Anspruch nimmt. Belobung und Belohnung sollen aber stets relativ bemessen werden, nicht in Ansehung der absoluten Leistung, sondern in Rücksicht auf die Bemühung, die jeder einzelne im Verhältnis zu seinen Kräften aufwendet. Unter Umständen ist es auch zweckmäßig, bei jenen Kindern, welche die Voraussetzung einer Belohnung nicht erfüllt haben, die Erwartung auszusprechen, es werde späterhin das Gewünschte vollbracht werden und dergestalt die Möglichkeit geboten sein, einer Anerkennung teilhaftig zu werden. In Aussicht gestellte Belohnungen sind oft gleichfalls ein wertvolles Erziehungsmittel, da sie den Zögling veranlassen, seine Kräfte anzuspannen und den Wünschen des Erziehers gerecht zu werden.

Alle diese für die sittliche Erziehung außerordentlich wichtigen Bedingungen können aber nur dann erfüllt werden, wenn der Erzieher seine volle Persönlichkeit einsetzen und jedem einzelnen seiner Zöglinge eine unmittelbar erziehliche Beeinflussung zuteil werden lassen kann. Dies ist jedoch nur dann möglich, wenn der Erzieher eine kleine Zahl von Zöglingen zu berücksichtigen hat. In letzterer Hinsicht erscheint das Familiengruppensystem als die beste Einrichtung. Der Erzieher hat sich hier gleichsam als Familienoberhaupt zu betrachten und kann die Rechte eines Familienvaters für sich in Anspruch nehmen. Hierzu gehört, daß er in der Lage ist, seinen Einfluß ungeschmälert geltend zu machen. Unter solcher Voraussetzung werden die eigenen Eltern ihre Rechte auf den Heilpädagogen restlos übertragen und sich jeder Einmischung in die Erziehungsangelegenheiten enthalten müssen. Dies ist oft anfänglich nicht anders zu erreichen, als daß die Eltern auf den unmittelbaren Verkehr mit ihren Kindern verzichten. Diese Maßregel ist besonders in solchen Fällen notwendig, in welchen es sich darum handelt, Geschehnisse im Elternhause, welche heilpädagogischen Prinzipien zuwiderlaufen, der Vergessenheit zu überantworten. Ein zu frühes Zusammentreffen mit den Eltern, eine wenn auch kurzfristige Rückversetzung in das häusliche Milieu können bewirken, daß solche schädliche Komplexe assoziativ erneuert werden, somit eine ungünstige Stimmungslage beim Zögling hervorrufen und die Erziehungsabsichten des Heilpädagogen unfruchtbar machen. Auch späterhin muß der Heilpädagoge in der Lage sein, den Eltern genau vorzuschreiben, in welcher Art sie mit dem Kinde zu verkehren haben.

Für die Beziehungen des Heilpädagogen zu den Zöglingseltern ist der Umstand von Wichtigkeit, daß er die Kompetenz der letzteren nicht in Anspruch nehme, soweit es sich um disziplinäre Schwierigkeiten handelt. Der Heilpädagoge muß die Angelegenheiten, welche die Erziehung des Kindes betreffen, ganz und gar selbst in Ordnung bringen und nicht an die Eltern appellieren, daß sie in dem einen oder dem andern Falle strafend einschreiten. Dies würde lediglich dazu führen, daß das Kind in seinen Eltern quälende, beeinträchtigende Gewalten sieht und ihnen mit Haß und Abneigung begegnet. Es ist Sache pädagogischer Überlegung, inwieweit die Eltern Kenntnis von strafbaren Tatbeständen nehmen sollen. Mit der Sühne des Vergehens ist die Angelegenheit auch für die Eltern erledigt. Es widerspricht allen pädagogischen Prinzipien, wenn derartige Angelegenheiten nochmals aufgerollt und zum Gegenstand erneuter Bestrafung gemacht werden. Hingegen wirkt es auf das Verhältnis von Eltern und Kindern äußerst vorteilhaft ein, wenn die Anerkennung zu belobender Handlungen erneuert ausgesprochen oder eine Belohnung von den Eltern selbst erteilt wird.

Wir haben bereits gesehen, daß die Erziehung der Debilen mit Vorteil die assoziativen Anlagen derselben, die Leichtigkeit gedächtnismäßiger Einprägung und Reproduktion benützen kann. Aus der Befolgung dessen, was der Heilpädagoge bei verschiedenen Gelegenheiten den Debilen normativ vorschreibt, ergeben sich gewisse Komplexe, die gedächtnismäßig festgehalten werden und bei Anlässen gleicher oder ähnlicher Art das Handeln der Debilen bestimmen. Der Erziehungsplan muß im vorhinein darauf berechnet sein, daß sich solche Komplexe, die an Stelle verstandesmäßig bedingter Motive als Beweggründe des Handelns wirken, festlegen können. Hierzu ist erforderlich, daß der Umkreis dessen, was das Pflichtenverhältnis des Debilen bestimmt, nicht zu weit bemessen werde. In der heilpädagogischen Anstalt läßt sich dies unschwer bewerkstelligen. Es ergeben sich hier immer wiederkehrende Gelegenheiten, einfachen Arbeitsbedingungen zu entsprechen, Forderungen des Erziehers zu erfüllen und die gemeinschaftlichen Interessen, welche die sozialen Beziehungen zu den Genossen vorschreiben, zu wahren.

Um die Erziehung zur Selbständigkeit vorzubereiten, ist es notwendig, gewisse einfache Aufgaben dem Kinde zu selbständiger Ausführung zu übertragen. So wird das debile Kind zeitweise damit betraut werden, im Klassenzimmer Ordnung zu machen, die für die einzelnen Unterrichtsgegenstände notwendigen Requisiten fallweise vorzubereiten, herbeizuschaffen und nach der Lehrstunde an der richtigen Stelle zu verwahren. Bei der Garten- und Werkstättenarbeit läßt sich Ähnliches hinsichtlich des Aufbewahrens und Herausgebens der Werkzeuge an die einzelnen Zöglinge durchführen. Besonders wertvoll ist die Übertragung ordnender Funktionen, weil hierdurch zwanglos eine Gewöhnung an Regelmäßigkeit und systematische Aufeinanderfolge zweckmäßiger Handlungen bewirkt wird, die sich schließlich als Regulativ für das eigene Handeln geltend macht. Mit der Verleihung solcher kleiner Ämter ist auch eine Hebung des Selbstgefühls verbunden, infolge deren dem Zögling anfangs vielleicht unangenehme, weil seinem Wesen widerstreitende Funktionen schließlich doch angenehm und wünschenswert werden. Derartige Aufgaben dienen der Gemeinschaft, in der er lebt, sie können unter Umständen den sozialen Sinn des Debilen anregen und zu einem Bedürfnis nach weiterer fürsorglicher Tätigkeit führen. Dieser Zusammenhang ist besonders deutlich bei weiblichen Debilen wahrzunehmen, bei welchen zunächst unter autoritativer Leitung gleichsam suggestiv veranlaßtes fürsorgliches Handeln oft den sozialen Sinn zur Auslösung bringt. In dieser Hinsicht sind Arbeiten im Haushalt, Unterstützen und Helfen bei der Pflege schwächerer und kleinerer Zöglinge, zeitweises Mitwirken in der Krankenstation von höchster erziehlicher Bedeutung. Es kommt nicht selten vor, daß Mädchen Arbeiten dieser Art im Anfange einen fast negativistischen Widerstand entgegensetzen, sich aber späterhin dazu drängen, zu solchen Tätigkeiten herangezogen zu werden.

Bei Debilen überhaupt ist bisweilen die Tatsache zu verzeichnen, daß die sittliche Entwicklung bis zu einem gewissen Grade spontan fortschreitet, sobald die initialen Schwierigkeiten durch intensive heilpädagogische Einwirkungen beseitigt worden sind.

Je weiter das Erziehungswerk gediehen ist, desto mehr wird der unmittelbare, suggestive Einfluß des Erziehers zurücktreten können. In dem Gleichmaß der Beschäftigungen und Forderungen, die in der heilpädagogischen Anstalt an das Kind herantreten, wird man in der Lage sein, zu erproben, inwieweit die erwähnten normativen Komplexe auch ohne persönliches Hinzutun wirksam sind. Hat der Zögling gelernt, auf bestimmte Anlässe in bestimmter Weise zu reagieren, so tritt an die Stelle der Fremdbestimmung die Selbstbestimmung. Dabei kommt in Betracht, daß der Debile infolge der intellektuellen Ausbildung, die ihm durch die unterrichtliche Tätigkeit des Heilpädagogen zuteil geworden ist, einen solchen Grad eigener Urteilsfähigkeit erworben haben kann, daß er späterhin durch eigenes Nachdenken Richtlinien für sein Handeln gewinnt. Auch hier wird für die Lebensführung des Debilen maßgebend sein, daß er so handle, wie es den Anschauungen und Grundsätzen seines Erziehers entspricht, auch dann, wenn letzterer seinen persönlichen Einfluß nicht mehr geltend macht. Diese Fähigkeit ergibt sich aber oft nicht so sehr aus Verstandes- als aus Gefühlsmotiven. Soferne es sich um sittlich gebotenes, einwandfreies Geschehen handelt, wird die Entscheidung des Debilen von einem Gefühl geleitet, das die Übereinstimmung mit der Willensrichtung des Erziehers kundgibt. Dieses Übereinstimmungsgefühl setzt das Handeln gleichsam automatisch in Bewegung. Im anderen Falle, wenn der Debile versucht ist, eine Handlung zu begehen, die der Willensrichtung des Erziehers widersprechend ist, entsteht ein Unlustgefühl, das sich bei entsprechender Entwicklung als Hemmung geltend machen kann. Diese Einfühlung, welche das Handeln des Debilen im Sinne seines Erziehers bestimmt, ist aber nur dann möglich, wenn der Zögling durchaus von der Bereitwilligkeit geleitet ist, den Forderungen seines Erziehers gerecht zu werden. Auch diese Bereitwilligkeit findet ihren Niederschlag in der Gemütsseite des Debilen. Es sind Sympathiegefühle, welche den Einfluß des Erziehers über seine unmittelbare Tätigkeit hinaus wirksam machen und es ermöglichen, daß sich sein Wille gleichsam in die Ferne erstreckt.

Nur unter einfachen Voraussetzungen ist es möglich, daß der Debile hinsichtlich der Anforderungen, welche die Umgebung stellt, homologe Willensantriebe bereit hält, die sein Handeln in einwandfreier Weise bestimmen. Gelangt der Debile in komplizierte Verhältnisse, die eine assoziative Annäherung an das eingeübte Handeln nicht ermöglichen, so tritt seine Urteilsschwäche wieder deutlich hervor. Es kann zu keiner Motivbildung kommen, neuerdings drängen sich triebhafte Willensäußerungen in den Vordergrund und geben seinem Handeln eine unerwünschte, antisoziale Richtung. Daraus erklärt es sich, daß Debile, die in der Anstalt hinsichtlich ihres sittlichen Verhaltens nichts zu wünschen übrig lassen, oft in antisozialer Weise ausarten, wenn sie den verwirrenden Verhältnissen ihrer ungeordneten Familien wiedergegeben oder in Situationen gebracht werden, denen sie nicht gewachsen sind. In solchen Fällen ändert sich zunächst die Stimmungslage. Der Debile verliert die Gefühle der Sicherheit und des Vertrauens; die Komplexe, die bisher für sein Handeln entscheidend gewesen, versagen angesichts neuer, unlösbarer Aufgaben, es entstehen die zerrüttenden Gefühle der Unzufriedenheit und der Unsicherheit, die, auf die Umgebung bezogen, feindselige Reaktionen veranlassen. Einfachheit und Klarheit der Verhältnisse, in denen der Debile leben soll, sind unbedingt notwendig, um seiner Entartung vorzubeugen. Ebenso sind aber alle Anforderungen unterrichtlicher oder beruflicher Art zu vermeiden, denen der Debile intellektuell nicht gewachsen ist. Es ist demnach für das weitere Fortkommen der Debilen geradezu entscheidend, daß die Eltern und sonstigen Angehörigen falsche Prätensionen beiseite lassen. Weder das Versetzen in höhere Schulen, noch die Wahl schwieriger Berufe sind dem Wesen des Debilen angemessen. Hingegen gibt es eine große Anzahl von Debilen, die sich in einfachen Verhältnissen wohl und glücklich fühlen und Beschäftigungen landwirtschaftlicher oder gewerblicher Art, die eine systematische Aufeinanderfolge leicht einzuübender Handlungen darstellen, vollkommen entsprechen. In der Fürsorgeerziehung kommt für derartige Individuen die ländliche Familienpflege hauptsächlich in Betracht. Hier ist es oft möglich, daß der Debile bei Gärtnern, Landwirten und Forstleuten ein williger, gehorsamer und arbeitsfreudiger Gehilfe wird, während in städtischen Verhältnissen, namentlich dann, wenn der Debile ein Arbeitsgebiet außerhalb der Einflußsphäre seiner Pfleger erhält, in der Regel ein Fehlschlagen der Existenz zu verzeichnen ist.

Wir haben bereits an früherer Stelle nachgewiesen, daß die Vereinigung von Unterricht und Erziehung bei Debilen von höchster Wichtigkeit ist. In welcher Weise der Unterricht Debiler auszugestalten wäre, damit er die Willenstätigkeit zweckmäßig in Anspruch nehme, wird später ausgeführt werden. Unterricht kann aber auch unmittelbar sittliche Vorstellungen und Gesinnungen vermitteln. Hier ist eine Disziplin von besonderer Bedeutung, welche man in mißverständlicher Weise als Moralunterricht bezeichnet, die aber ihrem Wesen nach als G e s i n n u n g s u n t e r r i c h t aufgefaßt werden muß. In Anlehnung an das, was dem Debilen als Regulativ für sein praktisches Handeln beigebracht worden ist, werden ihm in Wort und Bild Situationen und Geschehnisse vorgeführt, an welchen sich sittlich gebotenes Handeln erläutern, andererseits aber auch nachweisen läßt, zu welchen Konsequenzen schlechtes, unsittliches Tun führt. Für den Gesinnungsunterricht können vielfach biblische Erzählungen verwendet werden; im übrigen gibt es eine große Zahl mustergültiger Kindergeschichten, welche in einer dem Wesen der Debilen entsprechenden anschaulichen und klaren Weise zur zwanglosen Vermittlung sittlich fördernder Vorstellungsbeziehungen verwendet werden können. Der Heilpädagoge muß in der Lage sein, solche Erzählungen bei richtigen Anlässen auf das Betragen der Kinder anzuwenden und ihnen in zwangloser Weise Verhaltungsmaßregeln vorzuzeichnen, welche geeignet sind, das Handeln des Kindes in erwünschter

Richtung zu beeinflussen. Auch freie Erfindungen sind oft notwendig, wie denn überhaupt dem Heilpädagogen die Gabe des Erzählens und der lebensvollen Darstellung eigen sein muß. Bei solchen Anlässen kommt es darauf an, auf die Phantasie des Kindes derart einzuwirken, daß es sich in die gegebenen Situationen unmittelbar zu versetzen und die Geschehnisse der Erzählung gleichsam in den Umkreis seiner eigenen Gefühle und Vorstellungen zu projizieren vermag. Auf diese Weise ist es dem Heilpädagogen möglich, das Gebiet unmittelbarer Erfahrung zu erweitern und Gesinnungen festzulegen, welche sich geltend machen, sobald Anforderungen gleicher oder ähnlicher Art an das Kind herantreten. Dieser Unterricht wird fruchtbar gemacht durch die Eigenart des debilen Kindes, durch seine Neigung zu egozentrischer Betrachtungsweise. Das, was der Lehrer erzählt, erlangt durch eine Komponente subjektiver Beziehung Wirklichkeitsbedeutung und in diesem Sinne kann tatsächlich der Gesinnungsunterricht jenen Komplex von Willensantrieben ergänzen, der durch die Anleitung zu praktischem Tun begründet ist. Zweckwidrig sind aber moraltriefende Erzählungen, die nicht anregen, sondern langweilen und oft die Empfänglichkeit des Debilen für diese Art des Unterrichtes dauernd herabsetzen. Auch die Darbietung häßlicher, unerwünschter Handlungen in Wort und Bild, etwa in der Absicht, abschreckend zu wirken, ist kontraindiziert, weil hierdurch oft eine perverse Freude an den Geschehnissen angeregt wird, die dem Handeln des Debilen eine verderbliche Richtung geben kann.

Der Gesinnungsunterricht wird aber nur dann einen fördernden, wohltätigen Einfluß auf die Gemütsseite des Debilen ausüben, wenn einwandfreies Handeln an praktischen Verhältnissen hinlänglich eingeübt ist. Demnach ist der Gesinnungsunterricht ein Gegenstand der oberen Stufen, weil er als Grundlage bereits die Fähigkeit voraussetzt, dem Wollen gewisse allgemeine, pädagogisch erwünschte Richtungen zu geben. Eine Erziehung, die sich hauptsächlich auf verbale Einwirkungen stützt, führt bei Debilen nicht zum Ziele. Ein solches Vorgehen würde voraussetzen, daß dem Debilen unmittelbar die Fähigkeit gegeben ist, in Taten umzusetzen, was von der Umgebung als Wunsch oder Aufforderung ausgesprochen wird. Dies ist aber, wie bereits an früherer Stelle ausgeführt wurde, nicht der Fall. Nur unmittelbare Anleitung zu praktischem Tun kann die Willensrichtung des Debilen entscheidend beeinflussen. Verbale Belehrungen genügen hier nicht, es muß vielmehr die Ausführung richtunggebender Handlungen im einzelnen veranlaßt und bis zum Erfolg überwacht werden. Der Gesinnungsunterricht kommt demnach nur als unterstützende Methode in Betracht, was dessen Wert und Bedeutung keineswegs herabmindert.

Bei vorwiegend verbal erzogenen Debilen ergibt sich oft der sonderbare Tatbestand, daß die betreffenden Kinder rein gedächtnismäßig über einen Moralkodex verfügen, oft zu sagen vermögen, was im einzelnen Falle richtig zu tun gewesen wäre, aber tatsächlich nicht einmal den Versuch machen, ihr praktisches Handeln nach diesen Grundsätzen zu gestalten. Bei solchen Kindern ist auch eine verbale Prüfung ihres sittlichen Besitzstandes durchaus irreführend. Auf die Entscheidungsfrage etwa in der Form: „Was würdest du tun, wenn . . . .?" werden derartige Debile die richtige Antwort geben, trotzdem aber unterliegen, wenn sie im praktischen Leben in die Lage kommen, in der angegebenen Weise zu handeln. Hier werden lediglich gedächtnismäßig eingeübte Beziehungen reproduziert, denen die Triebkomponente fehlt, jener impulsive Bestandteil, der Vorstellungen und Vorstellungsbeziehungen zu Motiven von Willenshandlungen macht. Eine ähnliche Rolle spielen auch religiöse Belehrungen, die nicht in Beziehung zu den persönlichen Verhältnissen des Debilen gebracht worden sind. Es ist erforderlich, auch bei solchen Gelegenheiten die Überleitung zu Geschehnissen im eigenen Leben der Debilen zu finden, die Nutzanwendung für das praktische Verhalten des Kindes zu entwickeln. Erfolgt diese Projektion in die Willenssphäre des Debilen nicht, so verliert der Religionsunterricht seine sittlich bildende Kraft. Wohl hat der Debile bei allen Gelegenheiten irgend ein frommes Sprüchlein oder den Hinweis auf eine biblische Erzählung in Bereitschaft, aber diese Scheinheiligkeit steht oft im krassen Gegensatze zu seinem unsittlichen Handeln. Mit Recht wird deshalb der Verbalismus im Religionsunterricht verworfen. Damit ist aber keineswegs ausgesprochen, daß ein richtig erteilter Religionsunterricht nicht eine außerordentlich sittlich fördernde Gewalt ausübt.

Verbale Belehrungen sind auch keine geeigneten Mittel, sittliche Gefahren von Debilen abzuwenden. Die sexuelle Aufklärung erscheint unter Umständen bei Debilen sogar gefährlich, weil sie ein erhöhtes Interesse für sexuelle Verhältnisse hervorruft. Es entsteht hier oft eine unheilvolle Art sexueller Neugierde. Nicht selten bilden die sexuellen Belehrungen lediglich den Ausgangspunkt von erotischen Vorstellungen, die unmittelbar zu triebhaften Äußerungen drängen. Die sexuelle Aufklärung setzt auch unter normalen Verhältnissen einen gewissen Grad sittlicher Reife voraus. Diese fehlt aber dem Debilen vollständig. Was bei normalen Kindern unter Umständen zur Auslösung sittlicher Widerstandskräfte führt, wird bei Debilen oft in umgekehrter Richtung als Auslösung triebhaft angelegter sexueller Neigungen wirksam. Weit mehr als Belehrungen solcher Art, die in der Regel ihr Ziel verfehlen, ist die Methode der Ablenkung zu empfehlen, welche darin besteht, gesunde, die Willensrichtung günstig beeinflussende Interessen wachzurufen. Hier ist es besonders die Freude an der Natur, die in jeder Weise angeregt werden soll. Spaziergänge und größere Ausflüge, auch solche, bei welchen gewisse Schwierigkeiten zu überwinden sind (Besteigen mäßig hoher Berge), gärtnerische Verrichtungen, sportliche Vergnügungen, die den Debilen auch zur Winterszeit in die Natur führen, bilden den Ausgangspunkt solcher gesunden, pathologische Richtungen hemmenden Vorstellungen. Außerdem wird durch derartige Übungen jener Grad körperlicher Ermüdung herbeigeführt, der eine Entladung physischer Energien in abwegiger Richtung verhindert. Durch eine entsprechende körperliche Inanspruchnahme wird oft auch bewirkt, daß der Schlaf keine Störungen erfährt. Onanistische Handlungen werden zumeist zur Nachtzeit ausgeführt, hauptsächlich dann, wenn das Kind nicht genügend ermüdet ist und unbewacht und unbeobachtet wachliegt. Bei Tag ist eine entsprechende Kontrolle leicht möglich, die nicht den Charakter strafweiser Beaufsichtigung trägt, soferne in der schulfreien Zeit körperliche Arbeiten im Garten und in der Werkstätte ausgeführt werden. Genügen solche Beschäftigungen nicht, um auch ungestörten Nachtschlaf herbeizuführen, so wird man am Abend turnerische Übungen einschalten müssen, die individuell derart zu bemessen sind, daß der ungestörten Schlaf gewährleistende Grad körperlicher Ermüdung erreicht wird. Allerdings sind alle derartigen Maßnahmen nur dann von Erfolg begleitet, wenn die sexuelle Bedürftigkeit des Debilen noch nicht zur pathologischen Höhe angewachsen ist. Sobald sich ein Komplex sexueller Beziehungen assoziativ gefestigt hat, erscheint angesichts der Massivität triebhafter Erregungen erziehliches Vorgehen außerordentlich erschwert. Weiterhin kommt in Betracht, daß solche sexuelle Betätigungen unmittelbar demoralisierend wirken und somit rasch Höhepunkte sittlicher Entartung erreicht sind. Deshalb ist die möglichst baldige Versetzung in ein geeignetes, eine entsprechende körperliche Erziehung ermöglichendes Milieu schon darum zu empfehlen, um in der angegebenen Weise prophylaktisch wirken zu können und der Ausbildung sexueller Komplexe zeitgerecht zu begegnen.

Selbst wenn sich schon ein gewisser Grad sexueller Bedürftigkeit entwickelt hat, erweist sich die Beschäftigungstherapie noch als wirksam, weil hierdurch gleichsam eine Verdrängung sexueller Vorstellungen und Triebrichtungen durch gesunde Interessen stattfinden kann. Die konstante Etablierung sexueller Komplexe erfolgt in der Regel zur Pubertätszeit, häufig aber auch schon in der vorpubischen Periode, die bei manchen Kindern drei bis vier Jahre vor dem Auftreten manifester Pubertätserscheinungen einsetzt. Es ist deshalb unbedingt erforderlich, daß das debile Kind schon in Rücksicht auf seine sexuelle Gefährdung vor dem zehnten Jahre in entsprechende Behandlung kommt. Ein späterer Beginn heilpädagogischer Bemühungen trifft in vielen Fällen bereits derart komplizierte Bedingungen an, daß ein bleibender Erfolg kaum mehr zu erwarten ist.

2. Unterricht.

Der Unterricht debiler Kinder muß die Aufgabe verfolgen, die apperzeptiven Verbindungen der Vorstellungen, die begriffliche Bearbeitung der Erfahrungswelt nach Tunlichkeit anzuregen und zu üben. Es ist demnach jedes Unterrichtsverfahren, welches sich lediglich an die assoziativen Tätigkeiten des Bewußtseins wendet, kontraindiziert. Ein solches Verfahren, das hauptsächlich in der gedächtnismäßigen Beibringung des Lehrstoffes besteht, wird nicht selten durch den Schüler selbst nahegelegt. Der Lehrer, der äußerliche Erfolge erzielen will, gelangt nicht selten, nachdem er vergeblich versucht hat, die Verstandestätigkeit seines Schülers in Anspruch zu nehmen, dazu, sich die Übungsfähigkeit des assoziativen Gedächtnisses nutzbar zu machen. Das mechanische Reproduzieren wird bei einem solchen, der Eigenart des Debilen allzusehr Rechnung tragenden Unterricht zum leitenden Prinzip. Meist ist dieses Verfahren gedächtnismäßiger Aneignung keineswegs auf Täuschung oder Irreführung berechnet. Der Lehrer, der bemüssigt ist, einen gewissen Lehrstoff innerhalb einer vorgeschriebenen Zeit zu bewältigen, wird oft fast unwillkürlich zu solchem mechanischen Unterricht geführt. In diesen Fällen erscheinen die materialen Anforderungen des Unterrichtes nicht selten als ein unüberwindliches Hindernis für die Geltendmachung der formalen Rücksichten, auf welche einleitend hingewiesen wurde. Die Forderung, mit dem Unterrichte normaler Kinder gleichen Schritt zu halten, ist demnach unerfüllbar. Wird der Lehrer in eine solche Zwangslage versetzt, so bleibt ihm nichts anderes übrig, als daß er zu mechanischen Hilfen die Zuflucht nimmt und rein gedächtnismäßig einprägt, was unter normalen Bedingungen die apperzeptiven Funktionen in Anspruch nehmen sollte. Beim Schulunterrichte, der in der Regel als Massenunterricht erteilt wird, zeigt es sich oft, daß der debile Schüler diese Methode gedächtnismäßiger Aneignung gleichsam aus sich selbst entwickelt.

Mangels der erforderlichen intellektuellen Fähigkeiten bleibt dem Debilen in vielen Fällen nichts anderes übrig, als sich die Lehrstoffe gedächtnismäßig einzuprägen, ein Vorgehen, das normalen Kindern unter Umständen die größten Schwierigkeiten bereiten würde, während es bei Debilen infolge der Übungsfähigkeit ihres assoziativen Gedächtnisses unschwer vonstatten geht. Wenn demnach der Unterricht in einer hauptsächlich reproduktiven Weise erteilt wird, so ist es nicht unmöglich, daß hier der Debile vollkommen Entsprechendes leistet und den Anschein erweckt, als sei für die betreffenden Disziplinen Anlage und Verständnis vorhanden. Diese Täuschung kann dadurch entstehen, daß Unterrichtsgegenstände, bei denen es zunächst auf gedächtnismäßige Einprägung ankommt, mit Vorliebe erlernt werden, wobei es dem Debilen allerdings nicht auf den Inhalt des Gebotenen, sondern nur auf die Möglichkeit ankommt, seinen assoziativen Bedürfnissen zu entsprechen, jenen eigenartigen Hang zu mechanischer Einprägung zu befriedigen, der vielen Debilen eigentümlich ist. Es entwickeln sich innerhalb der betreffenden Disziplinen sogar spezielle Kenntnisse, mit denen der Debile gerne hervortritt, so z. B. ein vorzügliches Gedächtnis für Zahlen und Daten, die sich auf geschichtliche oder geographische Verhältnisse beziehen usw. In solchen Fällen erscheint oft das, was lediglich der Ausdruck pathologischen Assoziationszwanges ist, als Bekundung eines Talentes, auf dessen weitere Entwicklung von den Eltern manche Hoffnung gesetzt wird, die sich späterhin als trügerisch erweist. Aber selbst im Rechnen, das man gewöhnlich als Prüfstein für die intellektuellen Fähigkeiten betrachtet, sind die Leistungen des Debilen nicht selten irreführend. Im elementaren Rechnen macht sich das Zahlengedächtnis in hohem Maße geltend. Jene Rechenoperationen, welchen das normale Kind durch verstandesmäßige Bearbeitung gerecht wird, vollzieht der Debile rein gedächtnismäßig. Man trifft hier nicht selten Formen hoch entwickelten visuellen oder akustischen Gedächtnisses an, so daß das Schrift- oder Klangbild der Antwort automatisch auftaucht, sobald eine Frage innerhalb des eingeübten Komplexes gestellt wird.

Nebst diesen präzisen Berührungsassoziationen kommt aber beim Rechnen auch noch die Fähigkeit in Betracht, zu schematisieren, eine Funktion auf eine andere assoziativ zurückzuführen. So ist z. B. das Dividieren beim Debilen oft nichts anderes als die Umkehrung von Multiplikationen, die gedächtnismäßig derart festhaften, daß die Angabe des Produktes und des einen Faktors sogleich den andern Faktor in Erinnerung ruft. Es ereignen sich selbst Fälle, in denen eine einzige Rechnungsart, z. B. die Addition, durch assoziative Praktiken für alle anderen Rechnungsarten ausreichend gemacht wird. Selbst bei den Schlußrechnungen stehen vielen Debilen gewisse konstante Relationen zur Verfügung, namentlich dann, wenn sich diese Art des Rechnens auf nur wenige, leicht zu übersehende Verhältnisse beschränkt. So werden z. B. Aufgaben, bei welchen durch gewisse Textworte oder Textformulierungen die Zurückführung auf frühere, gedächtnismäßig eingeprägte Aufgaben ermöglicht ist, nach Anleitung dieser Paradigmata bearbeitet, woraus sich unter Umständen bei ähnlicher Textierung aber abweichender Rechennotwendigkeit sehr charakteristische Irrtümer ergeben.

Die Notwendigkeit, durch eine Vervollkommnung der assoziativen Technik Surrogate für das verstandesmäßige, apperzeptiv geleitete Lernen zu schaffen, entsteht ganz besonders beim höheren Unterrichte. Es kommt nicht selten vor, daß debile Schüler in die höheren Schulen (Mittelschulen) gelangen, da die Aufnahmsprüfung sich in der Regel auf ein gewisses Ausmaß schulmäßiger Kenntnisse erstreckt, die auch auf rein assoziativer Basis erworben werden können. Sänger hat erst kürzlich auf einen debilen Schüler hingewiesen, der bis in die mittleren Klassen des Gymnasiums aufsteigen konnte. Nun bedeutet aber die Notwendigkeit, Unterrichtsstoffe, die sich an die Verstandestätigkeit der Schüler wenden, rein assoziativ zu erfassen, eine außerordentlich schwere Überbürdung, der innerhalb der Breite des Normalen nichts Analoges zur Seite gesetzt werden kann. Wir wissen, daß Arbeitsleistungen solcher Art, die begrenzte psychische Funktionen vorwiegend in Anspruch nehmen, höchst ermüdend sind, und müssen daraus folgern, daß die bei debilen Schülern oft einzig mögliche Arbeitsweise Ermüdungswerte schafft, die geradezu destruktiv auf das Nervensystem wirken, dies um so mehr, je länger eine solche widernatürliche Arbeitsweise andauert. Dazu kommt, daß das unmittelbare Mitarbeiten in der Schule für die Schwachen vielfach unmöglich ist, weil sie den Ausführungen der Lehrer zu folgen nicht imstande sind. In der Schule verbringen sie nahezu nutzlos die beste Zeit; die eigentliche Aneignung des Wissens muß daheim besorgt werden. Sie führt in der Regel nur auf dem Wege des Einzelunterrichtes in stundenlanger, Lehrer und Schüler peinvoller Anstrengung zu Ergebnissen, die im besten Falle nur als Surrogate echten, apperzeptiv bedingten Wissens betrachtet werden können.

Wenn demnach die Möglichkeit besteht, daß debile Schüler eine Zeitlang gleichsam auf Umwegen in den öffentlichen Schulen mitkommen, so bedingt dies eine Arbeitsleistung, die mit solcher Anstrengung verbunden ist, daß ihr das schwache und reizbare Nervensystem der Debilen nicht standhalten kann. Zu den Erscheinungen der Debilität gesellen sich dann Symptome nervöser Überreizung, es ergeben sich dann jene eigentümlichen Formen der Schülernervosität, die man nicht selten mit Unrecht der Schule selbst und ihren Lehrern zur Last legt. Die Frage, in welcher Weise man den Schwachbefähigten in den höheren Schulen gerecht werden soll, steht gegenwärtig noch im Mittelpunkte der Diskussion. Solange aber der falsche Ehrgeiz vieler Eltern darin besteht, ihre Kinder ohne Rücksicht auf deren Befähigung den höheren Schulen zuzuführen, wird hier nur schwer Wandel zu schaffen sein. Da sich der Unterricht in den höheren Schulen die Aufgabe gestellt hat, die intellektuellen Funktionen der Schüler zu entwickeln, und die Methodik des höheren Unterrichtes gegenwärtig diese formale Forderung immer nachdrücklicher zu verwirklichen strebt, so erscheinen die höheren Schulen dem Wesen debiler Schüler keineswegs entsprechend; es wäre lediglich im Interesse der letzteren gelegen, wenn man ihren Eintritt in ein solches ungeeignetes Verhältnis von Anfang an unmöglich machte. Vorschläge in dieser Richtung sind mehrfach erbracht worden. Unter diesen ist namentlich der beachtenswert, an die Stelle der pauschalmäßigen Aufnahmsprüfung Intelligenzprüfungen mit Hilfe neuerdings erprobter und in praxi bewährter Methoden treten zu lassen.

Die Erfahrung lehrt, daß die oben geschilderte Arbeitsweise nicht etwa eine nur vorübergehende, sondern häufig sogar eine dauernde Schädigung des debilen Kindes bedeutet. Es entwickeln sich unter solchen Umständen neurasthenische Erscheinungen, welche die gesamte Arbeits- und Leistungsfähigkeit konstant herabsetzen. Nicht selten kommt es vor, daß debile Schüler, die nach nutzloser Anwendung aller erdenklichen Hilfsaktionen schließlich doch aus der öffentlichen Schule entfernt werden müssen, an keiner andern Stelle verbleiben können, da sie auch in einfachen Verhältnissen an sie gestellten Anforderungen nicht genügen. Die Ursache dieser Mißerfolge ist darin zu suchen, daß ein rascher Aufbrauch der psychischen Kräfte stattfindet und in kurzen Intervallen Ermüdung eintritt. Diese allgemeine Ermüdungsdisposition verbirgt sich oft unter dem Bilde der Indolenz und der Faulheit. Die in solchen Fällen repressiv angewendete erziehliche Strenge verfehlt hier vollständig die beabsichtigte Wirkung, da sie Unlustgefühle auslöst, welche die Hemmungen, die sich aus der leichten Ermüdbarkeit des Debilen ergeben, wesentlich verstärken. Auf solcher Grundlage können auch Affekte entstehen, die sich gegen die Umgebung wenden und das Verhalten in antisozialer Richtung bestimmen. So ist oft die ungeeignete Überweisung eines Debilen an eine höhere Schule der Ausgangspunkt größter erziehlicher Schwierigkeiten, es resultiert schließlich das völlige Versagen auch in praktischer Richtung. Die Beeinträchtigungen des Selbstgefühls, veranlaßt durch das Bewußtsein des Unvermögens, sind so intensiv und nachhaltig, daß sie die Willenstätigkeit geradezu lähmend beeinflussen und jedem Versuch einer Berufsgründung als schweres Hindernis entgegenstehen. Dazu kommt, daß sich der Schüler, welcher alle Hoffnungen aufgeben muß, die mit dem Eintritt in die höhere Schule verbunden waren, nicht selten deklassiert fühlt, worin ihn die enttäuschten, verbitterten Eltern oft noch bestärken. Eine solche Entgleisung wirkt in vielen Fällen demoralisierend.

Jene Kenntnisse, die lediglich auf assoziativem Wege, also durch mechanische psychische Funktionen erlangt werden, sind unfruchtbar und können in keiner Weise zur Entwicklung der spontanen seelischen Kräfte beitragen, auf welchen die Fähigkeit zu produktiver Arbeit beruht. Soll der Debile zu Brauchbarkeit und Leistungsfähigkeit gebracht werden, so ist die Anregung und Ausbildung apperzeptiver Beziehungen unentbehrlich.

Es handelt sich demnach in methodischer Hinsicht zunächst darum, in gewissem Sinne künstlich zu schaffen, was beim normalen Kinde durch seine apperzeptiven Bewußtseinsanlagen spontan zum Ausdruck kommt. Das Unvermögen, die Aufmerksamkeit den Tatsachen der Erfahrung zuzuwenden, zeigt sich beim Debilen frühzeitig schon in hochgradiger Zerstreutheit. Es ist deshalb notwendig, den Unterricht von Anfang an konzentrativ zu gestalten. Dem Wesen des Debilen entspricht es, in größter Flüchtigkeit von einer Anschauung zur andern überzugehen, keinen Eindruck apperzeptiv zu verwerten und keine Beziehungen festzustellen, welche der Begriffsbildung zugrunde liegen können. Die Methode, welche man bei debilen Kindern zunächst anzuwenden hat, kann ihrem Wesen nach als Konzentrationsmethode bezeichnet werden. Diese ist ein vertiefter, alle apperzeptiven Beziehungen berücksichtigender Anschauungsunterricht.

Bei der Betrachtung von Einzelobjekten ist anzustreben, daß der Debile alle Eigenschaften derselben sprachlich zum Ausdruck bringt. Die Notwendigkeit, eine genaue, ins einzelne gehende Beschreibung zu geben, bedeutet für das debile Kind den Zwang zu allseitiger, gründlicher Betrachtung. Die letztere hat aber zur Voraussetzung, daß die Aufmerksamkeit konzentrativ festgehalten und auf das Objekt ausschließlich eingestellt wird. Von der Einzelbetrachtung wird zur Betrachtung zweier oder mehrerer Gegenstände übergegangen, deren übereinstimmende und unterscheidende Merkmale anzugeben sind.

Der Methode des Vergleichens an und für sich wohnt aber nicht jene apperzeptiv bildende Kraft inne, die sich im Überwinden mechanischer Beziehungen geltend macht. Unter Umständen ist es möglich, daß dem Aufsuchen übereinstimmender Merkmale ein Schema zugrunde gelegt wird, das sich zum Teil mit rein assoziativen Hilfen bestreiten läßt. Hingegen sind die Unterscheidungsfragen für die Begriffsbildung von besonderer Wichtigkeit. Während für das Vergleichen, für das Aufsuchen übereinstimmender Merkmale, oft ein eigentümliches Gefühl, das Wiedererkennungsgefühl, maßgebend ist, das jene Bekanntheitsqualität (Höffding) veranlaßt, die direkt im Bewußtsein hervortreten kann, ohne daß ein deutlicher Urteilsprozeß einsetzt, handelt es sich beim Unterscheiden um Neuurteile, um das zielbewußte Suchen von neuen Erkenntnissen. Für das Urteil des Kindes und seine verstandesbildende Kraft ist nach Groos einzig und allein die intellektuelle Wertung maßgebend. Wo das Werten zurücktritt oder ganz verschwindet und trotzdem eine dem aktuellen Urteil entsprechende Leistung vollbracht wird, da handelt es sich um Mechanisierungen durch Übung (Groos). Es ist deshalb notwendig, die Übungen im Vergleichen und Unterscheiden möglichst abwechslungsreich zu gestalten, immer neue Objekte der beziehenden Beurteilung zugrunde zu legen, um den nivellierenden Einfluß der Übung nach Tunlichkeit auszuschalten.

Für das Vergleichen und Unterscheiden kommen verschiedene Modifikationen in Betracht:

1. Die Objekte liegen gleichzeitig zur Beobachtung vor. Hier handelt es sich darum, die übereinstimmenden und unterscheidenden Merkmale von den Objekten unmittelbar abzulesen.

2. Nur ein Objekt liegt unmittelbar vor. Das andere ist vorher genau beschrieben worden. Die Hervorhebung der übereinstimmenden und unterschei-

denden Merkmale setzt voraus, daß das Bild des letzteren mit sinnlicher Lebhaftigkeit reproduziert wird. Die Notwendigkeit, das Objekt späterhin in der Erinnerung mit einem andern Gegenstande vergleichen zu müssen, veranlaßt eine genaue Einprägung desselben; die Aufmerksamkeit wendet sich nicht dem Allgemeinbild zu, sondern den speziellen für das Vergleichen und Unterscheiden in Betracht kommenden Merkmalen, die zu besonderer Klarheit und Deutlichkeit erhoben werden. Dieser Akt der Auslese verleiht auch den reproduzierten Vorstellungen begrifflichen Wert. Durch die Verwendung reproduktiver Elemente beim Vergleichen und Unterscheiden werden auch die Erinnerungsvorstellungen in den Dienst der Begriffsbildung und somit des Denkens, zunächst in seinen einfachsten Beziehungen, gestellt.

Das Verwerten reproduktiver Elemente zur Ergänzung des unmittelbar Gegebenen ist dadurch anzubahnen, daß stets auf frühere Anschauungen zurückgegriffen wird, sobald ein objektiv gegebener Tatbestand solche inhaltlich nahelegt. Bei der Besprechung eines Tieres, einer Pflanze wird durch entsprechende Fragen erreicht werden müssen, daß das Kind sich erinnert, wann und wo es gleiche oder ähnliche Objekte gesehen hat. Durch diese Verknüpfung einer Einzelvorstellung mit anderen gleichartigen Vorstellungen werden die Individualvorstellungen zu Art- und Gattungsvorstellungen umgeprägt, in denen Merkmale, die aus verschiedenen Wahrnehmungsakten stammen, vereinigt sind. Durch diese Verallgemeinerungen verlieren die Begriffe allmählich ihre unmittelbaren, sinnlichen Beziehungen und werden, indem sie sich inhaltlich immer mehr erweitern, zu brauchbaren Bestandteilen des nicht mehr von der Wahrnehmung unmittelbar abhängigen, intellektuell bestimmten Denkens.

Während bei der Auslese von Merkmalen im Dienste des Vergleichens und Unterscheidens die Aufmerksamkeit als analysierende Funktion in Betracht kommt, tritt bei der Erweiterung der Individualbegriffe zu Art- und Gattungsbegriffen die Aufmerksamkeit als synthetische Funktion hervor. Hiermit wird aber die Funktion der Aufmerksamkeit in mehrfacher Richtung bestimmt. Diese Entwicklung der Aufmerksamkeit bildet die Grundlage für die Ausgestaltung des logischen Denkens.

Daraus, daß die Aufmerksamkeit entweder auf bestimmte Merkmale der Objekte hingelenkt wird oder aus verschiedenen homologen Einzelvorstellungen Begriffsvorstellungen bildet, ergeben sich die verschiedenen Urteilsformen. Diese müssen beim debilen Kinde besonders geübt werden, wobei jene logischen Bestimmungsweisen vorbildlich sind, die beim normalen Kinde durch die spontane Entwicklung seiner apperzeptiven Funktionen zustande kommen. Nach Peter Vogel läßt sich etwa folgende Gruppierung dieser Urteilsformen bei schulpflichtigen Kindern vornehmen, die auch dem Denkunterricht der Debilen zugrunde gelegt werden kann:

1. Ähnlichkeit — Unterschied.
2. Gattung — Art.
3. Ganzes — Teil.
4. Ding — Eigenschaft.
5. Haben (z. B.: Der Briefträger hat eine Tasche).
6. Dispositionen, Vermögen (z. B. Die Mutter kann kochen).
7. Ding — Zustand (z. B.: Das Glas ist zerbrochen).
8. Ding — Tätigkeit (z. B.: Der Vogel singt).
9. Ursache — Wirkung (z. B.: Wenn das Glas fällt, zerbricht es).
10. Zweck — Mittel (z. B.: Der Laubfrosch soll das Wetter verkünden).
11. Raum (z. B.: Das Glas ist im Schrank).
12. Zeit (z. B.: Der Briefträger kommt morgens und abends).
13. Zahl (z. B.: Der Vogel hat zwei Beine).
14. Existenz (z. B.: Früher war ein Vogel im Käfig).

Diese Übungen in der Urteilsbildung dürfen jedoch, dem Grundsatz der Konzentration entsprechend, nicht im einzelnen zusammenhanglos vorgenommen werden. Eine solche einseitige Übung würde unter Umständen zur Folge haben, daß an die Stelle apperzeptiver assoziative Beziehungen treten und das Kind gewisser Denknotwendigkeiten durch Zurückführung seiner Aussagen auf eine festliegende Form überhoben wird. Es soll vielmehr die Übung des Urteilens und Schließens in jenen Zusammenhängen erfolgen, wie sie die lebensvolle Anschauung ergibt. Die unmittelbare Anschauung wird ergänzt durch die Betrachtung geeigneter Bilder, wobei allerdings die Fähigkeit, Bilder denkend zu betrachten, nach Grundsätzen, die späterhin (S. 112) angegeben sind, vorerst entsprechend entwickelt sein muß. Auch in Hinsicht auf die Einübung von Denkbeziehungen erweist sich das Anschauungsbuch von Walther (S. 174) als ein sehr verwendbarer Lehrbehelf.

Jedes dieser Bilder gibt nicht bloß Gelegenheit, eine Anzahl der verzeichneten Urteilsformen zu üben, sondern auch zwanglos von einer zur andern überzugehen, so daß Gedankengänge verfolgt werden können, die für die verstandesmäßige Erfassung und Bearbeitung der Umwelt vorbildlich erscheinen.

Bei der Gewinnung der elementaren Urteilsformen kommt außer dem reproduktiven Vorstellen auch die Phantasie des Kindes sehr wesentlich in Betracht. Den Vorgängen, welchen das debile Kind passiv gegenübersteht, fehlt oft gänzlich der Faktor lebensvoller Beziehung. Es ist namentlich der Tätigkeitsbegriff, der unzureichend apperzipiert und den Objektvorstellungen gegenüber nicht als ein neuer Bewußtseinsinhalt von anderer Qualität erfaßt wird. Indem man das Kind anleitet, Tätigkeiten auszuführen und sprachlich genau zu bezeichnen, werden die Tätigkeitsbegriffe mit dem Selbstbewußtsein des Kindes aufs innigste verbunden. Um aber den Begriff der Tätigkeit auch aus Fremdbetätigungen ableiten zu können, ist es erforderlich, daß das Kind die letzteren in entsprechender Auswahl wiederhole und gleichfalls sprachlich bezeichne. Mittels solcher Übungen wird das Kind veranlaßt, Fremdbetätigungen durch einen beziehenden Akt der Phantasie gleichsam in die Sphäre des eigenen motorischen Vorstellens zu übertragen. Wird durch ein derartiges Vorgehen die motorische Phantasie nicht angeregt, so bleiben die Tätigkeitsvorstellungen häufig auf Objektvorstellungen beschränkt, es prägt sich wohl das Bild des Gegenstandes in verschiedenen Stellungen und Phasen dem Gedächtnis ein, es fehlt aber der Aktivitätsfaktor, der für den Begriff der Tätigkeit von besonderer Wichtigkeit ist.

Für die Urteilsbildung des Kindes, die durch Übungen im Vergleichen und Unterscheiden angeregt wird, kommt weiterhin die Fähigkeit in Betracht, Wesentliches und Unwesentliches unter den einem Objekt oder Tatbestand zukommenden Merkmalen zu trennen. Hier handelt es sich nicht schlechthin um ein positives oder negatives Urteil, sondern um die intellektuelle Wertung, um das Abwägen der Begriffe nach ihrer kennzeichnenden Kraft. In diesem Sinne sind Definitionsfragen für die Ausbildung der Urteilsfähigkeit von besonderer Bedeutung. Diese werden sich nur auf konkrete Tatbestände und auf Objekte, die dem Kinde hinlänglich bekannt sind, beziehen dürfen. Erschöpfende Definitionen können nicht verlangt werden, es muß vielmehr genügen, wenn das Kind in seinen Antworten tatsächlich kennzeichnende Merkmale hervorhebt. Bei zu weiten Definitionen (Der Hammer ist ein Ding zum Klopfen) wird der Lehrer durch entsprechende Einwände (Du kannst auch mit dem Finger, mit einem Stein klopfen) erreichen, daß eine Auslese der Bestimmungsbegriffe stattfindet und schließlich eine Antwort gegeben wird, die als hinreichend angenommen werden kann. (Der Hammer ist ein Werkzeug zum Klopfen.) Nur Realdefinitionen sind für die Begriffs- und Urteilsbildung wertvoll, während

Nominaldefinitionen sich über die Stufe rein verbaler Leistungen nicht erheben. Fragen wie die folgenden: „Was ist ein Obstbaum?“ oder „Wer ist ein Schuhmacher?“ legen durch Zergliederung des Wortklanges die Antwort so nahe, daß reale Vorstellungen überhaupt nicht auftauchen.

Kommt es bei den Definitionsfragen auf eine Analyse der Vorstellungen und Vorstellungsbeziehungen an, so bieten zweckmäßig gewählte Rätsel Gelegenheit zu begrifflicher Synthese. Schon bei Imbezillen erweist sich das Rätselraten in seinen einfachsten Beziehungen als eine vortreffliche Übung. Bei Debilen sollen die Rätsel derart gewählt werden, daß nicht eine einfache Summierung der Merkmale zur Lösung genügt, sondern die mitgeteilten Tatsachen durch Urteile und Schlüsse in richtige Beziehung gebracht werden müssen. Verschiedene Formen der Rätsel erfüllen diese Bedingungen und regen das Nachdenken in mannigfacher Richtung an, so auch Bilder und Zeichen, welche den Rebus zusammensetzen.

Der verstandesbildende Wert des Rätselratens wird erhöht, wenn unter der Anleitung des Lehrers die Richtigkeitskontrolle der Lösung stattfindet, indem das Kind selbst nachprüft, ob alle angeführten Merkmale bei der Lösung zutreffen. Bei unrichtiger Lösung ist oft der Nachweis der Widersprüche und die Ermittlung der richtigen Beziehungen der erneuerten Bearbeitung des Rätsels vorzuziehen.

Die Wißbgierde des normalen Kindes prägt sich in seinem mächtigen Interesse für Kausalbeziehungen aus. Nach Groos bezieht sich fast die Hälfte aller Fragen, die das Kind stellt, auf Ursachen und Wirkungen. Das Kausalbedürfnis des gesunden Kindes gehört zu jenen immanenten Eigenschaften des Bewußtseins, vermöge welcher sich die intellektuellen Funktionen, einem inneren Drang, dem Erkenntnistrieb, folgend, zu immer höheren Stufen entwickeln.

Auch das Spiel dient zum großen Teil dem Drang nach der Erforschung kausaler Beziehungen und hier ist das Experimentierspiel in erster Reihe zu nennen. Das rastlose Experimentieren kleiner Kinder zeigt, daß ein triebhaftes Wollen dem von Absicht und Überlegung geleiteten Aufsuchen kausaler Beziehungen vorangeht; das Kausalitätsbedürfnis macht sich demnach triebhaft geltend, bevor Urteilen und Schließen als bewußte Funktionen einsetzen.

Nach Groos kommt bei den kausalen Beziehungen das Verhältnis von Regreß und Progreß sehr wesentlich in Betracht. Im ersteren Falle wird innerhalb der Kausalbeziehungen rückwärts nach den Ursachen, im letzteren vorwärts nach den Wirkungen gefragt. Es handelt sich demnach um ein Vorwärts- oder Rückwärtsschreiten in der Zeitreihe, um die richtige zeitliche Ordnung eines Ereignisses hinsichtlich des „Früher“ oder „Später“. Wir finden nun sehr häufig den Zeitsinn bei Debilen selbst in Hinsicht auf diese einfachsten Verhältnisse sehr schlecht entwickelt.

Bevor die kausalen Beziehungen geübt werden, soll das debile Kind daher die Fähigkeit zu richtigen Zeitbestimmungen erlangt haben, insbesondere hinsichtlich der richtigen Angaben über die Aufeinanderfolge von Ereignissen. Diese Angaben sollen sowohl vor- als auch rückwärtsschreitend richtig erfolgen. Wird eine vorbestimmte Ordnung allen Beschäftigungen des Debilen zugrunde gelegt, so entsteht auf Grund dieser Zeiteinteilung nicht bloß eine klare und deutliche Zeiterinnerung, es macht sich auch die Fähigkeit geltend, zeitliche Vorherbestimmungen vorzunehmen und sich hinsichtlich bevorstehender Ereignisse hinreichend zeitlich zu orientieren. Demgemäß erscheint die Gewöhnung an zeitliche Ordnung auf Grund einer genauen Zeiteinteilung nicht bloß aus erziehlichen Rücksichten, sondern auch wegen der Gewinnung entsprechender Zeitvorstellungen wichtig.

Die zeitliche Sukzession führt zur Auffassung von Kausalbeziehungen, indem gewisse Geschehnisse in ihren gegenseitig sich bedingenden Verhältnissen aufgesucht werden. Z. B.: Eine Kugel wird durch eine vertikale Papierfläche geworfen. Zunächst wird das Zeitverhältnis festgestellt. „Wie war das Papier zuerst?“ „Wie dann?“ „Wann ist das Loch im Papier entstanden?“ Nun werden die Ereignisse zeitlich in die richtige Reihenfolge gebracht. Hieran schließt sich auf die Frage: „Warum hat das Papier jetzt ein Loch?“ die Feststellung der kausalen Beziehung.

Aus einer möglichst großen Zahl zeitlich fixierter Tatbestände werden späterhin die entsprechenden kausalen Verhältnisse abgeleitet, wobei die kombinatorischen Verstandesleistungen immer mehr in Anspruch genommen und die Feststellung der Kausalverhältnisse auf solche Relationen bezogen werden, in welchen die unmittelbare Wahrnehmung nicht mehr zur Erklärung hinreicht. Hier ergibt sich ferner die Möglichkeit, verschiedene Erklärungsmotive heranzuziehen und eine Entscheidung durch Berücksichtigung verschiedener Tatsachen herbeizuführen. Z. B.: Am Morgen sieht das Kind die Straße naß. Diese Tatsache könnte zunächst dadurch erklärt werden, daß es geregnet hätte. Aber die angrenzenden Felder zeigen sich trocken, der Himmel ist klar und gänzlich unbewölkt. Das Kind hat früher wiederholt gesehen, daß die Straße mit Hilfe eines Sprengwagens bespritzt worden ist. Die Frage: „Warum ist die Straße naß?“ läßt verschiedene Erklärungen zu. Die nächstliegende (es hat geregnet) wird bei Beachtung der Nebenumstände abzuweisen sein. Das Kind muß deshalb andere Möglichkeiten in Kombination ziehen, wozu aus früheren Anschauungen stammende Erinnerungsvorstellungen das Material ergeben. Zwischen Frage und Antwort drängt sich eine Anzahl von Urteilen und Schlüssen, so daß die Herstellung der richtigen Kausalbeziehung als Produkt aus mehrgliederigen Denkoperationen hervorgeht.

Auch die kausalen Beziehungen sollen nicht isoliert geübt werden, sondern im Zusammenhang mit anderen Denkformen. Die für die geistige Entwicklung so wichtigen kausalen Formen des Urteilens und Schließens können bei fortgesetzter, einseitiger Übung mechanisiert werden und sinken dann zu assoziativen Bestandteilen des Bewußtseins herab, so daß sich hieraus keine Förderung der Intelligenz ergibt. Diese Gefahr liegt bei debilen Kindern, wie wiederholt erwähnt, infolge der ihnen eigentümlichen Fähigkeiten zur Mechanisierung der Denkprozesse besonders nahe.

Die Auffindung kausaler Beziehungen ist für die Intelligenzentwicklung der Debilen von besonderer Bedeutung. Hier handelt es sich nicht um einen einfach deskriptiven Vorgang, sondern um eine beziehende Tätigkeit, welche die gesamten apperzeptiven Funktionen in Anspruch nimmt. Alle diese Belehrungen müssen aber an die eigenen Erfahrungen des Kindes anknüpfen, und es ist in diesem Sinne von besonderer Wichtigkeit, daß das Kind nicht bloß zu zielstrebigem Handeln angeleitet werde, sondern auch imstande sei, diese Handlungen jeweils rückschauend zusammenzufassen und sprachlich zum Ausdruck zu bringen. Eine solche Gelegenheit ergibt sich beim Handfertigkeitsunterricht. Das Kind erhält z. B. den Auftrag, einem vorgelegten Muster entsprechend eine Schachtel anzufertigen. Zunächst erfolgt die analysierende Betrachtung des Objektes. Die Bestandteile werden, nach Größe und Form unterschieden, aus einem Kartonblatt der Vorlage entsprechend ausgeschnitten und dann zusammengefügt. Demnach zerfällt die zur Erreichung des Zieles notwendige Handlung in zwei Teile: Erstens in die Analyse des Modelles und in die Unterscheidung der Bestandteile, zweitens in die Anfertigung der letzteren und die

Synthese der Teile zum Ganzen. Bei dem gesamten Vorgange wird das Bild des fertigen Gegenstandes festgehalten, es bestimmt alle einzelnen Handlungen, die zur Erreichung des Zweckes dienen. Die Zielvorstellung determiniert also alle partiellen Funktionen und ergibt die Auslese unter den verschiedenen Möglichkeiten, welche bei der Bearbeitung des Materials in Betracht kommen. Diese determinierende Wirkung der Zielvorstellung ist nach Ach und Meumann das eigentlich Charakteristische der Willenshandlung. Damit aber die Motivbildung, das kausale Bedingtsein des Wollens, zustandekomme, ist es notwendig, daß sich das Kind genaue Rechenschaft über sein Handeln gebe und die kausalen Beziehungen zur Erreichung des Zweckes in adäquater Weise sprachlich auszudrücken vermöge. Die begriffliche Erfassung kausaler Beziehungen dient demnach auch der Erziehung des Wollens. Wenn mehrfach derart kausale Beziehungen begrifflich erfaßt worden sind, so entsteht allmählich ein innerer Zwang, das Handeln zu begründen, es auf Motive zurückzuführen, oder umgekehrt das Handeln nach bestimmten Zielen zu richten. So werden den Zufallsreaktionen der Debilen gegenüber Elemente bewußten Wollens wirksam, es erfolgt die Umbildung triebhafter zu motivierten Handlungen. Statt äußerlicher mechanischer Assoziationen werden apperzeptive, in den Verhältnissen von Ursache und Wirkung, Grund und Folge sich bewegende Komponenten maßgebend.

Einige Worte beansprucht auch das Bildermaterial, das den Denkübungen und hier besonders der Vermittlung kausaler Beziehungen zugrunde gelegt werden soll.

Ausgehend von den eigenen Erfahrungen des Kindes werden zunächst solche Bilder vorgelegt, welche die Reproduktion bekannter Handlungen ermöglichen. Diese sind entweder unmittelbarer Art, indem sie an Übungen anknüpfen, welche das Kind selbst vorgenommen und sprachlich präzisiert hat, oder mittelbarer Art, wenn das Kind jene Tätigkeiten, die im Bilde dargestellt erscheinen, wiederholt zu beobachten in der Lage war. Die pädagogische Erfahrung lehrt, daß bei der unterrichtlichen Zwecken dienenden Bildbetrachtung Zurückführungen dieser Art auf unmittelbar oder mittelbar Erlebtes im Anfang unbedingt notwendig sind, um auch späterhin durch eine beziehende Tätigkeit der Phantasie jene Aktualitätskoeffizienten hinzuzufügen, welche den Darstellungen sinnliche Lebhaftigkeit verleihen, auch wenn sich die Bildbetrachtung späterhin nicht auf eigene Erfahrungen oder Erlebnisse bezieht. Durch diesen Akt subjektiver Beziehung können die bildhaft dargestellten Vorgänge auch auf die eigene Willenstätigkeit einwirken.

Wird dieser Stufengang bei debilen Kindern nicht beobachtet und das Bildermaterial, so wie es der Zufall fügt, dargeboten, so wirkt die Bildbetrachtung keineswegs derart auf die apperzeptiven Funktionen, daß sie in den Dienst der Verstandesbildung treten kann. Ziehen hat mit voller Berechtigung darauf hingewiesen, daß das debile Kind nur sehr schwer den eigenartigen Zusammenhang zwischen Bild und Objekt begreift, während das normale Kind sehr rasch die Assoziationsbrücke vom Bild zum abgebildeten Objekt schlagen lernt. Hat das debile Kind aber durch den geschilderten methodischen Stufengang die Fähigkeit erlangt, Bilder zu objektivieren, so läßt sich die Bildbetrachtung ohne Bedenken in den Dienst des Unterrichtes stellen und gewährt in dieser Hinsicht eine wesentliche Hilfe.

Die Darbietung von Bildern kann auch sehr zweckmäßig verwendet werden, um die Kombinationsfähigkeit der Schüler anzuregen.

Diese Übungen lassen sich zunächst in der Weise vornehmen, daß etwa ein Märchen erzählt wird und der Schüler beim Vorzeigen der betreffenden Illustrationen anzugeben hat, auf welche Stelle sich die betreffende Abbildung bezieht. Andererseits kann von vorgeschrittenen Schülern verlangt werden, daß verschiedenen, zusammengehörigen Illustrationen ein fortlaufender Text zugrunde gelegt werde. Übungen solcher Art, die in der Erfindung von Texten zu einer Serie inhaltlich zusammengehöriger Bilder bestehen, wirken nicht bloß vorteilhaft auf die Verstandes-, sondern auch auf die Phantasietätigkeit ein.

Durch einen solchen vertieften, vorbereitenden Unterricht, der von den Verhältnissen der Wirklichkeit ausgeht und sich in seiner Anwendung auf dieselbe zurückbezieht, wird das debile Kind daran gewöhnt, seine Umgebung denkend zu betrachten. Für die Auffassung der Umwelt werden jene apperzeptiven Verhältnisse maßgebend, welche den Gegenstand des Urteilens und Schließens bilden und somit klare und distinkte Begriffe ergeben. Damit ist auf einem Umwege erreicht, was das normale Kind unter spontaner Anwendung seiner Verstandesanlagen aus sich selbst leistet.

In sehr vielen Fällen zeigt es sich, daß eine solche Anleitung zur aufmerksamen Betrachtung der Umgebung gleichsam als Auslösung wirksam ist, so daß das debile Kind nunmehr wie das normale, einer inneren Nötigung folgend, seine Intelligenz durch Selbstübung immer weiter entwickelt. Allerdings wird diese Entwicklung keine unbegrenzte sein, und es ergibt sich früher oder später eine Schranke, die nicht überschritten werden kann. Auf dem Gebiet der Urteilsfunktionen sind es lediglich einfache Verhältnisse, denen der Debile intellektuell gewachsen ist. Ein gewisser naiver Empirismus ist auch unter den günstigsten Verhältnissen und bei entsprechender Förderung für sein Denken charakteristisch, und es wäre ein vergebliches Bemühen, ein debiles Kind durch intensive unterrichtliche Einwirkungen zur Erfassung komplizierter logischer Beziehungen geeignet machen zu wollen. Demnach ist, wie bereits erwähnt, der höhere Unterricht für den Debilen ungeeignet, er muß hier infolge unzureichender Veranlagung versagen. Hingegen wird es unschwer möglich sein, das Kind innerhalb der Grenzen seiner Verstandesentwicklung auch praktischen Berufen zugänglich zu machen. Für die Berufswahl ergibt sich daraus der Gesichtspunkt, daß das Kind praktische Fertigkeiten nur in dem Umfang erwerben kann, dem sein Begriffsvermögen gewachsen ist. Als solche Berufe kommen einfache Handwerke und gleichwertige Verrichtungen in der Gärtnerei, in der Land- und Forstwirtschaft in Betracht. Ausgeschlossen sind aber z. B. der kaufmännische Beruf, der eines Beamten, welcher mehr zu leisten hat als einfache Schreibarbeiten, und auch jene handwerksmäßige Ausbildung, die eigene Entscheidungen und höhere Urteilsfähigkeit erfordert, z. B. der Beruf eines Mechanikers, eines Elektrotechnikers usw.

Der schulmäßige Unterricht entwickelt sich allmählich durch Sonderung jener Zweige, die ursprünglich im Anschauungsunterrichte vereinigt waren. Die Anschauungsstoffe bilden die erste Grundlage für das Rechnen. Der Neigung des Debilen zu rein assoziativen Aneignungen kommt jedes Verfahren im Rechenunterrichte zustatten, das von Anfang an lediglich die mechanische Rechenfertigkeit erstrebt und die Anbahnung von Zahlvorstellungen hintansetzt. Wir haben bereits darauf hingewiesen, daß das elementare Rechnen des Debilen sich häufig in ein mechanisches Assoziieren auflöst und die gesamten Rechenleistungen dann in nichts anderem bestehen als in der Fähigkeit, Zahlreihen mit größter Schnelligkeit zu reproduzieren. Ein solches lediglich auf das Zählen begründetes Rechnen wird aber die Verstandestätigkeit des Debilen kaum in Anspruch nehmen. Sobald erkannt worden ist, welche Rechenoperation verlangt wird, setzt das debile Kind seinen Assoziationsmechanismus in Bewegung und bestreitet demgemäß die verlangten Leistungen lediglich gedächtnismäßig durch Reproduktion eingelernter Zahlreihen. Wenn z. B. eine Multiplikation verlangt wird, so tritt keineswegs irgend eine Vorstellung der Zahlverhältnisse in Kraft, es wird die betreffende Multiplikationsreihe einfach in rascher Folge so weit durchflogen, bis in Übereinstimmung mit der gestellten Aufgabe das richtige verbale Bild auftaucht. Die Fähigkeit, Rechenleistungen zu mechanisieren, ist vielen Debilen im höchsten Maße eigen und selbst dort, wo keine Anleitung zu mechanischen Rechenhilfen erfolgt, entwickelt das debile Kind solche rein assoziative Beziehungen nicht selten aus sich selbst auf Grund seiner Gedächtnisanlage, die ihm in vielen Fällen die Möglichkeit bietet, apperzeptive Beziehungen zu ersetzen. Nun ist aber der Rechenunterricht einer der wertvollsten Behelfe, die Denktätigkeit des Debilen anzuregen, soferne von Anfang an darauf hingearbeitet wird, daß jeder Rechenoperation ein bestimmter Vorstellungsinhalt zugrunde liegt. Das anschauliche Rechnen muß daher beim Debilen solange als möglich gepflegt werden.

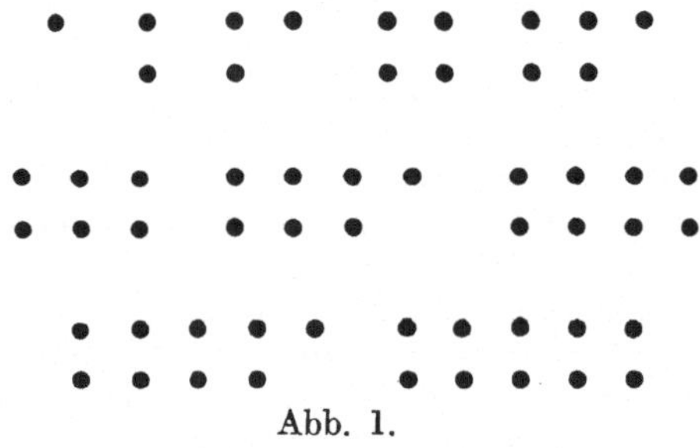

Abb. 1.

Im Anschauungsunterrichte sind die zählbaren Dinge in verschiedener Gruppierung gegeben. Um aber die formalen Bedingungen des elementaren Rechnens deutlich hervorheben zu können, ist eine gewisse Konstanz der Zahlvorstellungen nötig. Indem die Veränderungen an einem Material gleichartiger Dinge vorgenommen werden, treten erst die formalen Beziehungen mit begrifflicher Klarheit und Deutlichkeit hervor. Nun scheint zunächst das Nebeneinander der zählbaren Dinge, die Zahlreihe, die besten Bedingungen für die anschauliche Vermittlung der Zahlbegriffe zu gewähren. Aber experimentelle Untersuchungen haben gelehrt, daß eine Zahlreihe, die über drei und vier hinausgeht, nicht einmal vom normalen Kinde anschaulich festgehalten und reproduziert werden kann. Deshalb eignet sich auch jenes Lehrmittel, das die Zahleinheiten in Reihenform darbietet, z. B. der bekannte russische Rechenapparat, nicht für ein durchaus auf Anschauung begründetes, von deutlichen Zahlvorstellungen geleitetes Rechnen.

Die Zahlanschauungen, welche dem elementaren Rechnen zugrunde gelegt werden, müssen aber die weitere Forderung erfüllen, daß sie genetisch auseinander hervorgehen. Diesen Zweck erfüllen am besten die sogenannten quadratischen Zahlbilder (Abb. 1). Hier wird als Grundform das Quadrat beibehalten, und es werden durch Hinzufügung von Punkten in immer der gleichen Weise die höheren Zahleinheiten hergestellt. Diese Zahlbilder lassen sich nicht bloß anschaulich leicht festhalten, sie können auch durch einen Akt einfacher Analyse oder Synthese den einzelnen Rechenoperationen entsprechend zerlegt oder zusammengefügt werden, so daß hier der Grundsatz erfüllt erscheint, daß verschiedene Abstraktionen an den gleichen Inhalten zu üben sind. Bevor demnach zum eigentlichen Rechnen übergegangen wird, das sich zunächst im Zahlenraum bis zehn bewegt, ist es notwendig, daß Übungen im Erkennen der Zahlbilder vorgenommen werden. Hier tritt der für die Gewinnung von Zahlbegriffen wichtige Akt der Zahlschätzung in Kraft, der darin besteht, daß der Gesamteindruck des Zahlbildes einen bestimmten Zahlbegriff auslöst.

Wenn wir dem Kinde beim elementaren Rechnen ein besonderes Lehrmittel, das Zahlbrett (Abb. 2), in die Hand geben, und durch Einsetzen der betreffenden Steine das Zahlbild herstellen lassen, so erfolgt das Zustandekommen der Zahlvorstellungen durch die Selbsttätigkeit des Kindes. Es sind hier optische und taktile Eindrücke wirksam, um die Zahlvorstellungen sinnlich lebhaft zu gestalten. Diese selbst hergestellten Zahlbilder werden nun jeweils auf fertige Zahlbilder bezogen. Es sind dies Karten, auf welchen die Zahleinheiten mit Hilfe von kräftigen Punkten in analoger Weise dargestellt erscheinen. Das Kind wird nun angeleitet, die auf dem Zahlbrette hergestellten Zahlbilder mit den fertigen, auf den Karten befindlichen zu vergleichen. Auf diese Weise entwickeln sich jene Beziehungen, welche für die begriffliche Festhaltung der Zahlvorstellungen von Wichtigkeit sind. Auf dem Zahlbrette ist es möglich, die Veränderungen, den Rechenoperationen entsprechend, unmittelbar darzustellen. Bei Vorlage der fertigen Zahlbilder werden diese Veränderungen durch Phantasietätigkeit bewirkt. Es ergänzen sich unmittelbare und reproduktive Vorstellungen. Wir finden demnach bei dieser Art des elementaren Rechnens alle jene Beziehungen verwirklicht, die wir an früherer Stelle für die Entwicklung des begrifflichen Denkens bei Debilen als erforderlich erkannt haben.

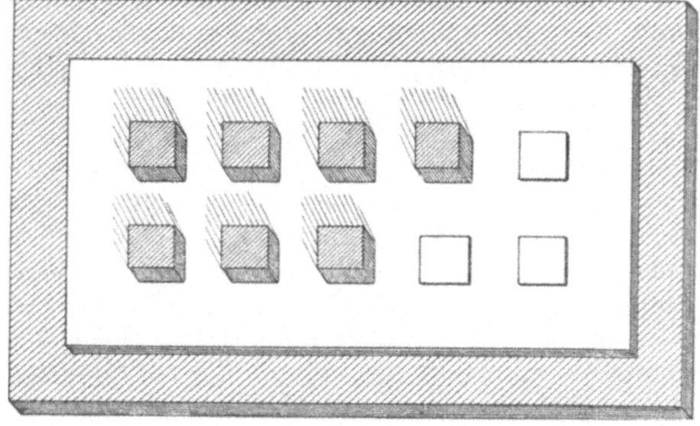

Abb. 2.

Durch häufige Wiederholung der Zahloperationen mit Hilfe der Zahlbilder entwickelt sich schließlich ein mechanisches Zahlgedächtnis und die elementaren Rechenoperationen können sodann rein gedächtnismäßig vollzogen werden. Dieses Zahlgedächtnis bietet aber die Möglichkeit, stets wieder auf anschaulich gegebene Tatbestände zurückzugreifen. Es wird auch dann, wenn das gedächtnismäßige Rechnen geübt wird, dafür gesorgt sein müssen, daß die Zahlbilder sich im Gesichtskreise des Kindes befinden, so daß, wenn das Gedächtnis an der einen oder der andern Stelle im Stiche läßt, ein Blick auf das betreffende Zahlbild die anschauliche Reproduktion wieder ermöglicht. Hierdurch wird verhütet, daß das elementare Rechnen sich lediglich auf das assoziative Gedächtnis zurückzieht, das rein verbale Leistungen bedingt, die für die Begriffsbildung nahezu wertlos sind. Erst dann, wenn mit Hilfe der Zahlbilder die vier Rechnungsarten etwa im Zahlraum bis zehn einen gesicherten Besitz des Kindes bilden, wird man daran gehen, die Zahlbilder aufzulösen und Anordnungen anderer Art dem Rechnen zugrunde zu legen. Auch dieser Vorgang ist psychologisch sehr wertvoll. Durch die Umformung der Zahlbilder entsteht die Vorstellung des Bleibenden im Wechsel. Die Zahl als solche bleibt konstant, auch wenn sich die Anordnung der Zahleinheiten ändert.

Dem Rechnen im Zahlraum bis hundert kann gleichfalls eine Anordnung quadratischer Zahlbilder zugrunde gelegt werden. Die sogenannte Zehnertafel (Abb. 3) enthält in der dem Kinde bereits geläufigen Ordnung zehn bewegliche Tafeln mit je zehn Punkten. Die nicht unmittelbar erforderlichen

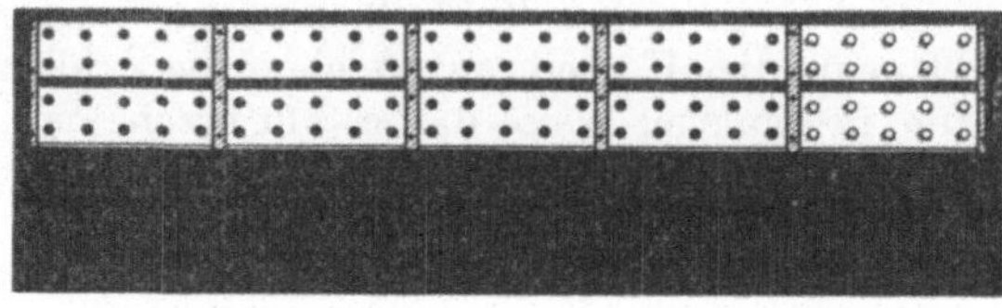

Abb. 3.

Tafeln sind leicht durch Verschiebung nach oben oder unten zu entfernen. Zwei dieser Tafeln sind mit beweglichen Einern (Korken) ausgestattet, so daß unschwer durch Hinzufügen von Einern auch das Rechnen von einem Zehner in den andern geübt werden kann.

Beim Rechnen ergibt sich häufig der für Debile höchst charakteristische Tatbestand, daß die spontane Anwendung des Erlernten auf praktische Verhältnisse überhaupt nicht oder nur in sehr beschränktem Umfange stattfindet. Das sogenannte Sachrechnen (angewandtes Rechnen), bei welchem die Rechenoperationen den Verhältnissen und Bedürfnissen des praktischen Lebens entsprechen, ist bei Debilen häufig eine rein assoziative, verbale Leistung, soferne sich der Lehrer darauf beschränkt, die reinen Zahlaufgaben durch Hinzufügung von Sachattributen zu erweitern. In diesem Sinne findet in der Regel kein Übergang vom reinen Zahlrechnen zum anschaulichen Rechnen statt, wenn beispielsweise beim Addieren die Aufgaben nicht mehr auf die Zahlen selbst beschränkt bleiben, sondern gewisse zählbare Dinge (Münzen usw.) hinzugefügt werden, ohne daß die Aufgabe unmittelbar auf anschaulich gegebene Gegenstände bezogen wird. Das Kind assoziiert mechanisch die Sachnamen und fügt diese den gedächtnismäßig reproduzierten Zahlen hinzu, ohne hierbei die Vorstellung der betreffenden Dinge anschaulich festzuhalten. Es ist im Grunde genommen dieselbe verbale Leistung, ob der Schüler die Aufgabe $2 + 2 = 4$ gedächtnismäßig reproduziert oder in der Form 2 Heller und 2 Heller sind 4 Heller. Die Vorstellung der Münzen kommt bei solchen Anlässen kaum in Betracht. Um so weniger wird sich diese Art des Sachrechnens mit anschaulichen Reproduktionen verbinden können, wenn die gleiche Rechenoperation in Verbindung mit verschiedenen Sachnamen gebracht wird. Demnach gehören Aufgaben wie die folgenden: Wie viel sind zwei und zwei Münzen, Bäume, Kinder usw., bei welchen lediglich in die Antwort die in der Frage erwähnten Sachnamen mit einbezogen werden, nicht eigentlich dem elementaren Sachrechnen an, sie bedeuten im Grunde genommen nur eine Variation des reinen Zahlrechnens. Das Sachrechnen ist bei Debilen darum von höchster Wichtigkeit, weil hier mit der Vorstellung der Objekte auch die entsprechenden Zahlvorstellungen verbunden sind, somit das Sachrechnen bei richtigem methodischen Vorgehen gewährleistet, daß Vorstellungs- und damit auch Denkbeziehungen stattfinden.

Das reine Zahlrechnen wird dadurch zum Sachrechnen gestaltet, daß beim Anfertigen von Zahlbildern verschiedene Gegenstände Berücksichtigung finden. Das Kind wird angeleitet, Zahlbilder mit verschiedenen Dingen auszulegen, z. B. mit Münzen, Knöpfen, farbigen Scheiben usw. Hierdurch wird erreicht, daß sich die Zahlvorstellungen auf verschiedene Dinge beziehen. Wenn solcherart beim gedächtnismäßigen Rechnen Namen von Sachen berücksichtigt werden, die beim Anfertigen der Zahlbilder Verwendung fanden, so kann wohl vorausgesetzt werden, daß die homologen Vorstellungen auftauchen und somit durch die Beziehung auf verschiedene Anschauungsinhalte die Rechenleistungen sinnliche Lebhaftigkeit behalten. Die Anfertigung von Zahlbildern mit variablen Gegenständen macht auch den elementaren Rechenunterricht abwechslungsreich und wirkt auf das Interesse des Kindes in günstiger Weise ein, so z. B., wenn Zinnsoldaten benützt werden, die den Zahlbildern entsprechend in Reih und Glied aufmarschieren u. a. m.

Das Sachrechnen soll aber nicht auf die Rechenstunde beschränkt bleiben. Bei allen Gelegenheiten, bei welchen Gegenstände in verschiedener Zahl und Anordnung gegeben sind, soll die Rechenfertigkeit des Kindes gleichfalls Verwendung finden. Dies gilt nicht bloß vom Anschauungsunterrichte als solchem, sondern auch von gelegentlichen Belehrungen, z. B. im Garten, bei Spaziergängen usw. In vielen Fällen ist durch zweckmäßige Anleitung der Rechenfertigkeit ein Durchbrechen jener assoziativen Gewohnheiten möglich, die sich namentlich bei den sogenannten Zahlenfexen auf das mechanische Zählen aller erdenklichen Dinge beziehen und dem begrifflichen Erfassen und Bearbeiten von Zahlvorstellungen hinderlich im Wege stehen. So hatte sich ein Kind daran gewöhnt, rein mechanisch, fast zwangsmäßig, die Fenster der Häuser abzuzählen und mit derlei Angaben sein Gedächtnis zu belasten. Wenn nun in solchen Fällen verlangt wird, daß bei einem Hause zunächst die Zahl der Fenster in einer Reihe abgezählt und den Stockwerken entsprechend multipliziert wird, wenn weiterhin festzustellen ist, um wie viel das eine Haus mehr oder weniger Fenster zählt als das andere, so werden Beziehungsbegriffe hervorgerufen, welche den Zähltrieb des Debilen in den Dienst verstandesmäßiger Erwägungen stellen. Allerdings darf bei gelegentlichen Belehrungen das Zahlverhältnis nicht allzu stark betont werden. Dieses kommt neben den Beziehungen von Farbe, Form, Zweck usw. in Betracht.

Besonders wichtig sind jene Formen des Sachrechnens, die sich unmittelbar aus den praktischen Verhältnissen selbst ergeben. So bietet z. B. der Handfertigkeitsunterricht die Möglichkeit, der unmittelbar praktischen Notwendigkeit folgend, zu zählen, zu messen, Zahlgrößen zu vergleichen und Rechenoperationen auszuführen, die Urteilen und Schließen in Anspruch nehmen. Die Beziehungen zu einem bestimmten Zweck gestalten die Rechenleistungen eminent praktisch, sie setzen dieselben in nahe Beziehung zu den Bedürfnissen des täglichen Lebens und stehen in ihrer Bedeutung weit höher als die ausgeklügelten Probleme, die ohne Beziehung auf die unmittelbare Anschauung in manchen Rechenbüchern geboten werden.

Der Überleitung zum praktischen Rechnen dient ein Lehrmittel, das als Kaufladen in vielen Schulen Verwendung findet. Das Lehrmittel, das außer Gebrauch in Form eines Schrankes zusammengelegt werden kann, ermöglicht die Umwandlung der Schulstube in einen Kaufladen, in dem die Schüler, denen abwechselnd die Rolle des Kaufmannes und des Käufers zukommt, verschiedene Waren wägen und messen, mit echten Geldstücken bezahlen, wobei die Preise den wirklichen Verhältnissen entsprechend festgesetzt werden.

Ein solches Lehrverfahren eignet sich auch in vorzüglicher Weise dazu, Abwechslung herbeizuführen und das ermüdende Einerlei zu verhüten, das in der Rechenstunde nicht selten fast lähmend auf Aufmerksamkeit und Interesse wirkt. Es hat sich wiederholt gezeigt, daß die Ermüdungswirkung des Rechnens sogleich abnimmt, wenn mit dem „Kaufladen“ manipuliert wird.

Die starke Ermüdungswirkung des Rechnens ist es, die in vielen Fällen den Erfolg des Rechenunterrichtes abschwächt oder gänzlich in Frage stellt. Wie die Erfahrungen mit dem geschilderten Lehrbehelf ergeben, bietet das praktische Rechnen, verbunden mit entsprechenden Tätigkeitsübungen, ein vorzügliches Mittel, um Aufmerksamkeit und Interesse des Schülers auf den Gegenstand zu lenken. Derartige Veranstaltungen bieten in der Rechenstunde die Möglichkeit einer gewissen Erholung des Schülers, eine Tatsache, die sich der Lehrer zunutze machen soll; er verhütet damit aber auch in vielen Fällen, daß das Rechnen im allgemeinen zu einem mißliebigen Gegenstand wird. In methodischer Hinsicht enthält der Erfolg dieses Verfahrens den Hinweis, wie im Unterricht der Debilen oft ein mittlerer Weg zwischen Spiel und Ernstbeschäftigung weit angemessener ist als ein Lehrgang, der nur der Vermittlung einschlägiger Kenntnisse und Fertigkeiten dient, aber subjektive Rücksichten, das verständnisvolle Eingehen auf die Eigenart des Schülers, beiseite läßt. In vielen Fällen wirken die freiere Gestaltung des Lehrverfahrens, die zeitweise Lockerung der starren Fesseln der Disziplin belebend auf den Unterricht. Dies setzt allerdings voraus, daß der Lehrer die nötige erziehliche Autorität besitzt, um auch im freieren Unterrichtsbetrieb Aufmerksamkeit und Wille des Schülers zu beherrschen.

Sobald als möglich wird man auch im Rechnen eine gewisse Selbständigkeit des Schülers erstreben müssen. Hierzu gehört die vernünftige Verwendung von Geld, und in diesem Sinne erscheint es notwendig, den Debilen mit den Preisen der für ihn in Betracht kommenden Lebensbedürfnisse vertraut zu machen und ihn so oft als möglich selbst mit der Besorgung derselben zu betrauen. Das debile Kind wird seine Schulrequisiten selbst zu kaufen haben. Hierbei sind gewisse praktische Rücksichten zu beobachten, so z. B. der Umstand, daß Federn und Hefte bei dutzendweisem Bezug billiger zu stehen kommen. Beim Einkauf von Obst wird es die Preise zu berücksichtigen haben und jene Obstsorten erwerben, deren Marktpreis zur gegebenen Zeit ein entsprechend niedriger ist. Auch im Haushalte wird man das debile Kind beim Abwägen der Nahrungsmittel, beim Nachprüfen der Kaufmannsrechnungen usw. heranzuziehen haben, dem Prinzipe folgend, daß jene Erkenntnisse für den Debilen von höchstem Werte sind, die sich unmittelbar aus dem praktischen Leben ergeben oder zwanglos auf das letztere bezogen werden können.

Je mehr man das Rechnen mit den eigenen Tätigkeiten des Debilen verknüpfen kann, desto umfassender wird sich die verstandesbildende Wirkung des ersteren geltend machen. So z. B. wird man bei Gartenarbeiten reichlich Gelegenheit finden, die Rechenfertigkeit des Debilen mit zweckmäßigen Handlungen in Verbindung zu bringen, etwa beim Aussetzen von Pflänzchen auf ein Beet, beim Verteilen von Blumen auf eine bestimmte geometrische Form usw. Nicht der Umfang der rechnerischen Kenntnisse und Fertigkeiten, sondern die Möglichkeit ihrer praktischen Anwendung sind für diesen Unterrichtsgegenstand maßgebend. Die rein gedächtnismäßig erworbene Rechenfertigkeit läßt diese Anwendung nicht zu. In diesem Sinne wird auch dann, wenn sich die elementaren Rechenleistungen bereits mechanisiert haben, das begriffliche Bearbeiten anschaulich gebotener Zahlverhältnisse fortwährend angeregt und geübt werden müssen.

Das geringe Verständnis des Debilen für sogenannte Schlußrechnungen, auch solche einfacher Art, ist vielfach darauf zurückzuführen, daß hier die Anschauungsgrundlage fehlt. Es ist dem Debilen oft gänzlich unmöglich, ohne Anschauungshilfen z. B. die Aufgabe zu begreifen, daß eine Arbeit in kürzerer Zeit geleistet werden kann, wenn mehr Arbeiter am Werke sind. Die Veranschaulichung dieser Verhältnisse in der Wirklichkeit erschließt dem Debilen das Verständnis der Aufgabe. Es ist oft notwendig, die bei den Schlußrechnungen in Betracht kommenden Urteile und Schlüsse an und für sich bei entsprechenden Anschauungsgelegenheiten zu üben und die hier gewonnenen Erkenntnisse dann erst dem Rechnen dienstbar zu machen. Es fehlt gegenwärtig noch an einem Anschauungsbehelf, mittelst welchem Schlußrechnungen, die der Debile zu bearbeiten vermag, an bildlichen Darstellungen erläutert werden könnten.

Für alle anderen Unterrichtsgegenstände gilt der Grundsatz, daß das Selbstsuchen und Selbstfinden weit höher steht als die reproduktive Vermittlung von Kenntnissen. Die heuristische Methode setzt voraus, daß der Lehrer in erster Linie darauf bedacht ist, für seinen Unterricht zu verwerten, was das Urteilen und Schließen seiner Schüler anregt. So wird beim Naturgeschichtsunterrichte nicht die einfache Beschreibung der Objekte genügen, es wird beachtet werden müssen, inwieferne die morphologischen Eigenschaften mit den Lebensverhältnissen und Lebensbedingungen des Tieres oder der Pflanze im Einklang stehen. Ähnliche Gesichtspunkte gelten für alle Disziplinen. Es erfordert ein nicht geringes methodisches Können, nicht bloß innerhalb der einzelnen Unterrichtsgegenstände kausale Verknüpfungen herzustellen, sondern auch den geeigneten Stufengang vom Leichten zum Schwierigen zu entwerfen und dem zunehmenden Begriffsvermögen entsprechend immer weitere und verzweigtere Formen des Urteilens und Schließens in Anspruch zu nehmen. Nach den Prinzipien des konzentrativen Unterrichtes empfiehlt es sich, Lehrstoffe gleicher Art auf verschiedenen Stufen zu bearbeiten, diese aber immer umfassender zu gestalten.

Diese das Begriffsvermögen in erster Linie befruchtende unterrichtliche Tätigkeit findet ihren Konzentrationspunkt im Gebrauche der Sprache selbst. Auch hier muß die Sprache der adäquate Ausdruck begrifflichen Denkens werden. In diesem Sinne ist es notwendig, daß sich das sprachliche Ausdrucksvermögen zunächst lediglich auf anschaulich Gegebenes beziehe. Schärfe und Präzision des sprachlichen Ausdruckes sind von Anfang an anzustreben. Der Lehrer wird sich nicht damit begnügen dürfen, daß der Schüler seine Antworten in einzelnen Schlag- oder Stichworten formuliere, er wird vielmehr durchsetzen müssen, daß der Schüler in vollständigen Sätzen antworte.

Indem die verschiedenen Sprachformen in richtige Beziehungen zu den Verhältnissen der Anschauung gebracht werden, wird die Sprache selbst zu einer Schule für das logische Denken. In den Sprachformen haben die grundlegenden Denkformen gleichsam ihren Niederschlag gefunden. Die Sprache hält eine große Zahl von Denkformen bereit. Diese von der Umgebung auf dem Wege der Nachahmung übernommenen Sprachformen müssen aber mit sinngemäßen Inhalten erfüllt werden. Dies erfolgt eben durch den Zwang, den Verhältnissen der Anschauung den richtigen sprachlichen Ausdruck zu geben. Wegen des Parallelismus zwischen Sprach- und Denkformen bewirkt die richtige sprachliche Präzisierung anschaulich gegebener Tatbestände gleichzeitig die verstandesmäßige Bearbeitung der Vorstellungswelt. Nur wenn sprachliche Übungen mit Übungen der Anschauung verbunden werden, kann das sprachliche Ausdrucksvermögen die wichtige Aufgabe erfüllen, auf die intellektuellen Funktionen fördernd zu wirken.

Deshalb haben auch Übungen in der sprachlichen Reproduktion nicht jenen Wert, der ihnen im allgemeinen zugeschrieben wird. Es hat wenig Zweck, debilen Kindern Geschichten zu erzählen oder vorzulesen, deren Inhalt nicht auf dem Wege der Anschauung erläutert werden kann. Das Vorerzählen oder Vorlesen, das oft schon in den ersten Jahren der Kindheit wahllos von den Pflegepersonen betrieben wird, hat zur Folge, daß sich die sprachlichen Ausdrucksformen der Hauptsache nach reproduktiv festsetzen, daß das Kind die Möglichkeit gewinnt, auf assoziativem Wege seinen Sprachschatz zu bereichern, ohne die Formen der Sprache mit Elementen der Anschauung zu erfüllen. Das Nacherzählen von Geschichten, die rein verbal vermittelt worden sind, befestigt nur diese jenseits der Anschauung zustande kommende, demnach unfruchtbare Einübung von Sprachformen. Es kann dergestalt wohl eine gewisse Geschicklichkeit des sprachlichen Ausdrucksvermögens erreicht werden, aber dieser Redegewandtheit entspricht keineswegs eine adäquate Technik des Denkens. Anschauungs- und Sprachübungen müssen solange aufeinander bezogen werden, bis jene Stufe der intellektuellen Entwicklung erreicht ist, die das Kind zu begrifflichen Abstraktionen befähigt.

Bei der Darbietung sprachlicher Musterstücke, die das Lesebuch enthält, wird man sich nicht mit der einfachen reproduktiven Wiedergabe begnügen dürfen. Vielmehr ist es von Wichtigkeit, auch diese Stoffe zum Gegenstand verstandesmäßiger Bearbeitung zu machen. Hier ist insbesondere der Nachweis kausaler Beziehungen sehr fruchtbar. Fragen nach Ursache und Wirkung, Grund und Folge helfen dem Kinde, den Inhalt des Lesestückes zu begreifen. Indem der Schüler durch eigenes Denken in den Stand gesetzt wird, den Zusammenhang der Tatsachen zu verstehen, wird am besten verhütet, daß er auf Nebensächliches abschweift, sich in Details verliert und schließlich nur einige Nebenumstände in Erinnerung behält, denen sich zufallsweise Interesse und Aufmerksamkeit zugewendet haben.

Durch solche Anleitungen zum verstandesmäßigen Erfassen der Lesestücke wird späterhin auch die freie Lektüre fruchtbar gemacht. Im anderen Falle gehen den Debilen die wichtigsten, geistbildenden Bestandteile der Lesestoffe verloren, es bleiben im besten Falle nur einige Nebenumstände von untergeordneter Bedeutung haften. Die Lektüre bedeutet in diesem Falle zumeist nichts anderes als wertlose Zeitausfüllung.

Sehr wichtig ist die Erkenntnis des tieferen Sinnes, der einer Erzählung zugrunde liegt, die Gewinnung der Pointe. Bei diesem Erkenntnisakt handelt es sich nicht bloß um die intellektuelle, sondern auch um die ethische Wertung des Gebotenen. Hierzu ist ein konzentriertes Denken erforderlich. Die Begebenheiten werden nicht in materialer, sondern in formaler Hinsicht zu beurteilen sein. Am leichtesten sind solche Schlußfolgerungen aus kurzen Fabeln zu ziehen; hier wird es unschwer gelingen, nachzuweisen, welche Charaktere durch die handelnd eingeführten Tiere symbolisiert sind. Indem das Kind in die Lage versetzt wird, die Handlungsweise mit der Eigenart des Typus in Verbindung zu bringen, gewinnt es die Möglichkeit, in der einfachsten Weise zur Beurteilung von Charakteren zu gelangen. Die Nutzanwendung wird stets eine Angabe über die ethischen Qualitäten des betreffenden Typus enthalten müssen. In diesem Sinne dient die Gewinnung der Pointe nicht bloß der intellektuellen, sondern auch der ethischen Urteilsfähigkeit.

Der schriftliche Aufsatz darf bei Debilen gleichfalls nicht ausschließlich auf die reproduktive Wiedergabe erzählter oder gelesener Musterstücke beschränkt werden. Weit nützlicher ist die Einübung produktiver Geistestätigkeiten, die aus selbständigem Denken hervorgehen. Beschreiben und Vergleichen von Objekten der Anschauung, Mitteilen von Erlebnissen, wobei es sich auch darum handeln wird, deren zeitliche Beziehungen richtig anzugeben („Unsere Spaziergänge in der vorigen Woche“, „Meine Gartenarbeiten im Frühling“), Gewinnung allgemeiner Gesichtspunkte aus verschiedenen Einzeldarstellungen („Nutzen der Haustiere“, „Verwendung der Feldfrüchte“) ergeben ungleich fruchtbarere Aufsatzthemata als die Wiedergabe von Lesestücken, die vorher wiederholt gelesen worden sind und bei welchen es sich lediglich um die schriftliche Fixierung gedächtnismäßig bedingter Leistungen handelt. Wenn der Lehrer seine Schüler von Anfang an daran gewöhnt hat, mündlich über ihre Erlebnisse zu berichten, so können schriftliche Arbeiten der erwähnten Art schon auf einer verhältnismäßig frühen Stufe in Angriff genommen werden.

Unter Umständen ist die Führung eines Tagebuches eine treffliche Übung für die zeitlich bestimmte Reproduktion. Wenn das Kind sich daran gewöhnt, die vollbrachte Arbeit geordnet zu betrachten, kann eine Gewöhnung an zeitlich und kausal bestimmtes Handeln herbeigeführt werden, indem sich die Systematik der rückschauenden Beurteilung oft auch ohne bestimmte Absicht auf das zukünftige Handeln überträgt. Auch hier zeigt es sich, daß eine ordnende Funktion, wenn sie einmal in das psychische Leben des Debilen eingeführt worden ist, sich fast automatisch auch auf verwandten Gebieten geltend macht.

Bei vorgeschrittenen Debilen erweist sich auch der Unterricht in der Sprachlehre als förderlich, soferne die grammatikalischen Unterweisungen nicht in schematischer Weise derart erteilt werden, daß sie das Gedächtnis vorwiegend in Anspruch nehmen. Das Auswendiglernen von Regeln, das auswendige Hersagen der Präpositionen, welche den gleichen Fall regieren, der unbestimmten Zahlwörter, das Ableiern von Deklinations- und Konjugationsformen u. ä. m. hat wenig Wert. Die Sprachlehre kann aber durchaus auf das System des Selbstsuchens und Selbstfindens gestellt werden, auf die Gewinnung allgemeiner Regeln aus Abstraktionen, die das Kind unter Führung des Lehrers aus den Sprachformen selbst entnimmt. Diese Übung der Urteilsfähigkeit darf aber nie so weit gehen, daß der eigentliche Zweck des Sprachunterrichtes verdunkelt wird, der darin besteht, daß Anschauen, Sprechen und Denken in völlige Übereinstimmung gebracht werden.

Schließlich sei nochmals darauf hingewiesen, daß Gedächtnisübungen bei Debilen oft nicht bloß nicht nützlich, sondern geradezu schädlich wirken. Das debile Kind gelangt nicht selten durch diese Übungen zu der Erfahrung, daß es solchergestalt die Wissensaneignung am leichtesten besorgen kann, und macht sich dies auch hinsichtlich solcher Stoffe zunutze, die mit intellektuellen Kräften bewältigt werden sollen. Bisweilen entspricht das Auswendiglernen geradezu einer Vorliebe des Kindes, hervorgehend aus seiner Anlage für gedächtnismäßige Aneignung, die jeder Einwirkung auf das Denken hinderlich im Wege steht. Es sind Fälle verzeichnet worden, in welchen das Kind die Schulbücher, welche seinem Unterricht zugrunde gelegt werden sollten, wahllos zu derartigen spielenden Gedächtnisübungen benützte, so daß späterhin der methodischen, apperzeptiv intendierten Wissensaneignung auf Schritt und Tritt ein solches Gedächtnisfragment im Wege stand.

Die eigentümliche Art der Gedächtnisfunktion bei Debilen hat zur Folge, daß sich dem Inhalt des Memorierstoffes die Aufmerksamkeit zumeist nicht zuwendet. Das gedächtnismäßig Aufgenommene hat deshalb keinen befruchtenden Wert, es geht kein Verhältnis zu den Denkfunktionen ein. Die Forderung, in den Hilfsschulen so wenig wie möglich auswendig lernen zu lassen und den Unterricht immer und überall verstandesbildend zu gestalten, erscheint demnach durchaus berechtigt.

IV. Der epileptische Schwachsinn.

Eine häufige Begleiterscheinung des infantilen Schwachsinns ist die Epilepsie. Es gibt Fälle, in denen die Epilepsie lediglich als Komplikation anzusehen ist. Die psychischen Verhältnisse erfahren hier kaum eine wesentliche Änderung, der Intelligenzdefekt bleibt stationär. In anderen Fällen bedingt hingegen die Epilepsie einen fortschreitenden geistigen Verfall, so daß ein Zustand, der etwa anfänglich seinem Wesen nach als Debilität zu bezeichnen gewesen wäre, schließlich in völlige Verblödung übergeht. Das gleiche Verhalten zeigt sich nicht selten bei Individuen, die zunächst normal schienen, im

Laufe der Zeit aber eine fortschreitende Einbuße in intellektueller Beziehung erleiden. Dieser Verfall macht oft auf einer gewissen Stufe geistiger Minderwertigkeit halt. Es ergeben sich dann bei früher normal gewesenen Kindern Formen von Demenz, welche der Debilität oder der Imbezillität zur Seite zu stellen sind. Manchmal aber schreitet die epileptische Degeneration unaufhaltsam vorwärts, es gehen alle psychischen Erwerbungen höherer Art verloren und am Schlusse einer solchen regressiven Entwicklung wird ein geistiger Tiefstand erreicht, welchem auf dem Gebiete des angeborenen Schwachsinns die Idiotie entspricht.

Im gleichen Maße wie die intellektuellen erleiden in der Regel auch die Gemüts- und Willensbeziehungen des Epileptikers Einbuße. Diese beeinflussen in erster Reihe das soziale Verhalten. Bosheit, Tücke, Roheit und Rücksichtslosigkeit sind Eigenschaften, die auf den Mangel aller ethischen Qualitäten bezogen werden müssen. Dem Epileptiker eigentümlich ist seine Scheinheiligkeit, die oft zur Frömmelei ausartet. Die Kranken hängen an äußeren Zeichen und Formen, beobachten z. B. religiöse Vorschriften genau dem Wortlaute nach, quälen mit deren gewissenhafter Erfüllung die Umgebung, setzen sich aber skrupellos über die einfachsten Vorschriften der Sittlichkeit hinweg. In manchen Fällen schreitet der sittliche Verfall weit rascher fort als der intellektuelle, bisweilen beschränkt sich die Einbuße des Epileptikers lediglich auf seine sittlichen Qualitäten, es entsteht dann jenes Symptomenbild, das man gewöhnlich unter der Bezeichnung epileptischer Charakter zusammenfaßt.

Ganz vereinzelt sind Fälle zu beobachten, in denen die geistige Entwicklung des Epileptikers nicht bloß keine Beeinträchtigung erfährt, sondern im Gegenteil Höchstleistungen, in der Regel allerdings auf beschränkten Gebieten, zustandekommen. Psychologisch am interessantesten sind zweifellos Beobachtungen, die sich auf eine die Norm überschreitende intellektuelle Entwicklung bei gleichzeitigem Tiefstand aller sittlichen Qualitäten beziehen.

Der medizinischen Therapie der Epilepsie gegenüber werden pädagogische Maßnahmen oft als nebensächlich betrachtet. Dennoch lehrt die Erfahrung, daß geeignete Erziehungsmittel manchen Erfolg auch hinsichtlich der Frequenz und Intensität der Anfälle herbeiführen. Überraschend sind bisweilen die Versetzungsbesserungen, die eintreten, wenn das Kind aus den häuslichen Verhältnissen entfernt und in ein geeignetes Milieu gebracht wird (Binswanger).

1. Erziehung.

Im folgenden sollen nur jene Formen der Epilepsie in Betracht gezogen werden, bei denen sittliche Ausfallserscheinungen zutage treten oder die Tendenz zu sittlicher Fehlentwicklung obwaltet. Hier muß in erster Linie die selbstverständlich erscheinende Forderung gestellt werden, daß auf jedes epileptische Kind erziehlich eingewirkt werde. Die Erfahrung lehrt, daß oft die Angst vor Anfällen gleichsam die gesamte Sorgfalt der Eltern in Anspruch nimmt. Auch in der anfallsfreien Zeit ist das Kind fortwährend Gegenstand ängstlicher Beobachtung, es fehlt an jeder erziehlichen Energie, nicht selten sogar am Willen zur Erziehung. Das Mitleid mit dem kranken Kinde geht so weit, daß man es in manchen Familien fast für einen Frevel hält, dem Kind einen Wunsch zu versagen, ihm etwas zu verbieten oder ihm ein seinen momentanen Launen zuwiderlaufendes Gebot aufzuerlegen. Ganz besonders spielt aber hier die Angst, das Kind aufzuregen, eine Rolle, da man von jeder Aufregung befürchtet, sie könne einen Anfall im Gefolge haben. Tatsächlich scheint oft die Erfahrung diese Annahme zu bestätigen. In Wirklichkeit gehört aber der Aufregungszustand in der Regel bereits zu den initialen Symptomen des Anfalls und ist demnach nicht ursächlich, sondern symptomatisch zu beurteilen. Der Zusammenhang zwischen dem Erregungszustand und einem äußeren Erlebnis ist gewöhnlich ein zufälliger oder nachträglich konstruierter, wie denn überhaupt elterliche Vorurteile oder Täuschungen die erziehliche Behandlung eines Epileptikers im Elternhause nicht selten sehr erschweren. Es erscheint sehr begreiflich, daß in vielen Familien die Eltern und nächsten Angehörigen durch das Miterleben der Anfälle, durch beständige Angst und Furcht vor dem Eintreten eines solchen, durch häufiges Fehlschlagen der Bemühungen, des Übels mit medizinisch zulässigen oder selbst unzulässigen Mitteln Herr zu werden, schließlich unter der Einwirkung des deprimierenden Bewußtseins, nicht helfen zu können, Ruhe und Besonnenheit verlieren, selbst nervös werden und jede erziehliche Qualifikation einbüßen. Wir finden demnach nicht selten selbst in geistig hochstehenden Kreisen Fälle schwerer erziehlicher Verwahrlosung epileptischer Kinder, die ungehemmt ihren schlimmen Neigungen überlassen bleiben und das Haus mit Ausbrüchen ihrer Roheit, mit Äußerungen ihrer unberechenbaren Affekte quälen und in Verwirrung bringen.

Wenn wir die schlechten Eigenschaften, die bei vielen epileptischen Kindern und Jugendlichen in Erscheinung treten, einer pädagogischen Analyse unterziehen, so finden wir oft, daß ein wesentlicher Teil durch schlechte oder fehlende Erziehung bedingt ist, also vermeidbar wäre. Dies betrifft zunächst den hemmungslosen Ablauf gewisser sthenischer Affekte, unter welchen die zornigen Erregungen obenan stehen.

Ein Verfahren, das darin besteht, es unter keinen Umständen zu solchen Affektäußerungen kommen zu lassen, ist bei epileptischen Kindern nicht durchführbar, da die in ihrer krankhaften Art begründete Reizbarkeit auch bei Wegschaffung aller äußeren Anlässe die nie versiegende Quelle von Aufregungszuständen bildet. Viel zweckmäßiger ist hier die Methode der Affektgymnastik, die darin besteht, kleine vorauszusehende Affektentladungen (z. B. Aufwallungen bei erziehlichen Verboten) durch energisches Auftreten zu hemmen und bei solchen Gelegenheiten Selbstzügelung und Selbstbeherrschung einzuüben. Das epileptische Kind kann bei entsprechender Erziehung dahin gebracht werden, bis zu einem gewissen Grade die Herrschaft über seine Affektäußerungen zu erlangen. Dies gilt allerdings nicht von jenen Paroxysmen, die an Stelle kleiner oder großer Anfälle eintreten. Aber es scheint nach manchen Beobachtungen doch eine gewisse Herabsetzung der Intensität dieser Äquivalente stattzufinden, wenn die willkürlich zu beeinflussenden Attacken nicht mehr ungehemmt ablaufen. Dies ist vielleicht damit zu erklären, daß bei ungehemmtem Ablauf der Affektentladungen eine unter dem Gesichtspunkt der Übung zu betrachtende leichte Auslösbarkeit der gesamten Affektivität stattfindet, die sich dann auch unter pathologischen Verhältnissen geltend macht. Wir sehen sehr häufig die Schwere dieser Zorn- oder Wutattacken gemildert, wenn ein bestimmter, erziehlicher Einfluß stattgefunden hat, ein Umstand, der nur auf die Ausschaltung jener Übungskomponente bezogen werden kann, die in gesunden Tagen gleichsam die Disposition für den nach der Affektseite ablaufenden Anfall schafft oder verdichtet.

Eine Eigenschaft des Epileptikers, die zweifellos zum größten Teil auf fehlerhafte Erziehung bezogen werden kann, ist die Selbstsucht. Um das Kind für die Nachteile, die sich aus seiner Krankheit ergeben, zu entschädigen, in dem Bestreben, ihm einen Ersatz zu schaffen für den Entgang an natürlichen Jugendfreuden, wird jeder Wunsch erfüllt, oft auch gar nicht abgewartet, daß das Kind ein Verlangen äußert, sondern alles Mögliche herbeigeschafft, von dem man annimmt, es könne dem Kinde Vergnügen und Ablenkung bieten. Demgemäß erscheint es dem Kinde vielfach als Recht, alle seine Wünsche befriedigt zu sehen, über die Personen seiner Umgebung zu verfügen. Es entsteht ein tributäres Abhängigkeitsverhältnis, welches das kranke Kind zum Herrn der Situation macht. Auf solcher Basis können altruistische Gefühle und Gesinnungen nicht zustande kommen und demgemäß erscheint der Egoismus des Epileptikers fast ebenso selbstverständlich, wie die sprichwörtliche Selbstsucht einziger Kinder.

Da auf den Zustand epileptischer Kinder alle erdenklichen Rücksichten genommen, von ihm selbst aber keinerlei Rücksichten verlangt werden, so ergibt sich weiterhin oft die Rücksichtslosigkeit epileptischer Kinder als eine Konsequenz ihres durch die erziehliche Schwäche der Umgebung bedingten unsozialen Verhaltens. Diese Rücksichtslosigkeit, verbunden mit dem Unvermögen zur Affekthemmung, verursacht nicht selten jene Roheit und Brutalität, welche die Handlungen mancher Epileptiker kennzeichnen.

In ähnlicher Weise kann auch das gehobene Selbstgefühl vieler Epileptiker, das oft in krassem Gegensatz zum eigenen Unvermögen und zur verminderten Leistungsfähigkeit steht, wenigstens teilweise darauf bezogen werden, daß das jugendliche Individuum die Unterwürfigkeit und Gefügigkeit der Umgebung mißdeutet und demgemäß in kritikloser Weise zur Überzeugung seines Wertes gelangt. Hat sich solchergestalt die Überschätzung der eigenen Persönlichkeit entwickelt, dann erscheinen alle Personen, die nicht die beanspruchte Wertschätzung und Anerkennung aufbringen, als feindselig, böswillig und voreingenommen, ein Umstand, der ein späteres Einsetzen einer energischen, zielstrebigen Erziehung vielfach nahezu unmöglich macht.

Heuchelei und Augendienerei sind in vielen Fällen gleichsam als Attribute des Bedürfnisses zu betrachten, auch bei fernstehenden Personen Beifall und Anerkennung zu finden, jener Behandlung teilhaftig zu werden, welche die unmittelbare Umgebung des kranken Kindes aus übergroßem Mitleid einschlägt, um ihm jene schlimmen Erfahrungen zu ersparen, die aus dem Bewußtsein seiner Minderwertigkeit hervorgehen könnten. Lob und Anerkennung, die dem Kinde oft ganz unverdient gespendet werden, das häufige Hervorheben seiner guten Eigenschaften, das System von Verzärtelung und Nachgiebigkeit unter allen Umständen begründen nicht selten ein dauerndes, triebhaftes Verlangen nach Selbsterhöhung und das Hervorkehren rein äußerlicher Vorzüge, die nach der Meinung des kritiklosen Kranken auch die Anerkennung der Umwelt finden müssen.

Die Schwäche und Energielosigkeit der Umgebung bringt aber das jugendliche Individuum andernfalls oft zu der verhängnisvollen Erkenntnis, daß es mit Aufwendung brutaler Mittel alles und jedes erreichen kann. Daraus geht die Taktik hervor, die Umgebung einzuschüchtern und rücksichtslos durchzusetzen, was im gegebenen Augenblick begehrenswert erscheint. Wenn dieses Vorgehen wiederholt von Erfolg begleitet war, dann entwickelt sich dauernd jene unbeeinflußbare, durch keine Gegenmotive zu hemmende Art des Handelns, welche bei geistig tiefstehenden Epileptikern nicht selten zum eigenen Verderben führt, bei einzelnen geistig hoch entwickelten Individuen aber große, persönliche Erfolge begründet, die allerdings oft auf Kosten der Interessen anderer, gleichstrebender Personen erzielt werden.

Im Gegensatze zu solchen Individuen, deren Energie sich zu pathologischer Höhe steigert, gibt es Epileptiker, die vollständig im Banne ihrer Krankheit stehen und ihre Kräfte in beständiger Krankheitsfurcht erschöpfen. Auch diese in der Regel mit tiefgreifender Verstimmung einhergehende Hypochondrie der Epileptiker ist nicht selten begründet in dem unzweckmäßigen Vorgehen der Umgebung. Die Natur bewirkt ein Vergessen der Anfälle und ihrer Äquivalente, die Angehörigen und Pfleger des Kindes aber bringen durch ihre Äußerungen, durch ihr ängstliches Verhalten, durch die Art und Weise ihrer therapeutischen Bestrebungen den Epileptiker zum vollen Bewußtsein seiner Krankheit, sie verstärken die Angst vor den Anfällen, sie zwingen den Kranken, sich mit seinem Zustand fortgesetzt geistig zu beschäftigen. Diese Einengung des Bewußtseins auf Krankhaftes, Unlusterfülltes lähmt die Energie des Kindes, macht es unfähig zu geistiger Beschäftigung, drängt ihm Vergleiche mit seinen gesunden Altersgenossen auf, ruft Unzufriedenheit und Eifersucht hervor und lenkt die Charakterentwicklung in unsoziale Bahnen.

Eine der wichtigsten Forderungen, welche an die Erziehung epileptischer Kinder gestellt werden muß, ist die nach zweckmäßiger und anregender Zeitausfüllung. Daß der Unterricht und die zu diesem in Beziehung stehenden Beschäftigungen hierfür nicht ausschließlich in Betracht kommen können, ergibt sich daraus, daß für viele Epileptiker andauernde und anstrengende geistige Arbeit kontraindiziert ist. Es gilt oft, für den Epileptiker eine Liebhaberei ausfindig zu machen, eine mit Lustgefühlen einhergehende Beschäftigung, die ablenkend wirkt und das Interesse des Kindes in Anspruch nimmt. Besitzt das Kind manuelle Fähigkeiten, so findet sich leicht ein Arbeitsgebiet, das Vergnügen bereitet und über Stunden hinweghilft, in denen die Langeweile eine rapid anwachsende Verstimmung heraufbeschwört, die in gesellschaftswidrigem Verhalten zum Ausdruck gelangt. Ein epileptischer Knabe, der in seinen zahlreichen müssigen Stunden die Umgebung gequält hatte und kaum mehr zu ertragen war, zeigte sich von der Zeit an psychisch geändert, da er das Laubsägen erlernt hatte und für alle Bekannten und Verwandten verschiedene Gegenstände anfertigen konnte, die ihm Anerkennung und Belohnungen eintrugen. Die Furcht, epileptischen Kindern spitze und scharfe Werkzeuge in die Hand zu geben, ist bei vielen Formen der Epilepsie nicht begründet. Auch wenn der Epileptiker nicht imstande ist, den Eintritt eines Anfalls vorherzusehen und sich selbst zu sichern, so entgleiten die Werkzeuge in der Regel den kraftlos werdenden Händen und Selbstbeschädigungen kommen nur in seltenen Ausnahmsfällen vor. Beschäftigungen wie das Zeichnen und Malen verdienen allerdings nicht bloß aus Sicherheitsgründen, sondern wegen der Möglichkeit reichster Anregung und Abwechslung vor anderen manuellen Verrichtungen den Vorzug. Besteht hierfür kein Interesse oder keine Geschicklichkeit, so lassen die verschiedenen Möglichkeiten der Holzbearbeitung (Tischlern, Laubsägen, Brandmalen, Kerbschnitzen, farbiges Bemalen u. ä. m.), Flecht- und Kartonnagearbeiten usw. eine solche Auswahl zu, daß man fast für jedes arbeitsfähige Kind eine entsprechende Beschäftigung, oft deren mehrere zur Abwechslung ausfindig machen kann.

Gestatten es die Verhältnisse, so sind Arbeiten im Freien, und hier besonders Gartenarbeiten, sehr wertvoll. Der Aufenthalt in frischer Luft wirkt erfahrungsgemäß sehr günstig auf den Zustand der Epileptiker, häufig tritt ein Gefühl des Wohlseins, der Frische auf, welches die Stimmungslage sehr vorteilhaft beeinflußt. Es gibt zahlreiche Epilepsieformen, bei welchen man das Gartenarbeiten unter entsprechender Überwachung ohne weiteres erlauben kann. Hinsichtlich des Sports ist hingegen große Vorsicht geboten. Bei der Maßlosigkeit vieler Epileptiker ist es bisweilen sehr schwer, die Grenzen des Zulässigen abzustecken.

So sehr die Pflege und Kultur von Pflanzen förderlich und anregend wirkt, so sehr muß hingegen nach zahlreichen Erfahrungen davor gewarnt werden, epileptische Kinder irgendwie mit der Pflege von Tieren zu betrauen. Hier ereignen sich bisweilen unmotivierte, triebhafte Akte von Mißhandlung, die in plötzlich eintretenden Mißstimmungen ihre Ursache haben und in den meisten Fällen nicht ursprünglich mit Vorsatz und Absicht einherzugehen scheinen, schließlich aber doch verrohend und entsittlichend auf das Individuum zurückwirken.

Es ist Sache pädagogischen Taktes, pädagogischer Geschicklichkeit und Übung, die Art und Weise ausfindig zu machen, in der dem Kinde eine Liebhaberei (ein „Steckenpferd") anerzogen werden kann. Hier wirkt das Beispiel oft am besten und nachhaltigsten. Der Pädagoge, welcher das Gebiet der Beschäftigungsbehandlung beherrscht, kann durch eigenes Arbeiten, durch das Interesse, das er seiner eigenen Tätigkeit entgegenbringt, durch ein demonstratives Fertigstellen von Dingen, die dem Kinde gefallen und ihm nachahmenswert erscheinen, dessen Eifer in der gewünschten Richtung anregen und hierdurch bewirken, daß es eine Geschicklichkeit erwirbt, die es dauernd festhält und die seinem Wollen eine neue, heilsame Richtung gibt. Entscheidend ist auch das Verhalten der Umgebung solchen Tätigkeiten gegenüber. Aufmunterung, Anerkennung, Belohnung machen eine vielleicht im Anfang nicht gerade erwünschte Beschäftigung begehrenswert. Der Trieb, sich hervorzutun, anderen zu imponieren, kann hier in durchaus pädagogischer Weise ausgenützt werden.

In manchen Fällen tritt die Musik an die Stelle manueller Arbeit. Es gibt Epileptiker, die unbedenklich im Klavier- oder Violinspiel u. ä. m. ausgebildet werden können, soferne Begabung und Vorliebe vorhanden sind. Die Musik erlangt dann oft späterhin eine hervorragende Bedeutung im Leben des Kranken. Sie wird ihm zur Quelle ethischer Lust, zur Trösterin und Helferin in bangen Stunden der Verstimmung.

Zielbewußte Energie bildet für die Erziehung epileptischer Kinder die wichtigste Voraussetzung. Es ist gefährlich, für epileptische Kinder erziehliche Ausnahmsverhältnisse zu statuieren, ihre Fehler und Regelwidrigkeiten zu übersehen oder zu dulden. Um die antisoziale Ausartung des Kindes zu verhüten, ist es notwendig, daß es frühzeitig erlerne, sein Wollen nach der Anleitung eines berechtigten, autoritativen Willens zu bilden, entgegengesetzte Triebregungen zu hemmen, Pflichten zu erfüllen, Rücksicht auf die Umgebung zu nehmen. Man kann den Eltern und Pflegern epileptischer Kinder mit voller Berechtigung empfehlen, bei deren Erziehung nicht anders vorzugehen als bei der normaler Kinder. Unter Umständen wird aber bei ersteren eine noch größere Anspannung erziehlicher Energie notwendig sein, um die zutage tretenden Regelwidrigkeiten zu beseitigen, bevor sie zu schweren, nicht auszugleichenden Defekten geworden sind. Für epileptische Kinder ist oft der Tatbestand kennzeichnend, daß aus geringen, kaum auffallenden Anfängen sich in rapider Weise schwere ethische Defekte entwickeln, die dann erziehlichen Einwirkungen nicht mehr zugänglich sind und als bleibende sittliche Rückständigkeit das Leben in einem sozialen Milieu unmöglich machen. Nicht selten hat es den Anschein, als ob durch ein mehr zufälliges Geschehen ein antisozialer Trieb zur Auslösung gelangte. Ein epileptisches Kind, dem man kleine Näschereien hingehen ließ, überraschte die Familie späterhin durch Wegnehmen von Geld aus einem versperrten Schrank, zu dem es sich die Schlüssel verschafft hatte, und blieb von dieser Zeit an trotz zahlloser Zurechtweisungen und Strafen ein Gelegenheitsdieb. Ein einziger, erziehlich nicht zurückgewiesener Akt der Widersetzlichkeit oder Roheit eröffnet oft eine Serie von ähnlichen Disziplinwidrigkeiten, die mit zunehmender Brutalität einhergehen und schließlich zur Gefährdung der Umgebung ausarten können.

Es ist daher notwendig, den ersten Ansätzen in antisozialer Richtung mit Entschiedenheit entgegenzutreten. Allerdings gehört ein nicht geringer Grad von Sachkenntnis dazu, um zu wissen, an welchen Punkten die Erziehungsarbeit vornehmlich einzusetzen hat. Bei unkundiger Erziehung liegt die Gefahr nahe, daß die pädagogische Behandlung auf Mißtrauen begründet werde und auch unverfängliche Unarten als Ansätze pathologischen Geschehens gedeutet werden. Hieraus ergibt sich jene fortgesetzte, zwecklose Beunruhigung des Kindes, die als „nörgelnde Erziehung“ bezeichnet werden kann. Ein solches Vorgehen würde aber die Reizbarkeit des epileptischen Kindes erhöhen, es käme zu Konflikten, die jedes planmäßige erziehliche Vorgehen vereiteln.

Die richtige Wertung der charakterologischen Tatbestände setzt volle Objektivität voraus. Ein Erzieher, der dem Epileptiker seine schwere Erziehbarkeit gleichsam schuldhaft anrechnet, ist nicht am Platze. Mit der Energie muß Ruhe gepaart sein, die dem reizbaren, zu explosiven Ausbrüchen neigenden Kinde mehr imponiert als ein Vorgehen, das die Erregtheit des Kindes zu überbieten sucht. Niemals kann in einem Stadium der Erregtheit irgend ein erziehlicher Erfolg erzielt werden. Das Bemühen des Erziehers muß darauf gerichtet sein, zunächst Ruhe zu schaffen, bevor ein Gebot oder Verbot geäußert wird. Diese Beruhigung des Kindes erfolgt beim berufenen Erzieher oft lediglich durch sein persönliches Auftreten, durch die in Blick, Geberde und Haltung ausgedrückte Entschlossenheit, durch die suggestive Wirkung seines Wesens. Bisweilen ist es ein gewisser motorischer Zwang, der beruhigend wirkt. Das zappelnde, unstäte Kind wird durch ein Kommando in die „Hab Acht“-Stellung versetzt und bleibt, alle Bezugsimpulse hemmend, so lange stehen, bis es zur Auffassung dessen tauglich wird, was der Erzieher beanspruchen will. Auch die horizontale Lagerung wirkt oft fast augenblicklich beruhigend.

Richtig angewendete erziehliche Strenge ist vielfach bei epileptischen Kindern die einzig mögliche und Erfolg verheißende Erziehungsform. Dies darf aber keineswegs in dem Sinne verstanden werden, als ob körperliche Züchtigungen notwendig wären, um dem energischen Vorgehen des Erziehers den nötigen Nachdruck zu geben. Solche Maßnahmen haben auch bei epileptischen Kindern zumeist brutale Reaktionen zur Folge, die bei der Maßlosigkeit ihrer Affektäußerungen sich nicht selten gegen die Person des Erziehers selbst wenden. Ist es aber einmal dazu gekommen, daß sich das Kind in dieser Weise hat hinreißen lassen, dann hat der Erzieher jede Autorität verloren, er wird seinem Zögling niemals wieder und von keiner Seite beikommen.

Ein strenger, ruhiger, gerecht urteilender Erzieher gewinnt erfahrungsgemäß sehr rasch die Sympathie des Zöglings. Sein Vorgehen gibt dem haltlosen Kranken das Gefühl der Sicherheit. Die vorzeitige Selbstbestimmung, welche eine schwache und nachgiebige Umgebung dem Kinde oktroyiert, hat hingegen bei letzterem beständige Unlustgefühle im Gefolge, hervorgehend aus der Erkenntnis des Unvermögens, der mangelnden Herrschaft über sich selbst. Deshalb ist eine Umgebung, welche Liebe und Mitgefühl zu deutlich zur Schau trägt, oft die Zielscheibe haßerfüllter Angriffe seitens des epileptischen Kindes. Es macht diese gleichsam instinktiv verantwortlich für alle jene höchst unangenehmen Gefühlsregungen, die in seinem Innern ungehemmt ablaufen.

Es ist unmittelbar klar, daß die Eltern und nächsten Angehörigen oft am wenigsten die erforderliche erziehliche Strenge aufzubringen vermögen. Die Regungen des Mitleids mit dem kranken Kind machen alle vernünftigen erziehlichen Ambitionen zunichte. Die Erziehung des epileptischen Kindes durch einen fachlich geschulten fremden Erzieher in der eigenen Familie hat gleichfalls in der Regel keinen Erfolg, da das Vorgehen des ersteren nicht immer die gehörige Unterstützung durch die letztere findet und sich aus den widersprechenden Maßnahmen der verschiedenen Personen, mit denen das Kind in Berührung kommt, nicht selten schlimme Komplikationen ergeben können.

Hier wäre nun die Separierung des Kindes mit dem Erzieher eine Maßnahme, die das Eingreifen unzweckmäßiger und unerwünschter Erziehungsgewalten verhindern könnte. Tatsächlich ist die Ausschaltung aller jener von außen kommenden Einwirkungen, welche das Kind irritieren und immer wieder zu Aufregungszuständen Veranlassung geben, oft aus erziehlichen Gründen sehr erwünscht. Bevor das epileptische Kind seine impulsiven Affektentladungen nicht bis zu einem gewissen Grade beherrschen kann und sein Verhältnis zum Erzieher nicht derart gefestigt ist, daß die primitiven Voraussetzungen für ein einwandfreies Handeln geschaffen sind, bedeuten die mehr zufälligen, oft unkontrollierbaren Konflikte mit der Umgebung eine Quelle erziehlicher Schwierigkeiten und Verlegenheiten. Dies betrifft namentlich das Verhältnis zu Geschwistern oder Gespielen, das infolge häufiger Zusammenstöße und Reibungen, aber auch infolge mancher unvermeidlichen, durch die Krankheit bedingten Zurücksetzung antisoziale Regungen hervorruft, die sich nicht selten zu blindem Haß und Neid verdichten oder eine gereizte oder verbitterte Stimmung hervorrufen, welche die Erziehbarkeit des Kindes im allgemeinen herabsetzt. Die Abhaltung erregender Einwirkungen von außen hat nicht selten zur Folge, daß das Kind in jener gleichmäßig ruhigen Stimmung verbleibt, welche die Voraussetzung für eine gedeihliche Erziehung bildet.

Diese Separierung läßt sich im Elternhaus nur schwer durchführen. Erforderlich ist, daß dem Erzieher eine Pflegeperson beigegeben werde, die einen Teil der bei Epileptikern nicht zu umgehenden Überwachungspflichten übernimmt. Die Bestellung von zwei geeigneten, in voller Harmonie wirkenden Personen trifft aber oft auf unüberwindliche Schwierigkeiten. Auch die Raumfrage ist häufig nicht zu lösen. Schließlich kommt noch in Betracht, daß das epileptische Kind die Separierung leicht als Strafe oder Beeinträchtigung auffaßt und gegen diese Maßregel auf das lebhafteste remonstriert. Viel leichter ist die Separierung mit einer Milieuänderung zu verbinden. Wiederholt haben sich derart Versetzungen epileptischer Kinder mit fachlich geschulten Erziehern in ländliche Sanatorien, wo auch ärztliche Aufsicht und Behandlung gewährleistet sind, trefflich bewährt. Solche Maßnahmen kommen aber nur für wohlhabende Familien in Betracht und können in der Regel auch nur auf verhältnismäßig kurze Zeiträume ausgedehnt werden.

Die Abgabe eines epileptischen Kindes in eine Heilerziehungsanstalt ist nicht ohne weiteres zu befürworten. Art und Häufigkeit der Anfälle sind hier in erster Reihe zu beachten. Es gibt Epileptiker, die in einer ärztlichen Anstalt weit eher am Platze sind. Aber auch dort, wo der Zustand des Kindes keine ärztliche Überwachung erfordert, ist die Unterbringung in einer Heilerziehungsanstalt unter andersartigen Kindern nicht immer von Nutzen. Es findet hier keine Kompensierung der Regelwidrigkeiten statt, wie häufig erwartet wird; sehr oft erwerben Schwachsinnige, und hier besonders Debile, unangenehme Charaktereigenschaften von dem Epileptiker, so namentlich dessen Scheinheiligkeit und Heuchelei, während der Epileptiker die Urteilslosigkeit der Debilen benützt, um sie mit der auch bei mäßig dementen Individuen nicht seltenen Schlauheit zu gefügigen Werkzeugen für seine unlauteren Absichten zu machen. Der dominierende Einfluß, welchen epileptische Individuen auf willensschwache und wenig widerstandsfähige Genossen ausüben, wirkt den erziehlichen Bemühungen der Pädagogen oft in einer Weise entgegen, welche die konsequente Durchführung seiner Maßnahmen fast unmöglich macht. Psychopathische Konstitutionen werden gleichfalls von epileptischen Genossen vielfach schlecht beeinflußt. Von den letzteren geht bisweilen ein im einzelnen schwer zu bestimmender aufregender und aufreizender Einfluß aus, dessen Kompensierung einen solchen Aufwand erziehlicher Energie beansprucht, daß für die eigentlichen, den psychopathischen Konstitutionen angemessenen pädagogischen Einwirkungen viel zu wenig Spielraum übrig bleibt.

Die Einzelerziehung in der Heilerziehungsanstalt wäre wohl denkbar und hätte unter Umständen Erfolg. Aber auch hier lösen die Ausnahmsverhältnisse oft den entschiedenen Widerstand des Epileptikers aus. Er prätendiert, mit Alters- und Spielgenossen beisammen zu bleiben und tritt seinem Erzieher feindselig entgegen, wenn er solchem Begehren nicht stattgibt.

Alle diese mißlichen Verhältnisse, die sich mutatis mutandis auch in Hilfsschulen und Förderklassen geltend machen, kommen in Wegfall, wenn der Epileptiker unter seinesgleichen erzogen wird. Gerade die Gleichartigkeit der psychischen Defekte bewirkt, daß dieselben gegenseitig als Schädlichkeiten wirken und sich bis zu einem gewissen Grade ausgleichen müssen, wenn überhaupt ein Gemeinschaftsleben möglich sein soll. Diese Selbstregulierung bietet den heilpädagogischen Bestrebungen eine günstige Handhabe, und tatsächlich sind die disziplinären Erfolge in den Anstalten für jugendliche Epileptiker oft überraschende, wobei noch in Betracht kommt, daß hier keineswegs irgendwie rigorose Erziehungsmaßnahmen zur Anwendung gelangen. In solchen Anstalten lassen sich unschwer medizinische und pädagogische Einwirkungen vereinigen. In letzterer Hinsicht ist die Möglichkeit einer geordneten, fachmännisch geleiteten Beschäftigungsbehandlung besonders hoch zu veranschlagen. In größeren Epileptikeranstalten, in denen Kranke verschiedener Altersklassen Aufnahme finden, ist die Voraussetzung für eine zweckentsprechende Behandlung der Jugendlichen das Vorhandensein besonderer Abteilungen für letztere, in denen fachlich ausgebildete Pädagogen ihre Wirksamkeit entfalten können. Die Jugendabteilungen müssen dem Familiengruppensystem entsprechend organisiert sein, wodurch eine gewisse Auslese des Materials nach dem Grad der Bildungs- und Erziehungsfähigkeit stattfinden kann. Der ärztliche Berater einer Familie vermag deshalb nichts Besseres zu tun, als die möglichst baldige Abgabe eines epileptischen Kindes, das Sondererziehung nötig hat, in eine entsprechende Anstalt zu veranlassen. Leider sind solche Anstalten nicht in allen Ländern vorhanden und fehlen z. B. in Österreich noch gänzlich. Ihre Errichtung erscheint aber als eine dringende Notwendigkeit, weil die Erfahrung lehrt, daß epileptische Kinder einer speziellen Art erziehlicher Fürsorge bedürfen, die selbst in Anstalten für abnorme Kinder anderer Kategorien nur in Ausnahmsfällen gewährleistet ist. Die Epileptikeranstalt muß unter ärztlicher Leitung stehen; die erziehliche Fürsorge für die Jugendlichen ist aber spezialistisch ausgebildeten Pädagogen zu übertragen. Dieses System der medizinisch-pädagogischen Fürsorge hat sich bereits in vielen Anstalten bewährt.

2. Unterricht.

Die Fragen hinsichtlich des Unterrichtes epileptischer Kinder sind bis jetzt noch wenig geklärt. Dies gilt in erster Linie von den Anschauungen über Möglichkeit und Zweckmäßigkeit des Besuches öffentlicher Schulen. Während einige Autoren der Meinung sind, daß auch die Anfälligkeit eines Kindes kein Grund sei, es von der öffentlichen Schule fernzuhalten, vertreten andere die Ansicht, das epileptische Kind sei in der öffentlichen Schule nicht am Platze, und weisen auf die möglichen Störungen des Unterrichtes und auf die Nachteile hin, die während der Schulzeit eintretende Anfälle für das Kind selbst und seine Mitschüler im Gefolge haben können.

Diese Frage läßt sich von einem prinzipiellen Standpunkte aus nicht lösen. Es gibt zweifellos Fälle, in denen epileptischen Kindern der Schulbesuch ohne weiteres gestattet werden kann. Dies gilt namentlich von jenen, deren intellektuelle und ethische Entwicklung trotz der Krankheit ungehemmt fortschreitet, und die deshalb besondere von der Norm abweichende pädagogische Maßnahmen nicht nötig haben. Treten die Anfälle periodisch auf, so daß die Zeit eines solchen ungefähr vorherbestimmt und das Kind an kritischen Tagen daheimgehalten werden kann, oder ereignen sich die ersteren ausschließlich zur Nachtzeit, so wird das Schulverhältnis in keiner Weise durch die Anfälligkeit des Kindes beeinflußt; es liegt kein Grund vor, das Kind der Vorteile, unter welchen die soziale Erziehung durch die Schule obenan steht, verlustig gehen zu lassen. Ist vorauszusehen, daß sich Anfälle auch während der Schulzeit ereignen, dann kommt zunächst in Betracht, ob diesen eine längere Aura vorangeht und ob das Kind selbst imstande ist, rechtzeitig bekanntzugeben, daß ihm übel wird. In diesem Falle ist es wohl möglich, daß das Kind bis zum Ablauf des Anfalles außerhalb des Schulzimmers versorgt wird. Allerdings muß mit der Eventualität gerechnet werden, daß ein Anfall sich auch trotzdem in Anwesenheit der Schüler und Lehrer ereigne. Dann handelt es sich darum, wie sich die letzteren einem solchen Ereignis gegenüber verhalten, ob nicht eine derartige Erregung Platz greift, daß ein weiterer gedeihlicher Unterricht wenigstens für die nächste Zeit in Frage gestellt erscheint. Es gibt Lehrer, die sich mit dem Gedanken, einen Epileptiker unter ihren Schülern zu haben, nicht befreunden können, auch wenn sie frei von dem weitverbreiteten Vorurteile sind, daß Epilepsie ansteckend wirke.

Es läßt sich oft gar nicht voraussehen, in welcher Weise sich das Verhalten der Mitschüler nach dem Miterleben eines Anfalles gestaltet. Selbst aus Sorge und Mitleid mit dem Kranken, also aus durchaus ethischen Beweggründen, können Störungen der Disziplin hervorgehen, wenn z. B. die Schüler den Kranken im Auge behalten, ihm ihre Aufmerksamkeit zuwenden, um nötigenfalls hilfreich beispringen zu können. Der Kranke selbst aber erfährt nicht selten durch die Scheu der Mitschüler vor dem Verkehr mit ihm manche schwere psychische Beeinträchtigung, er bleibt oft gemieden, steht außerhalb des geselligen Verkehres, so daß der wichtigste erziehliche Einfluß der Schule für ihn überhaupt nicht in Betracht kommt. Häufig genug wird der Kranke nach dem ersten Anfalle in der Schule unmöglich; schuldlos muß er einem Verhältnis entsagen, das ihm vielleicht lieb und wert geworden ist. Damit ist nicht selten der Grund gelegt zu seinem antisozialen Verhalten, das daraus hervorgeht, daß ihn die Gesellschaft zurückweist. So ist die Frage des Schulbesuches, auch wenn in objektiver Hinsicht nichts dagegen einzuwenden wäre, derart von subjektiven Rücksichten abhängig, daß nichts präjudiziert werden kann und alle Forderungen in dieser Hinsicht mehr theoretischen als praktischen Wert besitzen.

Nebst den immerhin seltenen Fällen, in denen die intellektuelle und ethische Beschaffenheit des Kindes keine Ausnahmsbestimmungen beansprucht, gibt es in überwiegender Zahl Epileptiker, für welche der Besuch einer öffentlichen Schule überhaupt nicht in Betracht kommen kann. Es sind dies zunächst solche, deren intellektuelle Fähigkeiten von Anfang an gering sind und durch die Krankheit beständige Einbuße erleiden. Hier kann kein vorbestimmter Lehrgang eingehalten werden; der Progression der Anforderungen steht eine Regression der intellektuellen Verhältnisse gegenüber. An zweiter Stelle sind solche Epileptiker zu nennen, deren ethische Defektuosität es vollständig ausschließt, daß sie sich der Schuldisziplin ohne weiteres fügen. Schließlich kommen jene Individuen in Betracht, deren geistige Kräfte bald erlahmen, die dann entweder unaufmerksam und teilnahmslos werden, also ohne Nutzen die Schulzeit absitzen, oder bei denen sich unter dem Einfluß der Schule und ihrer Anforderungen nervöse Symptome sekundärer Art (Schulnervosität) entwickeln, die das Krankheitbild in mannigfacher Richtung komplizieren. In letzterer Hinsicht sind auch jene ruhebedürftigen Kinder anzuführen, die auf die lauten

Äußerungen der Jugendlust in den Pausen, bei Spielen und bei ähnlichen Anlässen sehr unangenehm reagieren, nicht bloß nicht mittun wollen, sondern mit vermeintlicher Absichtlichkeit die geselligen Vergnügungen der Kameraden stören und hierdurch sehr mißliebig werden.

Besondere Erwähnung erfordern jene Epileptiker, bei denen sich die Anfälle in Form kurzer Absenzen als petit mal ereignen. Seltene Anfälle von petit mal werden in der Schule oft gar nicht bemerkt, machen das Kind nicht auffällig und bedeuten daher keine Kontraindikation hinsichtlich des Schulbesuches. Kleine Anfälle treten aber in der Regel gehäuft auf. Selbst wenn die Intelligenz der Kinder keine Einbuße erleidet, wird die Kontinuität des Unterrichtes so oft unterbrochen, daß ein regelmäßiges Fortschreiten, eine gleichmäßige Förderung nicht stattfinden kann. Serienweises Auftreten von petit mal bleibt jedoch zumeist nicht ohne Einfluß auf die psychischen Beziehungen, die Verstandeskräfte nehmen im Laufe der Zeit ab, der Verkehr mit den Mitschülern erfährt durch die zunehmende Reizbarkeit und Unverträglichkeit Trübungen, die schließlich die Schuldisziplin gefährden. In solchen Fällen kann der Schüler nicht in der öffentlichen Schule verbleiben und muß einer Sonderbehandlung zugeführt werden.

Das Wesen des petit mal ist in Laienkreisen wenig bekannt, und es kann vorkommen, daß ein ausschließlich an kleinen Anfällen leidender Kranker als unaufmerksam und zerstreut gilt und infolgedessen eine unangemessene Behandlung in der Schule erfährt. Selbst in Elternkreisen wird den kleinen Anfällen oft nicht die gehörige Beachtung geschenkt, und es bedarf nicht selten der vollen Autorität des Arztes, um die Angehörigen des Kranken zu überzeugen, daß das mit einem unverfänglichen Namen bezeichnete Übel der Epilepsie zugehört und entsprechender Behandlung bedarf.

Schließlich sei noch auf die bei epileptischen Kindern sehr häufigen unmotivierten Schulversäumnisse hingewiesen, die in dem pathologischen Wandertrieb nicht ihre einzige Ursache haben. Oft ist das Umgehen der Schule lediglich als Symptom der Verwahrlosung zu betrachten, veranlaßt durch den intellektuellen und ethischen Niedergang des Kindes. Die richtige Beurteilung dieser Tatbestände führt zu den geeigneten pädagogischen Maßnahmen. Der Hang zum vagabundierenden Herumstreifen macht ein freies Schulverhältnis unmöglich. Hier muß, um diese verderblichen Neigungen zu beheben, Anstaltsfürsorge eintreten, da entsprechende Bewahrung und Überwachung im Elternhause zumeist undurchführbar erscheint. In solchen Fällen erweist sich weder die Besserungs- noch die Heilerziehungsanstalt als das geeignete Milieu, sondern lediglich die Epileptikeranstalt, welche zumindest über einzelne geschlossene Abteilungen verfügen muß, um das Entweichen poriomanischer Individuen zu verhüten und um auch den sittlich gefährdeten Kranken nicht die Möglichkeit zu bieten, sich dem mißliebigen Aufenthalt kurzweg durch die Flucht zu entziehen.

Für jene Formen der epileptischen Demenz, die auf der Stufe der Imbezillität oder Debilität verharren, kämen Hilfsschulen und Förderklassen in Betracht. Aber auch hier bereiten epileptische Schüler unter Umständen nicht geringe Schwierigkeiten. Diese Erfahrungen haben dazu geführt, daß an manchen Orten epileptische Kinder in den erwähnten Schulen keine Aufnahme finden.

Haben wir bis jetzt die äußeren Verhältnisse des Unterrichtes, den Schulbesuch, in Betracht gezogen, so sollen nunmehr die inneren Bedingungen des Unterrichtes, soweit sie in der psychischen Beschaffenheit des Schülers begründet sind, zur Erörterung gelangen.

Es ist unmittelbar klar, daß für jene epileptischen Kinder, deren intellektuelle Entwicklung durch die Krankheit nicht beeinträchtigt wird, keine pädagogischen Ausnahmsverhältnisse erforderlich sind. Sie bringen dem Unterricht normale psychische Beziehungen entgegen und sind deshalb in ganz der gleichen Weise zu fördern wie normale Kinder. Bei jenen Epileptikern, deren intellektuelle Entwicklung zurückbleibt, müssen dementsprechend auch die Anforderungen des Unterrichtes herabgesetzt werden. Es erscheint aber kaum möglich, die bildungsfähigen Epileptiker je nach dem Grade ihrer Demenz restlos den Imbezillen und Debilen gleichzustellen. Es findet sich daneben eine außerordentlich große Zahl von Epileptikern, die einen eigentümlichen psychischen Habitus aufweisen, so daß sie keiner Form des primären Schwachsinns angegliedert werden können. Es seien hier beispielsweise jene intellektuell nicht rückständigen Individuen angeführt, die derartig von der jeweiligen Disposition abhängig sind, daß sie an einzelnen Tagen Vorzügliches leisten, während zu anderen Zeiten — auch abgesehen von Anfällen und deren Äquivalenten — keine Wissensaneignung zustande kommen kann; dieser Wechsel findet bisweilen auch während eines Tages statt. Intelligenzprüfungen, die zu verschiedenen Zeiten angestellt werden, liefern daher abweichende, oft geradezu widersprechende Ergebnisse. In anderen Fällen drückt sich in der Fähigkeit, andere Personen zu beherrschen, in Ansehung ihrer Eigenart die richtigen Mittel zu finden, um eigene Zwecke zu erreichen, eine geistige Überlegenheit aus, die in krassem Gegensatz zu der Unfähigkeit steht, auf dem Wege des Unterrichtes zu höheren geistigen Erwerbungen zu gelangen. Wir treffen hinsichtlich der geistigen Leistungsfähigkeit und ihrer Bedingungen bei epileptischen Kindern derart verschiedene Verhältnisse an, daß es kaum möglich erscheint, bezüglich des Unterrichtes allgemein gültige Grundsätze festzulegen.

Im folgenden sollen daher lediglich einige Eigentümlichkeiten berücksichtigt werden, die das geistige Verhalten vieler epileptischer Schüler kennzeichnen, ohne daß hiermit allgemein Zutreffendes zum Ausdruck gelangt.

Zunächst muß auf die rasche Ermüdbarkeit vieler epileptischer Kinder hingewiesen werden. Diese Eigentümlichkeit finden wir auch bei andern psychopathischen Individuen. Bei Epileptikern ist es aber das Sprunghafte im Verhalten der Aufmerksamkeit und des Willens, das besonders charakteristisch erscheint. Immer wieder findet ein plötzliches Aufflackern der Verstandeskräfte statt, das dann jäh übergeht in ein Versagen, in stumpfe Gleichgültigkeit oder tändelndes Hindämmern. Dies hat zur Folge, daß sich das Wissen mancher Epileptiker aus zahlreichen Fragmenten zusammensetzt, zwischen denen keine Verbindung besteht. Es ist häufig ein „Stichwortwissen", so daß auf einige Fragen erschöpfend geantwortet werden kann, während andere wesensverwandte, vielleicht auch inhaltlich leichtere, keine Wissensbeziehungen auslösen.

Weiterhin finden wir bei Epileptikern sehr häufig hochgradige Gedächtnisschwäche. Diese Eigentümlichkeit tritt oft auch bei den begabten Epileptikern hervor und bedeutet eine enorme Erschwerung der Wissensaneignung. Das Begreifen, das Auffassen des Grundsätzlichen, Verstandesmäßigen, findet dann ungehemmt statt, aber die gedächtnismäßigen Voraussetzungen des Lernens fehlen, das Merken von Namen, Zahlen, Daten trifft auf ein fast unüberwindliches Unvermögen. Wir finden hier ein der Eigenart der Debilen geradezu entgegengesetztes Verhalten. Tatsächlich leisten begabte Epileptiker z. B. auf dem Gebiet der Mathematik oft viel mehr als in Sprachen, in Geschichte, Geographie usw., weil hier das schlechte Gedächtnis jedes gedeihliche Fortschreiten fast unmöglich macht. Ein sehr begabter Epileptiker mit schlechtem Gedächtnis hatte sich ein eigenartiges mnemotechnisches System zurechtgelegt, bei dem die Symbolik der Buchstaben eine große Rolle spielte. Das Behalten dieses Systems setzte voraus, daß fortgesetzt sekundäre Denkbeziehungen stattfanden, wodurch die Wissensaneignung ungemein kompliziert wurde. Dieses Verfahren schien aber im gegebenen Fall notwendig, um über das vollständige Versagen des Namensgedächtnisses hinwegzuhelfen.

Bei geringer Begabung vereitelt das schlechte Gedächtnis jede Art des Lernens. Zu den apperzeptiven treten assoziative Schwierigkeiten, da auch das mechanische Auffassen und Behalten erschwert oder unmöglich ist. Manchmal betrifft die Störung lediglich die Retention der Vorstellungen. Einem prompten Auffassen steht dann ein ebenso promptes Vergessen gegenüber. So kann es vorkommen, daß am Ende einer Unterrichtsstunde nicht mehr reproduziert werden kann, was zu Beginn derselben vermittelt und aufgefaßt worden war. Ein solcher Unterricht ist völlig unfruchtbar, weil niemals an Vorhandenes angeknüpft und demgemäß systematisch vorgegangen werden kann. Es besteht aus Anfängen und Ansätzen, denen keine Ausführungen und Vervollständigungen folgen können.

Sehr eigentümlich ist bei vielen Epileptikern der Tatbestand, daß das Gedächtnis hauptsächlich dann versagt, wenn die Aufmerksamkeit auf bestimmte Gebiete eingestellt wird. Hingegen ereignet sich sehr oft das eigentümliche Auftauchen von Vorstellungen, manchmal gleichsam als Späteffekt eines zeitlich weit vorausgegangenen bewußten Suchens, wie dies manchmal auch bei schwer besinnlichen normalen Individuen vorkommt. Dies ist als Beweis dafür anzusehen, daß die Einprägung der Vorstellungen, die Deposition oder Retention, wohl stattfindet, daß aber die assoziativen Prozesse, die mit der Reproduktion verbunden sind, enorm erschwert und verlangsamt ablaufen. Ganz typisch ist dies in den Fällen, in denen sich das Gedächtnis auf zeitlich Zurückliegendes weit eher bezieht als auf frisch Aufgenommenes, ein Verhalten, das bei einem Epileptiker mit mäßiger Demenz deutlich zu konstatieren war. Das Gedächtnis ist oft auch von der Gemütsstimmung des Epileptikers, von seinem momentanen Zustand abhängig, wobei der Anfälligkeit die größte Bedeutung zukommt. Es kann sich ereignen, daß der Schüler bei Prüfungen vollkommen versagt, während der gleiche Stoff, gelegentlich abgefragt, mit Sicherheit reproduziert wird. Gedächtnisstörungen sind häufig vor und nach den Anfällen zu verzeichnen, im ersten Falle ist das plötzliche Nachlassen der Merkfähigkeit als eine Art psychischer Aura zu beurteilen. Die Unbesinnlichkeit, das quälende Unlustgefühl, das sich aus dem Mißerfolg angestrengten Nachdenkens ergibt, bleibt auf das allgemeine Verhalten des Kranken nicht ohne Einfluß. Es entstehen auf solcher Grundlage oft schwere Verstimmungen, der Unterricht und alle damit in Beziehung stehenden Verhältnisse und Personen werden mißliebig; bei der Maßlosigkeit des Epileptikers verdichtet sich diese Abneigung nicht selten zu blindem Haß gegen Lehrer und Mitschüler. Bei dem krankhaft gesteigerten Selbstgefühl des Epileptikers erscheinen ihm die unterrichtlichen Mißerfolge nicht selten als persönliche Beeinträchtigungen. Alle diese Momente lenken dann das Verhalten des Epileptikers in unsoziale Bahnen. Dergestalt kann das unzweckmäßig aufrecht erhaltene Schulverhältnis der Ausgangspunkt sittlicher Defektuosität werden.

In der Regel wird man daher epileptische Kinder nicht in Wettbewerb setzen können mit normalen, rüstigen Individuen. Selbst bei befähigten Schülern ist das Auftreten der erwähnten pathologischen Ermüdungsgefühle zu berücksichtigen, die es vielfach unmöglich machen, daß die Schüler dem Unterricht fortgesetzt mit entsprechender Aufmerksamkeit folgen. Der Unterricht fast eines jeden Epileptikers bedeutet ein pädagogisches Sonderproblem, und es wäre daher der Einzelunterricht als die zweckmäßigste Unterrichtsform zu betrachten, wenn der Lehrer imstande ist, seine Anforderungen jeweils der Leistungsfähigkeit des Schülers anzupassen, die Dauer der Lektionen nach der Aufnahmsfähigkeit desselben zu bemessen, Erholungspausen zu rechter Zeit eintreten zu lassen und den gesamten Lehrplan der Individualität des Schülers entsprechend zu gestalten. Solches Vorgehen setzt aber nicht bloß heilpädagogisches Wissen und Können, sondern auch einen hohen Grad methodischer Geschicklichkeit voraus. Es dürfte wohl nur in sehr seltenen Ausnahmsfällen möglich sein, einen Lehrer für den privaten Unterricht ausfindig zu machen, der allen diesen Bedingungen gleichmäßig zu genügen imstande ist.

Besonders erschwert ist der Unterricht durch die unvorhersehbaren Unterbrechungen, welche die Anfälle bedeuten. Auch nach diesen geht es in der Regel nicht an, mit den vollen unterrichtlichen Anforderungen einzusetzen, die in gesunden Tagen gestellt werden können. Es wird vielmehr vorsichtig begonnen und mit zunehmender psychischer Erholung allmählich auf das volle Maß des unterrichtlich Zulässigen übergegangen werden müssen.

Hinsichtlich der Störungen des Gedächtnisses erscheint es oft zwecklos, etwa durch Übungen besonderer Art die unzureichende Funktion heben oder ad integrum restituieren zu wollen. Hier wird der Unterricht begabter Schüler soweit als irgend möglich auf gedächtnismäßige Einprägungen verzichten und sich hauptsächlich die Aufgabe stellen müssen, Denkbeziehungen herzustellen und die Vorstellungen verstandesmäßig zu verknüpfen. Es ergibt sich hieraus die Methode, sich angesichts höherer Leistungen auf bestimmten Gebieten mit Minimalleistungen in anderen Fächern zu begnügen, z. B. bei ausgesprochener Begabung für Mathematik geringere Leistungen in Gegenständen reproduktiver Richtung hinzunehmen. Schon diese Notwendigkeit macht oft das Einhalten der Lehrpläne für öffentliche Schulen, die ein gleichmäßiges Fortschreiten in den einzelnen Fächern erfordern, unmöglich.

Wenn Gedächtnisschwäche bei Epileptikern mit geringer Intelligenz besteht, so können ersprießliche Fortschritte nur in sehr engen Grenzen erzielt werden. Hier wäre es viel angezeigter, die Unterweisungen hauptsächlich auf praktische Gebiete zu stellen, den Arbeitsunterricht zum leitenden Prinzip zu machen und von diesem ausgehend auf die Denktätigkeiten des Schülers einzuwirken. So bieten z. B. schon Kindergartenarbeiten nach Froebel eine reiche Gelegenheit zum Anschauen, Vergleichen, Unterscheiden, zum Zählen und Messen; in erhöhtem Maße gilt dies für Übungen der Handfertigkeit in der Werkstätte und im Garten, wobei Vorliebe und Verwendbarkeit des Kindes zur Auswahl der besonders zu pflegenden Übungen hinleiten. Diesen Übungen schließen sich die schulmäßigen Erwerbungen einfacher Art, Schreiben, Lesen, Rechnen, Übungen der sprachlichen Ausdrucksfähigkeit als koordinierte Systeme an. Ganz besonders empfehlen sich Arbeitserziehung und Arbeitsunterricht bei jenen Individuen, bei denen ein Rückschreiten der intellektuellen Kräfte stattfindet. Hier würde ein schulmäßiger Unterricht lediglich Werte schaffen, die durch die unaufhaltsam fortschreitende Demenz wieder zerstört werden. Alle Bemühungen des Lehrers bedeuten hier nichts anderes als unnütze Zeit- und Energievergeudung. Hingegen bleiben rein praktisch erworbene Kenntnisse und Fertigkeiten oft auch bei vorgeschrittener Demenz haften und bieten dann im späteren Leben immerhin die Möglichkeit entsprechender Beschäftigung und nützlicher Zeitausfüllung.

Auch der Unterricht erfolgt am besten und wirkungsvollsten in der Epileptikeranstalt. Hier lassen sich die Schüler in kleinen Gruppen vereinigen, innerhalb deren ein Individualisieren, ein Bemessen der Methoden nach Art und Intensität des geistigen Defektes möglich ist. Es ist Sache des Arztes, den Lehrer auf die besondere Art des Krankheitsverlaufes hinzuweisen, auf die Rücksichten, die bei jedem einzelnen Schüler zu nehmen sind. Die Gruppen werden den Erfordernissen des Unterrichts entsprechend zusammengesetzt. In den einen steht der Arbeitsunterricht im Mittelpunkt, bei den andern tritt der schulmäßige Unterricht in seine Rechte, findet aber in kurzfristigen Lektionen mit entsprechenden Erholungspausen statt. Auch in den Unterrichtsgruppen kann Einzelunterricht in der Weise stattfinden, daß die Schüler nacheinander unterrichtet werden. Neben dem unmittelbaren Lernen des einzelnen findet dann ein zwangloses Wiederholen des Lehrstoffes durch das Anhören einer Lektion gleichen Inhaltes statt, wobei es Sache der pädagogischen Geschicklichkeit ist, die Form der Unterweisung zu ändern, um nicht Langeweile aufkommen zu lassen. Ruhebetten ermöglichen, daß nicht bloß Kranke während der Anfälle gelagert werden können, sondern auch hochgradig Ruhebedürftige zeitweilig die erforderliche Erholung finden. Zweckmäßig ist die Anordnung, mehrere Schulräume mit einem Ruhezimmer zu verbinden, in dem eine besondere Aufsichtsperson ihres Amtes waltet.

Die Erfahrung lehrt, daß in manchen Epileptikeranstalten unterrichtliche Erfolge erzielt werden, die in anderen Verhältnissen nicht erreichbar sind. Bei entsprechender pädagogischer Einwirkung kann verhütet werden, daß die dementen Epileptiker der Verwahrlosung, der fast tierischen Roheit und Brutalität anheimfallen, die sie in der Gesellschaft normaler Menschen völlig unmöglich machen. Es ergibt sich für die meisten Epileptiker irgend ein Gebiet, auf dem ein heilpädagogisch orientierter Lehrer die Möglichkeit einer Förderung findet, selbst dann, wenn der laienhafte Pädagoge seine Kräfte vorher vergeblich aufgeboten hat. Es wäre ein Gebot der Humanität, die Vorurteile zu zerstreuen, die der Versorgung epileptischer Kinder in entsprechenden Anstalten heute noch vielfach entgegenstehen. In letzteren bietet sich unter der Voraussetzung, daß Arzt und Pädagoge Hand in Hand arbeiten, nicht bloß die Möglichkeit fachgemäßer medizinischer Therapie, sondern auch angemessener Erziehung und unterrichtlicher Förderung in einer den individuellen Verhältnissen durchaus entsprechenden Weise. Hier werden keine fiktiven Ziele angestrebt, sondern reale Werte, die sich späterhin in einem gewissen Grad von Brauchbarkeit und Arbeitsfähigkeit geltend machen.

V. Dementia infantilis und Dementia praecox.

1. Dementia infantilis.

Als Dementia infantilis bezeichnen wir jene im frühen Kindesalter, gewöhnlich im dritten bis vierten Lebensjahr, auftretenden Zustände zunehmender Verblödung, die in der Regel mit völligem Versagen der intellektuellen Funktionen endigen.

Solche destruktive Prozesse nehmen bisweilen einen schleichenden Verlauf. Die Stimmungslage ändert sich. Das Kind wird müde, verdrossen, kann seine Aufmerksamkeit nicht konzentrieren, die Gedächtnisleistungen werden geringer, das Sprachvermögen geht immer mehr zurück, so daß sich schließlich entweder vollkommene Sprachlosigkeit oder eine Beschränkung des Sprachvermögens auf nur wenige Bezeichnungen ergibt. Das Sprachverständnis bleibt eine Zeitlang erhalten, nimmt aber dann gleichfalls ab, so daß das Kind schließlich nicht bloß sprachstumm, sondern auch sprachtaub erscheint. Mit der Abnahme willkürlicher Reaktionen tritt eine Zunahme unwillkürlicher, tikartiger Gewohnheiten auf, es setzen sich Stereotypien fest, die in ihrer starren Monotonie höchst charakteristisch für die sekundären Schwachsinnszustände des Kindesalters sind. Dabei behält die Physiognomie einen irreführend intelligenten Ausdruck.

Die Kinder werden unrein, es ereignet sich nicht bloß Enuresis nocturna et diurna, es kommt auch Inkontinenz der Darmentleerungen vor, nicht selten verbunden mit Kotessen und Kotschmieren. Häufiger als ein apathisches ist ein erethisches Endstadium, die Kinder sind in fortwährender zweckloser Bewegung, zerstören, was ihnen in die Hände fällt und geraten bisweilen ohne Anlaß in zornige Erregung, besonders wenn sie durch Unruhe in ihrer Umgebung irritiert sind. Der Schlaf ist gestört, es kommen auch nächtliche Paroxysmen vor, begleitet von starkem Schreien oder heftiger Bewegungsunruhe, so daß die Patienten nicht im Bette zu halten sind. Manchmal wandelt sich der erethische in einen apathischen Zustand. Dieser Wechsel tritt bisweilen auch periodisch auf.

Die Dementia infantilis setzt in einigen Fällen auch mit Sinnestäuschungen ein. Die Kinder zeigen sich angstvoll erregt, machen den Eindruck, als ob sie sich vor einer Gefahr fürchteten. Ängstliche Erregung prägt sich auch in den Gesichtszügen aus. Auch die halluzinatorische Form endigt mit vollständiger Verblödung und mit Verlust des Sprachvermögens.

Bei der Dementia infantilis sind auch sogenannte formes frustes beobachtet worden. Die intellektuellen Fähigkeiten der Kinder sinken bis zu mittleren Graden des Schwachsinns herab, so daß sich schließlich ein Bild ergibt, das etwa der Imbezillität zur Seite zu stellen ist. Gleichzeitig gehen die ethischen Qualitäten zurück, das Kind wird störrisch, ungehorsam, neigt zum Negativismus. Im Gegensatz zum Verhalten in den ersten Lebensjahren wird das Kind späterhin schwer erziehbar und verwahrlost bisweilen trotz der besten Erziehungsbestrebungen seiner Umgebung.

Die pädagogische Behandlung der Dementia infantilis muß auf die Verhütung komplizierender Umstände beschränkt bleiben. In erster Reihe ist dem außerordentlichen Ruhebedürfnis derartiger Kinder Rechnung zu tragen. Deshalb empfiehlt sich Separierung verbunden mit Bettruhe. Passive Übungen in der früher (S. 24 ff.) angegebenen Art verhüten manchmal die Ausbreitung tikartiger Gewohnheiten. Schädlich wirkt im akuten Stadium ein Zuviel an pädagogischen Einwirkungen. Strenge Behandlung behufs Zurückdrängung vermeintlicher Unarten hat keinen Erfolg, erhöht sogar die Reizbarkeit des Patienten und beschleunigt den Verfall. Insbesondere ist es kontraindiziert, durch sprachliche Einwirkungen, durch beständiges Ein- und Vorsprechen zu versuchen, dem Herabsinken des Sprachvermögens Einhalt zu tun. Fortwährende verbale Einwirkungen lassen das Kind nicht zur Ruhe kommen, erhöhen seine Erregung und schaffen infolgedessen unerwünschte Komplikationen. Ist nach dem Krankheitsprozeß Stillstand eingetreten, so kann eine Pflegeerziehung gleichwie bei idiotischen Kindern versucht werden. Die Erfolge sind allerdings nicht sehr ermutigende. Es besteht bei solchen dementen Individuen ein eigentümliches Bestreben, in ihrem Zustand zu verharren, was sich bisweilen als triebhafte Abwehr gegen alle Erziehungs- und Beschäftigungsmaßnahmen kundgibt. Die Prognose der Dementia infantilis ist daher auch in pädagogischer Hinsicht eine ungünstige.

2. Dementia praecox.

Unter dem Namen Dementia praecox werden verschiedene Krankheitsbilder zusammengefaßt. Die paranoiden Formen sind pädagogisch sehr ungünstig zu beurteilen. Während des Bestehens offenkundiger Krankheitssymptome, die im wesentlichen im Auftreten turbulenter Wahnbildungen bestehen, ist jede pädagogische Einwirkung kontraindiziert. Aber auch späterhin zeigt sich bei der paranoiden Form der Dementia praecox eine hochgradige Unbelehrbarkeit, ein Widerstreben gegen alle erziehlichen Einwirkungen.

Günstiger sind die hebephrenen Formen der Dementia praecox zu beurteilen. Auch hier wird man während des akuten Stadiums mit pädagogischen Einwirkungen sehr vorsichtig sein müssen. Ist aber schließlich Ruhe eingetreten, bleibt der Zustand auf einen leichteren oder mittleren Grad des Schwachsinns beschränkt, so kann erziehlich ziemlich viel erreicht werden. Mit Geduld und Beharrlichkeit lassen sich manche derartige Patienten wieder an Ordnung und Regelmäßigkeit gewöhnen. Oft muß diese Wiedererziehung weit zurückgreifen. Es handelt sich nicht selten um das Neuerwerben von Fertigkeiten, die der frühen Kindheit angehören, wie z. B. das An- und Auskleiden, der manierliche Gebrauch der Eßgeräte usw.

Besonders wichtig ist aber die Erziehung zum Gehorsam. Hierdurch wird der Ausbreitung negativistischer Gewohnheiten entgegengewirkt, die bei nicht zweckmäßiger Erziehung immer mehr das Wesen des Patienten beherrschen und ihn schließlich ganz unzugänglich machen. Das Alter des Patienten spielt hier keine Rolle. Die Notwendigkeit, Erziehungseinflüsse primitiver Art geltend zu machen, Maßregeln anzuwenden, die unter normalen Verhältnissen auf einer frühen Stufe der Kindheit zur Anwendung kommen, ergibt sich aus den infantilen Zügen, die dem Charakter des Dementen häufig anhaften. Dies wird oft verschleiert durch das anmaßende, präpotente Wesen des Kranken, der nicht selten außerordentlich anspruchsvoll auftritt und durch seine faseligen Äußerungen, in denen er Brocken früher erworbenen Wissens verwendet, der unkundigen Umgebung imponiert.

Ein wichtiger Behelf der pädagogischen Therapie ist auch hier eine entsprechende, bei Dementen in der Regel möglichst primitiv zu wählende körperliche Beschäftigung, wobei landwirtschaftliche und gärtnerische Arbeiten in der Einfachheit ihrer Bedingungen, in der Möglichkeit anregenden Wechsels obenan stehen. Hingegen ist es ein in der Regel vergebliches Bemühen, den früheren Bildungsgang wieder aufzunehmen, etwa ein durch die Krankheit unterbrochenes Studium fortzusetzen, um auf diese Weise eine dem Patienten selbst und seiner Umgebung erwünschte Berufswahl zu ermöglichen. Auch in den günstigsten Fällen setzt die Dementia praecox die Leistungsfähigkeit herab. Demgemäß erfolgt bei zu hoch gesteckten Zielen späterhin regelmäßig ein Versagen in praktischer Hinsicht; die betreffenden Individuen erleiden Schiffbruch, demoralisieren und sinken nicht selten auf die tiefste Stufe der Verwahrlosung herab. Man wird häufig in die Lage kommen, einen jungen Menschen, der bereits in den oberen Klassen einer höheren Schule gewesen ist, schließlich der Gärtnerei oder einfachen landwirtschaftlichen Verrichtungen zuzuführen, dies unter den gleichen beschränkenden Bedingungen, die etwa bei der Berufswahl Debiler angeführt worden sind (S. 113). Ein solches Herabsetzen der Bildungs- und Berufsziele hat oft das lebhafte Widerstreben des Patienten und seiner Angehörigen zur Folge. Das erstere kann verhältnismäßig leicht beseitigt werden, da der Demente infolge seines kindlichen Verhaltens leicht den Wünschen autoritativer Personen zugänglich gemacht werden kann. Viel schlimmer ist es um die Prätensionen der Eltern bestellt, die in vielen Fällen trotz fachmännischen Rates schließlich doch ihre Absichten zu verwirklichen trachten und den Patienten völlig ungeeigneten und unmöglichen Zielen zuführen. Solchergestalt erfolgt sehr häufig der Zusammenbruch einer Existenz, die bei angemessener, keine hohen Anforderungen stellenden Berufsbestimmung doch noch zu einer nützlichen Tätigkeit und zur Selbsterhaltung hätte gebracht werden können.

Sehr wesentlich kommt bei der Dementia praecox das Herabsinken der ethischen Qualitäten in Betracht. Diese Entsittlichung des Dementen erfordert eine besondere heilpädagogische Erziehung. Die Verhältnisse im Elternhause sind oft keineswegs danach angetan, die primitiven Voraussetzungen zu erfüllen, die bei der sittlichen Erziehung derartiger Patienten zur Geltung kommen müssen. In der Regel werden viel zu hohe Anforderungen auch in sittlicher Hinsicht gestellt, man verlangt, daß der Demente den gleichen Ansprüchen genüge wie früher vor dem Einsetzen der Krankheit. Auch in sittlicher Hinsicht zeigt der Charakter des Patienten späterhin dauernd infantile Züge. Das richtige Einschätzen des Status praesens legt jenes erziehliche Vorgehen nahe, das im gegebenen Falle einzuschlagen ist. Es gibt auch hier gewisse Zustände der Demenz, welche der Imbezillität oder der Debilität zur Seite gestellt werden können. Es wird dann je nach dem Zustande ein ähnliches pädagogisches Vorgehen zu erfolgen haben, wie bei den betreffenden Formen des primären Schwachsinns. Auch dies ist nur in besonderen Erziehungsstätten möglich; das beste Milieu, in welches jugendliche Patienten gebracht werden können, ist das einer heilpädagogischen Anstalt.

Aber auch bei erwachsenen Patienten sind pädagogische Einflüsse nicht zu entbehren. Immer deutlicher zeigt es sich, daß bei der Behandlung der Dementia praecox der Pädagoge einen bedeutungsvollen Wirkungskreis zugewiesen erhalten muß. In manchen Irrenanstalten sind Pädagogen am Werke, um durch Wiedererziehung und durch zweckmäßige Beschäftigungen die infolge von Dementia praecox haltlos und unbrauchbar gewordenen Patienten einer geordneten Lebensführung und einem wenn auch niedrig gesteckten Berufsziel entgegenzuführen. Der Unterricht hat dabei eine hauptsächlich formale Bedeutung. Hier handelt es sich darum, durch ein zweckmäßiges Verfahren die Intelligenz anzuregen, Urteilen und Schließen einzuüben, wobei nach Tunlichkeit praktische Verhältnisse, zunächst den eigenen Beschäftigungen des Patienten entnommen, als Anküpfung dienen. Zu keinem Erfolg führt es, wenn die oft gut erhaltenen Reste früher erworbenen Wissens wieder aufgefrischt oder zur Grundlage weiteren Unterrichtes gemacht werden. Diese Wissensreste des Dementen sind nichts als toter Ballast, sie werden lediglich vom mechanischen Gedächtnis getragen und können infolge des Darniederliegens der intellektuellen Funktionen nicht wieder zu brauchbaren Komplexen umgewandelt werden. Oft ist es geradezu die Voraussetzung für ein gedeihliches pädagogisches Vorgehen, daß solche jeden lebensvollen Zusammenhang entbehrenden Bruchstücke dem Vergessen anheimgegeben werden. Erstreben läßt sich nur eine solche Stufe der Intelligenzentwicklung, welche den Patienten befähigt, seine primitiven Leistungen durch eigenes Denken, durch Urteile und Schlüsse in der durch das praktische Arbeiten vorgezeichneten Richtung in zweckmäßige Bahnen zu lenken, den auferlegten Leistungen auch nach der Seite des Verständnisses zu genügen. Praktische Arbeiten und unterrichtliche Förderung müssen demnach Hand in Hand gehen. Die Bildungsstoffe der letzteren sind nach Tunlichkeit den ersteren zu entnehmen. Demgemäß wird der Unterricht kein schulmäßiger sein können, sondern eher den Charakter des Gelegenheitsunterrichtes tragen müssen. Beim Gartenbau, bei der Werkstättenarbeit wird der Pädagoge jede Gelegenheit wahrnehmen, um das Denken des Patienten an praktischen Verhältnissen zu üben, wodurch schließlich erreicht werden kann, daß die Berufsarbeit nicht bloß durch die Mechanik der Nachahmung, sondern auch durch zielstrebiges Wollen beeinflußt und demgemäß auf eine höhere Stufe gehoben wird.

Anhang.

1. Anstalten und Schulen für Schwachsinnige.

Wir haben gesehen, daß die eigene Familie in der Regel nicht in der Lage ist, jene Erziehungseinflüsse geltend zu machen, welche schwachsinnige Kinder der verschiedenen Kategorien notwendig haben. Ebenso sind aber die Unterrichtsstätten der Normalen nicht imstande, die intellektuelle Förderung schwachsinniger Kinder in einer ihrer Eigenart entsprechenden Weise zu bewirken. Jedes Zugeständnis, das die Normalschule den Schwachsinnigen und Schwachbegabten macht, bedeutet auf der andern Seite eine Verkürzung der berechtigten Interessen normaler Schüler. Hierzu kommt, daß der Unterricht Schwachsinniger spezielle Kenntnisse, ein besonderes methodisches Können erfordert, das bei den Lehrern der Normalschulen nicht vorausgesetzt werden kann. Häufig ergibt sich in letzterer Hinsicht der Tatbestand, daß Normalschullehrer, die etwa den Privatunterricht schwachsinniger Schüler übernehmen, die Belehrungen in unzweckmäßige Bahnen lenken und, wie wir bereits gesehen haben, die gedächtnismäßige Aneignung zum leitenden Prinzip des Unterrichtes machen. Das schwachsinnige Kind ist nicht imstande, einem Unterricht zu folgen, der für normale Kinder berechnet ist. Der letztere wendet sich an die normalen apperzeptiven Funktionen, er setzt die Unversehrtheit der Aufmerksamkeit und die hieraus sich ergebende Fähigkeit voraus, Vorstellungen begrifflich zu bearbeiten. Da diese Voraussetzungen bei schwachsinnigen Kindern nicht zutreffen, so ist ihr Aufenthalt in der Normalschule zwecklos und bedeutet eine unnütze Vergeudung kostbarer Zeit. Es hat sich herausgestellt, daß namentlich in den ersten Schuljahren die Rückständigen, unterrichtlich Zurückgebliebenen zumeist in die Kategorie der Schwachsinnigen gehören. Die für solche Elemente bestehende Unmöglichkeit, in höhere Klassen aufzusteigen, hatte zur Folge, daß die unteren Klassen der Elementarschulen von schwachsinnigen Schülern geradezu überschwemmt waren. Solange man aber den besonderen Bedürfnissen der letzteren nicht hinlänglich Rechnung tragen konnte, hatte auch der wiederholte Besuch ein und derselben Klasse keinen Erfolg, und eine Unzahl von Schülern mußte nach Vollendung der Schulpflicht die Schule verlassen, ohne auch nur in den Besitz der elementarsten Fertigkeiten und Kenntnisse gelangt zu sein.

Abgesehen von diesen unterrichtlichen Schwierigkeiten ergeben sich aber aus dem Zusammensein normaler und schwachsinniger Schüler arge disziplinäre Schwierigkeiten. Das nicht genügend beschäftigte Kind wird störend, es lenkt die Aufmerksamkeit der anderen Schüler vom Unterrichte ab. Infolge des Nachahmungstriebes nehmen bisweilen auch normale Kinder manche eigenartigen Gewohnheiten der Schwachsinnigen an, und es zeigt sich nicht selten, daß eine Art psychischer Infektion von einem solchen, durch bizarre Gewohnheiten auffallenden Kinde ausgeht. Bestrafungen, denen zur Wahrung der Schuldisziplin oft nicht auszuweichen ist, lösen bei schwachsinnigen Kindern vielfach zornige Reaktionen aus, die wieder eine arge Gefährdung der Ruhe und Ordnung bedeuten und den Schulbetrieb in seinen Grundfesten erschüttern.

Solche Erfahrungen haben die Begründung eigener Schulen für Schwachsinnige unterrichtsfähige Kinder zur dringenden Notwendigkeit gemacht. In diesen Schulen, die in der Regel als Hilfsschulen bezeichnet werden, wird der Unterricht von fachlich ausgebildeten Lehrern in einer den Bedürfnissen geistig zurückgebliebener Schüler entsprechenden Art erteilt. Der Lehrstoff ist den Normalschulen gegenüber reduziert; innerhalb der den psychischen Verhältnissen zurückgebliebener Schüler angepaßten Unterrichtsmaterien wird jede Gelegenheit wahrgenommen, die Geistestätigkeiten des Schülers in formaler Hinsicht zu heben. Eigene Lehrmittel, die dem erhöhten Bedürfnis schwachsinniger Kinder nach Anschaulichkeit angepaßt sind, bilden die Grundlage eines dem Prinzipe größtmöglicher Sachlichkeit entsprechenden Unterrichtes.

Die Hilfsschulen sind zumeist mehrklassige, selbständige Schulinstitutionen. Die Aufnahme eines Kindes in die Hilfsschule ist an vielen Orten davon abhängig gemacht, daß es ohne Nutzen zwei Jahre in der Elementarklasse verbracht hat. Diese Maßregel ist aber gleichbedeutend mit dem Verlust zweier kostbarer Jahre und hat gegenwärtig um so weniger Berechtigung, als in zweifelhaften Fällen die Methoden der Intelligenzprüfung gestatten, Einblick in die intellektuellen Verhältnisse zu nehmen, Grad und Art des geistigen Zurückbleibens mit ziemlicher Genauigkeit zu beurteilen.

In der Hilfsschule verbleibt das Kind bis zur Erfüllung seiner Schulpflicht. Die Rückversetzung in die Normalschule hat sich wegen der verschiedenen Bildungsziele und Methoden als unzweckmäßig erwiesen und wird gegenwärtig nicht mehr angestrebt. In neuerer Zeit erscheinen den Hilfsschulen vielfach Hilfskindergärten als eine Art Vorschule beigegeben, die den Zweck verfolgen, durch anregende Beschäftigungen die Intelligenz jener Kinder, die bei Eintritt in das schulpflichtige Alter noch nicht Schulreife besitzen, so weit zu heben, daß sie in weiterer Folge für den Elementarunterricht geeignet sind.

Einen wichtigen Unterrichtsgegenstand in den Hilfsschulen bildet der Handfertigkeitsunterricht. Er dient nicht bloß der Ausbildung manueller Geschicklichkeit und der Entwicklung der Intelligenz an praktischen Verhältnissen, sondern ist vielfach auch eine zweckmäßige erste Vorbereitung für spätere handwerksmäßige Ausbildung. Selbst gärtnerische Arbeiten sind in neuerer Zeit dadurch ermöglicht worden, daß manchen Hilfsschulen Grundstücke beigegeben sind, in welchen die Schüler zu gärtnerischen Übungen angeleitet werden.

Diese praktische Tätigkeit der Hilfsschule findet ihre Fortsetzung in den sogenannten Arbeitslehrkolonien, welche die schulentlassenen Schwachsinnigen geeigneten Falles aufnehmen und einer handwerksmäßigen Ausbildung zuführen. Allerdings sind solche Lehrkolonien bis jetzt nur in geringer Zahl vorhanden, sie bewähren sich jedoch bereits derart, daß ihre Vermehrung und Ausgestaltung außer Zweifel steht. Der Schulunterricht findet nach der Schulentlassung in einem entsprechenden Fortbildungsunterricht vielfach seine Fortsetzung.

Der Umstand, daß die Erziehung schwachsinniger Kinder in der Schule und durch die Schule in schwierigen Fällen nicht hinreicht, die Tatsache ferner, daß es Familien gibt, in denen die Kinder nicht hinlänglich erziehlich gefördert, bisweilen sogar in folgenschwerer Weise vernachlässigt werden, hat die Notwendigkeit nahegelegt, für die Überwachung, Beschäftigung und Erziehung in der schulfreien Zeit Sorge zu tragen. Diesen Zwecken dienen Kinderhorte, welche an manchen Orten den Hilfsschulen angefügt sind und auch zur Ferienzeit offen stehen, da sich vielfach gezeigt hat, daß die auch nur zeitweise Unterbrechung erziehlicher Obsorge einen Rückfall der Kinder in frühere, bereits überwundene Fehler und Regelwidrigkeiten zur Folge hat.

Von vielen Autoren wird wegen der allzu geringen Möglichkeit intensiver erziehlicher Förderung in den Hilfsschulen das Tagesinternat als dringende Notwendigkeit bezeichnet. Auch diese Institution erfüllt aber seine Bestimmung nicht vollständig, wenn das Halbinternat an Sonn- und Feiertagen nicht offen steht. In manchen Fällen ist es dringend notwendig, daß die Schüler vor jeder Berührung mit dem häuslichen Milieu bewahrt bleiben, und in solchen Fällen erscheint die Versetzung in die heilpädagogische Anstalt als die einzig und allein zweckentsprechende Maßregel. Für alle schwachsinnigen Kinder ohne Unterschied bietet die heilpädagogische Anstalt manche Vorteile, welche eine Hilfsschule auch im besten Falle nur annähernd gewähren kann.

Hier kommt in erster Linie Vereinigung von Erziehung und Unterricht in einer Hand in Betracht. Je mehr Personen um die Erziehung und den Unterricht bemüht sind, desto leichter ist es möglich, daß sich im Erziehungswerke Zwiespältigkeit geltend macht. Hauptsächlich ist aber zu berücksichtigen, daß die heilpädagogische Anstalt an und für sich ein exquisites Erziehungsmilieu darstellt, dessen Einwirkungen in erster Linie darauf gerichtet sind, die Willenstätigkeit der Schwachsinnigen methodisch zu heben, ihrem Leben Zweck und Ziel zu verleihen und jenes Bedürfnis nach nützlicher Zeitausfüllung hervorzurufen, das die Schüler späterhin vor sittlichem Verfall und vor den Gefahren des Müssiggangs bewahrt. In vielen Fällen ist auch die Verbesserung der Lebensbedingungen ein dringendes Erfordernis. In den Familien schwachsinniger Kinder herrschen vielfach Not und Elend, die ihre destruktiven Wirkungen auch in psychischer Hinsicht geltend machen. Mit der Hebung der Ernährung, mit entsprechender Körperpflege, mit Bewegung in frischer, gesunder Luft treten nicht selten überraschende Besserungen auch in bezug auf die geistige Leistungsfähigkeit auf.

Jedenfalls bildet die Besserung des körperlichen Zustandes oft die notwendige Grundlage für eine gedeihliche psychische Entwicklung. Die Untersuchungen aller Hilfsschulärzte haben ergeben, daß bei einer sehr großen Zahl von Hilfsschülern körperliche Krankheiten vorhanden sind, deren Behandlung dringend notwendig ist. So sind z. B. Erkrankungen des Nasen-Rachenraumes, der Ohren, der Augen eine nicht seltene Komplikation des infantilen Schwachsinns. Die heilpädagogische Anstalt ermöglicht die fachgemäße Behandlung derartiger Fälle, ohne daß die Rücksichten auf Erziehung und Unterricht beiseite gestellt werden müssen. Ein im Schulverbande befindliches Kind kann einer spezialistischen Behandlung, die längere Zeit währt, oft nur dann zugeführt werden, wenn es der Schule ferne bleibt. Der Arzt hat in den heilpädagogischen Anstalten eine so weitgehende Kompetenz, wie sie in den Schulen kaum möglich erscheint, insolange der Schularzt nicht gleichzeitig als behandelnder Arzt auftritt. Die heilpädagogische Anstalt ermöglicht die Anwendung von Heilmethoden, die unter Umständen von großen Erfolgen begleitet sind. Ruhe- und Liegekuren sind hier unschwer durchzuführen, es können Vorschriften hinsichtlich der Diät beachtet werden, schließlich macht auch die zweckmäßige Durchführung hydriatischer Prozeduren bei entsprechender Einrichtung der Badezimmer keine nennenswerten Schwierigkeiten. Moderne heilpädagogische Anstalten sind für die geschilderten Zwecke hinlänglich ausgestattet, und es können sich demnach medizinische und pädagogische Einwirkungen zum Vorteile des Kindes verbinden.

Ein wichtiger Umstand ist auch die Teilnahme der Zöglinge an den Arbeiten in Haushalt und Wirtschaft, die für weibliche Schwachsinnige in vielen Fällen die beste Vorschule für das praktische Leben bedeutet. So findet sich außerhalb des eigentlichen Beschäftigungsplanes eine Reihe nutzbringender Arbeitsgelegenheiten, die auch jenen Kindern, die im Unterricht zurückbleiben, ein Feld befriedigender Tätigkeit eröffnen, ihr Selbstvertrauen heben, sie mit ethisch bedingten Lustgefühlen erfüllen und solchergestalt der Entmutigung entgegenwirken, die sich aus dem Gefühl der Unzulänglichkeit ergibt.

Die heilpädagogischen Anstalten müssen nach dem Gruppensystem organisiert sein. Es wäre geradezu eine Vereitelung des Erziehungszweckes, wenn man Schwachsinnige aller Kategorien vereinigte. Hier würde das Beispiel der Idioten auf die gedeihliche Entwicklung der besser qualifizierten Schüler hemmend wirken. Idiotische Kinder müssen in besonderen Häusern untergebracht werden, die einen Betrieb für sich darstellen und mit den Gruppen der Vorgeschrittenen keine Beziehungen aufweisen. Die lernfähigen Imbezillen und Debilen müssen gleichfalls nach ihren Entwicklungsstufen in Gruppen geschieden sein, die einen familiären Charakter erhalten durch die geringe Zahl der daselbst vereinigten Zöglinge und durch Bestellung von Aufsichtspersonen, die, für die spezielle Arbeit besonders qualifiziert, mit den Zöglingen in einer Art Familienverband leben. Während in den unteren Gruppen das Spiel als Beschäftigungsmittel vorherrscht, ist es die Arbeitserziehung, welche in den höheren Gruppen gleichsam den Konzentrationspunkt aller pädagogischer Einwirkungen bietet.

Der Leiter einer heilpädagogischen Anstalt wird die Oberaufsicht über das gesamte System zu führen haben und dort eingreifen, wo er als oberste Autorität besondere Erziehungseinflüsse geltend zu machen genötigt ist. Er muß deshalb eine Persönlichkeit sein, die an und für sich durch ihr Auftreten, ihr Vorbild, ihre Energie im Wollen und Handeln gleichsam suggestiv wirkt.

Arzt und Pädagoge müssen in den heilpädagogischen Anstalten Hand in Hand arbeiten. In größeren Anstalten ist ein interner Hausarzt dringend vonnöten. Dieser muß nicht bloß eine entsprechende psychiatrische und neurologische Vorbildung besitzen, sondern auch in pädagogischen Dingen über hinlängliche Einsicht verfügen. Der Pädagoge hingegen muß gewisse Kenntnisse auch in medizinischen Dingen besitzen, um die Intentionen des Arztes sinngemäß verwirklichen zu können. Nur auf dem Boden eines gegenseitigen Förderns und Verstehens ist die gedeihliche Wirksamkeit einer Anstalt in pädagogisch-medizinischer Hinsicht möglich. Unter den schwierigen Voraussetzungen unserer Zeit, da Pädagogik und Medizin zu lebensfüllenden Aufgaben und Wissenschaften angewachsen sind, ist es kaum möglich, daß Arzt und Pädagoge in einer Person vereinigt sind.

In der Ausbildung des Heilpädagogen hat auch die ärztliche Belehrung einen breiten und wichtigen Raum einzunehmen. Heilpädagogische Seminarien, in denen auch Ärzte als Lehrer wirken, sind kaum mehr zu entbehren. Hier kommt es auch darauf an, daß die Kandidaten soviel als möglich Wirklichkeitsunterricht erhalten. Deshalb muß den Seminarien auch eine modern eingerichtete heilpädagogische Anstalt zu Zwecken praktischer Belehrung und unterrichtlicher Übung zur Verfügung stehen. Kurse von beschränkter Stundenzahl können lediglich als Stätten der Fortbildung in Betracht kommen, sie genügen aber nicht zur vollständigen Ausbildung eines Heilpädagogen.

Erfahrungen der letzten Jahre haben gelehrt, daß es oft kaum möglich ist, schwachsinnige Individuen in ein freies Arbeitsverhältnis zu bringen. Die Leistungsfähigkeit Schwachsinniger ist zumeist eine eng begrenzte. Der Wettbewerb mit normalen, rüstigen Genossen erscheint in vielen Fällen ausgeschlossen. Andererseits führt das Fehlschlagen einer Existenzgründung oft zur Vagabondage, zur vollständigen Verelendung der Individuen, die bei der geringen sittlichen Widerstandskraft nicht selten die Ursache von Vergehen bilden, welche den Schwachsinnigen straffällig machen. Die Strafe wirkt aber hier nicht bessernd. Der einmal straffällig Gewordene wird meist rückfällig, und häufig schwankt das Leben eines solchen Entarteten zwischen Gefängnis, Arbeitshaus und vorübergehenden Anhaltungen in der Irrenanstalt. Es hat sich deshalb die Notwendigkeit herausgestellt, besondere Arbeitskolonien für Schwachsinnige ins Leben zu rufen. Diese sind zunächst als landwirtschaftliche Kolonien gedacht. Die Erfahrungen sind bisher sehr günstig. Fern von der Großstadt und ihren Versuchungen führen die Schwachsinnigen ein arbeitsreiches, zufriedenes, anspruchsloses Dasein; die produktive Arbeit ruft das Gefühl der Befriedigung hervor, es ist die Möglichkeit geboten, in solchen Betrieben auch auf erwachsene Schwachsinnige erziehlich einzuwirken und Gefahren abzuwehren, die bei freien Arbeitsverhältnissen das Verderben der betreffenden Individuen herbeiführen, hier namentlich der Alkoholgenuß und der Verkehr mit ethisch defekten, verbrecherischen Individuen. Auch die Abgabe schwachsinniger Arbeiter an offene Betriebe kann zeitweise stattfinden, wenn die Erfüllung gewisser Bedingungen (Alkoholabstinenz, Überwachung in der arbeitsfreien Zeit) verbürgt wird.

Bei schwachsinnigen Mädchen ist die familiäre Unterkunft anzustreben. Haben die ersteren hinlängliche Kenntnisse in Haushalt und Wirtschaft erworben, so können sie zu brauchbaren, mindestens zu nicht störenden Hausgenossen werden. Sind die Verhältnisse derart, daß eine Unterkunft in den eigenen Familien nicht möglich ist, so erscheint die Auswahl fremder Familien oft recht schwierig. Schwachsinnige Mädchen bedürfen einer beständigen Überwachung. Kann diese nicht gewährleistet werden, so kommen als Unterkunftsstätten sogenannte Mädchenhäuser in Betracht, die einen zweckmäßigen Ersatz für die Familienpflege bilden. Auch hier muß es die Leiterin verstehen, geeignete Arbeitsgelegenheiten für jeden Zögling ausfindig zu machen und eine hinreichende erziehliche Förderung durch persönliche Einwirkungen zu ermöglichen.

Alle anderen Vorkehrungen erweisen sich bei schwachsinnigen Mädchen als nicht zweckmäßig. Die als Dienstboten Untergebrachten werden oft in unerhörter Weise ausgenützt und mißbraucht. Freie Arbeitsverhältnisse führen sehr häufig zur Prostitution. Auch wenn keine pathologisch gesteigerten sexuellen Anlagen bestehen, bewirkt die Willensschwäche der Schwachsinnigen oft die Duldung sexueller Beziehungen. Solche Verhältnisse geben aber Anlaß, daß weitere minderwertige Existenzen der Armen- und Irrenpflege zur Last fallen.

Zwischen den normalen Schülern und den offenkundig Schwachsinnigen steht eine Kategorie von Kindern, welche als schwachbefähigt oder minderbegabt bezeichnet wird und einer besonderen unterrichtlichen Fürsorge bedarf. Die Hilfsschule stellt an dieses Material zu geringe, die Normalschule zu hohe Anforderungen. Es ist Sickingers Verdienst, für dieses an der Grenze der Normalität und des Schwachsinns befindliche Schülermaterial eine geeignete Schulinstitution ins Leben gerufen zu haben. Förderklassen nach dem Mannheimer Muster haben wiederholt Nachahmung gefunden und wurden — wenn auch mit gewissen, durch lokale Verhältnisse bedingten Abänderungen — an vielen Orten eingeführt. Sie haben sich überall trefflich bewährt. Durch die Schaffung besonderer Abschlußklassen wird verhütet, daß Schüler mit nicht abgeschlossenem Wissen die Schule verlassen und demgemäß mit unzureichender Vorbildung ins Leben hinaustreten. Nach dem Mannheimer System bilden Normal-, Hilfsschul-, Förder- und Abschlußklassen eine Organisation, die alle Kategorien schulfähiger und schulpflichtiger Kinder umfaßt und gewährleistet, daß jedes Kind der seinen psychischen Verhältnissen entsprechenden Ausbildung teilhaftig wird.

2. Methoden der Intelligenzprüfung.

Das Bestreben, die intellektuellen Leistungen von Kindern zu messen, in kurzem Wege ein möglichst sicheres Urteil nicht bloß über die geistigen Leistungen, sondern über die Leistungsfähigkeit des Kindes zu empfangen, ist im Grunde genommen so alt als die Methode des Prüfens überhaupt. Man hat lange Zeit daran festgehalten, daß eine Prüfung des Wissens genügt, um ein Urteil über die intellektuelle Beschaffenheit des Schülers zu erlangen und demgemäß die bei der Prüfung erworbenen Noten (Klassen) als einwandfreies Maß der intellektuellen Leistungsfähigkeit betrachtet. Die psychologische Analyse des Prüfens und Klassifizierens hat diesen Glauben fast vollständig zerstört. Zunächst wird beim Prüfen und Klassifizieren vielfach das Wissen beurteilt, das auch rein gedächtnismäßig erworben sein kann. Es sind im wesentlichen reproduktive Leistungen, die dem Prüfen und Klassifizieren zugrunde liegen. Nun ist aber Intelligenz die allgemeine Fähigkeit eines Individuums, sein Denken bewußt auf neue Forderungen einzustellen (W. Stern). Die Fähigkeit, Neues zu apperzipieren, kann bei der Kenntnisprüfung nicht hinlänglich berücksichtigt werden, und deshalb werden durch letztere die intellektuellen Verhältnisse nicht hinreichend klargelegt. Die Leistungen des Schülers sind hier auch vielfach von Willensmotiven bestimmt, von dem bei der Wissensaneignung aufgewendeten Fleiß und Eifer, demnach von Faktoren, die mit der Intelligenz im engeren Sinne nicht unmittelbar zusammenhängen. Auch die Gemütsseite spielt hier eine Rolle, da das Prüfen vielfach Affekte hemmender Art („Prüfungsangst“) auslöst, welche die Leistungsfähigkeit des Schülers zeitweise herabsetzen. Schließlich kommen bei allem Schulwissen neben subjektiven auch objektive Momente in Betracht, in letzterer Hinsicht namentlich die Persönlichkeit des Lehrers, seine methodischen Fähigkeiten u. ä. m.

Es ist unmittelbar klar, daß die Prüfung von möglichst einfachen Voraussetzungen ausgehen muß. Wenn die Intelligenzprüfung auch neue Anforderungen enthalten soll, welche die Reproduktion von Gedächtnisstoffen ausschließen, so muß doch nach Tunlichkeit vermieden werden, daß weit abliegende Beziehungen Verwendung finden; in letzterer Hinsicht erscheint das psychologische Laboratoriumsexperiment mit seinen dem Kindesalter nicht entsprechenden Voraussetzungen wenig geeignet, über die intellektuelle Beschaffenheit eines jugendlichen Individuums, zumal eines geistig nicht normalen, hinreichend Rechenschaft zu geben.

Der schulmäßigen Kenntnisprüfung gegenüber bedeutete es einen großen Fortschritt, als Ebbinghaus seine Kombinationsmethode entwarf, die eine im praktischen Leben bedeutsame intellektuelle Funktion, die Kombinationsgabe, zum Ausgangspunkt nahm. Diese Methode beruht auf der Erwägung, daß jede geistige Leistung im Grunde auf der Verbindung ursprünglich einzeln gegebener Bewußtseinsinhalte beruht. Ebbinghaus sieht in der Kombinationsfähigkeit die Grundlage der geistigen Leistungsfähigkeit, so daß die erstere als Maß für die Intelligenz eines Individuums verwendet werden kann. Er bot den zu prüfenden Personen unzusammenhängende Texte dar, die in sinnvoller Weise zu ergänzen waren (Beispiel s. S. 75). W. Stern nennt die Kombinationsmethode von Ebbinghaus in Rücksicht auf die zu erfüllende Leistung Ergänzungsmethode. Tatsächlich stellt die Methode von Ebbinghaus eine von vielen Prüfungsarten dar, die alle die Kombinationsfähigkeit des Kindes in Anspruch nehmen.

Eine andere ist die von Ranschburg vorgeschlagene Wortpaarmethode. Diese besteht in der Darbietung von Gruppen, die sich aus Wortpaaren zusammensetzen, welche sinngemäß aufeinander bezogen werden können, z. B. Licht — Lampe, Docht — Kerze. Das dem Schüler dargebotene Wort (Reiz- oder Stichwort) soll nun auf ein sinnverwandtes Wort (Paar- oder Schlagwort) bezogen werden.

Eine Variation dieser Methode ist die von Ries angegebene. Auch er prüft, ob Wortpaare sinngemäß aufeinander bezogen werden, bietet aber weiterhin einzelne Wörter, zu denen solche Wörter ergänzt werden sollen, die mit dem ersten kausal zusammengehörige Paare bilden.

Winteler stellt in letzterer Hinsicht erhöhte Anforderungen, indem zu einem zugerufenen Wort ein übergeordneter oder ein untergeordneter oder ein nebengeordneter Begriff genannt werden soll.

Masselon bietet drei Wörter, aus denen ein sinnvoller Satz gebildet werden soll. Meumann legt der Intelligenzbeurteilung den Tatbestand zugrunde, ob die dargebotenen Wörter in primitiver Weise zu einem Satz vereinigt werden oder ob die Formung des Satzes in logisch pointierter Weise erfolgt.

Die Zusammensetzung zerschnittener Bilder benützten Bernstein und Rossolimo zur Intelligenzprüfung.

Heilbronner prüft die optische Kombinationsfähigkeit, indem er Bilderserien bietet, welche einen Gegenstand von sehr einfacher, skizzenhafter Ausführung angefangen bis zur vollen Deutlichkeit kennzeichnen, und untersucht, bei welcher Stufe der Ausführung der Gegenstand erkannt wird.

Der Kombinationsfähigkeit gegenüber erscheint die Aufmerksamkeit als die einfachere Funktion. Es sind Versuche gemacht worden, das Verhalten der Aufmerksamkeit isoliert nachzuprüfen. Hierher gehört die sogenannte Bourdonsche Probe, bei welcher bestimmte Buchstaben in einem Text zu durchstreichen sind. Als reine Aufmerksamkeitsleistungen sind aber alle diese Lösungen nicht zu betrachten, so daß sie auch als zuverlässige Intelligenzmaße nicht gelten können.

Kannegießer und späterhin Warburg haben die Farbenkenntnis der Kinder zur Intelligenzprüfung benützt. Kannegießer prüfte mit weiß, schwarz, rot, grün und gelb. Er fand, daß gelb am schwersten, schwarz, weiß, rot am leichtesten aufgefaßt wurden; nach Kannegießer ist gelb die schwierigste der Farben. Warburg prüfte auch die Farbenbenennung, er ließ die Farbe der Versuchsobjekte (Wollfäden auf Musterkarten) angeben, nicht nach Nennung des Farbennamens aussuchen. Warburgs Untersuchungen ergaben eine weitgehende Übereinstimmung zwischen den Mängeln des Farbenbenennungsvermögens und dem Intelligenzdefekt.

Als logische Prüfungsmethode, welche Grad und Entwicklung der Denkfunktionen nachzuweisen sucht, ist die Methode von Möller anzuführen, die darin besteht, daß eine Fabel vorerzählt wird, deren Nutzanwendung (Pointe) herauszuschälen, für welche ein Titel zu finden oder ein Sprichwort ähnlichen Inhaltes anzugeben ist.

Alle diese Methoden prüfen eine intellektuelle Funktion, welche als Maß für die gesamte Denkentwicklung angenommen wird. In der Einfachheit ihrer Bedingungen erscheint diese Art der Intelligenzprüfung für den praktischen Gebrauch sehr geeignet, insbesondere bei Massenuntersuchungen, bei welchen es sich darum handelt, eine große Zahl von Individuen auf ihre intellektuellen Fähigkeiten zu untersuchen, ohne daß ins einzelne eingegangen werden kann. Aber die Vergleichung der angebenen Prüfungsmethoden zeigt, daß sie gleichsam verschiedene Maße darstellen, da die Aufgaben nicht den gleichen, sondern verschiedenen Graden der intellektuellen Entwicklung angepaßt sind. Die einen Methoden wären etwa geeignet, zwischen Normalität und Debilität, die anderen, zwischen Debilität und Imbezillität differentialdiagnostisch zu unterscheiden. Eine qualitative Wertung des Materials, welches die Prüfung ergibt, ist bei den Methoden der Einzeltests kaum möglich. Man muß sich hier mit der Registrierung richtiger und falscher Urteile begnügen. Außerdem aber legt die Gleichförmigkeit der Methoden unter Umständen die Möglichkeit nahe, daß sich gewisse assoziative, mechanische Beziehungen auf dem Wege der Übung entwickeln; auch reproduktive Hilfen sind nicht mit voller Sicherheit auszuschließen. Man hat deshalb bei Intelligenzprüfungen in größerem Umfange, die z. B. neuerdings von verschiedenen Autoren an Fürsorgezöglingen zu dem Zwecke angestellt worden sind, um hier die Schwachsinnigen von den Normalen zu sondern, mehrere Methoden der Einzeltests nebeneinander angewendet, um hierdurch Einblick in verschiedene Beziehungen geistiger Minderwertigkeit zu gewinnen. Schon diese aus praktischen Rücksichten hervorgegangene Verwendung mehrerer Tests zur Ermittlung intellektueller Defekte beweist, daß ein einzelner Test nicht genügt, um vollständige verläßliche Resultate zu gewinnen. Durch die Verwendung mehrerer Tests werden verschiedene Seiten der Intelligenzbetätigung geprüft. Die Verwertung dieser Partialergebnisse liefert erst ein Gesamtbild des Intelligenzgrades. Die Verwendung verschiedener Methoden der Einzeltests ergibt aber keine solchen Resultate, die in vollständig eindeutiger Weise aufeinander bezogen werden können. W. Stern stellt demnach für die Methode der Testserien folgende Forderungen auf:

1. Es müssen Testserien hergestellt werden, die die verschiedenen Teilfunktionen der Intelligenz ins Spiel treten lassen.

2. Es muß hierfür eine weise Auswahl der Tests erfolgen, indem aus der unübersehbaren Fülle von möglichen Tests nur solche mit hohem und sicherem Symptomwert, allgemeiner Anwendbarkeit, objektiver Messungsfähigkeit herausgegriffen werden.

3. Es muß ein System geschaffen werden, nach welchem die einzelnen Ergebnisse einer Prüfung zu einem Resultantenwert, also zu einer objektiven Gesamtformel für den Intelligenzgrad der Prüfung vereinigt werden können, wobei verschiedenwertige Leistungen sich in gewisser Weise kompensieren können.

Unter den Methoden der Testserien ist die von Ziehen in seinen „Prinzipien und Methoden der Intelligenzprüfung“ entworfene hervorzuheben, da sie die Hauptleistungen der Intelligenz gleichmäßig berücksichtigt. Ziehen prüft die Retention, die Grundlage des Gedächtnisses und der Vorstellungsbildung, nicht am Schulwissen, sondern am Lebenswissen, d. h. er zieht das Wissen aus der täglichen Lebenserfahrung in Betracht. Daran schließt sich die Prüfung der Vorstellungsentwicklung und Vorstellungsdifferenzierung (Generalisation, Isolation und Komplexion der Vorstellungen), welche durch Eigenschafts- und Zerlegungsfragen und ihre Inversion, also durch Zusammensetzungsfragen, untersucht werden. An dritter Stelle wird die Reproduktion, endlich die Kombination geprüft. Die zahlreichen psychologischen und methodischen Bemerkungen, die Ziehen zur Erläuterung seiner Methode gibt, machen das Studium seiner Anleitung selbst erforderlich. Ziehen zeigt am Schlusse seiner Abhandlung, in welcher Weise seine Methode zur Prüfung der einzelnen Defektpsychosen angewendet werden kann.

Keine Methode der Intelligenzprüfung hat in letzter Zeit solche Anerkennung gefunden, als die von Binet und Simon in jahrelanger, mühevoller Arbeit gewonnene, die als Testmethode κατ' ἐξοχήν bezeichnet wird. In gewissem Sinne sind aber alle modernen Methoden der Intelligenzprüfung Testmethoden, da sie auf gewisse signative Untersuchungselemente zurückgehen. Da Binet und Simon selbst mit ihren Untersuchungen ein Staffelmaß der Intelligenz (Echelle métrique de l'intelligence) aufstellen wollten, so wird man ihre Methode mit W. Stern zweckmäßig als Staffelmethode bezeichnen können. Binet und Simon waren darauf bedacht, für jede Altersstufe der Kindheit eine Testserie zu finden, deren Lösung eben für Kinder dieses Alters als normal und charakteristisch gelten kann. Wir können hier im allgemeinen zweierlei Arten von Tests unterscheiden:

1. Aufgaben gleicher Art, die in zunehmender Schwierigkeit oder mit gesteigerten Anforderungen Kindern verschiedener Altersstufen vorgelegt werden.

2. Einzeltests, die nur für eine bestimmte Altersklasse berechnet sind und deren Lösungsmöglichkeit die Normalität der betreffenden Altersstufe charakterisiert. Binet und Simon ist es gelungen, bei den Prüfungen alle Seiten der kindlichen Intelligenz in Anspruch zu nehmen, so daß die Resultate brauchbare Grundlagen für die Gesamtbeurteilung der kindlichen Psyche ergeben.

Die Prüfung geschieht in der Weise, daß die einzelnen Tests der Altersstufe des Kindes entsprechend durchgeprüft und das Ergebnis mit + oder — bewertet wird. Die Prüfung muß sich auch auf die Tests der höheren und der niedrigeren Altersstufen erstrecken, da sich durchschnittlich zeigt, daß in einzelnen Beziehungen fast jedes Kind gewisse Differenzen nach oben oder unten in seiner intellektuellen Leistungsfähigkeit aufweist. Die Ausbreitung der richtigen und falschen Lösungen ist auch bei normalen Kindern sehr verschieden. Bei abnormalen Kindern weist diese „Streuung" noch viel beträchtlichere Differenzen auf.

Zur Berechnung der Stufe, der das Kind angehört, nimmt man zur Grundlage die Altersstufe, bei der alle Tests bis auf einen richtig beantwortet sind. Für je 5 Tests, die darüber hinausgehen, also höheren Altersstufen angehören, zählt man dann eine Altersstufe hinzu. Gesetzt den Fall, ein neunjähriges Kind beantwortet alle Tests, die einem sechsjährigen entsprechen, richtig bis auf einen, vermag aber etwa 3 Tests der Siebenjährigen und 2 Tests der Achtjährigen richtig zu beantworten, so kann man die Stufe 7 (der durchschnittlichen normalen Geistesentwicklung eines siebenjährigen normalen Kindes entsprechend) als Intelligenzalter angeben. W. Stern schlägt vor, die Intelligenzschädigung durch einen Intelligenzquotienten, und zwar durch das Verhältnis des Intelligenzalters zum Lebensalter, auszudrücken (I Q = IA/LA). Also z. B.: Ein Kind von acht Jahren, das auf dem Standpunkt eines sechsjährigen steht, hat einen IQ von 6/8 = 0.75. Bei Kindern mit Intelligenzvorsprung ist der Bruch größer, bei Kindern mit Intelligenzrückstand kleiner wie 1. Je stärker der Schwachsinn, um so kleiner der Bruch.

Binet und Simon haben ihrer Methode 1908—1911 drei Ausgestaltungen gegeben. Am 18. Oktober 1911 ereilte den genialen Schöpfer der Methode der Tod. In Deutschland haben sich Bobertag, Kramer, Chotzen und William Stern besondere Verdienste um die Einführung und Verbesserung der Methode erworben.

Binet und Simon geben dreißig Fragen und Aufgaben an, die als Tests Verwendung finden. Diese sind:

1. Das fixierende Sehen mit Hilfe einer bewegten, brennenden Kerze.
2. Durch taktilen Eindruck hervorgerufenes Greifen.
3. Durch Gesichtseindruck hervorgerufenes Greifen.
4. Das Erkennen der Nahrung. (Vorlegen eines Stückchens Schokolade und eines Klötzchens. Es wird beobachtet, ob durch bloßes Sehen eine Unterscheidung in bezug auf Eßbarkeit stattfindet.)
5. Dasselbe, etwas erschwert durch eine einfache mechanische Operation. Die Schokolade wird vor den Augen des Kindes in ein Stück Papier eingewickelt, aus dem es von ihm wieder ausgepackt werden soll.
6. Ausführen von Befehlen und Nachahmen von Gesten.
7. Wortverständnis in bezug auf Gegenstände.
8. Wortverständnis in bezug auf Bilder.
9. Benennung von Gegenständen.
10. Vergleichen zweier verschieden langer Linien.
11. Wiederholen von drei vorgesprochenen Zahlen.
12. Vergleichen zweier verschieden schwerer Gewichte von gleichem Aussehen.

13. Suggestibilität. Es wird ein Gegenstand verlangt, der unter den vorliegenden nicht vorhanden ist usw.
14. Definieren bekannter Gegenstände.
15. Wiederholen von Sätzen, die aus 15 Worten bestehen, abgestuft nach ihrer Verständlichkeit.
16. Unterscheidung zweier Gegenstände aus dem Gedächtnis. Es soll der Unterschied zwischen zwei Dingen mitgeteilt werden, die nicht unmittelbar vorliegen.
17. Erinnerung an Bilder. Es werden 30 Sekunden lang gleichzeitig Bilder von 30 bekannten Gegenständen gezeigt, darauf wird Angabe der behaltenen verlangt.
18. Zeichnen aus dem Gedächtnis.
19. Wiederholung von mehr als drei vorgesprochenen Zahlen.
20. Angabe der Ähnlichkeit zweier Gegenstände aus dem Gedächtnis.
21. Vergleichen von Längen (Augenmaß).
22. Ordnen von fünf Gewichten von gleicher Größe. Sie sollen in eine Reihe von abnehmender Schwere zusammengestellt werden.
23. Bemerken einer Lücke in der Reihenfolge dieser fünf Gewichte.
24. Finden von Reimen.
25. Ergänzen von Lücken in einem Text.
26. Bilden eines Satzes aus drei gegebenen Worten.
27. Beantworten von abstrakten Fragen von dem Typus: „Was muß man tun, wenn man in d i e oder d i e Lage kommt?“ oder „Warum soll man lieber so als so handeln?“
28. Umstellen der Uhrzeiger. Die Stellung der Zeiger wird vertauscht u. ä. m.
29. Ausschneidungsversuch. Ausschneiden eines Stückes Papier aus einem gefalteten Bogen. Aufzeichnen der Figur, die sich auf dem auseinandergefalteten Bogen ergibt.
30. Definieren von abstrakten Begriffen.

Im folgenden ist nach Chotzen ein Schema angegeben, das einer von Bobertag gemachten Aufstellung entspricht. Dieser hat für Elf- und Zwölfjährige eine Testskala eingeführt. Drei richtige Antworten entsprechen hier der Altersstufe 11, 6 der Altersstufe 12.

	5 Jahre	6 Jahre	7 Jahre	8 Jahre	9 Jahre	10 Jahre	11 und 12 Jahre	11 und 12 Jahre
1	Quadrat-abzeichnen	Beschreibung von Bildern	Rhomb. abzeichnen	Lesen, 1 Hauptpunkt	provozierte Erklärung v. Bildern	Lesen, 6 Hauptpunkte	Spontane Bilderklärung	Definition von Abstrakt.
2	Definit. Zweck	Ästhet. Vergleich	Lücken in Bildern	leichte Intelligenzfragen	Definit. Oberbegriff	3 Worte in 2 Sätze	Text mit Lücken	schwere Intelligenzfragen
3	10 Silben nachsprechen	16 Silben nachsprechen	Münzenkenntnis von 1 Pfg. bis 1 Mk.	Vergleiche	Datum	26 Silben nachsprechen	Absurditäten	Worte zu Sätzen ordnen
4	4 Zahlen wiederholen	3 Aufträge	5 Zahlen nachsprechen	4 Farben	5 Gewichte	6 Zahlen nachsprechen	3 Worte in 1 Satz	Reime
5	4 Pfg. abzählen	Geduldspiel	rechts und links	von 20—0 rückwärts zählen	80 Pfg. herausgeben	alle Münzen	—	—

Ernst Bloch verwendete die Tests zur Prüfung von drei- bis siebenjährigen Kindern in folgender Zusammenstellung:

Für drei Jahre:

Mund usw. zeigen.
6 Silben nachsprechen.
2 einstellige Zahlen nachsprechen.
Familiennamen.

Für vier Jahre:

Vorgezeigte Gegenstände benennen.
3 einstellige Zahlen nachsprechen.
Geschlecht.
Unterschied zwischen lang und kurz.

Für fünf Jahre:

10 Silben nachsprechen.
4 Pfennig abzählen.
Abzeichnen eines Quadrates.
Geduldspiel.
Ordnen von zwei Gewichten.

Für sechs Jahre:

16 Silben nachsprechen.
Alter angeben.
Drei Aufträge ausführen.
Unterschied zwischen Vor- und Nachmittag angeben.
Ästhetischer Vergleich.
Zweckangabe.
Rechts und links unterscheiden.

Für sieben Jahre:

Bilder beschreiben.
Fünf einstellige Zahlen nachsprechen.
Abzeichnen eines Rhombus.
13 Pfennig abzählen.
Zahl der Finger angeben.
Abschreiben eines Satzes.
Münzenkenntnis bis eine Mark.
Lücken in Zeichnungen erkennen.

Diese Aufstellungen sind als nur vorläufige zu betrachten, da man gegenwärtig noch mit dem Ausbau der Methode beschäftigt ist, und die Erfahrung manche zweckmäßigere Anwendungsweise einzelner Tests ergeben wird. Dies gilt namentlich für die Verwertung der Methode zum Nachweis des infantilen Schwachsinns und seiner Modifikationen. Chotzen hält in letzterer Hinsicht für erforderlich: 1. eine Auswahl solcher Tests, an denen die Unterschiede der Leistungen in deutlicher Abstufung zum Vorschein kommen, 2. die Vermehrung der Tests in der Richtung, daß eine bessere Wertung der Leistung zustande kommen kann. Gerade die Prüfung der verschiedenen Reaktionsweisen des Kindes, die in der Beantwortung mannigfacher Tests zum Ausdruck kommen, ist oft viel wertvoller als die Feststellung, in welchem Maße es hinter den Altersgenossen zurückgeblieben ist.

Die Bedeutung der Intelligenzprüfungen und insbesondere der Staffelmethode liegt darin, daß die Untersuchung eines großen Materials in einheitlicher Weise und innerhalb bestimmter zeitlicher Grenzen möglich ist. Bei der Überweisung von Kindern an die Hilfsschulen oder an die Förderklassen, bei der Auswahl jener Fürsorgezöglinge, die als schwachsinnig einer spezialistischen pädagogischen Behandlung bedürfen, leisten diese Methoden außerordentliche, nicht hoch genug zu schätzende Dienste. Aber auch in diesen Fällen wird die Einzelcharakteristik durch geschulte Beobachter, z. B. Lehrer, eine wertvolle Ergänzung der objektiven Methoden bedeuten. Dort, wo Gelegenheit geboten ist, ein Kind unter verschiedenen Bedingungen eingehend und in Hinblick auf alle seine psychischen Funktionen zu beobachten, bedarf es aber einer besonderen Intelligenzprüfung oft überhaupt nicht. Der Nachweis der Idiotie kann durch eine solche Methode nicht erbracht werden, da hier alle geistigen Kriterien fehlen, an die sich die Prüfung der Intelligenz wenden könnte. Auch die Imbezillität umfaßt ein so scharf umrissenes Symptomenbild, daß bei eingehender Beobachtung ein Fehlurteil kaum zu befürchten ist. Bei der Debilität können Irrtümer zustande kommen. Der kundige Beobachter aber muß bald an der Eigentümlichkeit des geistigen Mechanismus, an der Neigung, assoziative Hilfen an Stelle apperzeptiver Beziehungen zu verwenden, an der eigenartigen egozentrisch bestimmten Gemüts- und Willensentwicklung erkennen, daß es sich um Debilität handelt, selbst wenn einzelne Leistungen das Normalmaß überschreiten. Ist Gelegenheit zu systematischer Einzelbeobachtung vorhanden, dann bedarf es zumeist nicht besonderer Prüfungsmethoden, um den Nachweis intellektueller Rückständigkeit zu erbringen.

Einen besonderen Wert haben aber die dargelegten Intelligenzprüfungen in methodischer Richtung. Indem jene Tests hervorgehoben werden, welche den Nachweis der Rückständigkeit eines Kindes ermöglichen, zeigen sie gleichzeitig an, in welcher Richtung pädagogisches Bemühen einzusetzen hätte, um Lücken auszufüllen, Regelwidrigkeiten nach Tunlichkeit auszugleichen. Die Umbildung von Prüfungs- zu Förderungsmethoden ermöglicht es, die Nachweisungen der Prüfungsmethodiker für die heilpädagogische Arbeit unmittelbar fruchtbar zu machen. Wir haben an früherer Stelle wiederholt dargelegt, wie diese Verwertung der Prüfungsmethoden für Zwecke des Unterrichtes möglich ist (S. 75 f.). Individuellen Bedürfnissen entsprechend läßt sich dieses Verfahren noch auf weitere Tests erstrecken. Andererseits würden manche Beziehungen, die sich bei den Versuchen der Intelligenzförderung geltend gemacht haben, zur Aufstellung neuer, namentlich bei der Beurteilung des infantilen Schwachsinns wesentlicher Tests führen.

B. Nervöse und psychopathische Konstitutionen.

I. Die nervöse Konstitution.

Die Bezeichnung „nervöse Konstitution" ist ein Sammelbegriff, unter dem eine Reihe von Zustandsbildern zusammengefaßt wird, die im einzelnen vielfach voneinander abweichen, ja sogar heterogene Züge aufweisen. Nervöse Symptome können mit geistiger Rückständigkeit, aber auch mit genialen Geistesanlagen verbunden sein. In ersterer Beziehung ist auf die Tatsache hinzuweisen, daß es nicht wenige schwachsinnige Kinder gibt, die neben ihrer intellektuellen Unzulänglichkeit offenkundig nervöse Symptome darbieten. In letzterer Hinsicht erscheint die „Reizsamkeit", die gesteigerte Empfänglichkeit des Nervensystems, geradezu als Voraussetzung ungewöhnlicher Leistungen. Die nervösen Symptome selbst zeigen schon im Kindesalter eine Mannigfaltigkeit, die eine erschöpfende Aufzählung und Beschreibung unmöglich macht. Der nervösen

Konstitution haftet immer und überall etwas Persönliches, Individuelles an. Oft scheint es, daß die Unterschiede der Charaktere, die selbst unter Geschwistern zu beobachtenden Differenzen in erziehlicher Hinsicht in diesen individuellen nervösen Zügen ihre Ursache haben. Die Nervosität des Kindes wirkt aber auch auf alle seine psychischen Reaktionen zurück, sie beeinflußt nicht bloß seine intellektuellen Beziehungen, sondern auch sein Fühlen und Wollen, die Art und Weise, in der es der Umwelt gegenüber steht; diese Formen der kindlichen Nervosität lassen sich isoliert nicht zur Darstellung bringen. Deshalb erscheinen auch alle Untersuchungen, die darauf gerichtet sind, gewisse konstante Merkmale als kennzeichnend für die Nervosität des Kindesalters aufzustellen, unvollständig und lückenhaft. Es gibt eine große Zahl von Kindern, bei denen keine solchen Stigmata zu verzeichnen sind, die aber trotzdem eine Abweichung der psychischen Beziehungen erkennen lassen, die auf hochgradige Nervosität zurückgeführt werden muß. Andererseits finden wir vermeintliche Zeichen der Nervosität bei einer Unzahl schlecht oder fehlerhaft erzogener Kinder. Diese Tatsache erklärt sich daraus, daß auch die Nervosität die Ausschaltung eines wichtigen erziehlichen Faktors bedingt, den man als Selbstregulierung bezeichnen könnte und der aus dem Bedürfnis hervorgeht, ein gewisses Gleichmaß der psychischen Funktionen herzustellen. Diese Selbstregulierung ist dem normalen Durchschnittsmenschen im hohen Maße eigen; er bringt auf keinem Gebiete Außergewöhnliches zustande, wird aber den Anforderungen, die an ihn billigerweise gestellt werden können, gerecht. Auch auf den Gebieten des Fühlens und Wollens bewegt er sich durchaus in normalen Bahnen. Nirgends trifft die Erziehung auf bemerkenswerte Widerstände, es gelingt verhältnismäßig leicht, das Kind an Gehorsam, Ordnung, Pflichterfüllung zu gewöhnen. Hier treffen eben äußere und innere Erziehungsbedingungen harmonisch zusammen. Es gibt auch Kinder, bei denen das Bedürfnis nach innerer Ausgeglichenheit ein so starkes ist, daß mangelhafte oder selbst fehlerhafte Erziehung keine destruktiven Wirkungen auslöst, da hier gleichsam die Selbsterziehung ersetzt, was die äußere Erziehung verfehlt oder schuldig bleibt. In sehr vielen Fällen bedarf es allerdings von außen kommender intensiver erziehlicher Einflüsse, um die Selbstregulierung solange zu unterstützen und zu ergänzen, bis die inneren Faktoren so kräftig geworden sind, daß sie die weitere gedeihliche Entwicklung gewährleisten.

Beim nervösen Kind fehlt die Selbstregulierung. Es erscheinen gewisse psychische Beziehungen einseitig in den Vordergrund gedrängt, während andere weitaus zurückbleiben. Bisweilen sind es die intellektuellen Funktionen, welche zu einseitiger Ausbildung gelangen, woraus sich der Typus der sehr begabten, aber gefühlsarmen und willensschwachen Intelligenzmenschen ergibt. In anderen Fällen hypertrophiert das Gefühlsleben, eine enorme Empfindsamkeit macht sich geltend, während Verstandes- und Willensentwicklung sehr zurückbleiben („reizbare Schwäche"). Schließlich kann man auch schon im Kindesalter jenen tyrannischen Naturen begegnen, die ihren Willen unbedingt und rücksichtslos durchzusetzen suchen und sich weder durch verstandesmäßige Erwägungen, noch durch Gefühlsrücksichten irgendwie beeinflussen lassen. Außerdem gibt es noch eine Unzahl von Typen, die sämtlich eine Inkongruenz ihrer psychischen Entwicklung, eine Disharmonie auf den verschiedenen Gebieten des Seelenlebens erkennen lassen.

Es ist unmittelbar klar, daß Nervosität im Kindesalter künstlich hervorgerufen werden kann, indem man gewisse psychische Beziehungen einseitig fördert, andere aber zurückstehen läßt. Dies erfolgt zumeist durch eine unverhältnismäßige Inanspruchnahme der intellektuellen Funktionen, durch übermäßige, der intellektuellen Entwicklungsstufe nicht Rechnung tragende unterrichtliche Anforderungen. Die intellektuelle Überbürdung kann aber nicht bloß in intensiver, sondern auch in extensiver Richtung geschehen, indem man eine Menge von Bildungsstoffen nebeneinander vermittelt, die nicht hinsichtlich ihrer Schwierigkeit, wohl aber hinsichtlich ihrer Fülle der Leistungsfähigkeit des Kindes fast Unmögliches zumuten. In letzterer Hinsicht kann man am häufigsten von Überbürdung sprechen: tatsächlich ist das Elternhaus für solche Fehler weit öfter verantwortlich zu machen als die Schule, wenn zu den Pflichten gegen die letztere weitere Anforderungen seitens der Eltern hinzutreten, z. B. Unterricht in Musik, in Sprachen usw.

Die emotionale Seite erfährt eine ungesunde Ausbreitung durch Weichlichkeit in der Erziehung, durch das Eingehen auf alle Gefühlsregungen des Kindes (Verwöhnen). Es entwickelt sich dann ein Zustand der Empfindsamkeit, der in einer solchen Steigerung und Differenzierung des Gefühlslebens zum Ausdruck kommt, daß oft Gefühlskomplexe weit mehr das Verhältnis zur Umwelt bestimmen als verstandesmäßige Erwägungen. Diese Kinder werden dann zu nervösen Affekt- und Stimmungsmenschen, die für das praktische Leben wenig Eignung besitzen.

Auch auf dem Gebiete der Willenserziehung kann durch das System, die dem Kindesalter angemessenen Grenzen der Leistungsfähigkeit durch intensive Willensanstrengung zu überwinden, den Ehrgeiz anzustacheln und Ziele zu erstreben, die jenseits der Anlagen und Fähigkeiten des Kindes liegen, schwere Schädigung entstehen.

Die Frage, ob angeborene Nervosität vorkommt, muß bejaht werden, da schon bei Säuglingen nicht selten nervöse Eigentümlichkeiten zur Beobachtung gelangen. Bei der im frühen Kindesalter auftretenden Nervosität sind verschiedene Abstufungen zu unterscheiden. Es gibt Kinder, bei denen die nervösen Symptome mit zunehmendem Alter von selbst zurücktreten, so daß etwa zu Beginn des schulpflichtigen Alters bereits eine ziemlich normale Verfassung vorhanden ist. Bei anderen Kindern setzt die Nervosität sogleich in einer gewissen Höhe ein und bleibt solange im selben Maß bestehen, bis nicht besondere Ereignisse auf körperlichem oder seelischem Gebiet eine Steigerung derselben herbeiführen. Hier bildet die Nervosität gleichsam den Grundton, auf den die gesamte psychische Entwicklung gestimmt ist. Die dritte Kategorie ist dadurch gekennzeichnet, daß die Nervosität einen fortwährenden Zuwachs erfährt. Die gewöhnlichen Ereignisse des täglichen Lebens wirken auf solche Kinder erregend ein. Geschehnisse, die ein normales Kind gar nicht oder doch nicht in ungünstiger Weise beeinflussen würden, bewirken eine sichtliche Zunahme der nervösen Erscheinungen, und man kann im vorhinein angeben, daß ein solches Kind bei Eintritt in das schulpflichtige Alter sich bereits in einem Zustand befinden wird, der eine gedeihliche Wirkung des Unterrichtes ausschließt. Die zuletzt erwähnten Symptome haben ärztliche und pädagogische Autoren am meisten beschäftigt.

Diese Dreiteilung hat auch einen gewissen praktischen Wert. Es unterliegt keinem Zweifel, daß nervöse Symptome bei einer Unzahl kleiner Kinder zu beobachten sind. Dies hängt mit deren hochgesteigerter Reflexerregbarkeit zusammen, welcher nach Preyer sicherlich eine hohe Bedeutung hinsichtlich der Funktionseinübung der nervösen Bahnen zukommt. Mit dem zunehmenden Vermögen der Reflexhemmung treten aber späterhin eine große Zahl jener Erscheinungen zurück, die als nervöse Eigentümlichkeiten des frühen Kindesalters erscheinen. Fände diese spontane Besserung nicht statt, blieben alle diese nervösen Symptome konstant oder erführen sie gar eine Steigerung, dann müßten schon die Elementarschulen geradezu für nervöse Kinder eingerichtet sein, und das nervenschwache Kind gäbe gleichsam die Regel an, nach welcher aller Unterricht zu erfolgen hätte. Zum Glück gehört die Mehrzahl der nervösen Kinder der ersten Kategorie an, und hier genügen die gewöhnlichen Einflüsse einer vernünftigen Erziehung, um das weitere normale Fortschreiten zu sichern.

In Hinblick auf den so häufigen spontanen Rückgang der Nervosität in der ersten Kindheit erscheint es nicht angemessen, allzufrüh eine pädagogische Sonderbehandlung einzuleiten. Hier wird es vielmehr darauf ankommen, von der Linie der normalen Erziehung nicht abzuweichen und in erster Reihe auf gesunde körperliche Entwicklung zu achten, mit welcher das geistige Gedeihen im engsten Zusammenhang steht. Es zeigt sich oft, daß besorgte Eltern in dem Bestreben, alle möglichen Mittel zur Bekämpfung der Nervosität im ersten Kindesalter anzuwenden, mehr Schaden als Nutzen stiften, da sie an die Stelle stetiger, die Selbstregelung der psychischen Funktionen fördernder Erziehung sprunghafte, künstliche Maßnahmen setzen, welche der natürlichen Entwicklung des Kindes zuwiderlaufen.

Sehen wir zunächst von allen jenen Symptomen ab, die sich dadurch als pathologisch kennzeichnen, daß sie außerhalb der normalen psychischen Zusammenhänge stehen, und suchen wir nachzuweisen, welche Veränderungen die Grundformen des psychischen Geschehens infolge der Nervosität erleiden.

Bei einem Teil der Kinder macht sich die Nervosität als Erleichterung im Ablauf der Vorstellungsverbindungen und des begrifflichen Denkens geltend. Geistige Arbeit wird rasch und ohne Schwierigkeit geleistet; sobald sich einer solchen das Interesse des Kindes zuwendet, gehen die assoziativen und apperzeptiven Prozesse fast mühelos vonstatten. Es macht oft den Eindruck, als ob ganze Komplexe apperzeptiver Verbindungen zur Auslösung gelangten, ohne daß eine aufs einzelne gerichtete Denkarbeit stattfindet. Diese für begabte Nervöse höchst charakteristische Arbeitsweise in rasch durchmessenen Etappen ermöglicht es einerseits, das Ziel unentwegt im Auge zu behalten, andererseits die geistige Kraft nicht in ermüdender Kleinarbeit zu zersplittern, sondern für die Lösung des Hauptproblems aufzusparen. Rasche Auffassung und rasches Denken kennzeichnen die intellektuelle Beschaffenheit des begabten nervösen Kindes. Im Gegensatz zur Nervosität des Begabten gibt es aber Fälle, in denen sich der abnorm leichte Ablauf der Vorstellungsverbindungen in außerordentlicher Flüchtigkeit und Oberflächlichkeit kundgibt. Solche nervösen Kinder werden ihren Aufgaben nicht gerecht; obwohl sie wissen, worauf es im wesentlichen ankommt, was zu geschehen hätte, um die verlangte geistige Leistung zu vollenden und zu einem gedeihlichen Ende zu führen, besitzen sie nicht jene eindringliche Schärfe des Verstandes, um bei ihrer Eilfertigkeit die Details der Arbeit hinlänglich zu beachten. Wir finden hier oft Fehler und Irrtümer in Nebensachen, die bei einiger Sorgfalt vermeidbar gewesen wären.

Infolge der Flüchtigkeit der Gedankenarbeit bleiben keine hinlänglichen Spuren derselben zurück. Nicht selten löscht eine neu eintretende geistige Beschäftigung die gedächtnismäßigen Residuen früherer Gedankenarbeit aus. Derartige nervös bedingte Gedächtnisstörungen erscheinen unter dem Bilde der Zerstreutheit, die im Gegensatz zu der konzentrativen Zerstreutheit infolge des auf einen bestimmten Umkreis logischer Beziehungen eingestellten Denkens als distributive Zerstreutheit zu bezeichnen ist.

Bei anderen Kindern tritt die Nervosität als Hemmung der Gedankenarbeit hervor. Hier macht sich in erster Reihe das Unvermögen geltend, durch den Willen auf das Denken einzuwirken. Insolange die Denkbeziehungen keine Lenkung in bestimmter Richtung erfahren müssen, zeigt sich die Unversehrtheit der intellektuellen Funktionen. Ein solches Kind erweist sich im Umgang oft als klug und geistesgewandt, überrascht nicht selten durch seine guten Einfälle und richtigen Urteile, ist aber in der Schule unbrauchbar, insbesondere in allen jenen Gegenständen, die eine strenge Beherrschung des logischen Denkens voraussetzen. Namentlich dort, wo sich ein Urteil systematisch auf dem andern aufbauen muß, versagen diese Schüler oft vollständig, vor allem also in den mathematischen Fächern. Es findet hier entweder ein plötzliches Abreißen der Gedankenketten statt, oder aber es tritt das bei nicht konzentriertem, auf das Endziel eingestellte Denken so häufige Fehlgehen apperzeptiver Beziehungen ein. Die Gedankenarbeit wird gestört durch einen gewissen Grad von Verworrenheit, der sich in dem unabweisbaren Auftauchen assoziativer Beziehungen geltend macht, welche das Denken in eine andere Richtung zu lenken suchen. Gelingt es dem Kind, an frühere richtige Erwägungen anzuknüpfen, so taucht alsbald wieder ein anderer in die Irre führender Komplex auf und schließlich erscheint die psychische Energie derart erschöpft, daß eine gedeihliche Lösung nicht mehr erfolgen kann.

Eine solche Ablenkung durch sekundäre Ideengänge findet insbesondere dann statt, wenn Ermüdung eintritt, was bei nervösen Kindern dieser Kategorie sehr bald der Fall ist. Andererseits kann aber das Bestreben, immer wieder sich eindrängende sekundäre Vorstellungen und Vorstellungsbeziehungen abzuweisen, an und für sich Ermüdung bis zum völligen Aufbrauch der psychischen Kräfte herbeiführen.

Dieses Verhalten bleibt auf die Gefühlslage des Kindes nicht ohne Einfluß. Es treten störende Unlustgefühle ein, Verstimmungen, die als mangelndes Selbstvertrauen, als Zaghaftigkeit und Unzufriedenheit mit sich selbst zum Bewußtsein kommen. Die innere Unausgeglichenheit führt zu psychischen Konflikten, die zur Lösung drängen, aber infolge der eigentümlichen Konstellation des Bewußtseins nicht zu lösen sind. Der Kampf zwischen Wollen und Können zieht das nervöse Kind von der geistigen Beschäftigung ab. Schon bei der Inangriffnahme einer geistigen Arbeit setzt die Furcht ein, sie nicht bewältigen zu können. Unter solchen Verhältnissen entstehen die schwersten Formen psychogener Nervosität. Es resultiert schließlich die typisch nervöse Arbeitsscheu, welche sich in der Angst ausprägt, Enttäuschungen an sich selbst zu erleben.

Allerdings kommt auch eine nicht pathologische Form der Zerstreutheit vor, die ungefähr unter dem gleichen Bilde verläuft wie die geschilderte Erscheinungsweise der Nervosität, aber lediglich auf höchst unzweckmäßige äußere Einwirkungen zurückgeführt werden muß. Es gibt eine große Zahl von Kindern, die durch schlechte Lektüre, durch den Besuch unpassender und aufregender Schaustellungen (Kinematograph) von ihrer pflichtgemäßen Arbeit abgelenkt werden. Diese Einwirkungen sind dadurch besonders gefährlich, daß sie die Phantasietätigkeit vorwiegend in Anspruch nehmen. Es drängen sich demgemäß nicht Denkbeziehungen, sondern Bilder von oft sinnlicher Lebhaftigkeit in die Gedankenarbeit ein, welche das Bewußtsein souverän beherrschen und alle anderen psychischen Inhalte zurückdrängen. Diese Phantasietätigkeit ist mit starken Lustgefühlen verbunden. Es besteht daher zumeist keineswegs die Tendenz zu einer Abwehr, Aufmerksamkeit und Wille wenden sich diesen Komplexen zu, so daß für die pflichtgemäße Denkarbeit nichts mehr übrig bleibt. Zum Unterschied vom nervösen Kind fehlt hier jede Absicht, Aufmerksamkeit und Wille auf bestimmte, der geistigen Entwicklung förderliche Denkbeziehungen einzustellen. Bei beständigen, unzweckmäßigen Ablenkungen kann allerdings schließlich ein solcher Aufbrauch psychischer Energien erfolgen, daß Nervosität entsteht, die aber als sekundäre, vermeidbare funktionelle Schädigung beurteilt werden muß.

Die Selbstregulierung des Kindes, ein Verhalten, das man oft als innere Disziplin bezeichnet, besteht auf intellektuellem Gebiet in der Fähigkeit, das unwillkürliche Auftauchen von Vorstellungen und Vorstellungsbeziehungen derart zu hemmen, daß nur die auf die vorliegende Denkarbeit sich beziehenden assoziativen und apperzeptiven Verbindungen wirksam werden. Diese Einengung des Bewußtseins ist verbunden mit entsprechender Konzentration der Aufmerksamkeit und mit zielbewußter Lenkung des Willens. Nun scheint aber gerade die Funktion der Aufmerksamkeit bei vielen nervösen Kindern, denen intellektuelle Fähigkeiten nicht abzusprechen sind, intensiv und extensiv von der Norm abweichend. Hier kommt zunächst in Betracht, daß die Aufmerksamkeit im allgemeinen in ihrer Intensität herabgesetzt ist, so daß es das Kind nicht vermag, den Blickpunkt des Bewußtseins präzise auf Vorstellungen und Vorstellungsbeziehungen einzustellen. Damit fehlt ihm die Fähigkeit, Vorstellungen, die an und für sich nicht mit voller Klarheit und Deutlichkeit ins Bewußtsein eintreten, mit Hilfe der aktiven Aufmerksamkeit derart zu erfassen, daß sie durch subjektives Hinzutun die für die begriffliche Verwertung notwendigen Klarheits- und Deutlichkeitsgrade erlangen. Demnach werden nur jene Komplexe einer intellektuellen Bearbeitung zugänglich, die sich auf dem Kinde interessante Tatbestände beziehen, während andere Komplexe, welche eine solche Prägung nicht aufweisen, apperzeptiv zurückstehen. Hieraus ergibt sich die außerordentliche Ungleichmäßigkeit der Leistungen, die oft eine Fehlbeurteilung in der Richtung zur Folge hat, daß man annimmt, das Kind könne, wenn und was es wolle, während tatsächlich eben die Unfähigkeit, den Willen in bestimmte Bahnen zu lenken, die Ursache der auf vielen Gebieten zutage tretenden Leistungsunfähigkeit ist.

Ein zweiter Umstand, der für die apperzeptiven Beziehungen nervöser Kinder von Wichtigkeit ist, betrifft die jeweilige Disposition. Es hängt von verschiedenen, im einzelnen kaum nachweisbaren Faktoren ab, ob und in welchem Maße das nervöse Kind imstande ist, seine Aufmerksamkeit zu beherrschen. Zuweilen ist das Verhalten der letzteren ein vollständig normales, das Kind wendet seine Aufmerksamkeit den unterrichtlichen Darbietungen zu und vermag infolgedessen alle jene apperzeptiven Leistungen zustande zu bringen, welche zur Erfassung und begrifflichen Bearbeitung des Gegenstandes notwendig sind. Zuweilen aber besteht das deutliche Unvermögen, die Aufmerksamkeit dem Gegenstand des Unterrichts zuzuwenden. Die psychische Energie erschöpft sich dann rasch in den Versuchen, diese Hemmungen zu beseitigen. Es kann demnach vorkommen, daß selbst in dem gleichen Gegenstand Höchstleistungen und Mindestleistungen unvermittelt nebeneinander stehen. Die Aufmerksamkeitskurve nimmt bei solchen nervösen Dispositionsmenschen einen ganz unregelmäßigen Verlauf. Im allgemeinen stimmen die Erhebungen und Senkungen der Aufmerksamkeitskurve im wesentlichen mit den Phasen der Erholung und Ermüdung überein, und es wird daher oft die Ermittlung des für das betreffende Kind charakteristischen Ermüdungstypus zu einer zweckmäßigen Einteilung des Unterrichtes und somit zu besserer Leistungsfähigkeit führen.

Bei anderen Kindern zeigt sich die Schwäche der Aufmerksamkeit in abnorm leichter Ablenkbarkeit. Für jede produktive geistige Arbeit besteht die Voraussetzung, daß keine äußeren Reize die Aufmerksamkeit irgendwie nach anderer Richtung hin in Anspruch nehmen. Akustische und optische Eindrücke der geringfügigsten Art wirken hier ablenkend. Einer pathologisch gesteigerten passiven Aufmerksamkeit steht eine unzureichend entwickelte aktive Aufmerksamkeit gegenüber. In praxi ist es aber nicht möglich, alle ablenkenden Eindrücke abzuhalten und deshalb ergibt sich, von seltenen Ausnahmsbedingungen abgesehen, bei solchen nervösen Kindern ebenfalls das Bild hochgradiger Zerstreutheit.

An dieses Verhalten schließt sich eine für nervöse Kinder dieser Kategorie höchst charakteristische psychische Eigentümlichkeit. Obzwar jede Störung der Aufmerksamkeit starke Unlust auslöst, wird andererseits ein nicht geringer Teil der ohnehin schwach entwickelten aktiven Aufmerksamkeit dazu verwendet, um solche Störungen zu registrieren. Das Kind stellt, oft ohne deutliche Absicht, seine Aufmerksamkeit auf alle jene Eindrücke ein, die sich etwa als Störungen und Ablenkungen geltend machen können. Aus dieser psychischen Verfassung ergibt sich eine erhöhte Empfänglichkeit für ablenkende Geschehnisse, ein Verhalten, das sich lediglich aus einem gewissen assoziativen Zwang nach Verstärkung der primären Unlustgefühle erklären läßt.

Schwäche der Aufmerksamkeit treffen wir auch bei den verschiedenen Formen des infantilen Schwachsinns an. Aber bei der Imbezillität und Debilität zeigt sich die Aufmerksamkeit als eine krankhaft entartete oder völlig unentwickelte Funktion, die nicht bloß in ihrer Intensität und Beharrlichkeit von der Norm abweicht. Bei den nervösen Kindern hingegen erscheinen nur die formalen Bedingungen der Aufmerksamkeit verändert, die Funktion selbst aber ist unversehrt, was daraus hervorgeht, daß bei günstiger Konstellation des Bewußtseins und bei entsprechender Einstellung der Aufmerksamkeit apperzeptive Leistungen durchaus entsprechender Art zustande kommen, unter Umständen sogar überraschende Beweise klaren, treffsicheren Denkens. Die äußerlichen Übereinstimmungen, welche die apperzeptiven Verhältnisse nervöser und debiler Kinder aufweisen, geben oft zu dem Irrtum Anlaß, als seien die geistigen Defekte der letzteren gleichfalls ausschließlich auf Nervosität zurückzuführen. Diese Meinung ist derart verbreitet, daß die Bezeichnung „nervöses Kind“ oft lediglich als optimistische Umschreibung erscheint. Eine Unzahl offenkundig schwachsinniger Kinder segelt gleichsam unter falscher Flagge. Dies könnte wohl als Zugeständnis an die Empfindlichkeit vieler Eltern hingenommen werden, wenn nicht aus der irrigen Benennung unter Umständen auch eine irrige Behandlung resultierte. Allerdings treffen wir auch bei einer großen Zahl schwachsinniger Kinder nervöse Symptome. Diese treten aber der intellektuellen Minderwertigkeit gegenüber weitaus zurück und erscheinen in den meisten Fällen von untergeordneter Bedeutung. Vielfach ergibt sich Nervosität bei schwachsinnigen Kindern infolge pädagogischer Fehlbehandlung und hier besonders infolge unterrichtlicher Überbürdung.

Im allgemeinen zeigen sich bei nervösen Kindern eine große Anzahl von Entartungserscheinungen auf dem Gebiete des Gefühlslebens. Hier stehen Unlustgefühle entschieden im Vordergrund. Einige derselben hängen mit intellektuellen Verhältnissen zusammen; auf diese ist schon an früherer Stelle hingewiesen worden. Es besteht zweifellos bei vielen nervösen Kindern eine ausgesprochene Disposition zur Unlust, die man als Verstimmungsanlage bezeichnet hat. Diese zeigt sich bisweilen darin, daß alle jene vorübergehenden Trübungen des psychischen Wohlbefindens, die ein normales Kind kaum nennenswert irritieren, sogleich zu beträchtlicher Höhe anwachsen. Eine außerordentliche Empfindsamkeit macht sich geltend, mahnende oder tadelnde Worte lösen unverhältnismäßige Reaktionen aus, und nicht selten wagen es schwache Erzieher überhaupt nicht, das Kind zu ermahnen, es zu tadeln, ihm etwas zu verwehren, um nicht Tränenströme heraufzubeschwören oder Jammer- und Klageäußerungen anhören zu müssen. Bei anderen Kindern entbehren die Verstimmungszustände jeder Grundlage. Das unmotivierte Eintreten von Unlust kommt als Launenhaftigkeit des Kindes zum Ausdruck. Oft wird nachträglich ein Motiv für diese Verstimmungen gesucht, aber die haltlosen Angaben, mit welchen das Kind seine Launen zu erklären sucht, beweisen nur, daß die letzteren jedes Grundes ermangeln. Schließlich muß noch hingewiesen werden auf die für viele nervöse Kinder charakteristische Beharrlichkeit der Unlustgefühle. Die Mißstimmung, gleichviel ob sie berechtigt oder unberechtigt eingetreten ist, klingt nicht ab, sondern bleibt lange bestehen, macht sich in einem unfreundlichen, gehässigen Wesen geltend, das sich nicht selten sogar gegen Personen wendet, die dem Kinde nichts in den Weg gelegt haben. Wenn schließlich auch eine normale Stimmung eintritt, so ist doch immer die Gefahr vorhanden, daß bei der geringsten Ursache wieder intensive Unlust zum Vorschein kommt. Bisweilen werden bei nervösen Kindern auch periodische Verstimmungszustände beobachtet.

Eine andere bei nervösen Kindern sehr häufig vorkommende Eigentümlichkeit ist die Verdichtung von Gefühlen zu Affekten. Auch hier sind es zumeist solche, die aus unangenehmen Stimmungen hervorwachsen. Schon im frühen Kindesalter sind zornige Aufwallungen sehr häufig. Diese Zornanfälle sind dadurch charakterisiert, daß sie plötzlich und ohne Anlaß, wie der Blitz aus heiterem Himmel, eintreten. Manchmal stehen derartige zornige Erregungen in einer gewissen Beziehung zur Epilepsie, wie in einem Falle eigener Erfahrung, in dem ein bis zum vierten Jahr bisweilen von sinnlosen Zornanwandlungen befallenes Kind plötzlich und unvermutet von einem typischen epileptischen Anfall heimgesucht wurde. Zumeist ist aber die Zornmütigkeit, der Jähzorn, lediglich als nervöses Symptom zu beurteilen, hervorgehend aus der Unbeherrschtheit des Kindes. Daß übrigens vielfach die Zornäußerungen keineswegs den Absichten des Kindes entsprechen, geht daraus hervor, daß solchen Anwandlungen oft Zustände schwerer Depression mit aufrichtiger Reue folgen. In den Zornausbrüchen findet nicht selten eine Entladung aufgespeicherter affektiver Energie statt, und man kann nach einem solchen Ereignis auf eine längere Zeit der Ruhe gefaßt sein. In anderen Fällen folgen Zornausbrüche in Serien aufeinander; in einer solchen Zeit ist mit dem Kinde nichts anzufangen, da es in seiner Reizbarkeit scheinbar nur auf einen Anlaß wartet, um von neuem loszubrechen.

Diese Zornmütigkeit setzt das soziale Verhalten des Kindes nicht selten in tiefgreifender Weise herab. Eltern und Aufsichtspersonen müssen sich Dinge gefallen lassen, die den primitivsten Anforderungen von Sitte und Moral zuwiderlaufen. Macht sich auch in besonnenen Zeiten Reue geltend, so lassen sich doch die Geschehnisse, die sich während der Erregungszustände ereignet haben, nicht aus der Welt schaffen. Damit sinkt aber die Autorität der Erziehungspersonen nicht bloß in den Augen des Kindes selbst, sondern vielfach auch in der Auffassung seiner Geschwister herab und jedem pädagogischen Einfluß erscheint hiermit der Boden entzogen. Charakteristisch für viele nervöse Kinder ist die Tatsache, daß sie sich in streng disziplinierten Verhältnissen, z. B. in der Schule, wohl beherrschen, Lehrern und Mitschülern gegenüber keine Reizbarkeit an den Tag legen, während sie in der alltäglichen Umgebung ihren Launen rücksichtslos die Zügel schießen lassen und in zorniger Erregung Eltern und Geschwister aufs äußerste quälen.

Unter den asthenischen Affekten ist in erster Reihe die Angst zu nennen. Angstzustände in Form abnormer Schreckhaftigkeit sind vielleicht als erstes pathologisches Zeichen der Nervosität zu deuten. Wir finden es schon im frühen Kindesalter, selbst bei Säuglingen. Wenn auch in Rücksicht gezogen werden muß, daß Furchtsamkeit in der ersten Kindheit auch normalerweise sehr häufig auftritt, was dazu geführt hat, diese Eigentümlichkeit zur Grundlage außerordentlich verbreiteter mißbräuchlicher und gefährlicher erziehlicher Einwirkungen zu machen („schwarzer Mann“, „Krampus“ usw.), so gibt es doch eine spezielle Form der Angst, welche sich deutlich als krankhaft erweist.

Hierher gehört die Neigung zur halluzinatorischen Deutung neutraler Gesichts-, besonders aber Gehörseindrücke. Wenn ein unerwartetes Klopfen an der Türe, ein Klirren der Fenster sofort lebhafte Angstzustände auslöst, so ist dies als unzweifelhaft nervöses Symptom zu beurteilen.

Auf ängstliche Verstimmung ist vielfach auch die Scheu vor fremden Personen zu beziehen. Es gibt nervöse Kinder, die kein Fremder in ihrer natürlichen Lebhaftigkeit zu sehen bekommt, da sie sich ängstlich zurückziehen, wenn ein Unbekannter eintritt, keine Antwort geben, keinen Gruß erwidern wollen und auf Versuche, sie aus ihren Verstecken hervorzulocken, mit hartnäckigem Widerstreben reagieren. Solche Angstzustände kommen oft auch bei dem ersten Besuch des Kindergartens oder der Schule zur Beobachtung. Die Kinder wollen nicht einmal aufblicken und halten das Gesicht mit den Händen bedeckt. Wird in solchen Fällen nachgegeben und das Kind aus dem Kindergarten, aus der Schule herausgenommen, so erfahren die nervösen Erscheinungen nicht selten eine rapide Ausbreitung und Verschlimmerung, das scheue Wesen tritt dann vielfach auch den eigenen Angehörigen gegenüber in Erscheinung. Auf Grund von Angstaffekten entstehen nicht selten unklare und undeutliche Vorstellungen der Beeinträchtigung, welche auf die Umgebung bezogen werden und in diesem Sinne Bekundungen heftiger Abneigung selbst gegen die nächsten Angehörigen hervorrufen können. Oft hat es den Anschein, als ob solchem Verhalten schwere moralische Defekte zugrunde liegen. Tatsächlich aber handelt es sich zumeist um die fehlerhafte Projektion peinigender Stimmungen auf die Umgebung, dem Kausalitätsbedürfnis folgend, das jedem subjektiven Vorgang eine objektive Ursache aufnötigt, wobei der Mangel jeder Selbstkritik seitens des Kindes in Betracht zu ziehen ist. Dem Angstaffekt kommt die Eigentümlichkeit zu, daß er, wie kein anderer Affekt, zur Objektivierung drängt.

Der nervösen Kindern oft eigentümlichen Dysphorie entspricht es ferner, daß die Unlust, mit der manche Sinneseindrücke verbunden sind, rapid anwächst, so daß sie von den Affekten des Abscheus, des Ekels, der Angst und der Furcht begleitet sind. Diese vielleicht in einer vorübergehenden Verstimmung begründete Umwandlung physiologischer Unlust in pathologische Affekte wird dann zu einem integrierenden Bestandteil der betreffenden Empfindungen und Vorstellungen selbst, so daß das neuerliche Eintreten der letzteren sogleich einen homologen Affektzustand auslöst. Daraus erklären sich zum Teil die bei nervösen Kindern häufig vorkommenden Idiosynkrasien. In anderen Fällen ist es eine assoziativ mit dem betreffenden Eindruck verbundene Vorstellung, welche indirekt das enorme Anwachsen von Unlust erklärlich macht. So gab ein hochgradig nervöses Kind an, es habe beim erstmaligen Anhören des kratzenden Geräusches, das der Griffel auf der Schiefertafel hervorbrachte, ein Gefühl gehabt, als ob ein Messer in seinen Körper eindringe. Seither war das Kind nicht zu bewegen, einen Griffel zur Hand zu nehmen, es zeigte bei der Berührung desselben die gleiche Angst wie etwa vor einem gefährlichen Instrument.

Mit der eigentümlichen Tendenz vieler nervöser Kinder, ihre Aufmerksamkeit insbesondere unlustbetonten Vorgängen zuzuwenden und den Unlustcharakter der letzteren hierdurch subjektiv zu verstärken, hängt ihre Hypochondrie oft auf das engste zusammen. Auch hier geht die Unlust schließlich in Affekte über, die wieder zum Teil durch assoziative Beziehungen zu erklären sind, z. B. maßlose Angst bei geringem Unbehagen im Unterleib als Widerhall der von Eltern oder sonstigen Angehörigen geäußerten Blinddarmangst. Die oft große Zahl der Schulversäumnisse nervöser Kinder hat zum beträchtlichen Teil ihre Ursache in eingebildeten Krankheitszuständen, die um so häufiger auftreten, je besorgter sich die Eltern geberden und je mehr in solcher Zeit den Wünschen der Kinder Rechnung getragen wird. Auch bei nervösen Kindern spielt hinsichtlich der eingebildeten Krankheiten das suggestive Moment eine große Rolle, man kann ihnen Krankheiten oft ohne weiteres einreden. Ebenso häufig werden Krankheitssymptome imitiert, ohne daß hierbei bewußte Simulation obwaltet. Wir befinden uns hier an der Grenze von Erscheinungen, die im ausgebildeten Stadium bereits der Hysterie zuzuzählen sind.

Am häufigsten treffen wir bei nervösen Kindern Störungen der Willenstätigkeit an. Die Willens- und damit die Charakterbildung bietet oft weitaus die größten erziehlichen Schwierigkeiten. Die Willensschwäche zeigt sich schon sehr frühe in der Unfähigkeit, ein bestimmtes Ziel im Auge zu behalten und konsequent zu verfolgen. Die Unstetigkeit des Wollens kommt zum Ausdruck in dem fortwährenden Überspringen von einer Willensrichtung in eine andere, so daß schließlich einer Unzahl von Entschlüssen eine Mindestzahl wirklich zu Ende geführter Willenshandlungen gegenübersteht. Diese Unstetigkeit des Wollens zeigt sich auch deutlich in der Art des Handelns. Dem nervösen Kind fehlt es an Geduld und Ausdauer. Trotz oft energischen Einsetzens vermag es in der Regel nicht, eine Beschäftigung zielstrebig oder sinngemäß zu Ende zu führen, wendet sich nicht selten in kurzen Zeiträumen den verschiedensten Dingen zu, verliert auch an selbstgewählten Spielen bald die Lust und verfällt schließlich dem „geschäftigen Müßiggang".

Das Wollen nervöser Kinder ist vielfach passiv bestimmt. Jeder zufällig im Bewußtsein auftretende Impuls gibt dann der Willenshandlung eine andere Richtung. Die Launenhaftigkeit und Unberechenbarkeit nervöser Kinder ist oft eine so große, daß selbst die nächststehenden, mit dem Wesen des Kindes vertrauten Personen keine zutreffenden Angaben über dessen Vorliebe, Neigungen, Wünsche zu machen in der Lage sind.

Diese Willensschwäche erschwert späterhin den Fortgang in der Schule, da trotz guter Begabung und zeitweiser lobenswerter Leistungen das allgemeine Verhalten häufig Grund zur Klage gibt. Das Pflichtenverhältnis, das die Schule auferlegt, verlangt eine regelmäßige Abfolge von Willenshandlungen. Nun scheint es aber für viele nervöse Kinder charakteristisch, daß ihnen gerade die Regelmäßigkeit eines Pflichtenverhältnisses, und hier insbesondere dessen genaue zeitliche Ordnung und Begrenzung, unerträglich wird. In dem Maße, als es diesen Kindern Beschwerden macht, sich einer objektiven Zeiteinteilung zu fügen, vermögen sie selbst nicht, ihr Pflichtenverhältnis zeitlich zu regeln. Dies betrifft nicht bloß die Schulaufgaben, sondern das rechtzeitige Zurschulegehen, das Bereithalten der Schulrequisiten u. a. m. Auch die häusliche Ordnung wird vielfach durch die Unpünktlichkeit des Kindes gestört, und es kann bisweilen nicht einmal erreicht werden, daß das Kind pünktlich zu Tisch erscheint, sich rechtzeitig zum Spaziergang einfindet, trotzdem unzählige Male Ermahnungen, Tadel ausgesprochen, ja selbst Strafen verhängt worden sind. Die Willensschwäche nervöser Kinder zeigt sich auch darin, daß sie nicht imstande sind, sich aufzuraffen, aus eigenem Antrieb Wandel zu schaffen, obzwar ihnen Ermahnungen der geschilderten Art selbst sehr unangenehm zum Bewußtsein kommen. Oft ist es ausschließlich das Außerachtlassen formaler Rücksichten, welches das nervöse Kind in Gegensatz zu seiner Umgebung bringt; hieraus ergeben sich aber Verstimmungen, die wieder hemmend auf die Willenstätigkeit zurückwirken.

Es ist klar, daß ein solches diskontinuierliches, vielfach unterbrochenes, irreguläres Wollen nicht dazu führen kann, bestimmte normative Willensrichtungen zu befestigen. Infolgedessen fehlen auch die Grundlagen für die Charakterbildung. Ein nicht unwesentlicher Anteil an der letzteren kommt der Selbstübung und Selbstausbildung zu, die darin besteht, daß sich Wollen und Handeln konsequent nach den immanenten Prinzipien der Sittlichkeit richten.

Die Schwäche des Wollens macht aber in vielen Fällen diese Selbstübung und Selbstausbildung unmöglich. Bisweilen steht das Handeln in einem offenkundigen Gegensatz zu dem zweifellos vorhandenen ethischen Besitzstand des nervösen Kindes. Es gibt Fälle, welche die Vermutung nahelegen, daß das Kind mit Vorbedacht die Rücksicht auf seine Umgebung beiseite läßt. In Wirklichkeit aber ist diese vermeintliche Antisozialität lediglich zurückzuführen auf die Unfähigkeit, den Willen nach bestimmten Motiven zu lenken. Er erscheint als eine irreguläre, unbotmäßige Funktion, die nicht beherrscht wird, sondern in pathologischer Weise den Träger beherrscht.

Aber nicht bloß inneren Beweggründen, sondern vielfach auch äußeren Einwirkungen erscheint der Wille des nervösen Kindes nicht im vollen Maße zugänglich. Daraus resultieren Fehler, wie der Ungehorsam, die Unlenkbarkeit, der Eigensinn, von welchen der letztere hier nicht als ein Geltendmachen eigenen Sinnes betrachtet werden kann, sondern vielmehr als eine Bekundung der Willensschwäche, da keineswegs an Stelle von äußeren Motiven innere Motive für das Handeln treten. Es geschieht in solchen Fällen zwar das nicht, was die Umgebung berechtigterweise verlangt, es geschieht aber ebensowenig, was dem Kinde unter den gegebenen Verhältnissen angenehm oder erwünscht erscheint. Das Wollen und Handeln wird vielmehr von zufälligen Beweggründen, vielleicht auch nur von dem Affekt gelenkt, der sich aus dem Widerspruch gegen die Umgebung ergibt.

Für das Handeln der nervösen Kinder ist eben vielfach lediglich der Widerspruch gegen die Erziehungseinflüsse der Umgebung maßgebend. Der Negativismus ist die bedenklichste Willensstörung des Kindesalters, weil er die planmäßige Erziehung unmöglich macht und das Kind gänzlich jenen irregulären, in die Irre leitenden Willensantrieben überantwortet, die sehr häufig für das nervöse Kind charakteristisch sind. Der Negativismus setzt oft schon in der ersten Kindheit ein, hier zumeist in Form der nervösen Anorexie. Die Forderungen der Umgebung können sich in dieser Periode naturgemäß nur auf die elementarsten, die körperlichen Funktionen betreffenden Verrichtungen beziehen. Häufig ist die Anorexie verbunden mit anderen Störungen, die vielfach gleichfalls auf Negativismus bezogen werden müssen, so z. B. mit Obstipation, mit Enuresis nocturna et diurna, dies insbesondere in solchen Fällen, in denen ein energisches erziehliches Einschreiten oder eine pädagogische Suggestion die Erscheinungen fast momentan zum Schwinden bringt. Die Erfahrung lehrt, daß die Frühformen des Negativismus, wenn ihnen nicht zeitgerecht begegnet wird, die Grundlage bilden für ein weiteres Ansteigen negativistischer Neigungen. Ganz ähnlich wie die Anorexie ist oft auch das Erbrechen nervöser Kinder zu beurteilen. Nicht selten sind solche nervöse Erscheinungen geradezu als eine Prüfung anzusehen, die das Kind der Geduld und Nachsicht seiner Umgebung mißbräuchlich auferlegt. Gerade der Umstand, daß solchen nervösen Erscheinungen gegenüber die medizinische Therapie oft völlig versagt, sollte dazu Anlaß geben, die Psychotherapie weit mehr als bisher im Kindesalter zur Anwendung zu bringen, wobei wiederholt auf die Anregungen Hamburgers hinzuweisen ist.

1. Erziehung.

Die Erziehung hat in bezug auf nervöse Kinder therapeutische und prophylaktische Aufgaben zu erfüllen. In ersterer Hinsicht gewinnt die Erkenntnis immer mehr Anhänger, daß pädagogische Maßnahmen die besten, erfolgreichsten und oft einzig und allein anwendbaren Mittel darstellen, um Nervosität im Kindesalter zu heilen. In letzterer Hinsicht handelt es sich darum, durch Regelung der Lebensbedingungen, durch harmonische Entwicklung der geistigen Fähigkeiten, schließlich durch Ausschaltung ungeeigneter, die Psyche des Kindes schädlich beeinflussender Faktoren Gesundheit und Leistungsfähigkeit des Nervensystems zu gewährleisten. Diese Aufgaben suchen gegenwärtig eine Anzahl von Erziehungsinstituten zu erfüllen, welche, von der Anschauung ausgehend, daß die üblichen Erziehungssysteme der erhöhten Reizbarkeit und Empfindlichkeit des Nervensystems der heranwachsenden Generation nicht genügend Rechnung tragen, eine Umgestaltung der Erziehung nach der Seite des Naturgemäßen, der harmonischen Ausgestaltung aller Seelenkräfte erstreben, im wesentlichen demnach auf Rousseaus Prinzipien zurückgehen. Als die wichtigsten dieser Neugründungen sind die Landerziehungsheime zu erwähnen, die Lietz nach Deutschland verpflanzt hat.

Was die pädagogische Therapie der kindlichen Nervosität betrifft, so bietet die Disharmonie der psychischen Funktionen, auf welche bereits an früherer Stelle hingewiesen wurde, hierfür den ersten Angriffspunkt. Es wird sich hier darum handeln, die Ungleichmäßigkeit der psychischen Entwicklung auszugleichen, an die Stelle der mangelnden Selbstregulierung Außenregulierung in adäquater Weise treten zu lassen. Dies betrifft insbesondere die einseitige Entwicklung der intellektuellen Funktionen, verbunden mit Rückständigkeiten auf anderen psychischen Gebieten, insbesondere auf denen des Fühlens und Wollens. Die beschleunigte Entwicklung der intellektuellen Funktionen prägt sich bei nervösen Kindern häufig in Frühreife aus, die von vielen Eltern nicht selten für die Bekundung großer Verstandesanlagen gehalten und demgemäß als wertvoller Besitzstand gepflegt wird. Erziehliche Mißstände schlimmster Art müssen sich ergeben, wenn Erwachsene zu einem Kind bewundernd aufblicken und sich letzterem in mancher Hinsicht unterordnen. Tatsächlich zeigt sich bei frühreifen Kindern nicht selten ein auffälliger Tiefstand der Gemütsentwicklung, bedingt durch das Vorherrschen egoistischer Neigungen und durch mangelnde sittliche Urteilsfähigkeit. In diesem Sinne sind Hochmut, Anmaßung, Selbstüberschätzung sehr häufige Begleiterscheinungen der Frühreife. Solche Kinder wollen nicht mit Altersgenossen verkehren und drängen sich in die Gesellschaft Erwachsener. Auch auf dem Gebiete des Willens sind Störungen zu beobachten, die in der Regel unter dem Bilde des Eigensinns in Erscheinung treten.

Der pädagogischen Therapie fällt hier die Aufgabe zu, die beschleunigte Entwicklung der intellektuellen Funktionen nicht zu fördern, die Frühreife in keiner Weise durch Darbietung von Bildungsstoffen, die einer höheren Altersstufe angehören, zu steigern. Man wird vielmehr das Kind durchaus seiner Altersstufe entsprechend behandeln und beschäftigen und es vermeiden müssen, daß sich das Kind solcher Interessen bemächtigt, die es in die Welt der Erwachsenen versetzt. Wie ungünstig im allgemeinen der ausschließliche Verkehr von Kindern mit Erwachsenen wirkt, beweisen die einzigen Kinder, die in der Regel neben irreführender Frühreife eine große Anzahl nervöser Symptome aufweisen (Neter, Friedjung).

Erwachsene bringen es nur in den seltensten Fällen zustande, sich auf die Stufe der Kindheit zurückzuversetzen und demgemäß mit Kindern einen ihnen durchaus angemessenen Verkehr zu pflegen. Wie wenig erfreulich ein unnatürlicher, kindlich tuender Verkehrston Kindern selbst ist, geht daraus hervor, daß letztere oft in keiner Weise auf eine solche Behandlung eingehen wollen und es als Befreiung betrachten, wenn sie unter ihresgleichen weilen können. Demgemäß ist es eine fast unerfüllbare Forderung, wenn man einer erwachsenen Person, die mit der Erziehung eines Kindes betraut wird, zumutet, sie müsse mit letzterem in durchaus kindlicher, seine geistigen Kräfte nicht allzusehr in Anspruch nehmender Weise verkehren. Beim frühreifen, nervösen Kind kommt noch hinzu, daß es geradezu prätendiert, von den Erwachsenen als gleichwertig behandelt zu werden und seine Interessen, die weitab von allen kindlichen Spielen und Beschäftigungen liegen, befriedigt zu sehen. Das System, ungesunde Frühreife lediglich durch das Eingreifen Erwachsener beheben zu wollen, erscheint daher schon im vorhinein als wenig Erfolg verheißend.

Viel zweckmäßiger ist es, ein solches Kind trotz seiner scheinbar viel höher reichenden Bildungsbedürfnisse gleichen Schritt mit seinen normalen Altersgenossen halten zu lassen, demgemäß das vorschulpflichtige Kind in den öffentlichen Kindergarten, das schulpflichtige Kind in die öffentliche Volksschule zu bringen. Hier ist gerade der nivellierende Einfluß von Kindern, bei denen die Funktion der Selbstregulierung in naturgemäßer Weise entwickelt und nicht durch eine erkünstelte, das Intellektuelle einseitig betonende Erziehung verbildet ist, von höchstem Werte. Es ist ein großer Fehler, wenn man zwar den Umgang mit Kindern zuläßt, die Auswahl der letzteren aber nach äußerlichen, sozialen Rücksichten erfolgen läßt. In Privatkindergärten und in Privatvolksschulen ist häufig das Material ein so ähnliches, der Typus des frühreifen Kindes ein so verbreiteter, daß von solchen Erziehungsstätten ein heilender Einfluß nicht erwartet werden kann, zumal hier die Beschäftigungs- und Lehrpläne den Prätensionen der Eltern oft genug Rechnung tragen.

Die Befürchtung, daß das Kind in der Gesellschaft normaler, nicht einseitig geförderter Genossen Schaden erleiden könne, indem sich hier seine „Begabung" mangels entsprechender Übung zurückbilde, ist rundweg abzuweisen. Der Lehrgang der öffentlichen Unterrichtsanstalten bietet hinreichend Gelegenheit, die Verstandesfunktionen zu üben, allerdings an Materien, die der normalen Alters- und Intelligenzstufe angemessen sind, eben deshalb aber eine gesunde Förderung des Kindes verbürgen. Die gar nicht selten zu verzeichnende Tatsache, daß mit dem Eintritt des Kindes in die Schule eine „Begabung" auf diesem oder jenem Gebiet völlig versagt, beweist durchaus nicht, daß die öffentliche Schule Begabungen zerstört, sondern lediglich, daß sich die Eltern oder sonstige zu optimistischen Vorurteilen geneigte Personen durch die ungesunde Frühreife der Kinder täuschen ließen.

Abgesehen von dem nivellierenden Einfluß der Schule legt diese dem Kinde ein Pflichtenverhältnis auf, welches gleichmäßiges Arbeiten, gleichmäßige Beherrschung der Aufmerksamkeit und des Willens zur Voraussetzung hat. Das nervöse Kind ist daher darauf angewiesen, seine Aufmerksamkeit in die Gewalt zu bekommen, jene abirrenden Komplexe zu hemmen, welche sein Denken in andere Richtungen lenken. Ein hohes Aufgebot an Willensenergie ist notwendig, um diese Aufgabe zu erfüllen. Man darf die Schwierigkeit dieser inneren Disziplinierung nicht verkennen; deshalb muß es als Vorteil betrachtet werden, wenn anfänglich die materialen Forderungen, die an den Schüler herantreten, nicht zu große sind. Läßt man demnach ein nervöses Kind die Volksschule privat absolvieren und bewerkstelligt den Übertritt in die öffentliche Schule erst mit dem Beginn des Studiums an einer höheren Schule (Mittelschule), so läßt man hier materiale und formale Schwierigkeiten in einer Weise zusammentreffen, die schwerster Überbürdung gleichkommt und oft den Schüler in seinem Fortkommen hindert, ihn aber überdies auch in gesundheitlicher Hinsicht nicht selten empfindlich schädigt. Es ist demnach ein falsches Prinzip, nervöse Kinder der öffentlichen Schule, und hier insbesondere der Volksschule, fernzuhalten.

In den Schulen ist der Verkehr der Kinder durch disziplinäre Rücksichten beschränkt. Nun erscheint aber auch der freie Verkehr mit Altersgenossen für nervöse Kinder unbedingt notwendig. Auf den Spielplätzen und in öffentlichen Gärten bietet sich Gelegenheit, das Kind in dieser Weise zwanglos verkehren zu lassen. Die Selbstüberhebung des nervösen Kindes bringt es oft mit sich, daß es nicht gerne mit Altersgenossen verkehrt, sofern es hier nicht seinen Willen durchsetzen und erreichen kann, daß sich ihm die Spielgenossen unterordnen. Zu diesem Zwecke trifft es nicht selten eine Auslese, die sich gewöhnlich auf jüngere, willensschwache, suggestiv leicht zu beeinflussende Gefährten bezieht. Das Einordnen in eine Gesellschaft, welche ihre feststehenden Regeln und Vorschriften geschaffen und lediglich nach Maßgabe der Tüchtigkeit Spielleiter und Spielordner ernannt hat, dient in hohem Maße der sozialen Erziehung. Hier werden die anstößigen Seiten im Benehmen des nervösen Kindes unerbittlich zurückgewiesen, es findet solcher Art eine Disziplinierung statt, die durch die elterliche Autorität kaum in ähnlicher Weise erfolgen kann. Auch symptomatisch ist das Verhalten des Kindes normalen Spielgefährten gegenüber von Wichtigkeit. Das Ausschließen eines Spielgefährten ist ein strenges, aber fast immer zutreffendes Urteil.

Das Geselligkeitsbedürfnis nervöser Kinder ist in der Regel kein großes. Um aber den aus Rücksichten der sozialen Erziehung so notwendigen geselligen Verkehr des nervösen Kindes mit normalen Genossen zustande zu bringen, empfiehlt sich oft entsprechende Einwirkung auf den Ehrgeiz. Hier bietet sich den Angehörigen nervöser Kinder häufig eine Handhabe, selbst wenn alle anderen Mittel versagen. So gefährlich es unter Umständen ist, den Ehrgeiz nervöser Kinder zu entfachen, um Leistungen unangemessener Art zustande zu bringen, so nützlich erweist es sich bisweilen, mit Hilfe von Einwirkungen auf den Ehrgeiz Hemmungen zu überwinden, die guten und förderlichen erziehlichen Absichten hindernd im Wege stehen. In diesem Sinne wird man geselligen Verkehr und geselliges Spielen auch bei anfänglich ablehnendem Verhalten des nervösen Kindes herbeiführen müssen, indem man den Wunsch in ihm wachruft, hinter den anderen nicht zurückzustehen, es ihnen gleichzutun oder sie nach Möglichkeit sogar zu übertreffen. Hat das Kind die Freuden der Geselligkeit verkostet, dann erscheint oft der Bann gebrochen und das Kind pflegt gerne angemessenen Verkehr mit anderen Kindern, so daß jeder Zwang von außen entfallen kann.

Wiederholt ist beobachtet worden, daß die hochgradige Nervosität eines Kindes dann eine spontane Besserung erfährt, wenn es — etwa in der Sommerfrische — den bisherigen Verhältnissen entrückt wird. Es fällt eben dann zumeist die einseitig intellektuelle Förderung weg, in zwanglosen Beschäftigungen stärkt sich der Wille des Kindes, die Einkehr natürlicher Kinderfreuden wirkt vorteilhaft auf die Gemütsseite ein. Ganz besonders scheint es der Gegensatz von Stadt und Land zu sein, der sich hier vorteilhaft erweist. Dies erklärt sich zunächst aus den verschiedenen Verhältnissen der Anschauung. Die nicht sehr zahlreichen aber in weitem Umfang wechselnden Eindrücke, die der Mehrzahl nach von angenehmen Gefühlstönen begleitet sind, veranlassen das Kind auf dem Lande, sich den Sinnestätigkeiten mehr hinzugeben. Es findet im allgemeinen eine schärfere Einstellung der Aufmerksamkeit auf Sinneseindrücke statt, während im Lärm und Getümmel der Großstadt ein Eindruck den andern gleichsam auslöscht. Das bei nervösen Kindern durch erregende Eindrücke so häufige, ungesunde Aufpeitschen intellektueller Beziehungen hört auf, die psychischen Energien wenden sich, geleitet von den Gefühlen des Angenehmen, des Behagens, hauptsächlich rezeptiven Funktionen zu. Damit macht sich in Hinsicht auf die seelischen Beziehungen Beruhigung geltend. Das systemlose Spiel assoziativer und apperzeptiver Komplexe wird durchbrochen, und nicht selten tritt infolgedessen normales psychisches Verhalten ein mit gesunden, zur Frühreife in wohltätigem Gegensatz stehenden Interessen. Leider setzt aber oft mit der Rückkehr in die beirrenden und aufregend wirkenden städtischen Verhältnisse jene ungesunde Phase der intellektuellen Bedürftigkeit wieder ein, die im Grunde genommen darin begründet ist, daß das Kind auf äußere Unruhe mit innerer Unruhe reagiert.

Es liegt nahe, die als Beruhigungsmittel glänzend sich bewährende Milieuänderung als dauernden Heilfaktor zu verwenden und anzuraten, daß nervöse Stadtkinder in ländliche Umgebung und in einfache Verhältnisse gebracht werden, soferne materielle Rücksichten dies ermöglichen. Diese Maßregel sollte überdies in die letzte Konsequenz verfolgt und es sollten dem nervösen Kind gesunde, primitive Landkinder als Spielgefährten beigegeben werden. Demgegenüber wird der wohltätige Einfluß der Milieuänderung manchmal vollständig aufgehoben durch Versetzung in Pensionate, welche wohl auf dem Lande sind, aber die falsche Überkultur der städtischen Verhältnisse ängstlich bewahren und wieder nur nervösen Kindern zum Aufenthalte dienen, die einander die schlechteste Gesellschaft bieten.

Im Gegensatz zum psychopathischen Kinde erscheint es unbedingt kontraindiziert, in Pflegefamilien, Pensionaten, Anstalten nervöse Kinder zu vereinigen, weil hier kein Durchbrechen der nervösen Eigentümlichkeiten stattfinden kann und nicht selten der Einfluß in solcher Gesellschaft selbst nervös gewordener Erwachsener nicht dafür bürgt, daß eine Abschwächung der nervösen Eigentümlichkeiten der Kinder stattfindet. Der beste Aufenthalt für ein nervöses Kind ist im allgemeinen eine durchaus gesunde Familie mit gesunden Kindern auf dem Lande.

Der eigenen Familie fehlt es oft nicht bloß an den erforderlichen erziehlichen Fähigkeiten, sondern auch an dem erforderlichen Maß erziehlicher Einsicht. Während man den Schulen immer wieder den Vorwurf macht, daß sie einseitig dem Intellektualismus dienen, beachtet man häufig nicht, daß in zahlreichen Familien der gleiche Fehler in potenziertem Maße obwaltet. Hier wird wieder fast ausschließlich das intellektuelle Niveau des Kindes zu heben gesucht, und die Arbeit der Schule findet in unterrichtlichem Bemühen auf anderen Gebieten ihre Fortsetzung. Verderblich ist auch in der Familienerziehung der Grundsatz, daß einem gescheiten Kinde alles erlaubt sei, womit die zahlreichen Mängel auf dem Gebiete des Fühlens und Wollens gleichsam als notwendige Begleiterscheinungen der Begabung oder des Talentes hingestellt werden. Es findet unter solchen Verhältnissen nicht bloß kein Versuch statt, die Eigenart des nervösen Kindes zu beeinflussen, sondern es wird im Gegenteil die Regelwidrigkeit und Unausgeglichenheit seines psychischen Verhaltens fast zu einer Voraussetzung seiner Erziehung gemacht (Nachgiebigkeit am unrechten Ort, Einholung der Willensmeinung des Kindes in Familienangelegenheiten usw.). Diese Prinzipien werden nicht selten auch allen jenen Personen oktroyiert, die mit dem Kinde erziehlich zu tun haben.

Die intellektuellen Leistungen eines frühreifen, nervösen Kindes bedeuten in den meisten Fällen weder eine Bereicherung seiner eigenen psychischen Qualitäten, noch weiterhin eine Förderung und Befruchtung des Denkens seiner Mitschüler. Es handelt sich hier zumeist um das rasche Durchlaufen intellektueller Entwicklungsstufen, das schließlich zu keinen höheren Graden der Intelligenz führt als die normale psychische Entwicklung der Durchschnittsmenschen; indem aber die psychische Entwicklung des nervösen Kindes vorzeitig erfolgt, demnach zu den vorhandenen psychischen Energien in keiner Relation steht, kann schließlich eine Schädigung der psychischen Gesundheit stattfinden, so daß die beschleunigte Intelligenzentwicklung nicht einmal zur Ausbildung voller Intelligenzwerte führt. Eine solche beschleunigte Intelligenzentwicklung findet oft nicht Zeit, die jeweils erreichten intellektuellen Fähigkeiten an praktischen Verhältnissen zu üben, so daß die schließlich erlangte intellektuelle Reife nicht die Möglichkeit in sich schließt, das verstandesmäßig Erkannte irgendwie anzuwenden. Dieser unpraktische Zug des nervösen Kindes wird nun gleichfalls häufig als ein Beweis hoher Intelligenzentwicklung hingenommen und es wird daher kein Versuch gemacht, das Kind in Beziehung zum praktischen Leben zu bringen. Was als theoretische Begabung aufgefaßt und betrachtet wird, erweist sich häufig als ein lediglich negativ bestimmtes, allen Lebenswerten abgewendetes Verhalten, das den Betreffenden sozial unmöglich macht. Diese Reinzüchtung des Intelligenzmenschen hat oft im späteren Leben dessen völligen Zusammenbruch in praktischer Beziehung zur Folge.

Allgemeine Frühreife verbunden mit Anlagen auf gewissen, wenn auch beschränkten Gebieten ruft bisweilen den Schein wach, als ob es sich um besondere Talentierung handle, die nicht selten mit Hintansetzung aller anderen Rücksichten eine sorgfältige individuelle Ausbildung erfährt. Eine große Zahl musikalisch veranlagter Kinder wird alljährlich durch Förderung einer, vielleicht am ehesten als pathologische Hypertrophie zu beurteilenden Begabung aus der Reihe der praktisch brauchbaren Menschen ausgeschieden. Nicht selten erweist sich eine solche Anlage nur eine Strecke weit entwicklungsfähig. Die Statistik der sogenannten Wunderkinder zeigt mit erschreckender Deutlichkeit, wie rasch sich solche frühzeitig erscheinenden Begabungen in der Regel aufzehren. Einer sehr geringen Zahl zur Zierde ihrer Kunst aufgeblühter Wunderkinder steht eine Unzahl von solchen gegenüber, welche die Erwartungen, zu denen sie scheinbar berechtigten, schließlich in keiner Weise erfüllten und im Leben Schiffbruch erlitten. Wenn man die Tatsache berücksichtigt, daß sich wahre Begabung auch unter widrigen Verhältnissen durchsetzt, die Gefahr also eine geringe ist, daß ein wahres Talent unterdrückt und seine Entwicklung unterbunden werden kann, so darf man wohl im allgemeinen davor warnen, jede Begabung, insbesondere eine solche auf künstlerischem Gebiete, unter allen Umständen durch besondere Erziehungs- und Unterrichtsmaßregeln zur Entfaltung bringen zu wollen und das fernere Leben des Individuums auf eine solche höchst unsichere Grundlage zu stellen. Hier wird der Nachweis wahrhaft genialer Begabung durch fachgemäße, objektive Beobachtung erbracht werden müssen, ehe man ein solches Kind hochgradiger Nervosität überantwortet und dem Dornenweg einer den Fakten der Kindermißhandlung oft nicht sehr ferne stehenden Ausbildung zum jugendlichen Künstler oder Virtuosen entgegenführt.

Die geniale Begabung, für welche man erziehliche Ausnahmsbedingungen konzedieren muß, prägt sich schon frühzeitig aus in Leistungen ungewöhnlicher Art. Vom Begriff des Genies ist die große, den Durchschnitt der Menschen überragende Leistung nicht zu trennen (Meumann). Daß sich solche außergewöhnliche Leistungsfähigkeit häufig auf nervöser Basis erhebt, ist bereits einleitend erwähnt worden. In solchen Fällen wird man auch manche Schwierigkeit, die sich in erziehlicher Hinsicht ergibt, hinnehmen müssen. Es geht aber nicht an, Ausnahmsbedingungen, die für das genial veranlagte Kind Geltung haben, überall dort zuzulassen, wo sich irgendwie Begabung zeigt, zumal die letztere oft genug nur in der Meinung der Eltern oder der nicht vorurteilsfreien nächsten Angehörigen besteht. Hier muß nochmals ausdrücklich darauf hingewiesen werden, daß die geniale Begabung nicht bloß auf höheren, intellektuellen Fähigkeiten beruht, sondern daß zu diesen ein nimmer rastender Trieb zur formalen Steigerung der Begabung und hervorragende Intensität und Ausdauer des Willens hinzukommen. Diese Willensanlagen sind es im wesentlichen, welche die geniale Anlage zur Entfaltung bringen (Meumann).

Die einseitige Ausbildung der Intelligenz hat oft zur Folge, daß die Gemütsanlage des Kindes vollständig verödet. Nun ist es bei nervösen Kindern zweifellos von höchster Bedeutung, das Gleichgewicht zwischen Fühlen und Denken herzustellen, das erstere nicht auf Kosten des letzteren zurückzustellen. Die Entwicklung ethischer und ästhetischer Gefühle erscheint als das zweckmäßigste Mittel gegen das bei nervösen Individuen nicht seltene Überhandnehmen allgemeiner Unlust, welche nicht bloß das Individuum selbst schädigt, ihm die Lebensfreude raubt, sondern auch durch die hieraus erwachsenden Affekte das soziale Verhalten beeinträchtigt, unter Umständen sogar Antisozialität herbeiführt. Die Gemütsentwicklung muß auch das Wollen und Handeln beeinflussen. Beizeiten ist dahin zu wirken, daß das Kind die rücksichtsvolle Beachtung der berechtigten Interessen anderer zu einem Grundprinzip erhebt. Demnach ist mit aller Energie darauf hinzuarbeiten, daß das Kind nicht bloß das tut, was ihm selbst genehm ist, was seinen eigenen Zwecken dienen kann, sondern auch das, was im Interesse seiner Angehörigen und aller jener Personen liegt, die ihm irgendwie nahestehen. Aber auch darüber hinaus müssen Gefühle des Mitleids und der Teilnahme nicht bloß erregt, sondern zu dem triebhaften Bestreben nach werktätiger Hilfe und Unterstützung ausgestaltet werden. Hier ist das Beispiel der Erwachsenen von größter Bedeutung, und es hat bisweilen die besten Wirkungen, wenn das Kind an Bestrebungen der sozialen Hilfe selbst mitwirkt, Elend und Unglück kennen und Mittel und Wege finden lernt, es nach Kräften zu lindern. Dies führt nicht selten zu einem Zurückdrängen egoistischer Neigungen und zur Anbahnung und Festigung sozialer Gefühle, die dauernd wirksam bleiben.

Für die Gemütsbildung nervöser Kinder kommt die religiöse Erziehung wesentlich in Betracht. Erstreckt sich die letztere nur auf die Einhaltung formaler Beziehungen, dann kann auch bei nervösen Kindern jene ungesunde Skrupelhaftigkeit zustande kommen, die sich nicht genug tun kann in der Einhaltung von religiösen Formen und Gebräuchen und unter Umständen zur Vexation der Umgebung anwächst. Zweifellos kommt aber der religiösen Andacht eine außerordentlich beruhigende, oft auch ermutigende und aufrichtende Wirkung zu, welche das ethische Fühlen und Denken machtvoll fördert. Bei der Erziehung nervöser Kinder darf dieser Einfluß nicht außeracht gelassen werden, insbesondere dann, wenn Gefühlsstumpfheit vorhanden ist und es darauf ankommt, das Gefühlsleben zu höheren Potenzen zu steigern und der sittlichen Entwicklung Grundlage und Rückhalt zu verleihen. Für die Festlegung ethischer Gesinnungen bieten die religiösen Erzählungen wegen der Einfachheit ihrer Voraussetzungen, der Eindringlichkeit ihres Tones und der Verkörperung der vermittelten Lehren in Gestalt vorbildlicher Personen einen einzigartigen Bildungsstoff.

Ästhetische Interessen können gleichfalls schon frühe angebahnt werden. Dies gilt von den Bilderbüchern, die dem Kind in die Hände gegeben, von den Liedern, die ihm vorgesungen werden, und von den umgebenden Dingen, bei deren Auswahl alles Häßliche, Verzerrte, Fratzenhafte beiseite bleiben muß. Es ist durch eine entsprechende Auslese durchaus möglich, schon frühzeitig ästhetische Gefühle in dem empfänglichen nervösen Kind zu erregen, die sich in der Zurückweisung alles dessen ausprägen, was dem gesunden Geschmack zuwiderläuft. Ganz besonders aber ist die Freude an der Natur, das Interesse für landschaftliche Schönheiten und alle ihre Einzelheiten in dem Kind zu erwecken und durch häufige Betrachtung und Beobachtung lebendig zu erhalten. In diesem Sinne vermag oft der Naturfreund in dem Kind eine Fülle höchst wertvoller Gefühle anzuregen. Seine Freude, sein Entzücken teilt sich zunächst suggestiv mit, kann aber auch der Anlaß dazu werden, daß das Kind der entsprechenden Gefühlsregungen auch unmittelbar teilhaftig wird.

Im späteren Kindesalter ist mit besonderer Sorgfalt auf die Lektüre des Kindes zu achten, hier nicht bloß hinsichtlich des Inhaltes der Bücher, sondern auch hinsichtlich der Menge des Aufgenommenen und der Art und Weise der Lektüre. Die Mehrzahl der nervösen Kinder liest viel und gerne. Aber ihrer Lektüre haftet, auch wenn sie überwacht und durch Auswahl nur geeigneter Bücher geregelt wird, mancher folgenschwere Fehler an. Die Flüchtigkeit, der nervöse Drang, immer neue Erregungen zu empfangen, gestattet es nicht, daß das Kind den Inhalt eines Buches reproduktiv überdenkt, die Frucht des Lesens gleichsam ausreifen läßt. Die Schönheit der Diktion, die sittlich bildende Kraft des Inhaltes kommt keineswegs zur Wirkung, da sich das nervöse Kind immer auf der Jagd nach neuen, interessanten, möglichst aufregenden Tatsachen befindet und nicht selten die wertvollsten Seiten überfliegt oder überspringt, um jenes Material zu finden, dem sein Interesse ausschließlich gehört. Eine solche Lektüre verwandelt oft den wertvollsten Stoff in die unvermittelte Aufeinanderfolge von Tatsachen, die in keiner Weise eine Bereicherung des ethischen und ästhetischen Fühlens bedeuten. Es genügt deshalb nicht, nervösen Kindern gute Bücher in die Hände zu geben. Um die gewünschte Wirkung des Lesestoffes auszulösen, bietet sich kein besseres Mittel als ausdrucksvolles Vorlesen. Soll das Kind zum vernünftigen Lesen erzogen werden, dann muß sich der Erzieher Zeit und Mühe nehmen, den Inhalt des Gelesenen zu erfragen und sich denselben erzählen zu lassen, wobei er in die Lage kommt, Ungenauigkeiten und mangelnde Zusammenhänge in der Auffassung nachzuweisen und durch entsprechende Beleuchtung des Lesestoffes Sinn und Interesse für die Darstellung zu erwecken.

Nicht eindringlich genug kann vor dem vorzeitigen Besuch des Theaters gewarnt werden, auch wenn es sich um durchaus einwandfreie Stücke handelt. Selbst auf nervöse Jugendliche wirkt der Theaterbesuch oft in einer Weise erregend, die einer rapiden Verschlimmerung ihres Zustandes gleichkommt. Die eindrucksvollen theatralischen Wirkungen nehmen das Interesse nervöser Kinder nicht selten derart gefangen, daß sich ihr Denken und Fühlen fast ausschließlich auf das Theater und auf Dinge, wenn sie auch nur in nebensächlichem Zusammenhang mit diesem stehen, bezieht. Die Pflichten der Schule gegenüber werden unzureichend erfüllt, manchmal völlig vernachlässigt, eine ungesunde Schwärmerei beherrscht den Nervösen, er verliert Sinn und Interesse für alle praktischen Verhältnisse. Die Vorliebe für das Theater geht oft so weit, daß nicht wenige nervöse Jugendliche den Entschluß fassen, sich der Bühnenlaufbahn zu widmen, wozu sich aber Personen mit wenig widerstandsfähigem Nervensystem erfahrungsgemäß nicht eignen. Jedenfalls bedeutet die Leidenschaft für das Theater für eine große Zahl nervöser Jugendlichen eine ernste Gefahr. Der erste Theaterbesuch möge deshalb bei letzteren solange hinausgeschoben werden, bis auf erziehlichem Wege die Fähigkeit erreicht ist, psychische Erschütterungen zu kompensieren, nach erregenden Einwirkungen das Gleichgewicht wieder zu gewinnen, ein Vermögen, das mit der Selbstregulierung aufs innigste zusammenhängt.

Der Besuch kinematographischer Vorstellungen bedeutet für nervöse Kinder erfahrungsgemäß eine der schwersten Gefährdungen. Die sogenannten Kinodramen stellen in der Regel nichts anderes dar als eine rohe Aneinanderreihung aufregender, auf grobe Effekte berechneter Szenen, welche selbst auf gesunde Kinder nervenaufreizend wirken. Mit vollem Recht sind in fast allen Kulturstaaten durch strenge Verbote solche Schaustellungen Kindern im schulpflichtigen Alter verwehrt. Bei nervösen Jugendlichen ereignet es sich sehr häufig, daß die Erinnerung an aufregende Szenen immer wieder auftaucht und das leicht erregbare Individuum sogar bis in seine Träume verfolgt. In einem Falle kamen diese Zwangserinnerungen dem Jugendlichen selbst als arge Beeinträchtigungen zum Bewußtsein. Bisweilen entschwindet wohl der Vorstellungsinhalt dieser ungeeigneten Darbietungen schließlich der Erinnerung. Aber die Gefühlkomponenten dieser Komplexe bleiben wirksam; es macht sich von der betreffenden Zeit an erhöhte Furchtsamkeit, Schreckhaftigkeit, Ängstlichkeit geltend, dies insbesondere dann, wenn bei dem Kinde dysphorische Anlagen bestehen, welche eine gesteigerte Empfänglichkeit für unlustbetonte Erregungen bedingen.

Trotz aller dieser Nachteile, welche oft dem nervösen Kind selbst als Störungen zum Bewußtsein kommen, entwickelt sich vielfach das unbezähmbare Verlangen nach den sensationellen Darbietungen des Kinematographen, so daß sogar verwerfliche Mittel zur Anwendung gelangen, um diese Leidenschaft zu befriedigen. Während einerseits die nervenerschütternden Darbietungen ein rasches Anwachsen der Nervosität zur Folge haben, vernichtet die letztere andererseits jeden vernunftgemäßen Widerstand, der Jugendliche zeigt sich wohlwollenden Belehrungen unzugänglich und geht über die Warnungszeichen, die sich seiner eigenen Erfahrung aufdrängen (Ruhelosigkeit, Arbeitsunfähigkeit, körperliches Übelbefinden) leichtfertig hinweg. Dieser pathologische Zustand, welcher jeder andern verheerenden Leidenschaft zur Seite gestellt werden kann, beeinträchtigt nicht bloß das ethische Verhalten, sondern lenkt auch die Interessen der Jugendlichen derart ab, daß ein gedeihliches, der Intelligenzentwicklung dienendes Arbeiten nicht zustande kommen kann. An die Stelle gesunder, praktischer, dem wirklichen Leben entnommener Antriebe für das Wollen und Handeln treten vielfach die erkünstelten und unmöglichen Konstruktionen der Kinostücke, die auf den halt- und willenslosen Jugendlichen mit suggestiver Gewalt wirken. Mit der gleichen Berechtigung, mit der man nervösen Jugendlichen Alkohol- und Nikotingenuß untersagt, muß man auch den Besuch von Kinovorstellungen unter Verbot stellen, abgesehen von solchen, die lehrhafte Zwecke verfolgen.

Für nervöse Kinder eignet sich ein solches Milieu am besten, in welchem sich das Leben in ruhigen Bahnen bewegt und weder Anlaß zu erregenden, noch zu deprimierenden Affekten gegeben ist. In dem an sich gewiß berechtigten Bestreben, Kindern Freude zu bereiten, wird insbesondere in den wohlhabenden Familien der Großstädte oft zu weit gegangen. Das nervöse, frühreife Kind scheint keine Empfänglichkeit für normale Jugendfreuden zu haben. Dies trifft aber nur insoferne zu, als man ihm selbst ein Urteil in dieser Hinsicht zugesteht. Im Kreise spielfreudiger, normaler Genossen regt sich wohl auch bei scheinbar blasierten Kindern das Wohlgefallen an angemessenen Beschäftigungen, die, abgesehen von ihrem normalen Lustertrag, der Selbsterziehung dienen. Wird aber damit begonnen, die Zerstreuungen und Vergnügungen Erwachsener dem nervösen Kind oder Jugendlichen — wenn auch in Auswahl — zugänglich zu machen, dann ist man überraschend schnell an der Grenze dessen angelangt, was als Freude, Ablenkung, Zerstreuung überhaupt in Betracht kommt. Es bedarf dann immer höherer Emotionen, um Lustgefühle auszulösen; dieser Umstand macht sich im späteren Leben als schweres Übel geltend, da Ablenkungen und Zerstreuungen auf Gebieten gesucht werden, welche das empfindliche Nervensystem vollständig zerrütten. Es ist deshalb eine weise Ökonomie in der Auswahl lusterregender Erlebnisse notwendig. Hier gilt es oft, mit aller Energie dem Aberglauben entgegenzutreten, daß ein möglichst hoher Ertrag an Lustgefühlen gleichsam heilend auf die Nervosität des Kindes einwirke. Es ist zweifellos schädlich, wenn ein Kind mit Vergnügungen übersättigt wird; ein solches Vorgehen verhütet oder beseitigt auf keinen Fall Nervosität, kann aber solche unter Umständen hervorbringen oder steigern. Man wird demnach ein nervöses Kind durchaus nicht unter Ausnahmsbedingungen stellen dürfen; Erziehung zur Anspruchslosigkeit und Bescheidenheit ist nicht bloß aus ethischen Rücksichten, sondern auch aus therapeutischen Gründen notwendig, die Begehrlichkeit nach Erregungen, die von übermäßigen und unangemessenen Lustgefühlen begleitet sind, ist von dem Kinde unbedingt fernzuhalten.

Wir haben bereits darauf hingewiesen, daß bei einem nicht unbeträchtlichen Teil nervöser Kinder die eigentümliche Tendenz obwaltet, sich in Unlustgefühle zu versenken, sich vorzugsweise dysphorischen Stimmungen hinzugeben. Auch bei solchen Kindern verfehlt ein Übermaß an lustbetonten Erregungen vollständig sein Ziel, es entwickelt sich zumeist in überraschend kurzer Zeit ein Überdruß an allen nicht angemessenen Vergnügungen und Zerstreuungen, die aus der Welt der Erwachsenen herübergeholt sind. Hingegen wirkt das Zusammensein mit normalen, fröhlichen Kindern, welche durch entsprechendes Einwirken verständiger Erwachsener veranlaßt wurden, den Spielgenossen freundlich aufzunehmen, vielfach sehr günstig auf die Stimmungslage. Allerdings nimmt das nervöse Kind anfänglich nicht selten ein ablehnendes Verhalten ein. Wenn es aber gelingt, das Kind zum Ausharren zu bewegen, dann bricht sich doch oft früher oder später die normale Jugendfreudigkeit Bahn, es gewinnt Interesse für die Spiele seiner Genossen und nimmt schließlich gerne auch ohne Zwang von außen daran teil. Sehr merkwürdig ist die Tatsache, daß fremde Spielgefährten auf ein nervöses Kind zumeist weitaus besser wirken als Geschwister oder nahe Angehörige. Auch ist es keineswegs empfehlenswert, daß sich Erwachsene in die Gesellschaft spielender Kinder eindrängen und dort vorzuschreiben suchen, was ihnen im Interesse ihres nervösen Schützlings gut dünkt.

Die dysphorischen Anlagen mancher nervösen Kinder lassen aber auch Vorsicht hinsichtlich der Erregung von Unlustgefühlen geboten erscheinen. Dies gilt insbesondere von S t r a f e n, welche unter Umständen einen nicht unbedenklichen Zuwachs an Verstimmung hervorrufen. Da die strafbaren Tatbestände zum nicht geringen Teil ihre Ursache in Affekthandlungen haben, die in der Dysphorie der Kinder wurzeln, so verfehlen die Strafen nicht selten ihren Zweck und verschlimmern das Übel, zu dessen Besserung oder Behebung sie angewendet wurden. Hier sind zunächst alle körperlichen Züchtigungen unbedingt kontraindiziert.

Bei solchen Anlässen springt oft die vage Verstimmung des Nervösen ganz unvermittelt in bedenkliche, gegen die Umgebung gerichtete Affekte, wie Haß und Rachsucht, um, welche bisweilen derart persistieren können, daß es überhaupt nicht mehr möglich ist, ein pädagogisches Verhältnis herzustellen. Strafen dürfen solchen Kindern gegenüber nie in einer Weise verhängt werden, welche den Anschein persönlicher Voreingenommenheit oder Abneigung erweckt. Es wird sich darum handeln, dem Kinde gegenüber die Strafe als angemessene Sühne des strafbaren Tatbestandes zum Bewußtsein zu bringen. Wenn man den Grundsatz aufstellt, daß dysphorische Kinder überhaupt nicht gestraft werden sollen, so geht man entschieden zu weit. Es ist notwendig, daß ihr unbeherrschtes Handeln gewisse Schranken finde, welche mit unverkennbarer Deutlichkeit die Rückkehr in die Grenzen des Erlaubten und Gebotenen vorzeichnen. Ein Zuviel an Strafe schadet aber zweifellos, und wir sehen oft, daß unter solchen Verhältnissen eine rapide Verschlechterung des Kindes in Hinsicht auf seine ethischen Eigenschaften eintritt. Wenn es gelingt, die pathologische Verstimmung zu beseitigen, dann versiegt die Quelle eines großen Teiles antisozialer Eigenschaften, es findet gleichsam eine Läuterung der Psyche statt, die Veranlassungen zur Strafe werden seltener und beschränken sich auf jene vorübergehenden Regelwidrigkeiten, wie sie sich auch bei normalen Kindern beobachten lassen und durch entsprechendes Einschreiten zum Ausgleich gebracht werden können.

Noch schlechter als körperliche Züchtigungen wirken auf manche nervöse Kinder jene peinlichen, gereizten, von höchster Affektspannung begleiteten Szenen ein, welche sich oft an die Erörterung eines strafbaren Tatbestandes oder an die Konstatierung regelwidrigen Verhaltens anschließen. Die Unbeherrschtheit der Erwachsenen in solchen Situationen veranlaßt auch das Kind, sich keinerlei Hemmungen aufzuerlegen. Schließlich artet eine solche aus erziehlichen Gründen begonnene Kontroverse in wüstes Toben und Schimpfen aus. Derartige Szenen wirken auf die ethischen Qualitäten eines Kindes destruktiv ein. Zunächst hört jede Ehrfurcht vor Eltern und Erziehern auf, die sich derart fessellos geberden und sich selbst jene Hemmungen nicht auferlegen können oder wollen, die sie vom Kinde verlangen. Das unbeherrschte Walten der Affekte führt zu Roheit und Zügellosigkeit. Je öfter sich solche Szenen ereignen, desto mehr befestigt Übung diese entsittlichenden Qualitäten. Machen sich derartige erziehliche Mißstände geltend, die in nervösen Familien durchaus nicht zu den Seltenheiten gehören, dann bleibt nichts anderes übrig, als das bedrohte Kind so bald als möglich aus dem ungeeigneten Milieu zu entfernen und in eine normale Umgebung zu bringen.

Die Ursachen der pathologischen Verstimmung sind bei Kindern oft nur schwer aufzufinden; bisweilen treffen wir das verdrossene, morose Verhalten schon von der ersten Kindheit an; aber in manchen Fällen scheint der pathologischen Verstimmung doch ein Ereignis zugrunde zu liegen, das auf ein normales Kind mit resistenten Nerven vielleicht einen nur vorübergehenden Eindruck gemacht hätte. In diesem Sinne ist es bei nervösen Kindern keineswegs gleichgültig, welche Erlebnisse in der ersten Kindheit stattgefunden haben. Manche derselben wären vermeidbar, wenn man nervösen Kindern erziehlich einigermaßen gebildete Personen zur Seite gäbe, welche unter keinen Umständen zu so verwerflichen Mitteln, wie das Erschrecken des Kindes, greifen würden, um sich vorübergehend Ruhe zu verschaffen. Gerade der Schreck, hinsichtlich des infantilen Schwachsinns in seiner ätiologischen Bedeutung vielfach überschätzt, bietet zweifellos oft den Anlaß tiefgreifender, dauernder Verstimmungszustände nervöser Kinder; ein erstes intensives Erschrecken, insbesondere zu einer Zeit, da die Auffassung und Erkennung der Ursache noch nicht möglich ist, kann zu abnormer Schreckhaftigkeit und somit zu Angstgefühlen Anlaß geben, welche sich in der Folgezeit auch ohne Beziehung auf das schreckerfüllte Erlebnis geltend machen. Je früher dieser Shock stattgefunden hat, desto geringer ist die Möglichkeit, etwa durch Erinnerung an das unlusterfüllte Ereignis die Beseitigung des schädlichen Komplexes zu bewirken. Daher erscheint es von größter Bedeutung, nervösen Kindern nicht erziehlich unfähige Personen als Pflegerinnen zur Seite zu geben, sondern erziehlich qualifizierte Mädchen oder Frauen, welche bei der Behandlung der Kinder von dem Grundsatz geleitet werden, daß die ersten Kindheitseindrücke und Erlebnisse für die spätere Entwicklung ihres Pfleglings oft entscheidend sind. Ohne durch ein Übermaß erziehlicher Fürsorge das Kind in seiner freien Entwicklung zu beschränken, läßt sich doch durch die Auswahl der Eindrücke gleichsam eine Grundformel für die spätere psychische Entwicklung gewinnen. Man wird bestrebt sein, dem nervösen Kinde vom Anfang an nur Schönes, Wohlgefälliges, Harmonisches darzubieten und alles zu vermeiden suchen, was eine psychische Dissonanz auszulösen imstande wäre.

Die Gewöhnung an Lustgefühle, das Verwöhnen der Kinder, bedingt ein triebhaftes Wollen, indem immer wieder und ohne Rücksicht auf Beweggründe anderer Art nach lustbetonten Erregungen gestrebt wird. Diese Lustgefühle sind aber in der Regel von primitiver Beschaffenheit und beziehen sich auf keine Werte, die in ethischer und in ästhetischer Hinsicht eine Bereicherung des Seelenlebens bedeuten. Es gibt Lustgefühle, welche der Entwicklung eines sittlichen Wollens überhaupt hinderlich im Wege stehen. Hier sind in erster Linie die Gefühle sexueller Lust zu erwähnen. Bei einer nicht geringen

Zahl nervöser Kinder tritt schon frühzeitig das Sexuelle auffällig in den Vordergrund. Die sexuelle Bedürftigkeit bricht sich triebhaft in masturbatorischen Handlungen Bahn, bevor noch irgend ein bewußtes, klares Vorstellen über sexuelle Verhältnisse möglich ist.

Man geht entschieden zu weit, wenn man die Säuglingsonanie stets als eine sexuell gerichtete Handlung ansieht. Hier sind zumeist rein zufällige Momente maßgebend; das kleine Kind spielt mit dem Genitale wie mit den Fingern oder mit den Zehen. Sehr häufig haben die Handgriffe des Säuglings nicht die mindesten sexuell zu deutenden Begleiterscheinungen. Dieses oft irrig als Onanie bezeichnete Spielen mit dem Genitale verschwindet dann vollständig mit dem Erwachen höheren, auf die Außenwelt gerichteten Interesses.

Es gibt aber eine, wenn auch nur geringe Zahl von nervösen Kindern, bei welchen schon in der ersten Lebenszeit sexuelle Bedürftigkeit zutage tritt und von einer Onanie mit voller Berechtigung gesprochen werden kann, da die masturbatorischen Handlungen deutlichen Orgasmus auslösen. Solche Fälle von sexueller Paradoxie (A. Fuchs) sind weiterhin dadurch gekennzeichnet, daß die sexuelle Bedürftigkeit während der Kindheit unvermindert anhält und in der Zeit der Pubertät, oft auch schon in der präpubischen Periode nur insoferne eine Änderung erfährt, als mit dem Auftauchen deutlicher sexueller Vorstellungen der bisher automatische Trieb sich Sexualobjekten zuwendet. Denken und Fühlen werden fast ausschließlich von sexuellen Beziehungen in Anspruch genommen. Dies entspricht bei einer nicht geringen Zahl nervöser Kinder ihrer Eigenart, dem Streben nach ungehemmter Lust; in diesen Fällen verstärkt der Wille des Kindes die aus dem Sexualgebiet zufließenden Erregungen. Eindrücke, die ein normales Kind nicht weiter beachtet, empfangen sogleich durch das willkürliche Hinzutun des abnorm veranlagten Kindes eine sexuelle Prägung. Die Absicht, sexuelle Anregungen zu empfangen, leitet es bei seinen Spaziergängen, bei Betrachtung von Bildwerken, Statuen etc. Im Gegensatz zu diesen Individuen gibt es ethisch höher stehende Kinder, welchen das Hervortreten sexueller Beziehungen quälend zum Bewußtsein kommt, die in einem beständigen Kampf leben zwischen den als Zwangshandlungen und Zwangsvorstellungen sich aufdrängenden sexuellen Beziehungen und ihrer besseren sittlichen Erkenntnis. Hier lehnt sich das Wollen gegen diese Abhängigkeit vom Sexuellen auf; aber angesichts der Mächtigkeit des letzteren kann sich der kindliche Wille keine Geltung verschaffen, er wird gleichsam erdrückt von den rapid zunehmenden sexuellen Gefühlen und Vorstellungen, die triebhaft zu erotischen Handlungen drängen. Infolge des beständigen Ankämpfens und des Unterliegens des Willens bildet sich schließlich eine allgemeine, auf allen Gebieten des psychischen Lebens zu beobachtende Willensschwäche aus, die nach außen hin in einem immer tieferen Sinken des ethischen Niveaus bemerkbar wird. Gleichzeitig entstehen aber Unlustgefühle, die in dem mangelnden Selbstvertrauen, in der Unzufriedenheit mit sich selbst ihre Ursache haben; um diesen zu entrinnen, wird häufig wieder zu sexuellen Lustgefühlen Zuflucht genommen, denen ein Erschlaffen, ein kurzfristiges Vergessen an die unangenehmen, peinigenden inneren Erlebnisse folgt. Höchste Unlust und orgastische Lust folgen einander in jähen, unvermittelten Übergängen, so daß schließlich eine völlige Regellosigkeit im psychischen Geschehen Platz greift, welche die Verfolgung bestimmter Erziehungsziele fast unmöglich macht.

Man hat eine Zeitlang geglaubt, durch Belehrung und Aufklärung solche sexuell veranlagte Nervöse von ihrem Übel befreien zu können. Leider zeigte sich aber gerade bei den sogenannten sexuellen Konstitutionen die Belehrung an und für sich nahezu wirkungslos. Hier handelt es sich um einen mächtigen, mit elementarer Gewalt hervorbrechenden Trieb, dem gegenüber Absichten,

Entschlüsse, gute Vorsätze machtlos bleiben. Als unerwünschte Nebenwirkung der sexuellen Aufklärung ergibt sich bei Individuen mit stark ausgeprägter sexueller Phantasie oft eine gewaltige Steigerung sexuellen Interesses, das nicht dem Drang nach Erkenntnis, sondern lediglich der sexuellen Bedürftigkeit dient, bei deprimierten, mit sich selbst zerfallenen Nervösen eine Zunahme der Unlust, insbesondere durch das Auftauchen starker Angstgefühle und hypochondrischer Befürchtungen. Die sexuelle Aufklärung wendet sich bei normalen Kindern vor allem an deren Willenstätigkeit und sucht diese gegen die Gefahren sexueller Bedürftigkeit durch entsprechende, sittlich bedingte Motivbildung aufzubieten. Bei Nervösen fehlt aber als Voraussetzung für diesen methodischen Vorgang die gesunde, normal zu lenkende Tätigkeit des Willens. Die Heilung der sogenannten sexuellen Konstitution ist demnach im wesentlichen ein Problem der Willenserziehung. Daneben und im engen Zusammenhang hiermit steht aber die Notwendigkeit, den Geist des Kindes mit gesunden Vorstellungen und Gefühlen zu erfüllen, durch welche eine Verdrängung der ungesunden sexuellen Beziehungen erfolgen kann. Während die einseitige, intellektuelle Ausbildung des nervösen Kindes oft schon wegen des Bedürfnisses nach Abwechslung und nach Herbeiführung lustbetonter Bewußtseinsinhalte auf Abwege führt, bietet die frühe Gewöhnung des Kindes an die nie versiegende Quelle der Jugendlust, das Spiel in Gemeinschaft mit gesunden, frischen Kameraden, die Möglichkeit, angenehme, fördernde Vorstellungen auf dem natürlichsten Weg zu erregen und Lustgefühle auszulösen, welche dem Alter und der Art des Kindes durchaus angemessen sind. Jedes nervöse Kind muß zum Verkehr mit gleichaltrigen, einwandfreien Genossen veranlaßt werden. Die Pflege des Spieltriebes ist eine im Interesse seiner geistigen Gesundheit dringend erforderliche Aufgabe, da aus den Jugendspielen Vorstellungen und Gefühle von solcher Lebhaftigkeit und Ursprünglichkeit resultieren, daß diese einen natürlichen Schutzwall gegen alle inneren Schädlichkeiten bilden können. Außerdem aber ist die Freude an der Natur mit allen Mitteln zu erregen und lebhaft zu erhalten. Hier handelt es sich vor allem darum, aller jener ethisch und ästhetisch wirkenden Erregungen teilhaftig zu werden, welche die gesamte Sinnestätigkeit in Anspruch nehmen und nicht bloß eine Bereicherung der Vorstellungen, sondern auch der Gefühle bedeuten, das letztere hauptsächlich durch Festlegung von Stimmungen, denen die besondere Eigenschaft zukommt, unschöne, unsittliche Regungen gleichsam im Keime zu ersticken. Bei nervösen Kindern ist das Jugendwandern nicht schlechthin als sportliche Leistung zu beurteilen, bei der es vornehmlich auf Zurücklegung einer möglichst hohen Kilometerzahl ankommt. Hier steht vielmehr die von ethisch-ästhetischen Rücksichten geleitete Naturbetrachtung durchaus im Vordergrund, welche nur ein Naturfreund von besonderen erzieherischen Qualitäten anzuregen vermag. Einem solchen Pädagogen ist es gegeben, die Kinder in ein nahes und inniges Verhältnis zur Natur zu bringen, welches das Gemüt mit einem Vorrat gesunder und gesund machender Gefühle und Stimmungen erfüllt.

Das Massenwandern ist eine bei nervösen Kindern nicht unbedingt zu empfehlende Maßregel. Abgesehen von der Nichtbeachtung der individuellen Ermüdungsgrenze gehen hier infolge mannigfacher Nebeninteressen und Nebenrücksichten die wertvollen Anregungen hingebungsvoller Naturbetrachtung oft verloren. Weit wirkungsvoller ist das Wandern in kleinen Gruppen unter Leitung eines berufenen Pädagogen. Bisweilen bringt das Einzelwandern in solcher Begleitung die besten und dauerndsten Erfolge hervor.

Die Erziehung des Willens nervöser Kinder gehört zu den schwierigsten Aufgaben der Heilpädagogik. Sie verheißt aber den schönsten Lohn, denn in weitaus den meisten Fällen stellt sich mit der Regelung der Willenstätigkeit ein normales psychisches Verhalten her, veranlaßt durch das erlangte Vermögen der Selbstregulierung. Die Fähigkeit, auf das innere Geschehen Einfluß zu gewinnen und diesen Einfluß von objektiv gültigen, mit der sittlichen und moralischen Ordnung in Einklang stehenden Grundsätzen abhängig zu machen, sichert dem Individuum eine normale, soziale Lebensführung. Die intellektuelle Entwicklung vermag wohl dem Handeln bestimmte Direktiven vorzuschreiben, aber die Einhaltung des vorgezeichneten Weges, die konsequente Durchführung der gewonnenen Grundsätze ist durch intellektuelle Beziehungen allein nicht zu erreichen. Hier tritt die Willenstätigkeit als autochthone psychische Fähigkeit in Kraft. Es gehört zu den größten Fehlern laienhafter Erziehung, wenn sie annimmt, der Wille sei von der Intelligenz in allen Stücken abhängig, es genüge demnach, die intellektuellen Kräfte zu entwickeln, um auch die adäquate Entwicklung des Wollens zu erzielen. Demnach glaubte man für die Ausbildung des Willensmenschen nicht besser sorgen zu können, als daß man seine intellektuellen Fähigkeiten zu möglichst hoher Ausbildung brachte. Wohl vermag die Intelligenz den Willen qualitativ zu bestimmen, und zwar in Ansehung der Vorstellungen und Vorstellungsbeziehungen, die dem Handeln als Motive zugrunde liegen. Aber die Intensität des Wollens, seine Kraft, die Fähigkeit, über Hindernisse hinweg zu einem Endziel zu gelangen, sich durch entgegengerichtete Strömungen nicht beirren zu lassen, seine Ausdauer sind durchaus Eigenschaften, die ihm selbst zugehören und nicht aus anderen Gebieten gleichsam entliehen sind, demnach eine Ausbildung auf eigener Basis erfordern. Bei normalen, auch hinsichtlich ihres Wollens gut veranlagten Kindern wird man mit regelnden Einflüssen das Auslangen finden. Hier wächst der Wille auf Grund immanenter Entwicklungsdispositionen empor, und das Eingreifen des Erziehers kann sich in solchen Fällen normaler Entwicklung im wesentlichen darauf beschränken, Abirrungen zu verhüten. Der Willenstätigkeit des nervösen Kindes haften jedoch häufig von früh an Fehler und Gebrechen an, die sich nur dadurch erklären lassen, daß schon die Willensanlage pathologisch verändert ist. Diese originäre Anomalie des Willens zeigt sich zunächst in Unregelmäßigkeiten der Aufmerksamkeit, im Unvermögen zur Konzentration, die hier nicht wie beim infantilen Schwachsinn als primäre, sondern als sekundäre Störungen zu beurteilen sind. Die Anomalien des Wollens können späterhin in verschiedener Weise in Erscheinung treten, wobei eine Reihe äußerer Umstände eine, wenn auch nicht ausschlaggebende Rolle spielt. Am wichtigsten erscheint hier die Tatsache, daß pathologische Willensregungen durch Übung und Gewöhnung bald eine Festigkeit erlangen können, die sich unter Umständen als Willenszwang geltend macht. Die Schwäche des Willens kann auf mangelnder Kraft, auf abnormer Ablenkbarkeit, auf der Unfähigkeit, ein Ziel im Auge zu behalten, schließlich aber auch auf Unzweckmäßigkeit der zur Ausführung des Entschlusses verwendeten Mittel, demnach auf einer gewissen psychischen Ungeschicklichkeit und Schwerfälligkeit beruhen. Gegen diese Gebrechen läßt sich aber mit rein verbalen Mitteln kaum mit Erfolg ankämpfen. Aufstachelung des Ehrgeizes, Kräftigung der Motivbildung betreffen nur die Initialstadien des Willensaktes, können aber den Gesamtablauf desselben nicht entscheidend beeinflussen. Es wäre paradox, eine Spaltung der Willenstätigkeit in dem Sinne anzunehmen, daß gleichsam dem Wollen eine besondere Seelenkraft, der Wille zum Wollen, übergeordnet wird, der normalen erziehlichen Einflüssen auch dann zugänglich erscheint, wenn das Wollen selbst krankhaft entartet ist. In diesem Sinne ist das so häufige Bestreben, auf willensschwache oder willenskranke Individuen immer wieder durch unmittelbare Inanspruchnahme der normalen Willenstätigkeit erziehlich zu wirken, im vorhinein als aussichtslos zu betrachten.

Wir finden häufig als Reaktion auf ein solches beständiges Aufpeitschen der krankhaft entarteten Funktion ein blindes, motivloses Widerstreben entstehen, den Negativismus. Wie das schwache Pferd, unfähig, den Wagen einem bestimmten Ziele zuzuführen, auf die Schläge des Kutschers das Fuhrwerk in die entgegengesetzte Richtung oder auf einen Abweg reißt, so auch das willensschwache Kind, das auf unzweckmäßige erziehliche Einwirkungen in die dem beabsichtigten Effekt entgegengesetzte oder in eine andere falsche Willensrichtung gerät, ohne daß oft zunächst irgend eine schlimme Absicht diesem Verhalten zugrunde liegt. Je häufiger aber eine solche pathologische Reaktion sich wiederholt, desto leichter wird der Negativismus gewohnheitsmäßig und entzieht jeder planmäßigen pädagogischen Einwirkung den Boden. Andere Paradoxien des Willens werden durch Bezeichnungen, die auch normalen Kinderfehlern entsprechen, verdeckt, wie Trotz, Eigensinn, Ungehorsam usw.

Bei nervösen Kindern muß die Erziehung des Willens so früh als möglich beginnen. Hierzu ist in erster Reihe Gewöhnung an Gehorsam notwendig. Das Kind muß unbedingt und unter allen Umständen dazu gebracht werden, Wünsche und Befehle autoritativer Personen widerspruchslos, umgehend und präzis zu erfüllen oder auszuführen. Diese Erziehung zum Gehorsam, der sich als Folgsamkeit in der Bereitschaft ausprägt, von außen kommende Motive zu empfangen und zu verwirklichen, bewirkt eine formale Schulung der Willenstätigkeit schon zu einer Zeit, da überhaupt die Grundlagen für die gesamte spätere psychische Entwicklung gewonnen werden. Indem sich die erziehlichen Forderungen der Umgebung in einem nicht zu weiten Umkreis immer wieder auf die gleichen Verhältnisse beziehen, ein Verfahren, das in der ersten Kindheit wegen der primitiven Voraussetzungen für das Handeln leicht platzgreifen kann, entwickeln sich gewisse feststehende Regeln, deren Einhaltung und Befolgung späterhin zu dem Bedürfnis führen, Wollen und Handeln von gewissen Prinzipien abhängig zu machen. Die Erziehung zur Folgsamkeit, zur Ordnung und Regelmäßigkeit braucht keineswegs in Pedanterie auszuarten und kann der freien Entwicklung des Kindes in intellektueller Hinsicht trotzdem den breitesten Spielraum gewähren.

Ein zweiter Faktor von ausschlaggebender Bedeutung ist das Beispiel der Umgebung. Hier handelt es sich nicht lediglich um Einwirkungen auf den Nachahmungstrieb, wenngleich auch diesem Umstand bei nervösen Kindern eine wesentliche Bedeutung nicht abzusprechen ist, sondern um Befriedigung ihres sittlichen und intellektuellen Urteilsvermögens und Urteilsbedürfnisses. Das frühreife, nervöse Kind betrachtet die Handlungen seiner Umgebung nicht selten mit kritischen Augen. Widersprüche zwischen Reden und Handeln wird es oft überraschend früh gewahr. Es hält sich dann nicht an das, was ihm gesagt wird, sondern an das, was es unmittelbar wahrnimmt und miterlebt. Die Prätension vieler nervöser Kinder, selbst ernst genommen zu werden und in der Gesellschaft Erwachsener Geltung zu erlangen, führt dazu, daß es nicht bloß jene erziehlichen Einflüsse aufnimmt und verwertet, die in bestimmter pädagogischer Absicht geboten werden, sondern noch viel eher solche, die aus dem Milieu ohne jede erziehliche Wertung erfließen und häufig gar nicht für erziehlich bedeutsam gehalten werden. Das unkindliche Einleben in die Interessen- und Vorstellungswelt der Erwachsenen bedeutet für nervöse Kinder zweifellos eine ernste Gefahr, ganz abgesehen davon, daß auch ein sozial vollständig einwandfreies Milieu deshalb noch kein geeignetes Erziehungsmilieu zu sein braucht. Für ein nervöses Kind gewinnt infolge seiner größeren Empfänglichkeit oft alles Bedeutung, was es sieht und hört. In diesem Sinne sind nicht selten schon die ersten Kindheitserlebnisse von Wichtigkeit. Zu einer Zeit, da man das Kind lediglich für einen passiven Zuschauer hält, nimmt es schon eine Menge von Anregungen auf, die für seine weitere geistige Entwicklung, und hier besonders für seine Willenstätigkeit, richtunggebend werden. Manche bei nervösen Kindern auf den ersten Blick unerklärlichen Charakterzüge und Eigentümlichkeiten erhalten ihre Aufhellung, wenn man Erlebnisse in der frühen Kindheit in Betracht zieht. Schon das Verweilen eines nervösen Kindes im Kreise Erwachsener, die es auch ohne bestimmte Absicht an ihren Sorgen, ihren inneren Konflikten, ihren Beziehungen zur Umwelt teilnehmen lassen, erscheint in sehr vielen Fällen entschieden kontraindiziert. Je verwickelter die Verhältnisse sind, die sich solchergestalt vor den Augen des Kindes entrollen, desto dringender erscheint Milieuänderung nötig. Gerade aus geistig hochstehenden Familien, welche gesellschaftlich hervorragen, ist eine Versetzung des nervösen Kindes in einfache, ausgeglichene Verhältnisse oft unbedingt erforderlich.

Für die Herstellung eines normalen, zielstrebigen Wollens kommt beim nervösen Kind das Gebiet der **körperlichen Erziehung** vorwiegend in Betracht. Hier sind zunächst die Beziehungen viel einfacher und eindeutiger als auf rein psychischem Gebiete. Weiterhin können durch eine entsprechende körperliche Erziehung Eigenschaften erworben werden, welche die auf rein psychischem Gebiet ablaufenden Willenshandlungen in vorteilhaftester Weise beeinflussen. Körperliche Arbeit in angemessener Auswahl, den Kräften des Kindes entsprechend, bewirkt eine methodische Schulung und Steigerung der Willensenergie, eine Koordination der motorischen Funktionen, welche auch für das harmonische Zusammenwirken der psychischen Kräfte vorbildlich wird, endlich jene Zielstrebigkeit des Handelns, die in der Auswahl der für einen bestimmten Zweck geeignetsten Mittel zum Ausdruck kommt. Am wichtigsten aber ist die Tatsache, daß durch körperliche Übungen, und hier steht wieder eine allseitige, die gesamte motorische Region berücksichtigende Gymnastik obenan, das Kind die Herrschaft über sich selbst gewinnt, die Fähigkeit erlangt, über seine Kräfte freiwaltend zu verfügen. Dieses Vermögen bringt Selbstvertrauen hervor, ein Gefühl von hoher ermutigender Wirkung, das zur Bereitschaft Anlaß gibt, die Willensenergien auch im Hinblick auf schwierige Willensprobleme bereitzustellen, geleitet von der Zuversicht, die letzteren einer gedeihlichen Lösung zuzuführen. Soll aber die körperliche Erziehung den Zwecken der Willensbildung dienen, dann muß ein Stufengang hergestellt werden, der durch langsam sich steigernde Anforderungen bis zur Erzielung der gewünschten Höhe des Wollens führt. Es handelt sich demnach nicht um Maximalleistungen, sondern um Übungen solcher Art, die den Kräfteverhältnissen jeweils angepaßt sind. Nicht die absolute Leistung, sondern ihre Ausführung, somit in erster Linie formale Rücksichten, kommen hier in Betracht. Schon in früher Jugend kann dergestalt mit Hilfe einfacher Übungen eine Art Präzisionsgymnastik durchgeführt werden. Ihr folgen Jugendspiele, deren erziehlicher Wert darin besteht, daß sie das nervöse Kind in Wettbewerb mit normalen Jugendlichen bringen, es somit zwingen, sich allgemein gültigen Vorschriften zu fügen. Ebenso berechtigt und notwendig sind manuelle Übungen in Form von Werkstätten- und Gartenarbeit. Hierbei ist in erster Linie auf Genauigkeit der Arbeit zu sehen, auf entsprechende Abfolge der Beschäftigungen, so daß prinzipiell nichts Neues begonnen werden darf, bevor nicht in Angriff Genommenes zu Ende geführt worden ist.

Der Erfolg aller dieser Übungen ist wesentlich von der Behandlung abhängig, die bei solchen Gelegenheiten dem Kinde seitens des Erziehers zuteil wird. Vor allem ist darauf zu achten, daß die körperlichen Beschäftigungen nicht als lästiger Zwang betrachtet werden und demgemäß hemmende Unlustgefühle auslösen. Wenn auch anfangs oft erziehliche Energie erforderlich ist, um das Kind an die ihm förderliche Art der Beschäftigung zu gewöhnen, so kann späterhin, wenn es gelungen ist, auf den Tätigkeitstrieb des Kindes entsprechend einzuwirken, das System der Ermunterung und Anerkennung Platz greifen, das durch angemessene Belohnungen unterstützt wird. Unter den sportlichen Übungen wirkt vernünftig betriebener, allzu große Anstrengungen ausschließender Wintersport in der Regel sehr günstig auf nervöse Kinder ein. Hier kommt auch der Überwindung anfänglich mit Unlust verbundener Sensationen (Kälteempfindung) eine gewisse erziehliche Bedeutung zu.

Diese Übungen, die je nach Alter, Vorliebe, Milieu in verschiedene Gruppen zusammengestellt werden können, besitzen auch einen hohen therapeutischen Wert, wenn es sich darum handelt, unrichtig behandelte und deshalb bereits mit ausgesprochenen Defekten auf allen Gebieten des Fühlens und Wollens behaftete Jugendliche korrektiv zu beeinflussen. Hier ist eine Änderung der gesamten Lebenslage notwendig. Außer Milieuänderung ist oft auch ein Wechsel der Beschäftigung dringend erforderlich. Bei solchen nervösen Jugendlichen, die bisher fast ausschließlich im Banne geistiger Arbeit gestanden sind, was bei Kindern aus bemittelten Kreisen fast immer der Fall ist, wirkt die Einschaltung entsprechender körperlicher Arbeiten, unter Umständen sogar mit zeitweiser Aussetzung des schulmäßigen Lernens, außerordentlich günstig. Bei nervösen Kindern aus städtischen Verhältnissen bringt keine Art der Beschäftigung so günstige Veränderungen hervor als die Gartenarbeit, die es verdient, im Beschäftigungsplan der Nervösen obenan zu stehen.

Durch Hintansetzung heilpädagogischer Gesichtspunkte, durch Einseitigkeiten der körperlichen Erziehung, welche nicht als Mittel zum Zweck, sondern als Selbstzweck bis zu Maximalleistungen ohne Rücksicht auf den Kräftezustand der Jugendlichen gefördert wird, kann mancher folgenschwere Fehler begangen werden. Tatsächlich erscheint der gegenwärtig übliche Betrieb der körperlichen Übungen an manchen Schulen und Internaten wenig geeignet, um auf nervöse Kinder und Jugendliche vorteilhaft einzuwirken. Hierüber soll im folgenden Kapitel Näheres gesagt werden.

2. Unterricht.

Nervöse Kinder sollen unterrichtlich nicht unter Ausnahmsbedingungen gestellt, sondern einem normalen Bildungsgang zugeführt werden. Die Frühreife nervöser Kinder berechtigt keineswegs zu Maßregeln, wie etwa zum vorzeitigen Beginn schulmäßigen Unterrichtes oder zur Absolvierung eines Klassenstoffes in viel kürzerer als der dafür vorgeschriebenen Zeit. Die pädagogischen Kunststücke, welchen frühreife nervöse Kinder oft lediglich darum ausgesetzt werden, um die Eitelkeit der Eltern zu befriedigen, bedeuten in der Regel nicht den mindesten Gewinn, da sehr häufig der vorzeitige Beginn des Unterrichtes späteres unterrichtliches Zurückbleiben zur Folge hat, die beschleunigte Absolvierung eines Lehrstoffes aber zumeist nur auf Kosten der Genauigkeit und Gründlichkeit möglich ist. Man wird nach einiger Überlegung finden, daß solche Experimente überdies die schlechten Eigenschaften des nervösen Kindes wesentlich zu steigern imstande sind. Der verfrühte Beginn des Unterrichtes verkürzt die Zeit der freien Selbstausbildung, die Spielperiode, welche gerade bei nervösen Kindern aus Gründen, die bereits dargelegt wurden, mit allen Kräften ausgenützt werden sollte. Der falsche Ehrgeiz, der sich in dem Bestreben äußert, Altersgenossen zu überflügeln, führt oft auch zu einer allzugroßen Inanspruchnahme der geistigen Kräfte, welche den nervösen Zustand ungünstig beeinflußt. Das Streben solcher Schüler ist auch späterhin nicht darauf gerichtet, den Lehrstoffen inhaltlich gerecht zu werden, sondern lediglich darauf, den Platz unter den Mitschülern zu behaupten, so daß das Schulverhältnis zu einer Art Wettlauf um den Erfolg Anlaß gibt. Wird dieses Streben durch gewisse Einrichtungen der Schule, z. B. Lokation und Versetzungen je nach den Ergebnissen mündlicher oder schriftlicher Prüfungen gefördert, so können gerade bei nervösen Kindern, deren Gefühle sich leicht zu Affekten verdichten, sehr häßliche Charaktereigenschaften zur Ausbildung gelangen, z. B. Mißgunst und Haß, die sich in ihren Äußerungen gegen die Mitschüler richten und jedes Kameradschaftsverhältnis unmöglich machen, ein Umstand, welcher der sozialen Erziehung in einem oft viel zu wenig gewürdigten Umfang abträglich ist.

Für den vorzeitigen Beginn des Unterrichtes wird vielfach geltend gemacht, daß sich das Kind für die Gegenstände schulmäßigen Lernens außerordentlich interessiere, und ferner, daß es gelegentlich spontan Kenntnisse erworben habe, wie etwa die des Lesens, des Rechnens in ihren Anfangsgründen u. ä. m. Das Interesse des nervösen Kindes im vorschulpflichtigen Alter für Stoffe, die dem Unterrichte angehören, geht in der Regel nicht tief und hat seine Ursache zumeist darin, daß die Erwachsenen nicht imstande sind, dem Kinde Vorliebe für die ihm angemessene Beschäftigungsart einzuflößen. Die Unfähigkeit, sich in solcher Art zu betätigen, führt das Kind dann in irregeleitetem Beschäftigungstrieb und im Bestreben nach Zeitausfüllung zu Stoffen, die ihm intellektuell vielleicht noch gänzlich ferneliegen. Gewöhnlich wird jede derartige Betätigung von den Eltern sogleich aufgegriffen und als vermeintliche Bekundung großer intellektueller Veranlagung, nach Kräften unterstützt. In solchen Fällen ist die Frühreife des Kindes keine Eigenschaft, die es unmittelbar charakterisiert, sondern ein von der Umgebung künstlich hervorgerufener Schein, der sich zumeist alsbald als trügerisch erweist, sobald man die geistigen Fähigkeiten des Kindes zum Gegenstand einer Beobachtung und Prüfung macht. Unter dem Deckmantel der Frühreife ist bisweilen sogar geistige Zurückgebliebenheit (Debilität) verborgen, wenn sich etwa das einseitige Gedächtnis solcher Kinder schon frühzeitig schulmäßigen Stoffen zuwendet und die Eltern oder sonstigen Angehörigen ein derartiges oft ganz wertloses Spiel in Unkenntnis des wahren Sachverhaltes mit allen Mitteln fördern. Wenn demnach Eltern angeben, ihr Kind sei im vorschulpflichtigen Alter sehr begabt gewesen und habe erst seit dem Schulbesuch, also vermeintlich unter dem Einfluß der Schule — wobei in der Regel ein strenger oder unfähiger Lehrer, der das Kind nicht zu behandeln verstanden und es geistig verdorben habe, eine Rolle spielt — seine Fähigkeiten eingebüßt, so kann man mit großer Wahrscheinlichkeit annehmen, daß hier trotz der gegenteiligen Angaben der Eltern originärer Schwachsinn vorliegt, der nur durch mißverständliche Beziehung der Gedächtnisanlage auf Unterrichtsstoffe eine Zeitlang unerkannt geblieben ist.

Was die spontane Erwerbung jener einfachen Kenntnisse anbelangt, die ordnungsgemäß dem Beginn des schulmäßigen Lernens angehören, also etwa das Lesen einzelner Wörter, das Rechnen, gewöhnlich auf das Zuzählen beschränkt usw., so kommt hier Anleitung und Unterweisung seitens Erwachsener zweifellos vornehmlich in Betracht. Wenn einem Kind z. B. auf den Spaziergängen immer wieder Firmenschilder, Straßen- und Straßenbahntafeln vorgelesen werden, so bedarf es keiner großen Intelligenz, um gewisse, sich immer wiederholende Laute herauszufinden und deren Zeichen gedächtnismäßig einzuprägen. Durch Zusammenziehen bekannter Buchstaben kann dann das Lesen von Silben und Worten unschwer erfolgen, namentlich wenn Erwachsene gelegentlich Anleitung erteilen. Bei den oft massenhaften Zählübungen kleiner Kinder drängen sich nicht selten gewisse Zahlbeziehungen derart auf, daß es gleichfalls nichts Außergewöhnliches darbietet, wenn ein Kind schließlich gewisse Beziehungsverhältnisse durch die einfachste Art der Abstraktion gewinnt.

Auch hier sind oft Erwachsene behilflich, zumal ja gewisse Rechenkünste der Kinder als Beweise besonderer Intelligenz gelten und der Ehrgeiz eitler Eltern darauf gerichtet ist, hierüber Außergewöhnliches berichten zu können.

Alle diese vermeintlichen Intelligenzbeweise sind um so weniger eindeutig als solche anzusehen, da auch debile Kinder infolge ihrer Neigung zu schematischen Ordnungen und assoziativen Beziehungen gelegentlich solche Kunststücke zuwege bringen. Die Bekundungen der Frühreife legen lediglich im allgemeinen davon Zeugnis ab, daß es an den natürlichen Interessen fehlt, die unter normalen Verhältnissen im vorschulpflichtigen Alter der freien Entfaltung der Kräfte dienen, und die psychische Entwicklung sich somit in falschen Bahnen bewegt. Die Angabe, daß schulmäßiger Unterricht notwendig sei, da sich das Kind langweile, an seinem Alter normativ entsprechenden Beschäftigungen keine Freude habe, weist entweder auf schwere Erziehungsfehler oder auf einen psychischen Defekt, bisweilen auf beide Ursachen gemeinsam hin. In erster Hinsicht haben es die Eltern nicht verstanden, ihr Kind in richtiger Weise zu beschäftigen oder es in die ihm zuträgliche Gesellschaft zu bringen; in letzterer Hinsicht ist Langeweile bei einem Kinde im Spielalter als signum mali ominis zu betrachten. Jedenfalls ist Förderung der Frühreife durchaus unpädagogisch. In Rücksicht auf die zumeist wenig erfreulichen Ergebnisse der Frühreife und auf die Gefährdung des gesamten psychischen Organismus, welche eine allzu rasche Progression der geistigen Kräfte im Sinne ihres vorzeitigen Aufbrauches herbeiführen kann, ist es sogar in vielen Fällen eine dringende heilpädagogische Aufgabe, der Frühreife durch Gleichstellung der Kinder mit normalen Altersgenossen, durch Geltendmachung der gleichen Anforderungen, durch eine nivellierende Erziehung nach Kräften entgegenzuwirken. Leider bedeutet auch hier die Eitelkeit der Eltern oft ein schweres Hindernis für ein solches, im Interesse nervöser Kinder gelegenes Beginnen.

Mit Recht machen die Schulbehörden den Eintritt eines Kindes in die öffentliche Schule von der Vollendung des sechsten Lebensjahres abhängig. Vielfach wird aber mit dem Unterricht privatim schon früher begonnen, oft auch mit dem Wunsche, dem Kinde beim späteren Übertritt in die öffentliche Schule einen gewissen Vorsprung an Wissen zu verleihen. Auch dieses System des „Vorlernens" erscheint pädagogisch sehr bedenklich. Das Kind, dem die unterrichtlichen Darbietungen nichts Neues und Anziehendes bedeuten, gewöhnt sich an Flüchtigkeit der Auffassung und ungenügende Konzentration der Aufmerksamkeit. Dieses Verhalten kann sich späterhin derart gewohnheitsmäßig befestigen, daß auch dann, wenn der Vorrat an Kenntnissen längst erschöpft ist, eine entsprechende Beherrschung der apperzeptiven Kräfte nicht zustande kommt.

Der Privatunterricht erfolgt zumeist als Einzelunterricht. Auch dieser erscheint als eine bei nervösen Kindern pädagogisch nicht einwandfreie Einrichtung. Er erfordert dem Massen- oder Gruppenunterricht gegenüber zweifellos eine größere Anstrengung des Schülers, weil seine Aufmerksamkeit unausgesetzt in maximaler Weise in Anspruch genommen wird. Weiterhin aber geht der Einzelunterricht oft viel zu sehr auf die Eigentümlichkeiten des Schülers ein, auch dort, wo es darauf ankäme, die pathologische Sonderentwicklung des Kindes rechtzeitig zu hemmen und sein Denken, Fühlen und Wollen in normale Bahnen zu lenken. Wir finden nicht selten bei nervösen Kindern den Tatbestand, daß durch längere Zeit erteilter Privatunterricht späterhin die Einordnung in die Schule außerordentlich erschwert, nicht bloß in disziplinärer Beziehung, sondern vielmehr in der Richtung, daß das Kind das Vermögen der Einstellung auf eine seinem individuellen Typus nicht durchaus angemessene Art der Belehrung nicht besitzt. Es mangelt hier zumeist die Fähigkeit zu pflichtgemäßer Lenkung der Aufmerksamkeit und des Willens. Im Privatunterricht besteht die Möglichkeit, die Lehrstoffe dem individuellen Interesse des Kindes anzunähern, den Unterricht in einer solchen Weise interessant zu gestalten, daß die Aufmerksamkeit des Schülers gefesselt, auf die vorliegenden Aufgaben hingezogen wird. Dieses individuelle Anpassen entfällt im Massenunterricht. Hier hat der Schüler durch sein subjektives Hinzutun jene Bedingungen zu schaffen, welche jeweils das apperzeptive Erfassen des Lehrstoffes ermöglichen. Der Einzelunterricht braucht hinsichtlich der formalen Bedingungen nicht jene Anforderungen zu stellen wie der Massenunterricht, er entwickelt aber auch die Spontaneität des Aufmerkens und Wollens nicht in dem Maße, als dies bei nervösen Kindern besonders notwendig erscheint. Er kann bei letzteren wohl ein größeres Ausmaß an Wissen erzielen, aber diesem steht oft ein Mangel an Selbständigkeit des geistigen Arbeitens, an Energie des Wollens, an subjektiver Konzentrationsfähigkeit der Aufmerksamkeit gegenüber. Diese Eigenschaften sind aber für die geistige Entwicklung des nervösen Kindes, für sein späteres Verhalten in praktischer Hinsicht von so ausschlaggebender Bedeutung, daß schon aus diesem Grunde ein Gemeinschaftsunterricht unter allen Umständen privater Einzelbelehrung vorgezogen werden sollte. Die Nachteile zu weitgehenden Individualisierens prägen sich im späteren Leben der Nervösen oft in der Unfähigkeit aus, sich in ihrer Eigenart weniger entsprechenden Verhältnissen zurechtzufinden, hier Gedeihliches zu vollbringen, oder auch in dem Unvermögen, in solche Beziehungen tatkräftig einzugreifen, um sie nach Maßgabe der individuellen Bedürfnisse umzugestalten.

Die Frühreife des Kindes läßt oft den Schein entstehen, als ob das, was die allgemeine Volksschule an geistigen Bildungsmöglichkeiten bietet, zu gering sei. Infolgedessen fügen nun Eltern und Angehörige hinzu, was ihnen ersprießlich erscheint, also etwa Unterricht in fremden Sprachen oder in Musik.

Im allgemeinen muß darauf hingewiesen werden, daß ein entsprechendes, tiefer reichendes Verständnis für diese Gegenstände bei einem jüngeren Kinde nicht vorausgesetzt werden kann und die hier in Betracht kommenden Fächer viel angemessener in eine spätere Zeit verlegt würden, in der die intellektuellen Fähigkeiten erstarkt sind. Bei einem jungen Kinde kann es sich lediglich um äußerliche Fertigkeiten handeln, die nur unter der Voraussetzung fortgesetzter emsiger Übung zustande kommen. Diese nimmt viel Zeit in Anspruch, die in der Kindheit nutzbringender ausgefüllt würde durch Entwicklung körperlicher Fähigkeiten und Kräfte, durch spielende Betätigungen der mannigfachsten Art.

Eine viel umstrittene Frage betrifft die Hausaufgaben. Gerade in Hinweis auf nervöse Kinder wird vielfach die völlige Abschaffung der Hausaufgaben verlangt. Nun können aber die letzteren bei entsprechender Auswahl und Einteilung der Erzielung von Eigenschaften dienen, die für das spätere Leben von Wichtigkeit sind. In diesem Sinne kommen namentlich in Betracht die Genauigkeit der Vorbereitung, die Exaktheit der Ausführung und die richtige Einteilung der Zeit. Gerade in letzterer Hinsicht lassen nervöse Kinder in der Regel viel zu wünschen übrig. Es fehlt der häuslichen Beschäftigung jeder vernünftige Plan. Die Sonderung der Arbeiten nach ihrer Dringlichkeit, nach der aufzuwendenden Mühe liegt dem nervösen Kinde oft ganz ferne. Sehr häufig geht die Regellosigkeit so weit, daß in buntem Durcheinander Arbeiten verschiedener Art vorgenommen werden. Die innere Unruhe, die Unfähigkeit sich zu konzentrieren, hindert den Schüler daran, eine Arbeit nach der andern zu erledigen. In dieser Beziehung den Schüler in seinen häuslichen Arbeiten an Ordnung und Regelmäßigkeit zu gewöhnen, den Beginn einer neuen Aufgabe von der Vollendung der früheren abhängig zu machen, gewisse äußere Rücksichten obwalten zu lassen, wie Reinlichkeit, Deutlichkeit der Schrift u. ä. m., erscheint als eine dringende Notwendigkeit. Werden die Hausaufgaben mit der nötigen Sorgfalt angefertigt, so erfordert dies bei nervösen Kindern zumeist einen solchen Aufwand an Zeit und Energie, daß für weitere unterrichtliche Einwirkungen kein Raum im Beschäftigungsplan übrig bleibt. Es ist oft sogar kaum denkbar, die oben dargelegten Beziehungen alle gleichzeitig in Ordnung zu bringen. Man wird vielmehr das Dringendste und Wichtigste zunächst beeinflussen und sich dann Verhältnissen von geringerer Tragweite zuwenden müssen. Um zu verhüten, daß sich aus solcher regelnden Tätigkeit des Erziehers peinigende Gefühle und Stimmungen bei dem Schüler ergeben, um der auch hier schädliche und unliebsame Komplikationen schaffenden „nörgelnden Erziehung" auszuweichen, ist es am besten, die erziehende Tätigkeit als Mithilfe bei der Arbeit erscheinen zu lassen. Hier wird ein erfahrener Pädagoge die formalen Prinzipien vor allem im Auge behalten. Er wird bei der Anfertigung der Hausaufgaben nur insoferne mitwirken, als es die Gewöhnung des Schülers an Ordnung, Regelmäßigkeit und entsprechende Zeiteinteilung erfordert. Mit zunehmender Selbständigkeit des Schülers, in dem Maße, als sein Vermögen, die Arbeit von bestimmten, allgemein ordnenden Prinzipien abhängig zu machen, erstarkt, muß sich die Mithilfe des Pädagogen immer mehr beschränken, bis exaktes eigenes Arbeiten in richtiger Zeitrelation sein Dazwischentreten überhaupt überflüssig macht.

Mit dieser ordnenden Tätigkeit, welche im kindlichen Alter gleichbedeutend ist mit der Gewöhnung an vernünftige Pflichterfüllung und Lebensführung, kann nicht früh genug begonnen werden. Die Art und Weise, wie das Kind seine Aufgaben der Schule gegenüber zu erledigen sich gewöhnt, ist oft richtunggebend für sein späteres Arbeiten. Ist in den ersten Schuljahren Hang zur Unordentlichkeit und zur schleuderhaften Erledigung der Arbeiten eingerissen, so läßt sich späterhin bei nervösen Kindern in dieser Hinsicht nur mehr schwer Wandel schaffen.

Der Umstand, daß die Anfertigung der Hausaufgaben die Einübung eines Pflichtenverhältnisses in einfachster Form bedeutet, macht diese Seite des Unterrichtes bei nervösen Kindern zu einer so wertvollen Schule der Selbstbestimmung und Selbstregelung, daß es geradezu als Fehlgriff bezeichnet werden muß, wenn man in Rücksicht auf die Schonungsbedürftigkeit der letzteren für die Abschaffung der Hausaufgaben plädiert. Allerdings bedarf es zumeist pädagogischer Führung und Leitung des Schülers, wenn die Hausaufgaben ihre hohe Bedeutung in formaler Hinsicht erfüllen sollen. Unter solcher Voraussetzung kann aber kaum ein besseres Verfahren gefunden werden, um den nervösen Schüler an Pflichterfüllung zu gewöhnen.

Zwei Eigentümlichkeiten nervöser Kinder, die ihre Arbeitsweise betreffen, bedürfen dringend pädagogischer Korrektur. Die erste bezieht sich auf das Unvermögen, Aufmerksamkeit und Wille zu Beginn der Arbeit derart einzustellen, daß das Zufließen sekundärer störender Vorstellungen, die anderen Gebieten angehören, gehemmt wird. Es bedeutet für nervöse Kinder eine große Schwierigkeit, diese Selbsthemmung ohne weiteres zu vollziehen. Die unvollständig gehemmten Vorstellungen treten immer wieder auf und beeinträchtigen das Arbeiten, zumal sich an die ersteren oft ohne das Zutun des Kindes Assoziationen anschließen, die als sekundäre Unterströmungen weit von der eigentlichen Aufgabe ablenken. Das Verfahren, welches hier anzuwenden ist, besteht darin, daß vor Inangriffnahme der Arbeit die psychischen Inhalte, welche sich als Störungen geltend machen können, abreagiert werden. Ein kurzes Gespräch mit dem Schüler, in welchem er mitteilen kann, was ihn momentan beschäftigt, genügt oft, um jene Komplexe, welche nicht zur Sache gehören, auszuschalten, anderen, welche gewisse Beziehungen zur gewünschten Arbeit aufweisen, eine solche Richtung zu geben, daß sie im folgenden zur Anknüpfung verwendet werden können. Auch in den Pausen, welche die einzelnen Abschnitte des Arbeitens trennen, sind kurze Unterredungen zulässig, soferne sie nicht zu weit abschweifen und das Interesse des Schülers nach anderer Richtung ablenken. Dieses Verfahren erweist sich in praxi viel vorteilhafter als die Einschaltung von stummen Pausen zwischen den einzelnen Abschnitten der Arbeit, in denen der Schüler sich völliger Ruhe hingeben soll. Gerade solche stumme Pausen werden von den nervösen Kindern mit ihren leicht beweglichen Vorstellungen durch oft weit abschweifende Gedankengänge ausgefüllt, die um so stärker ablenken, je mehr sie sich von der Realität abwenden und dem Phantasiebereich angehören. Im Laufe der Zeit erlernt der Schüler, welcher sich mit Ernst und Eifer seinen Aufgaben widmen will, aus der Art und Weise, wie ihm der Erzieher zum Abreagieren störender Bewußtseinsinhalte verhilft, die Technik der Elimination, er ersetzt schließlich durch eigenes Wollen die Mitwirkung einer zweiten Person und gelangt somit zur Selbstbefreiung von sekundären, störenden Gedankengängen.

Die zweite Eigentümlichkeit besteht in dem Unvermögen, eine Arbeit kontinuierlich, in einem Zuge durchzuführen, eine zusammenhängende Kette von Urteilen und Schlüssen nicht willkürlich zu zerreißen und hierdurch vor die Notwendigkeit gestellt zu werden, immer wieder anzuknüpfen oder eine Gedankenarbeit vom Anfang zu beginnen. Diese Eigentümlichkeit zeigt sich äußerlich in der Aufwendung einer ungebührlich langen Arbeitszeit, in dem willkürlichen Einschalten von Unterbrechungen, in denen ein Abschweifen der Aufmerksamkeit stattfindet. Wir finden auch in solchen Fällen häufig, daß die zeitliche Präzisierung, die energisch zur Geltung gebrachte Forderung, mit der Aufgabe innerhalb einer entsprechend begrenzten Zeit zu Ende zu kommen, dieser unökonomischen Arbeitsweise bald ein Ziel setzt. Die Notwendigkeit des rechtzeitigen Fertigwerdens bewirkt, daß sich die Schüler gleich von Anfang energisch aufraffen, Wille und Aufmerksamkeit durchaus in den Dienst der Arbeit stellen. Die Vorteile dieser Arbeitsweise sind schließlich derart in die Augen springend, daß die Schüler unschwer dazu gebracht werden können, ihren häuslichen Arbeiten selbst eine vernünftige Zeitbestimmung zugrunde zu legen. Man wird die Fähigkeit, das Handeln zeitlich zu regeln, ihrer wahren Bedeutung nach einschätzen, wenn man bedenkt, wie störend sich gerade bei nervösen Individuen das Unvermögen zu jeder zeitlichen Ordnung geltend macht. Aber auch auf das engere Schulverhältnis wirkt diese Disziplinierung in zeitlicher Hinsicht sehr vorteilhaft ein, hier namentlich hinsichtlich der Schularbeiten, deren Mißlingen oft mit der Unfähigkeit zusammenhängt, innerhalb einer gegebenen Zeit fertig zu werden.

In nicht wenigen Fällen bezieht sich das Unvermögen nervöser Schüler lediglich auf die Überwindung initialer Schwierigkeiten. Es fehlt hier an der Fähigkeit, Aufmerksamkeit und Wille auf die zu leistende Arbeit in richtigem Verhältnis einzustellen. Bisweilen kommt der spontane Entschluß, die Arbeit in Angriff zu nehmen, nicht zustande; in solchen Fällen löst der Zwang, mit der Arbeit zu beginnen, etwa in Form eines energischen Gebotes oder anfänglicher Hilfeleistung, gleichsam den Bann. Sobald das Kind über das Initialstadium der Arbeit hinweggebracht worden ist, geht die Fortführung derselben bis zur gedeihlichen Lösung ungehemmt vonstatten. In andern Fällen ist es ein Zuviel an psychischer Energie, ein Vorgang, welcher etwa der Überinnervation bei muskulären Leistungen zur Seite gestellt werden kann, der sich als Störung geltend macht. Es fehlt hier gleich zu Beginn der Arbeit an Ruhe und Sammlung, beim ersten Besinnen taucht eine Fülle von Vorstellungen und Vorstellungsverbindungen auf, denen ungefähr die gleiche Intensität zukommt, so daß es kaum möglich erscheint, sie in ihrer Beziehung zu dem gestellten Problem zu werten und abzuwägen. Bei einem solchen, allzu kraftvollen Einsetzen des Arbeitens wird die Lösung oft auf entlegenem Gebiete versucht, während das Naheliegende, fast Selbstverständliche übersehen wird. Diese für viele nervöse Kinder geradezu charakteristische Arbeitsweise erfordert gleichfalls das Eingreifen des Pädagogen, hier in der Weise, daß dem Schüler zunächst der Weg gezeigt wird, auf dem sich sein Denken bewegen soll. Ist dies geschehen, so löst sich in der Regel die allzugroße psychische Spannung, es tritt Besonnenheit ein, und der Schüler vermag ungehemmt seine Verstandestätigkeiten der gestellten Aufgabe zuzuwenden.

Die Anleitung des Lehrers wird aber späterhin zur Folge haben, daß der Schüler Wille und Aufmerksamkeit in richtigem Verhältnis spontan einstellt und infolgedessen die beim ersten Besinnen auftauchenden Gedankengänge hinsichtlich ihres Beziehungswertes zur gestellten Aufgabe richtig beurteilt, ein Vermögen, das sich vor allem darin kundgibt, daß bei ruhigem Besinnen ein bestimmtes Apperzeptionsverhältnis durch einen besonderen Intensitätsgrad und durch eine bestimmte qualitative Prägung die Vorherrschaft vor allen anderen auftauchenden Apperzeptionen gewinnt.

Ein Gegenstand, dessen formaler Bildungswert noch immer nicht hinreichend erkannt wird, ist der Handfertigkeitsunterricht. Hier treten die materialen Schwierigkeiten oft derart zurück, daß die formalen Bedingungen des Arbeitens an und für sich zur Geltung kommen können. Die bei Gelegenheit des Handfertigkeitsunterrichtes erlangte allgemeine Fähigkeit zu arbeiten, ein Ziel, einen Zweck mit entsprechenden Mitteln anzustreben und zu erreichen, kann sich dann auch auf das geistige Arbeiten bis zu einem gewissen Grade übertragen. In diesem Sinne besteht der Hauptwert des Handfertigkeitsunterrichtes in der Möglichkeit, die formalen Bedingungen des Arbeitens einzuüben, ein Regulativ für zielstrebiges Handeln zu schaffen. Wegen seiner formalen Bedeutung sollte dem Handfertigkeitsunterricht im Beschäftigungsplan nervöser Kinder schon frühzeitig eine dominierende Stellung zugewiesen werden. Leider hat der Handfertigkeitsunterricht noch immer nicht Eingang in die öffentlichen Schulen gefunden. Für nervöse Kinder wäre es zumeist viel ersprießlicher, wenn sie daheim eine entsprechende Anleitung in Handfertigkeitsübungen erhalten könnten, als daß man ihnen etwa einen vorzeitigen Unterricht in Sprachen oder in Musik erteilt. Die Anschaffung zahlreicher oder kostspieliger Werkzeuge ist keineswegs erforderlich, da auch mit Instrumenten, die in jedem Hause zur Verfügung stehen (Hammer, Schere, Säge usw.), sehr nette Arbeiten ausgeführt werden können, die den besonderen Zwecken, denen der Handfertigkeitsunterricht bei nervösen Kindern dienen soll, vollkommen entsprechen. In neuerer Zeit sind übrigens auch Handfertigkeitskurse für Kinder ins Leben gerufen worden, die schon wegen der Möglichkeit des Zusammenarbeitens mit anderen Kindern und wegen des die Arbeit beflügelnden Wetteifers den Vorzug vor den improvisierten häuslichen Arbeiten verdienen.

Bei jenen nervösen Kindern, deren geistiges Arbeiten durch Flüchtigkeit und Ungenauigkeit beeinträchtigt wird, erweist sich ein planmäßig erteilter Handfertigkeitsunterricht oft als souveränes Mittel zur Herstellung regelmäßiger, geordneter geistiger Beziehungen. Er dient ganz besonders der Erziehung der Aufmerksamkeit zur Beständigkeit und Ausdauer. Durch zweckmäßige Auswahl von Arbeiten kann ferner eine Eigenschaft erzielt werden, die nervösen Kindern oft völlig fehlt, nämlich Geduld. Außerdem handelt es sich insbesondere bei solchen Arbeiten, bei denen ein Ganzes aus Teilen zusammenzufügen ist, um Sorgfalt und Genauigkeit. Diese Eigenschaften, welche sich späterhin auch auf dem Gebiete geistiger Arbeit geltend machen können, sind imstande, die allgemeine Leistungsfähigkeit der Schüler in merklicher Weise zu steigern.

Handfertigkeitsübungen sind manchen nervösen Kindern keineswegs angenehm, hauptsächlich deshalb, weil ihnen jede konzentrative Beschäftigung wesensfremd ist und ihnen daher als Zwang erscheint. Nicht selten verbirgt sich die geringe Vorliebe für solche Beschäftigungen unter dem Bilde der Ungeschicklichkeit, während sich späterhin herausstellt, daß das Kind in manueller Hinsicht den gestellten Anforderungen durchaus zu entsprechen imstande ist. Diese Hindernisse dürfen aber von der Anleitung zu Handfertigkeitsübungen nicht abhalten. Es gelingt einem tüchtigen Lehrer fast immer, ein intelligentes Kind für einen oder den andern Zweig des Handfertigkeitsunterrichtes zu interessieren. In anderen Fällen ist eine gewisse Energie nötig, um das anfängliche Widerstreben zu brechen. Späterhin tritt aber auch hier, ein geeignetes methodisches Vorgehen vorausgesetzt, das der Seele des Kindes immanente Bedürfnis nach Tätigkeit hervor. Der Gegenstand selbst bietet soviel Anregendes und der Natur des Kindes Entsprechendes, daß es dann keines Zwanges von außen mehr bedarf.

Um die Übertragung der durch körperliche Tätigkeiten gewonnenen Eigenschaften auf das geistige Gebiet zu erleichtern, muß darauf geachtet werden, daß jede Arbeit auch an die Kombinationsfähigkeit des Kindes entsprechende Anforderungen stelle. Es genügt nicht, wenn das Kind mechanisch Gegenstände hervorbringt, die gewissen Musterstücken entsprechen; das Kind soll vielmehr durch eigenes Nachdenken dazu gelangen, Teile und Ganzes richtig aufeinander zu beziehen. Es handelt sich darum, die Handfertigkeiten in ein System zu bringen, den Betrieb zu intellektualisieren, um nicht bloß mechanische Geschicklichkeit, sondern auch einen Zuwachs an geistiger Ordnung und Leistungsfähigkeit zu erzielen.

Bei nervösen Kindern besteht vielfach eine außerordentliche Empfindlichkeit gegen gewisse Geräusche. Diese Eigentümlichkeit macht sich bisweilen als arge Störung geltend. Grohmann hat darauf hingewiesen, daß diese akustische Überempfindlichkeit abgewöhnt werden kann, wenn man die betreffenden Geräusche von solchen Personen selbst hervorbringen läßt. Der Werkstättenunterricht bietet nun vielfach Gelegenheit, die akustische Überempfindlichkeit abzugewöhnen, ein Umstand, der die Handfertigkeitsübungen in speziellen Fällen besonders wertvoll macht.

Weiterhin sind viele nervöse Kinder nicht imstande, geistige Leistungen zu vollziehen, wenn sie durch Geräusche irgendwie abgelenkt werden. Auch in dieser Hinsicht bietet der Handfertigkeitsunterricht eine günstige Gelegenheit, diese höchst störende Eigentümlichkeit abzugewöhnen, wenn etwa das Kind angeleitet wird, über Kombinationen nachzudenken, Berechnungen anzustellen, während die Gefährten gleichzeitig geräuschvoll arbeiten.

Es ist bekannt, daß nervöse Kinder oft überaus wehleidig sind, was mit ihren hypochondrischen Anlagen zusammenhängt. Bei den Handfertigkeitsübungen sind kleinere Verletzungen unvermeidlich, die das Kind klaglos zu ertragen erlernen muß, eine treffliche Schule der Selbstüberwindung.

Dem Handfertigkeitsunterrichte in gewissen Beziehungen gleichzusetzen ist das Zeichnen. Hier gilt es, wenn irgendwie entsprechende Fähigkeiten vorhanden sind, sobald als möglich zum darstellenden Zeichnen überzugehen, die Kinder anzuleiten, zeichnerisch wiederzugeben, was sie in ihrer Umgebung sehen. Allerdings wird man sehr flüchtige, oberflächliche und rein schematische

Darstellungen nicht zulassen dürfen, wenn überhaupt dem Zeichenunterrichte formale Bedeutung zukommen soll. Trotzdem sind aber in heilpädagogischer Hinsicht technische Details viel weniger wichtig als die Erlangung der Fähigkeit, über Wahrnehmungen richtig Aufschluß zu geben. Durch das Zeichnen soll die Aufmerksamkeit der Kinder auf die Umgebung gelenkt, ihnen die Eignung beigebracht werden, die Vermittlungen des wichtigsten Sinnes hinreichend zu beachten, sie auf sich wirken zu lassen, sich ihnen bei passender Gelegenheit auch nach der Gefühlsseite hinzugeben. Gerade bei nervösen Kindern, die sich oft von früh an gänzlich in ihr Innenleben versenken, ist ein solches Hinlenken auf das Gebiet der sinnlichen Wahrnehmung von größter Bedeutung, zumal auf diesem Wege gesunde, reale Werte in die Seele des Kindes gelangen, welche zum Teil geeignet sind, ungesunde, aus der gesteigerten Phantasietätigkeit des Kindes herstammende Erregungen zu kompensieren.

Ein weiterer Unterrichtsgegenstand, der erfahrungsgemäß auf nervöse Kinder sehr vorteilhaft einzuwirken vermag, ist das Turnen. Hier kommen Freiübungen vornehmlich als Schule der Selbstbeherrschung und der apperzeptiv geleiteten Koordination, Ordnungsübungen als Schule der Beziehung des eigenen Ichs zu anderen Personen, Geräteübungen aber als Gelegenheit zur Aufwendung von Kraft, Mut und Entschlossenheit in Betracht. Bei nervösen Kindern muß allerdings in letzterer Hinsicht einigermaßen vorsichtig zu Werke gegangen werden. Wenn im allgemeinen auch der Wert der Geräteübungen nicht zum mindesten in der Notwendigkeit besteht, leichte Schmerzgefühle zu überwinden und Unlust zurückzudrängen, so gibt es doch nicht wenige hypersensible Nervöse, die von pathologischer Angst befallen werden, sobald es sich um die Ausführung wenn auch einfacher Geräteübungen handelt. Diese Angst ist oft so groß, daß sie in paroxysmaler Weise ausartet und Aufregungen hervorbringt, welche dem Kind zum Schaden gereichen können. In vollem Gegensatz zu dieser Gruppe Nervöser gibt es solche, die bei jeder Gelegenheit, Kraftleistungen zu entfalten, in einen Zustand von Erregung geraten, der an und für sich nicht günstig wirkt, anderseits aber die natürliche Ermüdungsgrenze leicht übersehen läßt. Während der Übungen wird keine Abspannung wahrgenommen, späterhin macht sich aber oft eine völlige Erschöpfung, ein Versagen der körperlichen und geistigen Leistungsfähigkeit, verbunden mit Stimmungsanomalien, geltend. Wenn solche übermäßige Kraftübungen wiederholt gepflegt werden, was um so eher der Fall sein kann, als manche nervöse Kinder sogar eine Vorliebe für derartige ihr Kräftemaß weitaus übersteigende Tätigkeiten zur Schau tragen, so ist eine dauernde Schädigung des Kindes möglich. Unter Umständen ist daher das Geräteturnen bei nervösen Kindern — trotz seiner unleugbaren Vorteile im allgemeinen — kontraindiziert. Dies trifft übrigens ebenso für alle im Übermaß gepflegten sportlichen Übungen zu, wie wir späterhin sehen werden.

Unbestritten bleibt hingegen der Wert der Frei- und Ordnungsübungen. Die ersteren können schon im vorschulpflichtigen Alter gepflegt werden und sollten zu den täglichen Verrichtungen jedes nervösen Kindes gehören. Sehr zweckmäßig ist es, gleich morgens nach dem Aufstehen einige Freiübungen vorzunehmen, da diese zweifellos als Anregung wirken. Frühzeitig kann auch das Stabturnen in diesem Komplex Berücksichtigung finden. Hantelturnen ist jedoch nur auf einer späteren Altersstufe zulässig.

Die Ordnungsübungen erhalten einen besonderen Wert, wenn sie möglichst umfassend gestaltet und insbesondere rhythmisch abwechslungsreich gegliedert werden. So wirken von Gesang begleitete Bewegungen und rhythmische Gymnastik viel intensiver auf die Psyche ein, als Übungen, die durch trockene Kommandoworte veranlaßt sind. Es ist oft durch eine solche Belebung der Übungen möglich, den Widerwillen nervöser Kinder gegen körperliche Tätigkeiten im allgemeinen zu überwinden und derart ein zunächst unlustvolles in ein lustvolles Geschehen umzuwandeln. Aber auch das ästhetische Moment, die Freude an schönen, harmonischen Bewegungen, die auf solcher Grundlage sich ergebende Körperkultur wirken auf viele nervöse Kinder vorteilhaft ein, namentlich auf solche, die durch ein Versenken in sich selbst, durch völlige Hingabe an ihr Innenleben mit allen äußeren Formen in Konflikt zu geraten im Begriffe stehen, sich in Haltung und Bewegung vernachlässigen, mit dieser Mißachtung der physischen Beziehungen aber auch der wichtigsten Anleitung zu energischem Wollen, zu kraftvollem Geltendmachen ihrer Persönlichkeit verlustig gehen. Diese pseudoungeschickten, tölpelhaften, dabei aber oft hochintelligenten nervösen Kinder sollten unbedingt einer entsprechenden Gymnastik zugeführt werden. Die Lenkung der Aufmerksamkeit auf das körperliche Gebiet hat häufig zur Folge, daß die betreffenden Individuen nicht jede Beziehung zu praktischem Tun verlieren und in Sonderlingsmanieren erstarren. Die gerechte Verteilung des Interesses auf Inneres und Äußeres bahnt nicht selten auch der Entwicklung einer vernünftigen, theoretisch und praktisch gleichermaßen orientierten Lebensanschauung den Weg.

Mit Unrecht mißt man den körperlichen Übungen der geistigen Ausbildung gegenüber noch immer eine untergeordnete Bedeutung bei. Es würde oft keineswegs von Übel sein, wenn man das Lernen nervöser Kinder um eine gewisse Zeit verkürzte und diese ganz regelmäßig den Handfertigkeiten und gymnastischen Übungen einräumte. Die Überwindung anfänglicher Abneigung gegen dieselben gelingt erfahrungsgemäß autoritativen Pädagogen ohne besondere Schwierigkeiten. Je früher mit den erwähnten Übungen begonnen wird, desto nachhaltiger stellt sich ihr Erfolg ein.

Im allgemeinen kommen alle hygienischen Verbesserungen des Schulbetriebes den nervösen Kindern außerordentlich und vorzugsweise zustatten. Dies betrifft zunächst die Einschaltung von Pausen zwischen den Unterrichtsstunden, die vielfach eine höchst vorteilhafte Verkürzung erfahren haben, ferner die Einschränkung oder gänzliche Abschaffung des Nachmittagsunterrichtes, schließlich die Freigabe zweier Nachmittage ausschließlich für Zwecke der körperlichen Ausbildung und des Jugendspieles, das letztere allerdings mit einer gewissen, späterhin zu besprechenden Beschränkung. Die Bestellung von Schulärzten bedeutet eine Bürgschaft dafür, daß auf dem beschrittenen Pfade immer weiter gegangen werden wird. Die Elementarschulen würden bei einer den Forderungen der modernen Schulhygiene durchaus entsprechenden Ausgestaltung nicht bloß für die Entstehung der kindlichen Nervosität überhaupt nicht in Betracht kommen, es könnte sogar erwartet werden, daß unter ihrem segensreichen Einflusse manche in häuslichen Verhältnissen nicht behebbare Form zum völligen Ausgleich gebracht würde.

Solange nicht höhere unterrichtliche Anforderungen an nervöse Kinder herantreten, sind die Chancen für die Behandlung und Heilung zweifellos sehr günstige. Weitaus schwieriger gestalten sich die Verhältnisse, sobald höhere unterrichtliche Anforderungen einsetzen, welche mit ungewohnten Anstrengungen verbunden sind. Diese machen sich beim nervösen Kinde um so stärker fühlbar, als die rasche Ermüdbarkeit der vollen Entfaltung der geistigen Kräfte verhältnismäßig bald, jedenfalls weitaus eher als bei normalen Kindern mit rüstigem Nervensystem, ein Ziel setzt und dann jener nervenaufreibende Kampf mit dem eigenen Unvermögen beginnt, der zweifellos an und für sich eine unverhältnismäßige Zunahme der Nervosität im Gefolge hat. Ganz besonders macht sich eine solche dann geltend, wenn der Übertritt in die höhere Schule aus Verhältnissen erfolgt, die eine weitgehende Schonung des Kindes bezweckt hatten. Ein Schüler, den man wegen seiner Nervosität unter Ausnahmsverhältnissen gehalten hatte, leidet oft schwer in der höheren Schule, welche derartige Rücksicht zu nehmen nicht in der Lage ist. Statt eines solchen jähen Wechsels der Unterrichts- und damit vielfach auch der Lebensverhältnisse empfiehlt sich ein rechtzeitig einsetzendes geistiges Training, wie es eben die öffentliche Volksschule innerhalb der Grenzen des dem Kindesalter Zuträglichen bietet.

Durch eine vernünftige Erziehung nervöser Kinder zur Arbeitsfähigkeit wird häufig bewirkt, daß die Ermüdbarkeit sich immer mehr der physiologischen Norm nähert. Dies ist insbesondere bei manchen begabten Kindern der Fall, bei denen die initialen Schwierigkeiten nach einer gewissen Zeit verschwinden, sobald die Anpassung an die formalen Forderungen des höheren Unterrichtes erfolgt ist. Hingegen machen sich schwere, fast unüberwindliche Schwierigkeiten in den so häufigen Fällen geltend, in denen sich Nervosität und schwache Begabung verbinden. Während der nicht nervöse Schwachbefähigte durch Fleiß ersetzen kann, was ihm an Begabung gebricht, hat der nervöse Schwachbefähigte seine gesamte Willenskraft aufzubieten, um dem Unterricht nur in seinen allgemeinsten Zügen folgen, den Aufgaben schlechthin, ohne die Möglichkeit einer Vertiefung oder intensiven Einprägung, gerecht werden zu können. An jeder eindringlichen Arbeit hindert ihn die bei größerer psychischer Energieentfaltung sogleich einsetzende Ermüdung. Hiermit ist aber auch intensive Unlust verbunden, die als weiteres Hindernis allen kraftvollen Willensregungen entgegensteht.

Wenn sich dennoch ein schwachbefähigter Nervöser eine Zeitlang in der höheren Schule zu behaupten vermag, so hat dies unter allen Umständen eine Verschlechterung seines Zustandes zur Folge. Wir sehen hier alle jene Beziehungen, die in der höheren Schule normalen Kindern und Jugendlichen zum Vorteil gereichen, in ihr Gegenteil verkehrt. Leistungsfähigkeit und Schaffenskraft erfahren keine Steigerung, sondern eher eine Herabminderung. Aus der Lernarbeit ergibt sich weder eine Hebung des intellektuellen, noch des ethischen Niveaus. In letzterer Hinsicht ist sogar oft ein gehässiges, durch höchste Reizbarkeit charakterisiertes Verhalten zu bemerken.

Wenn sich eine Schülerexistenz in solcher Weise gestaltet, dann hat der Berater der Familie die dringende Pflicht, zu befürworten, daß der Jugendliche aus einem derart unhaltbaren, ihm schädlichen Verhältnis ausscheide. Es wirkt oft geradezu befreiend auf alle Teile, wenn die Überweisung an eine praktischen Zwecken dienende, den Interessen und Fähigkeiten des Jugendlichen entsprechende Fachschule erfolgt ist. Hier bessern sich nicht selten die Verhältnisse mit einem Schlage; die nervösen Erscheinungen treten zurück, die Verstimmung schwindet, das Betragen der nächsten Umgebung gegenüber nimmt wieder erträgliche Formen an. Leider lassen sich viele Eltern erst dann zu einem Wechsel der Schule bestimmen, wenn unter der Einwirkung nervös bedingter Affekte eine solche psychische Dissoziation eingetreten ist, daß eine vollständige Erlangung des seelischen Gleichgewichtes kaum mehr erreicht werden kann.

Aber auch bei zweifellos begabten Jugendlichen kommt es bisweilen vor, daß mit ihrem Eintritt in die höhere Schule die Nervosität einen bemerkenswerten Zuwachs aufweist, unter dem rückwirkend die Lernerfolge leiden. Unter den zahlreichen Ursachen, die hierfür verantworlich gemacht werden können, muß zunächst eine Reihe von Einrichtungen der Schule erwähnt werden, die nervösen Kindern in keiner Weise entsprechen. Über die Schädlichkeit der Klassifikations- und schriftlichen Prüfungen kann kein Zweifel obwalten. Angstgefühle, die bei nervösen Jugendlichen leicht auftreten, machen sich oft im entscheidenden Augenblick als Hemmung geltend, so daß aus keiner Prüfungsleistung die klare Beurteilung des Wissens und Könnens möglich ist. Die Furcht vor dem Versagen, das Aufbieten maximaler Willensanstrengung, um die Hemmung zu überwinden, schließlich die Erkenntnis des Unvermögens, solcher Beeinträchtigungen Herr zu werden, ein Spiel widersprechender Gefühle, Stimmungen, Willensrichtungen macht sich neben der Denkarbeit geltend und behindert diese bisweilen nicht bloß bis zur völligen Aufhebung, sondern schädigt auch die psychische Ordnung und damit das Nervensystem. Je öfter solche shockartige Stöße vorkommen, desto schwerer sind die nervösen Beeinträchtigungen, die der Jugendliche erfährt. Bei nervösen Individuen ereignet es sich nicht selten, daß sie in der höheren Schule ein klägliches Dasein führen, nur mit Mühe vorwärts kommen, später aber, von den erwähnten Hemmnissen befreit, einen erstaunlichen Aufschwung nehmen und sich als hervorragende Geister qualifizieren. Dies hängt wohl keineswegs mit den Anforderungen der Schule hinsichtlich des Wissens zusammen, denen die erwähnten Personen sicherlich gewachsen waren, vielmehr aber mit jenen äußerlichen, hauptsächlich mit dem Klassifikationswesen zusammenhängenden Einrichtungen, die zur fortgesetzten Entmutigung und Bedrückung des nervösen Jugendlichen Anlaß geben. Die Prüfungsangst in ihren verschiedenen Formen und Abstufungen läßt die Vorzüge der höheren Bildung oft nicht zur Geltung gelangen. Die erstere setzt sich nicht selten noch jenseits des Schulverhältnisses fort und macht es manchem nervösen Hochschulstudenten unmöglich, sein Wissen im gegebenen Augenblick zu erweisen.

Wenn sich die Beurteilung der Schüler nicht auf Einzelleistungen, sondern auf die Gesamtleistung erstrecken würde, wie dies die Marchetsche Schulreform in Österreich vorsah, so wäre eine der größten Schwierigkeiten beseitigt, welche den nervösen Jugendlichen an der vollen Entfaltung seiner Kräfte hindert. Damit würde aber manche kostbare Begabung erhalten bleiben und manche schwere, auch in die Ferne reichende Beeinträchtigung der Arbeitsfähigkeit wegfallen.

Ein weiterer Übelstand sind alle jene Einwirkungen auf den Ehrgeiz des Schülers, welche das Erlangen äußerer Zeichen der Anerkennung bezwecken. In dieser Richtung ist, wie bereits gesagt, besonders die Versetzung oder Lokation schädlich, weil sie manchen ehrgeizigen, nervösen Schüler zu übermäßiger Anstrengung veranlaßt, um seinen Platz zu behaupten oder nach vorwärts zu rücken. Anderseits wirkt bei einem solchen empfindsamen Schüler die Zurücksetzung nicht selten als schwere psychische Beeinträchtigung, löst Affekte aus, die verderblich auf das Nervensystem wirken, aber auch zu antisozialen Regungen führen, wie Haß und Abneigung gegen vermeintlich bevorzugte Mitschüler, gegen die Lehrer und die Schule überhaupt. Auf solcher Grundlage kann sich das gesamte Verhalten des Schülers ändern, Gleichgültigkeit und Nachlässigkeit Platz greifen, dies insbesondere dann, wenn der Schüler glaubt, Unrecht erlitten zu haben. Es kann somit eine Einrichtung, welche den Ehrgeiz des Schülers anregen soll, unter Umständen die völlig entgegengesetzte Wirkung auslösen, was ihre Unzweckmäßigkeit und Entbehrlichkeit am deutlichsten beweist. Es ist deshalb mit Genugtuung zu begrüßen, daß gegenwärtig das System der Lokation aus den öffentlichen Schulen verschwindet.

Im Zusammenhang hiermit sei auf jene Schulkonvikte verwiesen, die auf eine lange Tradition zurückblicken und Einrichtungen, welche der Überlieferung entsprechen, über Gebühr hochhalten. Hier herrscht nicht bloß noch immer das System der Ämulation, das aus den Klosterschulen des Mittelalters übernommen ist, sondern es behaupten sich auch Gebräuche, wie das Aufstehen in früher Morgenstunde, was dem Schlaftypus der meisten nervösen Kinder widerspricht, das stundenlange Verweilen im Studiensaal ohne hinreichende Erholungspausen u. ä. m. Es kommt oft vor, daß nervöse Kinder wegen ihrer schweren Erziehbarkeit in solche Anstalten gelangen, welche wegen ihrer ausgezeichneten Disziplin hervorragenden Ruf besitzen. Die Erfahrung lehrt aber, daß diese Erziehungsstätten für nervöse Kinder durchaus nicht geeignet sind, da hier oft die nervösen Eigentümlichkeiten zu solcher Höhe anschwellen, daß schwere Schädigung entsteht.

In dem Bestreben, nervöse Kinder hinreichend zu fördern, muß darauf Bedacht genommen werden, daß sich aus dem Schulverhältnis nicht unmittelbar Unlust ergebe. Unter Umständen ist rechtzeitiger Schulwechsel ein unbedingt notwendiges Erfordernis, um der immer höher anwachsenden Dysphorie ein Ende zu bereiten. Sehr häufig erweisen sich die Schulen der Großstädte für nervöse Kinder wenig geeignet, hauptsächlich darum, weil das Großstadtgetriebe die Nerven irritiert und oft schon die massenhaften Eindrücke auf dem Schulweg als Ablenkung wirken. Es kommt hier überhaupt nicht jene Konzentration der Aufmerksamkeit zustande, welche die Voraussetzung für ein gedeihliches Studium bildet. In solchen Fällen hat schon die Versetzung in ein ländliches Milieu und die gleichzeitige Transferierung in eine dort befindliche Schule nicht selten eine überraschende Wesensänderung, verbunden mit beträchtlich erhöhter Leistungsfähigkeit, zur Folge.

Wir haben bereits an früherer Stelle den Nachweis erbracht, daß die einseitige Ausbildung der geistigen Fähigkeiten im Kindesalter leicht zu nervösen Störungen Anlaß gibt; unerläßlich für die gesunde Entwicklung eines Kindes ist die harmonische Gestaltung körperlicher und seelischer Kräfte, ein Verhältnis, das in der Selbstausbildung des Kindes, im Spiel, sein Vorbild findet. Solange die höheren Schulen ausschließlich der intellektuellen Pflege und Förderung dienten und die gesamte Zeit des Schülers in dieser Hinsicht in Beschlag nahmen, entbehrte der Vorwurf, daß die höheren Schulen gleichsam Pflanzstätten der Nervosität seien, keineswegs der Berechtigung. In den letzten Jahren ist nun in dieser Beziehung Wandel geschaffen worden. Eine Reihe von Erleichterungen im Schulbetriebe sind eingetreten, welche den nervösen Jugendlichen in erster Linie zu statten kommen; besonders aber ist es die Pflege der körperlichen Erziehung, welche der bisherigen Einseitigkeit der Ausbildung in den höheren Schulen gegenüber als außerordentlicher Fortschritt bezeichnet werden kann.

Oft ist aber die Durchführung der betreffenden Bestimmungen eine derartige, daß ihr Nutzen für nervöse Kinder vollkommen verloren geht, sich unter Umständen sogar in das Gegenteil verkehrt. Zunächst muß bei nervösen Kindern und Jugendlichen beachtet werden, daß körperliche Beschäftigungen erst dann einsetzen dürfen, wenn die durch vorangegangene geistige Arbeit bedingte Ermüdung vollkommen ausgeglichen ist. Diese wichtige Regel wird nun in öffentlichen Schulen nicht hinreichend beachtet. Die Schüler werden körperlichen Übungen und den oft nicht minder anstrengenden Jugendspielen zugeführt, nachdem vorher Unterricht stattgefunden hat, dessen Ermüdungswirkung nicht hinlänglich beseitigt ist.

Es wird noch immer nicht genügend berücksichtigt, daß körperliche nach geistiger Arbeit keineswegs erholend wirkt, sondern daß sich die Ermüdungswerte beider Beschäftigungen summieren. Bei nervösen Kindern liegen nun zweifellos die Ermüdungswerte überhaupt höher als bei normalen Schülern. Dies gilt nicht bloß für geistige, sondern auch für körperliche Beschäftigungen. Es ist nun unmittelbar klar, daß das Zusammenwirken geistiger und körperlicher Ermüdung nicht selten geradezu Maximalwerte hervorzurufen imstande ist, die durch die gewöhnliche Ruhezeit nicht ausgeglichen werden können. Die

Kinder kommen dann am nächsten Tage nicht genügend erholt und ausgeruht zur Schule, so daß der Unterricht auf eine allgemein schlechte Disposition trifft. Die Bemühungen, die Aufmerksamkeit zu konzentrieren und den Darbietungen der Lehrer zu folgen, erfordert eine erhöhte Aufwendung psychischer Energie, die bald völlige Abspannung nach sich zieht. Aus einem solchen Verhältnis ergibt sich stets ein Überschuß an nicht ausgeglichener Ermüdung, die in hochgradiger Nervosität zum Ausdruck kommt.

Eine weitere Schädlichkeit besteht für manche nervöse Kinder darin, daß die schulfreien Nachmittage nicht der Ruhe gewidmet werden können, die schwächlichen, von der Arbeit in der Schule abgespannten Schülern einzig und allein Erholung schafft und ihnen wieder zu hinreichender Leistungsfähigkeit verhilft. Die schulfreien Nachmittage werden vielfach körperlichen Übungen gewidmet, denen nicht selten ein Wettstreit zugrunde liegt. In solchen Fällen bieten viele nervöse und schwächliche, dabei aber ehrgeizige Kinder das Äußerste auf, um nicht zurückzubleiben. Sie tragen ihren Ermüdungsgefühlen nicht Rechnung, ihre nervöse Reizsamkeit hilft ihnen den Sieg über alle subjektiven Hindernisse davontragen. Aber auch dies geschieht schließlich auf Kosten der Nervengesundheit, und jedem solchen Exzeß folgt späterhin ein Zustand derart hochgradiger Ermüdung, daß es einer tagelangen absoluten Ruhezeit bedürfte, um wieder zu normaler Leistungsfähigkeit zu gelangen.

Diese allgemeinen Schwierigkeiten werden oft noch bedeutend erhöht durch die Intensität der körperlichen Übungen, die namentlich im sportsmäßigen Training zu maximalen Schädlichkeiten entwickelt werden. Es gibt kein nervöses Kind, keinen nervösen Jugendlichen, die eine solche durch Übung bedingte Steigerung der Leistungsfähigkeit über die individuellen natürlichen Grenzen hinaus ertragen würden, ohne darauf mit einer beträchtlichen Zunahme nervöser Erscheinungen zu reagieren. Jedes Übermaß körperlicher Leistungen hat weiterhin ein Nachlassen der geistigen Leistungsfähigkeit zur Folge. Auch abgesehen von den Verhältnissen der Schule und von der Notwendigkeit geistiger Arbeit kann festgestellt werden, daß jeder übertriebene Sport nervösen Kindern schadet. Leider werden in dieser Hinsicht von Eltern und Angehörigen gleichfalls manche folgenschweren Fehler begangen, da sie vielfach glauben, intensive körperliche Übungen als Mittel gegen die Nervosität ihrer Kinder anwenden zu können. Tatsächlich aber erweist sich bei jedem nervösen Kinde nur ein gewisses, individuell festzustellendes Ausmaß körperlicher Übungen, gefolgt von entsprechender Ruhe, von Nutzen. Was darüber hinausgeht, ist von Übel.

Wenn man sich nun vor Augen hält, zu welchen Komplikationen schulmäßige Forderungen in Verbindung mit einem zu gleicher Zeit stattfindenden Training für irgendwelche sportliche Veranstaltung führen, so wird man in einem solchen Übermaß körperlicher Übungen eine ernste Gefahr für nervöse Kinder erblicken müssen. Bei letzteren müßte der Schularzt in der Lage sein, individuell festzulegen, welches Ausmaß körperlicher Übungen zulässig ist. Er müßte aber auch dafür Sorge tragen, daß dem Ruhebedürfnis der betreffenden Schüler entsprochen wird und Nachmittage, die bei rüstigen Schülern körperlichen Übungen gewidmet sind, vollkommen der Erholung eingeräumt werden. Um dies zu erreichen, ist jeweils auch das Einvernehmen mit dem Elternhaus zu pflegen, indem die Angehörigen aufmerksam gemacht werden, welche Rücksichten bei der häuslichen Behandlung des nervösen Kindes zu obwalten haben und daß körperliche und geistige Anstrengungen neben den Forderungen der Schule nach Tunlichkeit zu vermeiden sind.

Wenn wir nach Unterrichts- und Erziehungsorganisationen Umschau halten, welche für nervöse Kinder ihrem Wesen nach geeignet wären, so scheinen die Landerziehungsheime nach dem Lietzschen System vor allen anderen den Vorzug zu verdienen. Hier ist nicht bloß der Aufenthalt auf dem Lande von Wert, sondern die Art der körperlichen Beschäftigungen, welche die Jugendlichen in nahe Beziehung zur Natur bringt und der physischen Erziehung auch ethische Bedeutung verleiht. Die Eindrücke, welche die Schüler bei ihren mannigfachen, der Erziehung zum Wollen und zielbewußten Handeln dienenden Arbeiten gewinnen, finden dann auch unmittelbar beim Unterricht Anknüpfung und Verwertung, so daß körperliche und geistige Erziehung in lebensvollen Zusammenhängen stehen. Der Hauptvorzug des Lietzschen Systems besteht aber zweifellos darin, daß in dem Erziehungsplan körperliche und geistige Ausbildung gleichmäßig berücksichtigt sind, ein Übermaß nach beiden Richtungen hin vermieden ist und auch dem Ruhebedürfnis der Schüler nach anstrengenden Beschäftigungen in hinreichendem Maße Rechnung getragen wird. Diesen Vorzügen gegenüber treten jedoch als Mangel die oft viel zu weitgehenden Bestrebungen nach Abhärtung hervor, welche nervösen Kindern nicht angemessen sind. Die Lietzschen Prinzipien sind nicht in allen Anstalten, die sich Landerziehungsheime nennen, in reiner Form verwirklicht. Die letzteren kommen daher für nervöse Kinder nicht in Betracht.

II. Die psychopathischen Konstitutionen[1]).

Man versteht unter psychopathischen Konstitutionen im Gegensatz zu den vollentwickelten Psychosen psychische Krankheitszustände, welche nur leichtere Krankheitssymptome darbieten und nur hin und wieder und vor allem nur vorübergehend zu schweren Krankheitssymptomen führen (Ziehen).

Es gelangen demnach hier Zustände zur Beobachtung, die eine psychotische Färbung erkennen lassen. Hinsichtlich ihrer Dauer und Beständigkeit können wir die psychopathischen Konstitutionen nach drei Kategorien ordnen:

1. in persistierende, d. h. in solche, die während längerer Zeit unverändert fortbestehen;
2. in progressive, d. h. in solche, bei denen die Tendenz zur Verschlechterung besteht, so zwar, daß sie sich mehr und mehr einer vollentwickelten Psychose nähern;
3. in regressive, d. h. in solche, die eine Tendenz zur Besserung zeigen, so zwar, daß bei entsprechenden Maßregeln eine Heilung bestimmt zu erwarten steht.

Im ersteren Falle haben wir es mit Menschen zu tun, die Eigentümlichkeiten und Sonderbarkeiten darbieten, welche jedoch in der Regel nicht zu antisozialen Handlungen Veranlassung geben, wenn sie die betreffenden Individuen auch in einen gewissen Gegensatz zu ihrer normalen Umgebung bringen. Hier resultieren Typen wie der schrullenhafte Sonderling, der Krakehler, der Weltverbesserer, der Argwöhnische, das verkannte Genie, Gestalten, denen wir im Leben so oft begegnen, wobei uns immer das Gefühl beschleicht, daß die betreffenden Menschen nicht ganz normal sind. Solche eigentümliche Charaktere entwickeln sich oft schon bei Jugendlichen. Es sind nicht selten Sektierer, Menschen, die bereits in der Jugend bestimmten extremen Richtungen anhängen, sich für absurde und paradoxe Ideen begeistern und diesen neue Bekenner zu werben suchen.

[1]) Dieser Abschnitt ist nach den einschlägigen Kapiteln meines Grundrisses der Heilpädagogik (2. Auflage, Leipzig, Engelmann 1912) bearbeitet. Dortselbst ausführliche Krankengeschichten und Literatur.

Unter den psychopathischen Konstitutionen der zweiten Kategorie kommen im Jugendalter vornehmlich jene in Betracht, die sich als Vorläufer der Dementia praecox erweisen (s. S. 136 ff.). Hier zeigt sich oft schon frühzeitig eine gewisse Verschrobenheit, verbunden mit nervösen Symptomen, worauf Bleuler besonders hinweist. Als Vorläufer der Dementia praecox ist bisweilen auch plötzlich einsetzender Negativismus zu betrachten, der nicht selten in ausgesprochen katatonische Erscheinungen übergeht.

Die psychopathischen Konstitutionen der letzterwähnten Kategorie endlich treffen wir hauptsächlich bei jenen Degenerierten an, die unter dem Einfluß von nervösen Angehörigen stehen, in einem ungeeigneten Milieu leben oder Anforderungen ausgesetzt sind, denen sie nicht gewachsen sind. Hier schwinden die psychopathischen Erscheinungen häufig mit dem Aufhören der krankmachenden Ursachen, es tritt dann ein im allgemeinen normales Verhalten ein, wenn von gewissen leichten nervösen Anomalien abgesehen wird, die sich später im Berufs- und Erwerbsleben nicht besonders störend geltend machen.

Die psychopathischen Konstitutionen können sich mit jeder Form der Begabung verbinden, sie bilden oft den düsteren Untergrund des Talentes. Anderseits finden wir psychopathische Konstitutionen auch bei beschränkten Menschen, deren Intelligenz mehr oder minder große Defekte aufweist.

Nicht selten kann man feststellen, daß die Geschwister Schwachsinniger Eigentümlichkeiten darbieten, die auf psychopathische Konstitutionen bezogen werden müssen. Ab und zu begegnet uns aber auch in solchen degenerierenden Familien ein geistig bedeutender Mensch mit ausgeglichenem Gefühls- und Verstandesleben. Anderseits aber schießt oft aus gesunder Familie ein kranker Sproß auf. Am eigentümlichsten machen sich diese Verhältnisse geltend, wenn ein Kind unter mehreren gesunden und einwandfreien Geschwistern einer geistig und körperlich vollständig normalen Familie eine schwere psychopathische Konstitution aufweist.

Ziehen gibt folgende Einteilung der psychopathischen Konstitutionen:

1. Die allgemeine degenerative psychopathische Konstitution.
2. Die hysterische psychopathische Konstitution.
3. Die epileptische psychopathische Konstitution.
4. Die neurasthenische psychopathische Konstitution.
5. Die choreatische psychopathische Konstitution.
6. Die depressive und andere affektive psychopathische Konstitutionen.
7. Die paranoide psychopathische Konstitution.
8. Die obsessive oder kompulsive psychopathische Konstitution.

Im folgenden werden nur jene psychopathische Konstitutionen zur Besprechung gelangen, welche einer heilpädagogischen Behandlung vorzugsweise zugänglich sind. Die epileptische, die neurasthenische und die choreatische psychopathische Konstitution müssen der medizinischen Therapie überlassen bleiben. Hinsichtlich pädagogischer Rücksichten, die bei den zwei erstgenannten psychopathischen Konstitutionen zu nehmen sind, sei auf das Kapitel über epileptischen Schwachsinn, in dem auch einige Bemerkungen über die Erziehung nicht schwachsinniger Epileptiker enthalten sind, hingewiesen; ferner auf das vorangehende Kapitel über nervöse Konstitution. Neben der depressiven mußte auch die hyperthymische psychopathische Konstitution wegen ihrer Häufigkeit und pädagogischen Bedeutung unter den affektiven psychopathischen Konstitutionen gesondert berücksichtigt werden.

1. Die allgemeine degenerative psychopathische Konstitution.

Für diese sind abnorme Züge auf allen Gebieten des Seelenlebens charakteristisch. Die Vorstellungen und ihre assoziativen und apperzeptiven Beziehungen, Gefühle und Wille weichen von der Norm ab, es treten abnorme psychische Reaktionen auf. Demzufolge unterscheiden sich auch die psychischen Betätigungen von denen gesunder Menschen, es resultieren pathologische Charaktereigenschaften, die soziale Einordnung ist erschwert, oft geradezu unmöglich; vielfach treten Störungen des sittlichen Bewußtseins hervor und bringen die betreffenden Individuen in Konflikt mit der Gesellschaftsordnung. Gerade der letztere Umstand, die sittliche oder moralische Degeneration, wird von der Umgebung als das schwerste Übel empfunden und daher gewöhnlich an die Spitze der pathologischen Erscheinungen gestellt, so zwar, als ob sich die sonstigen Abnormitäten aus der sittlichen Defektuosität ergäben. Auf diese Weise ist man vielfach geneigt, die hier in Betracht kommenden psychopathischen Konstitutionen der moral insanity zuzurechnen, was sich als irrig erweist, wenn man den wahren Zusammenhang der Erscheinungen berücksichtigt und die sittlichen Defekte auf die irreguläre, von Anfang an gestörte geistige Entwicklung bezieht. Es ist klar, daß die sittliche Reife als letztes Glied harmonischer Persönlichkeitsentwicklung nie erreicht werden kann, wenn die psychischen Funktionen in einem Mißverhältnisse stehen und sich in den psychischen Mechanismus abnorme Reaktionen eindrängen. Diese letzteren — „Syndrome" im Sinne von Magnan und Möbius — entspringen aus der abnormen Beschaffenheit des Individuums, sie haben in der geistigen Entwicklung des normalen Menschen kein Analogon. Hierher gehören die verschiedenen Formen widernatürlichen Denkens, Fühlens und Handelns, welche die Psychiatrie als Halluzinationen, Phobien, Zwangsdenken, Zwangsempfinden, Zwangshandeln bezeichnet.

Es ist klar, daß die allgemeine psychopathische Konstitution und der infantile Schwachsinn wesensverwandt sind und es vielfach nur auf die Betrachtungsweise, also auf subjektive Momente, ankommt, ob wir einen Fall der einen oder der andern Kategorie zuzählen wollen. Steht der Intelligenzdefekt im Vordergrund, so wird man über die Zugehörigkeit des Falles nicht im Zweifel sein können. Bei der Debilität hingegen sind sehr häufig die meisten Symptome vorhanden, die wir für die psychopathische Konstitution als charakteristisch erachten. Differentialdiagnostisch wird es im wesentlichen auf die erwähnten Syndrome ankommen. Halluzinatorische Erscheinungen, Phobien, Zwangsdenken, rücken das Erscheinungsbild in das Gebiet der Psychose, während eine von derartigen wahnhaften Komplikationen freie psychische Schwäche mit den aus derselben resultierenden Erscheinungen als Debilität bezeichnet werden kann.

Was die assoziativen und apperzeptiven Beziehungen betrifft, so finden wir hier oft weniger eine Beeinträchtigung der einzelnen Denkakte als die Unmöglichkeit, größere psychische Zusammenhänge herzustellen. Infolgedessen erlangen diese Psychopathen trotz allen Einzelwissens fast niemals eine höhere, allgemeine Bildung, und es ist oft erstaunlich, daß solche Schüler höherer Klassen niemals Interessen äußern, wie sie sich bei gleichalterigen normalen Jugendlichen geltend machen. Die eigentümliche Scheu vor jeder apperzeptiven Anstrengung wird als Denkfaulheit bezeichnet, was keineswegs mit Denkschwäche identisch ist. Es zeigt sich nämlich sehr häufig, daß unter Aufbietung sehr weitgehender Energie, bei straffer Anspannung der Disziplin Leistungen zu erzielen sind, die in krassem Gegensatz zu dem stehen, was der Schüler bei nachsichtiger Behandlung oder gar ohne unmittelbare Aufsicht zustande bringt. Wir finden hier vielfach Kinder und Jugendliche, die in der öffentlichen Schule absolut nichts leisten, während sie im Privatunterricht recht gut vorwärtskommen, jedoch nur unter der Voraussetzung, daß sich der Lehrer Respekt zu verschaffen weiß und in intensiver Weise auf den Schüler einwirkt.

Nicht selten beobachten wir hier Störungen des Gedächtnisses. Dem Kinde entfallen Worte, Zahlen, Daten so rasch, daß es kaum möglich erscheint, es im Unterricht vorwärts zu bringen. Es kommt oft zu eigentümlichen Zuständen vollständiger apperzeptiver Leistungsunfähigkeit, in welchen die Schüler, wie auch in einem Fall von Ziehen, „nichts mehr behalten und nichts mehr auffassen". Manchmal fühlt das Kind diese psychische Insuffizienz als störend und unangenehm, wie in einem Falle eigener Beobachtung, in dem der Knabe sich über seinen Zustand folgendermaßen äußerte: „Ich möchte gerne denken, aber es geht nicht!"

Was die Phantasie dieser Psychopathen anbelangt, so liegen hier recht verschiedene Befunde vor. Es gibt Psychopathen, die keine abnorme Höhe des Phantasielebens erkennen lassen, kein Interesse für Märchen und Kindergeschichten an den Tag legen und späterhin kein Buch aus eigener Entschließung zur Hand nehmen. Im Gegensatz hierzu gibt es Kinder, bei denen nur eine Kategorie von Geschichten erregend und phantasiereizend wirkt, nämlich die Märchen. Bis weit in das schulpflichtige Alter hinein spielen phantastische Reproduktionen der allgemein beliebten Kinder- und Volksmärchen eine Rolle. Bei einer andern Kategorie dieser Psychopathen spielen Reise- und Abenteurergeschichten eine Rolle, und solche Erzählungen wirken bisweilen auslösend auf den Wandertrieb von Kindern, die unter romanhaften Umständen ausrücken, um ferne Länder zu besuchen, Abenteuer im fernen Westen zu bestehen usw.

Noch häufiger aber als alle diese Inhalte scheinen sexuelle Vorstellungen die Phantasie der hier in Betracht kommenden Psychopathen zu erfüllen, und es ist erstaunlich, wie früh dies oft der Fall ist. Sowie die bewußte Sexualität durch irgend eine Pforte Eingang in das Seelenleben des Kindes erlangt hat, scheint sich tatsächlich fast das ganze Denken und Fühlen des Kindes oder des Jugendlichen in erotischen Inhalten zu bewegen.

Das Gefühlsleben des Kindes mit hereditärer psychopathischer Konstitution weist durchaus ernste und für die Persönlichkeitsentwicklung schwerwiegende Defekte auf. Zunächst können wir hier oft allgemeine Hyperalgesie feststellen, eine erhöhte Empfindlichkeit für Schmerz, dergestalt, daß kleine Verletzungen Affektentladungen auslösen, als ob es sich um einen lebensgefährlichen Unfall handelte. Anderseits gibt es aber auch Kinder, welche sich nicht fassen können, wenn irgend ein lustbetontes Ereignis eintritt. Überschwänglichkeit in Schmerz und in Lust ist für diese Psychopathen recht charakteristisch. Die Lustgefühle schließen sich nun oft Handlungen an, die für den normal Veranlagten keinen oder nahezu keinen Ertrag an Freude bieten. Einem psychopathischen Kind bereitete das Anstopfen der Taschen mit wertlosem Zeug, das es vom Boden auflas, besondere Freude. Wurden ihm die Taschen ausgeleert, so konnte es in sinnlose Wut geraten. Auch das Zusammentragen von Dingen der gleichen Art (Glasscherben, Zündhölzchenschachteln, gebrauchte Stahlfedern u. ä. m.) erscheint oft vollkommen zwecklos und ist lediglich durch abnorme Gefühlsregungen zu erklären, wie denn überhaupt der Sammeltrieb der Kinder manchen pathognomischen Zug aufweist.

Ganz ähnlich wie bei den Schwachsinnigen zeigen auch die hier in Betracht kommenden Psychopathen Perversitäten im Bereich der sinnlichen Gefühle, die sich hauptsächlich auf die sogenannten niederen Sinne erstrecken. Ein Junge mit allgemeiner degenerativer psychopathischer Konstitution drängte sich dazu, den Geflügelstall auszumisten mit der Motivierung, er finde den „Geruch" des Geflügeldüngers sehr angenehm. Ein anderer behauptete, er habe durch eine gelegentliche Probe erfahren, daß Dyachylonsalbe nicht bloß sehr angenehm rieche, sondern auch vorzüglich schmecke. Wir finden unter psychopathischen Kindern solche, die normalen Menschen unangenehme Arzneimittel mit Leidenschaft zu sich nehmen, z. B. Lebertran.

Gestört ist bei den Kindern mit allgemeiner psychopathischer Konstitution die gesamte Affektivität, worunter nach Bleuler alle Abläufe, die sich auf Gemütsbewegungen beziehen, zu verstehen sind. Bestimmte Gesetzmäßigkeiten lassen sich hier nicht nachweisen. Wir finden oft bei demselben Kinde alle möglichen Übergänge des Gefühlslebens, und entgegengesetzte Affekte bemächtigen sich nicht selten innerhalb kurzer Zeit der Psychopathen. Sehr häufig treffen wir bei Kindern mit allgemeiner psychopathischer Konstitution einen Zustand des Gefühlslebens an, den man als emotionalen Infantilismus bezeichnen könnte. Lust- und Unlustgefühle beziehen sich vorwiegend auf einfache Verhältnisse, sie treten triebartig hervor, behalten dauernd ihren sinnlichen Charakter, während ästhetische und ethische Gefühle überhaupt nicht zur Entwicklung gelangen. Rücksichtsloser Egoismus ist ein für psychopathische Individuen geradezu kennzeichnender Befund. Es gibt Fälle, in denen die Gefühlsroheit des Kindes nur den nächsten Angehörigen gegenüber in Erscheinung tritt, während Fernerstehende mit gebührender Achtung, selbst mit Ehrerbietung behandelt werden. Auch hier ergibt sich bisweilen ein tiefgreifender Unterschied zwischen Elternhaus und Schule. In letzterer scheint das Betragen des Kindes tadellos, während daheim die verzweifelnden Eltern immer neue Beweise von Rücksichtslosigkeit und Roheit erfahren.

Das Triebleben zeigt von früh an abnorme Züge. Dies gilt besonders von der Sexualität dieser Kinder. Wir finden oft schon bei jungen Kindern eine ausgeprägte Erotik. Hier kommt zunächst die Begierde nach Küssen in Betracht, die mit allen Zeichen sinnlicher Erregung gewährt und begehrt werden. Andere Kinder klettern gerne an Erwachsenen herum und führen hierbei nicht mißzuverstehende Bewegungen aus. Das große Zärtlichkeitsbedürfnis psychopathischer Kinder ist oft lediglich von diesem Gesichtspunkte aus zu beurteilen.

Die Sexualität solcher Kinder tritt vielfach rein triebartig als heftiges Begehren nach dem anderen Geschlechte hervor. Die Erotik des Kindes zeigt sich bisweilen auch in unverkennbarer Verliebtheit. Diese bezieht sich nicht selten auf Kinder des eigenen Geschlechtes. Aber auch heftige erotische Gefühle für erwachsene Personen kommen vor. Vorzeitiger Geschlechtsverkehr gehört keineswegs zu den Seltenheiten; hier bieten die Akten über verwahrloste Kinder ein entsetzlich reichhaltiges Material.

Die ersten sexuellen Erregungen psychopathischer Kinder kommen häufig durch Autoerotismus zustande, sie sind aber auch nicht selten in perversen Anlagen begründet. Bei psychopathischen Individuen scheint in dieser Hinsicht die Prügelstrafe eine größere Rolle zu spielen, als gewöhnlich angenommen wird. Auch Angsteffekte können geschlechtlich erregend wirken, und hier erscheint der Hinweis sehr wichtig, daß psychopathische Schüler bei schriftlichen Prüfungen nicht selten von heftigen sexuellen Erregungszuständen befallen werden. Diese Tatsachen enthalten vielleicht eine Erklärung für die allgemeinen Beziehungen zwischen Angst und Sexualität. Die ersten Sexualgefühle kommen bei solchen psychopathischen Individuen auf der Basis von Angstgefühlen zustande, und späterhin verbindet sich assoziativ sexuelle und angstvolle Erregung dergestalt, daß sexuellen Ausschreitungen Gefühle und Stimmungen folgen, die auf den Ursprung der ersteren hinweisen, wie denn überhaupt bei solchen psychopathischen Individuen Gefühlmomente assoziativ wirksam bleiben können, deren Vorstellungsgrundlagen längst der Vergessenheit anheimgefallen sind.

Bisweilen genügen Anregungen zufälliger Art, um die Sexualität eines psychopathischen Kindes zu voller Höhe zu entfachen. Die sexuelle Aufklärung erscheint auch hier wie bei nervösen und debilen Kindern oft äußerst bedenklich. Es kann vorkommen, daß auf diesem Wege latente Triebe und Gefühle nicht bloß manifest werden, sondern auch gewaltsam zur sexuellen Betätigung drängen. Hier können schon allgemein gehaltene Aufklärungen dem Vorstellungsleben eine unerwünschte Richtung geben, etwa in dem Sinne, daß das Kind das, was es vernommen hat, nun wahrnehmen und erleben will. So entwickelt sich bei psychopathischen Kindern oft auf Grund solcher Belehrungen ein hochgesteigertes Interesse für sexuelle Dinge, eine verderbliche Art sexueller Neugierde, die mit Wißbegierde nichts zu tun hat, sondern lediglich auf sexuellen Motiven beruht. „Der Zug zur Aufklärung und Offenheit artet oft aus in ein lüsternes Verlangen nach sexuellen Nuditäten aller Art, nach Enthüllung von Abnormitäten und Perversitäten, welche nicht aus Wahrheitsliebe, sondern zur Erweckung eines geilen Sinneskitzels aufgedeckt und zur Diskussion gebracht werden" (v. Ehrenfels).

Es ist klar, daß die komplizierten Willensvorgänge dort Störungen aufweisen müssen, wo das Triebleben entartet erscheint, denn aus triebartigen Handlungen entwickeln sich durch die Vervielfältigung der Motive die Willkürhandlungen. Die zusammengesetzten Willensvorgänge sind gekennzeichnet durch eine Vielheit von Motiven, unter denen eines durch ein entsprechendes Entscheidungsgefühl derart anwächst, daß es von da an den weiteren Verlauf und die endliche Lösung bestimmt. Dem stehen die Triebhandlungen gegenüber als eindeutige Funktionen eines von Anfang an alleinherrschenden Motives. Wenn wir nun die Willenshandlungen von Kindern mit allgemeiner degenerativer psychopathischer Konstitution genauer prüfen, so finden wir, daß hier vor allem die Motivbildungen von der Norm abweichen; das Schwanken zwischen verschiedenen Motiven widerspiegelt häufig die Gemütslage der betreffenden Individuen, die sich zwischen Extremen bewegt. Was in einem Augenblick heftig begehrt wird, erscheint im nächsten Moment infolge des Auftauchens einer entgegengesetzten Stimmungsrichtung als verabscheuungswürdig. Es wird oft lediglich durch einen zufällig auftretenden Affekt bestimmt, nach welcher Richtung hin die Entscheidung erfolgt. Die scheinbaren Willkürhandlungen dieser Psychopathen, die normalerweise als zunächst mehrdeutig gerichtete Bewußtseinsfunktionen definiert werden, bei denen aber gleichwohl nur ein Motiv zu deutlicher Wirksamkeit gelangt, sind in Wahrheit nichts anderes als Beweise höchstgradiger Willensschwäche, und die paradoxen Entscheidungen, die solchen Willensakten folgen, überraschen oft die Entscheidenden selbst am meisten. Diese Willensakte werden häufig für den Psychopathen eine neue Quelle der Unlust, insoferne sich der Gedanke an ein Mißlingen von Anfang an in das Spiel der Motive eindrängt. Die vorschnelle Entscheidung erfolgt hauptsächlich, um einem Gefühl der Spannung zu entgehen, das, rapid anwachsend, schließlich unerträglich wird. Aus diesen pathologischen Willensvorgängen resultiert häufig Mißtrauen gegen sich selbst, Kleinmütigkeit, Zaghaftigkeit und Schüchternheit.

Die schlechten Erfahrungen auf dem Gebiete der Selbstbestimmung haben nicht selten zur Folge, daß der Psychopath auf dieses wichtigste Persönlichkeitsrecht vorschnell verzichtet und sich an andere Persönlichkeiten anlehnt, deren Willensvorgänge er für die eigenen vorbildlich macht. Auf diese Weise ergibt sich die bei psychopathischen Konstitutionen so häufige suggestive Abhängigkeit von Menschen, welche, mit starken affektiven Eigenschaften begabt, das Gefühlsleben des Psychopathen gleichsam in Bann schlagen. Hierher gehören auch Individuen, die geneigt sind, sich in die jedesmaligen äußeren Verhältnisse ganz zu verlieren, immer andere und anders zu sein. Sie nehmen Manieren, Ausdrucksweise, Aussprache anderer ganz unwillkürlich an, so daß man sie oft gar nicht wieder erkennt, wenn man sie vierzehn Tage nicht gesehen hat, und sie unterdessen neue Bekanntschaften gemacht haben, oder von einem kurzen Besuch von auswärts zurückkommen (Baumann).

Unter solchen Verhältnissen kann von einer Charakterentwicklung nicht gesprochen werden. Charakter ist nichts anderes als konsequente Willensrichtung; eine solche kann nicht zustande kommen, wo die Willenshandlungen dem Spiel des Zufalls überlassen bleiben oder lediglich als Ausflüsse fremder Einwirkungen zu betrachten sind. Unter diesem Gesichtspunkt sind zunächst die Haltlosen zu beurteilen, von denen Kraepelin eine ausführliche Darstellung gibt, die zwar die Eigenart der Erwachsenen kennzeichnet, aber auf viele Verhältnisse Rücksicht nimmt, die auch für Jugendliche zutreffen. Als eigentlich krankhaft wird die Haltlosigkeit in der Regel erst dann erkannt, wenn sie zu den äußeren Lebensbedingungen in entschiedenen Widerspruch tritt.

Was nun die psychotischen Syndrome anbelangt, so ergeben sich solche am häufigsten aus Angstzuständen. Es sind Illusionen, bei welchen Elemente von Erinnerungsbildern gewissermaßen in das äußere Objekt hineinverlegt werden, und Halluzinationen, Empfindungen und Vorstellungen der verschiedenen Sinne, oft an Stärke denen gleich, die durch äußere Eindrücke geweckt werden können, und daher nicht von ihnen zu unterscheiden. In ersterer Hinsicht kommen Zustände in Betracht, in denen befürchtete Ereignisse gleichsam objektiviert werden, wie z. B., wenn die dunklen Umrisse des Ofens in wahnhafter Verkennung für einen Mann gehalten werden, der sich verbirgt. Halluzinationen treten auch als Angst- und Schreckwirkungen auf.

Noch häufiger treffen wir Zwangsvorstellungen an. Diese erscheinen, wie Pick hervorhebt, oft zunächst andeutungsweise als übertriebene Pünktlichkeit und Skrupulosität. Auch Fälle von Grübelsucht im Kindesalter sind beobachtet worden. In einem Falle eigener Beobachtung quälte ein siebenjähriges Mädchen sich selbst und seine Umgebung mit fortwährend in der gleichen Form gestellten Fragen: Was wird sein, wenn . . .? Häufig entstehen Zwangsvorstellungen aus Angstgefühlen (Phobien), wie z. B. Berührungsfurcht, Angst vor Messern und Scheren. Zwangsvorstellungen führen bisweilen zu Zwangshandlungen. Unter Umständen können sich solche Zwangsantriebe auf höchst bedenkliche Dinge beziehen. Unter der Einwirkung von Zwangsvorstellungen sind seitens jugendlicher Psychopathen Brandlegungen erfolgt, auch Tötungen kleiner Kinder durch Kindermädchen vorgekommen.

2. Die hysterische psychopathische Konstitution.

Unter den psychopathischen Konstitutionen nimmt die Hysterie eine besondere Stelle ein.

Von außerordentlicher Wichtigkeit für die heilpädagogische Erkenntnis der Hysterie erscheint die bedeutsame Rolle, welche das Phantasieleben bei diesen Kindern spielt. Eine pathologische Steigerung der Phantasie trafen wir schon früher bei den allgemeinen degenerativen psychopathischen Konstitutionen an, und es muß hier ausdrücklich darauf hingewiesen werden, daß die Hysterie nach allen Richtungen hin in das Gebiet anderer psychopathischer Konstitutionen und in das Gebiet des infantilen Schwachsinns übergeht. Bei letzterem ist es namentlich die Debilität, welche in nahe Beziehung zur Hysterie treten kann. Es kommt auch hier oft nur auf die Intensität der hysterischen Symptome an, ob wir einen Fall der Debilität oder der Hysterie zuzählen. Bei der Debilität ist es die Urteilsschwäche, welche die Ausbreitung phantastischer

Beziehungen besonders erleichtert. Die abwägende, bewertende Tätigkeit des Verstandes vernichtet die flüchtigen, nebelhaften Gebilde der Phantasie; bei Individuen aber, die nicht imstande sind, Urteile und Schlüsse von hinlänglicher Schärfe zu bilden, fehlen auch die klaren Begriffe des Möglichen und Unmöglichen, und es können daher phantastische Beziehungen für real oder doch mindestens für realisierbar gehalten werden. Allerdings hängt die Entwicklung des Phantasielebens ebenso wie die Einflüsse, die von hier auf die gesamte Psyche ausgehen, von der Anlage des Individuums ab. Wo die Phantasie schrankenlos waltet, d. h. wo sie nicht durch verstandesmäßige Erwägungen quantitativ, qualitativ und intensiv geregelt wird, erfolgt leicht eine psychische Verschiebung in der Weise, daß Phantasievorstellungen oder phantastisch veränderte Vorstellungen als Willensmotive geltend werden. Dies wird befördert durch die besondere Beschaffenheit der Gefühlstöne, wie wir später sehen werden.

In diesem Sinne ist die Phantasie nicht mehr als Sekundärfunktion, sondern als herrschende Primärfunktion zu betrachten. Die realen Vorstellungen werden oft fehlerhaft reproduziert, d. h. mit Zutaten phantastischer Art versehen. Hierdurch entstehen Illusionen, die nicht als subjektive Veränderungen zum Bewußtsein kommen, sondern für echt, d. h. für objektiven Verhältnissen entsprechend gehalten werden. Die Illusionsfähigkeit des normalen unterscheidet sich folgendermaßen von der des hysterischen Kindes: Das gesunde Kind, das im Spiel Vorstellungen phantastisch verändert, verfügt immer über begleitende Assoziationsreihen, welche die Rückkehr in die Wirklichkeit ermöglichen, während dem hysterischen Kind die Beziehung zur Wirklichkeit mindestens vorübergehend verloren geht.

Es steht außer Zweifel, daß hier auch die Gemütslage des Kindes in Frage kommt. Die Illusionen des gesunden Kindes sind mit Gefühlen verbunden, welche in einem gewissen Gegensatz zu den Wirklichkeitsgefühlen stehen, die Erkennen und Vorstellen realer Dinge begleiten. Die Wirklichkeitsgefühle sind die stärkeren, für die Apperzeption maßgebenden. Bei hysterischen Kindern hingegen scheint diese präzise Betonung der realen Vorstellungen nicht vorhanden zu sein. In diesem Sinne verschwimmen Wirklichkeit und Unwirklichkeit, reale und erträumte Welt.

Bei vielen hysterischen Kindern beziehen sich Gefühlsbetonung und subjektive Wertung auf bestimmte, engbegrenzte Vorstellungen oder Vorstellungsgruppen, die gleichsam eine Ausnahmsstellung im Bewußtseinsleben erlangen. Diese überwertigen Vorstellungen drängen sich oft unmittelbar vor, sie sind schwer zu hemmen und bilden nicht selten den Ausgangspunkt weiterer Assoziationen in der gleichen Richtung. Zumeist handelt es sich hier um egozentrische Beziehungen, um jene Art der Auffassung, welche die Persönlichkeit selbst, das Ich, in den Vordergrund schiebt. Diese Beziehungen gehen nicht immer mit dem Gefühlston der Lust einher. Es können sich auch höchst unangenehme, unlustbetonte Vorstellungen einstellen; hier seien die hypochondrischen Beschwerden psychopathischer Kinder erwähnt und das für hysterische Kinder höchst kennzeichnende Gefühl des Krankseins, das sich als pathologisches Willensmotiv geltend machen und tatsächlich zu Krankheitserscheinungen in der fiktiven Richtung führen kann.

Die introspektive Art des hysterischen Kindes, das Versenken in sich selbst, bewirkt oft eine pathologische Verstärkung der gesamten Stimmungslage. Auf diese Art erklärt sich das erhöhte Selbstbewußtsein, anderseits aber auch die leidvolle Auffassung des gesamten Daseins, wenn Unlust herrschend wird.

Tritt hier eine Vorstellung mit dem Gefühlston der Unlust ins Bewußtsein ein, so hat dies sogleich eine Miterregung verwandter Gefühle zur Folge; diese verstärken den Unlustcharakter der neu eintretenden Vorstellung, deren

Empfindungsqualitäten gänzlich in den Hintergrund treten, während die emotionalen Beziehungen sich rasch zu Höhepunkten erheben. So sehen wir bei hysterischen Kindern immer wieder, daß irgend ein Erlebnis ziemlich gleichgültigen Inhaltes maximale Erregungszustände freudiger oder trauriger Art herbeiführt. Die Inkonstanz dieses Verhaltens zeigt sich ferner darin, daß das gleiche Ereignis bald zu freudigen, bald zu leidvollen Affekten Anlaß geben kann, bald gar keine Gefühlsreaktion auslöst. Je nachdem, ob zufällig eine freudige oder unangenehme Vorstellung eintritt oder — oft nur rein phantastisch — reproduziert wird, ändert sich sofort der ganze Stimmungscharakter und damit die Reaktionsweise des Individuums. Daraus ergeben sich die hysterische Launenhaftigkeit, Unberechenbarkeit und Unverläßlichkeit, so daß von einer Charakterentwicklung in solchen Fällen nicht gesprochen werden kann. Die Bezeichnung „hysterischer Charakter" bedeutet eine contradictio in adjecto.

Wollen wir einen Einblick in den psychischen Mechanismus eines hysterischen Kindes gewinnen, so eignet sich hierzu am besten das Beispiel der sogenannten Imitationskrankheiten. Das Kind nimmt in seiner Umgebung irgend eine echte oder simulierte Krankheit wahr. Diese Wahrnehmungen werden nun sogleich in Beziehung zur eigenen Person gebracht, subjektiv apperzipiert. Gleichzeitig ergeben sich aus der pathologischen Verstimmung Gefühlsmomente, die den Unlustcharakter der zufließenden Vorstellungen nicht bloß verstärken, sondern mit den letzteren assoziativ derart verschmelzen, daß das Ereignis gleichsam zu einem Bestandteil des eigenen Fühlens wird und eine Umprägung nicht bloß hinsichtlich seiner Intensität, sondern auch hinsichtlich seiner Qualität empfängt. Durch diese Änderung der Beziehung tritt der Zwang zu einer Reaktion in gleicher Weise ein, als ob es sich um eine Störung des eigenen Befindens handelte. Das fremde Krankheitsgefühl wird zum eigenen gemacht; auf dieser Grundlage können dann die diesem Krankheitsgefühl entsprechenden Krankheitssymptome spontan ohne eigenes Hinzutun des Kindes zum Ausbruch kommen.

Die hysterischen Stimmungsanomalien bringen häufig auch eine eigentümliche Entartung des Nachahmungstriebes hervor. Unter der Unzahl von Antrieben zur Nachahmung, welche die Umwelt ergibt, findet eine Art pathologischer Auslese statt. Hier ist wieder die Gemüts- und Stimmungslage des Individuums maßgebend. Die Perversität, die darin besteht, daß das Streben nach Unlust Lust erzeugt, prägt sich oft in der Nachahmung von Handlungen aus, die unangenehm, lästig, selbst schmerzhaft sein können. Unter solchen Verhältnissen fehlt völlig die Fähigkeit zur Selbstregulierung. Jeder zufällige Eindruck kann sogleich eine Änderung der Stimmungslage, eine Ablenkung der Aufmerksamkeit, eine veränderte Richtung des Willens zur Folge haben. Die psychischen Funktionen befinden sich im Zustand höchster Labilität. Die Kausalität des gesunden Seelenlebens scheint aufgehoben. Assoziative und apperzeptive Beziehungen weichen von der Norm ab, das Gefühlsleben gewinnt eine unnatürliche Herrschaft über das Individuum, es setzt gleichsam automatisch den gesamten psychischen Apparat in Bewegung, löst motorische Reaktionen unzweckmäßiger, krankhafter Art aus oder bewirkt tiefgreifende, das körperliche Befinden schwer beeinträchtigende Hemmungen.

Die emotionalen Zustände der Hysterischen sind durch ihre Maßlosigkeit gekennzeichnet. Oft erscheint, was das Kind zur Schau trägt, nur als Pose. Es macht den Eindruck, als ob das Kind eine Rolle, die es sich zurechtgelegt hat, spielte. Das Unechte, Komödiantenhafte ist häufig einer der hervorstechendsten Züge hysterischer Kinder und symptomatisch von nicht geringer Bedeutung. Bisweilen läßt sich sofort nachweisen, wem das Kind nachahmt. Bisweilen ist aber dieses komödiantenhafte Betragen das Ergebnis vieler einzelner

Einwirkungen, die von der Umgebung ausgehen, mit einem subjektiven Einschlag, und es kommt auf die momentane Stimmung des Kindes an, welche Absonderlichkeiten ihm besonders hervorzuheben beliebt.

Die Fähigkeit, sich über die gegebenen Verhältnisse hinwegzusetzen, in einer selbstgeschaffenen Scheinwelt zu leben, die eine andere Tendenz des Denkens und Fühlens bedingt, hat die Selbstüberschätzung des hysterischen Kindes zur Folge. Der Gegensatz aber, der zwischen dieser hohen Meinung von sich selbst und der Einschätzung der Umgebung besteht, drückt sich oft aus in der Pose des Verkannten und Mißverstandenen. In diesem Sinne wird der Tadel der Eltern und Lehrer mit der Miene des Märtyrers ertragen; jede Strafe vertieft das Gefühl des unverdienten Leidens. Es gibt hysterische Kinder, die Strafe geradezu herbeisehnen, offenbar nur um in Gefühlen bestärkt zu werden, welche ihrer perversen Gemütslage entsprechen.

Das Wachträumen hysterischer Kinder ist durch enge egozentrische Beziehungen gekennzeichnet. Nicht selten treibt das Kind einen Kultus mit sich selbst, eine Art Selbstverehrung und Selbstverhimmelung, die gelegentlich auch aus schriftlichen Äußerungen (Tagebuch) entnommen werden kann. In anderen Fällen tragen die Phantasien einen andern, wesentlich bedenklicheren Charakter; es sind Sensationskomödien, die das Kind vor sich selbst aufführt. Die Rolle, die es nicht äußerlich spielen kann, ohne sich schwersten Konflikten mit der Umgebung auszusetzen, führt es heimlich in seiner Phantasie durch. Die Möglichkeit eines Konfliktes besteht vor allem darin, daß die umgebenden Personen in diesen Phantasien eine untergeordnete, verächtliche Rolle spielen oder an Leib und Leben bedroht werden. Derartige Phantasien der jugendlichen Hysteriker, wenn sie auch in der Regel unmittelbar nicht ernst zu nehmen sind, bedeuten nicht selten die Vorstufe völliger Gemütsentartung im Sinne der moral insanity. Es besteht hier eine Empfänglichkeit für alle schlechten, unsittlichen Einwirkungen, und es ist erstaunlich, wie leicht solche Kinder Gemeinheiten und Unanständigkeiten, mit denen sie nur zufällig in Berührung gekommen sind, gewohnheitsmäßig annehmen. Ebenso werden die gefährlichsten und verderblichsten Erzeugnisse der Schundliteratur oft geradezu instinktiv aufgespürt, heimlich herbeigeschafft und gelesen. Eine sonderbare Kameradschaft, die alle ethischen Beziehungen im voraus ausschließt, verbindet solche Kinder nicht selten mit verkommenen Individuen. Hier finden bisweilen die heftigsten Zusammenstöße statt, zeitweise erhebt sich bitterste Gegnerschaft, gelegentlich kommt es zu Angebereien und gehässiger Verfolgung, und dennoch vereinigt wieder der gemeinsame Zug zum Abenteuerlichen, Unerlaubten, Antisozialen die in gesellschaftlicher und intellektueller Hinsicht oft weit abstehenden Kinder und Jugendlichen. Nicht selten treiben solche Beziehungen hysterische Kinder auf die Straße. Häufig genug erlebt man solchergestalt in gebildeten, hochstehenden Familien die völlige Verwahrlosung eines Kindes- Die schwersten Fälle von sogenanntem moralischem Irresein, welche sich in äußerster Zügel- und Rücksichtslosigkeit dokumentieren, betreffen weit mehr hysterische und epileptische als schwachsinnige Individuen. Die Hysterie steht daher zur Kriminalität der Jugendlichen in naher Beziehung.

Auch diese Geistesentartung erklärt sich aus der eingangs geschilderten psychischen Sonderstellung hysterischer Kinder. Die ersten Symptome sittlicher Entartung ergeben sich aus der psychischen Dissoziation. Nun besteht das Bestreben, gleichartige, dieser Verfassung entsprechende Erregungen in sich aufzunehmen, und diese verschmelzen mit dem psychischen Eigenbesitz derart, daß sie zu Bestandteilen der Persönlichkeit werden. In diesem Sinne werden die Ergebnisse aufregender Erzählungen, schlechter Lektüre, aufreizender Kinematogramme ihres objektiven Charakters gleichsam entkleidet, sie wirken weiter wie eigene Erlebnisse. Das Wachträumen übernimmt hier die Stelle des vermittelnden Agens. Es schafft Beziehungen assoziativer Art, verändert das Wahrgenommene dem individuellen Interesse entsprechend und verleiht ihm eine spezifisch subjektive Färbung.

Das Wachträumen bildet aber weiterhin auch die Brücke zur sogenannten Pseudologia phantastica. Wie H. Vogt in Anlehnung an Stemmermann hervorhebt, handelt es sich hier um eine Wunschpsychose. In dieser Hinsicht trifft die Pseudologia phantastica mit dem Wachträumen nahe zusammen. Das phantastische Lügen geht zweifellos vielfach aus dem Wachträumen hervor. Gewisse Bestandteile des letzteren erlangen eine derart starke Gefühlsbetonung, daß sie fast gewaltsam zur Äußerung drängen. Es handelt sich um eine Form des Gedankenlautwerdens, wenn das Kind seine Träume von Größe, Reichtum und Ruhm vorbringt. Auch bei normalen, phantasiebegabten Kindern kommt Ähnliches vor. Andere hysterische Lügen sind weniger leicht zu beurteilen. Es ist kein Zufall, daß sich diese häufig auf sexuelle Verhältnisse beziehen. Die nach innen gerichtete Aufmerksamkeit hysterischer Kinder bewirkt, daß seelische Regungen oft vor der Zeit offenkundig werden. Die Frühsexualität des normalen Kindes, die sich in leichten Gefühlsschwankungen äußert, wird beim hysterischen Kind zum heftigen, triebhaften Begehren. Beispiele von hysterischen Kindern, die unglaublich früh normalen oder perversen Geschlechtsverkehr übten oder sich in exzessiver Weise der Onanie ergaben, sind in Unzahl erbracht worden. Wiederholt ist auch berichtet worden, daß solche Kinder andere, gesunde verdarben. Zu einer Zeit, in welcher man über das Wesen der Hysterie noch nicht hinlänglich unterrichtet war, hielt man diese lediglich für eine Sexualneurose, was zu pädagogisch höchst bedenklichen Ratschlägen in therapeutischer Hinsicht führte. Gegenwärtig lebt diese Hypothese in veränderter Gestalt wieder auf.

Es ist für die hysterische Lüge höchst charakteristisch, daß sie gelegentlich selbst geglaubt wird. Hier handelt es sich um einen komplizierten psychischen Vorgang, der mit dem Schlagwort Autosuggestion keineswegs erklärt ist. Er beweist die verfließenden Grenzen zwischen Subjektivem und Objektivem bei Hysterischen. Während bei der Hysterie häufig von außen herantretende Eindrücke durch den bereits früher erwähnten Prozeß pathologischer Beziehung die Prägung des Selbsterlebten empfangen, kommt hier umgekehrt die Täuschung zustande, als ob Produkte der kombinatorischen Phantasie in Wirklichkeit stattgefunden hätten, äußere Erlebnisse gewesen wären. In gewissem Sinne findet demnach eine Projektion innerer Vorgänge nach außen statt, wie wir sie ja auch in anderer Hinsicht bei hysterischen Erkrankungen des Körpers infolge von stark gefühlsbetonten Vorstellungen antreffen. Der Umstand, daß die Gefühlsreaktionen, die Phantasie und Wirklichkeit trennen, bei Hysterischen zweifellos nicht deutlich wesensverschieden sind, macht die Täuschung in bezug auf die Provenienz der Vorstellungen möglich. Das Wachträumen trägt dazu bei, die Grenze zwischen Phantasie- und Wirklichkeitsgefühlen bis zur Aufhebung zu verwischen.

Die sexuellen Lügen knüpfen zumeist an Personen an, die im Leben des Kindes eine Stellung einnehmen. Auf diese bezieht sich das Wachträumen des Kindes in der Hinsicht, daß sie gleichsam das Zielobjekt ihrer sexuellen Wünsche und Begehrungen darstellen. In diesen Lügen spielen Lehrer, Geistliche, Ärzte häufig eine unliebsame Rolle. Bisweilen fehlen den sexuellen Lügen Beziehungen zu bestimmten Personen, es werden dann Beschuldigungen selbst gegen Leute erhoben, die niemals mit dem betreffenden Kinde zusammengetroffen sind (falsche Identifikationen). Ob solche Fälle auf wahnhafte Beziehungen bei sonst normaler Konstellation des Bewußtseins bezogen werden können, bleibe dahingestellt. Es scheint, daß die Sucht, sich vorzudrängen, eine Rolle zu spielen, die öffentliche Aufmerksamkeit zu erregen, das hysterische Kind veranlaßt, die Komödie so lange fortzuspielen, als es irgend möglich ist, auch wenn die Lüge selbst ihren Reiz verloren hat. Die Örtlichkeiten, mit denen hier das Kind — oft zu seinem Verderben — in Berührung kommt (Polizei, Gericht), üben bisweilen einen sonderbaren Reiz aus. Das krankhafte Sensationsbedürfnis ist nicht selten einzig und allein die Veranlassung zu hysterischen Lügen, auch zu solchen, die sich abseits von sexuellen Motiven bewegen.

Das krankhafte Sensationsbedürfnis liegt bisweilen auch verbrecherischen Handlungen hysterischer Kinder zugrunde. Hier nehmen Brandstiftungen die erste Stelle ein. Dem Bedürfnis nach Beachtung und nach Berührung mit einem Milieu, das in den phantastischen Ideengängen hysterischer Kinder oft eine Rolle spielt, entspringen ferner die nicht seltenen Selbstbeschuldigungen.

Eine entgegengesetzte Richtung schlagen die Gedankengänge jener hysterischer Kinder ein, die als edel und wohltätig gelten wollen und beanspruchen, in dieser Hinsicht Anerkennung und Lob zu finden. Daraus ergibt sich eine selbstgefällige Art, Almosen zu verteilen, Spielsachen oder alte Kleidungsstücke zu verschenken usw. Es kommt in solchen Fällen nur darauf an, daß diese Wohltaten genügend bekannt werden, wofür das Kind selbst sorgt, indem es überall von seinen guten Taten und Eigenschaften erzählt. Bisweilen artet die Sucht zu verschenken ins Maßlose aus. Es scheint, daß auch solchen vermeintlich altruistischen Regungen manchmal Größenideen zugrunde liegen, wie in einem Falle, in welchem durch das Verschenken bekundet werden sollte, wie weit der Knabe über Dinge erhaben sei, die anderen Kindern Freude bereiten.

Sonderbar ist die Vorliebe vieler hysterischer Kinder für Tiere, die oft mit einer Aufopferung betreut werden, welche im krassen Gegensatz zu der Rücksichtslosigkeit gegen die nächsten Verwandten steht.

Das Bedürfnis, angestaunt und bewundert zu werden, führt bisweilen zur spontanen Ausbildung einseitiger Fähigkeiten, und auch unter den Hysterischen finden wir zahlreiche Wunderkinder. Die Gabe der Rede ist fast allen derartigen Kindern in hohem Grade verliehen. Stilübungen der Hysterischen blenden oft durch die Mannigfaltigkeit und Eleganz der Ausdrucksformen, hinter denen sich allerdings vielfach Inhaltslosigkeit verbirgt. Fast bei allen hysterischen Kindern treffen wir die charakteristischen Merkmale der Frühreife. Ein altkluges, blasiertes Wesen ist ihnen häufig eigen. Sie bewegen sich gerne in Gesellschaft Erwachsener, fallen aber hier durch ihr vorlautes, selbstgefälliges Betragen recht lästig. In der Gesellschaft normaler Kinder kommt es beständig zu Konflikten.

Von hysterischen Kindern geht oft ein sonderbar beherrschender Einfluß auf die Umgebung aus. Die Affekte, mit denen alle Handlungen und Willensäußerungen des hysterischen Kindes verbunden sind, verleihen denselben überzeugende Gewalt. Die Energie des Ausdruckes und der Geberden, die aus der Frühreife des Kindes herstammt, läßt in der Umgebung keinen Widerspruch aufkommen, das Gefühl der Überlegenheit gibt dem Hysterischen eine Sicherheit des Auftretens, die auf schwache Naturen geradezu einschüchternd wirkt. Daß normale Kinder solchen Individuen gegenüber leicht in ein Verhältnis der Abhängigkeit geraten und zu willenlosen Werkzeugen werden, ist aus der Unselbständigkeit und Beeinflußbarkeit der ersteren leicht erklärlich. Sonderbar ist aber die Tatsache, daß auch Erwachsene in ein solches Verhältnis der Hörigkeit geraten können, selbst die eigenen Eltern, Erziehungs- und Aufsichtspersonen. In einem derartigen Fall ist jeder erziehliche Einfluß vollkommen ausgeschaltet. Die Umgebung tut, was dem hysterischen Kinde beliebt, und das letztere entfaltet ein System schrankenloser Willkür. Gehen die Forderungen des hysterischen Kindes so weit, daß schließlich doch der Versuch des Widerspruches gemacht wird, so stehen ihm schärfere Pressionsmittel zur Verfügung; Schreianfälle, Selbstmorddrohungen, hysterische Krämpfe stellen sich zur rechten Zeit ein und verfehlen selten ihre Wirkung auf die entnervte, um jeden Preis nach Ruhe verlangende Umgebung.

So finden wir auf dem Boden der Hysterie verschiedene, ja entgegengesetzte, Verhältnisse psychischer Abhängigkeit: Beherrschtwerden bis zum Verlust eigener Willensregungen, anderseits Beherrschen anderer dergestalt, daß die letzteren nicht imstande sind, psychische Widerstände aufzubringen. Beide Seiten der psychischen Abhängigkeit sind in der psychischen Infektion vereinigt. Diese kann einerseits darin bestehen, daß irgend ein pathologischer Vorgang in der Umgebung des Kindes eine psychische Änderung des Individuums zur Folge hat, die entweder genau der krankmachenden Ursache entspricht oder sich als eine viel weitergehende Alteration des körperlichen oder seelischen Zustandes geltend macht. In ersterer Hinsicht sind die Unarten zu verzeichnen, welche das Kind von den Personen der Umgebung übernimmt, z. B. Tiks verschiedener Art; in letzterer Hinsicht kommt es vor, daß ein schlechtes oder fehlerhaftes Vorbild, wie z. B. ein leichtes Anstoßen mit der Zunge beim Sprechen, einen ausgebreiteten Defekt, etwa eine komplizierte, heilender Beeinflussung die größten Schwierigkeiten bereitende Sprachstörung hervorruft. Anderseits besteht die psychische Infektion darin, daß die hysterischen Krankheitssymptome auf andere, vorher gesunde Individuen übertragen werden. Erfahrungen in der Schule weisen darauf hin, daß die Unarten hysterischer Kinder ansteckend wirken können.

Beide Seiten der hysterischen Infektion sind bei hysterischen Epidemien beteiligt. Die Infektion geht von einem hysterischen Kind aus. Andere hysterische Kinder werden hiervon ergriffen und verbreiten die Ansteckung weiter. Zunächst sind es die hysterischen Konstitutionen, auch wenn sie bisher nicht als solche zu erkennen waren, welche die Infektion aufnehmen und weitergeben. Schließlich können aber auch die gesunden Kinder dem Anreiz zur Nachahmung, der in so vielfacher, massiver und auffälliger Weise geboten wird, nicht widerstehen und erliegen der Ansteckung dergestalt, daß oft in den Schulklassen kein einziges Kind verschont bleibt und schließlich auch ganze Schuldistrikte verseucht erscheinen.

Wenn der segensreiche Einfluß der Ordnung, Disziplin und stetigen Beschäftigung, den die Schule hysterischen Kindern bietet, auch keineswegs unterschätzt werden darf, und die Tatsache feststeht, daß die Ausschulung solcher Kinder, etwa um sie daheim privat unterrichten zu lassen, vielfach ein Emporschnellen der hysterischen Eigentümlichkeiten im Gefolge hat, so fragt es sich doch, ob die Interessen einzelner Kinder höher zu veranschlagen sind als die Wohlfahrt der anderen, gesunden Schüler oder Schülerinnen. In solchen Fällen besteht nicht bloß die Gefahr einer psychischen Infektion für die Gesamtheit, sondern es ist auch mit der Möglichkeit zu rechnen, daß einzelne Kinder sittlich verdorben werden, wobei auf den üblen Einfluß hingewiesen werden muß, der sich oft aus dem Verkehr hysterischer mit willensschwachen Kindern ergibt. Unter Umständen kann dies zur Folge haben, daß hysterische Kinder andere, die ihnen Gesellschaft leisten, zum Werkzeug ihrer schlechten Absichten machen. Sie benutzen ihre Überlegenheit, um Komplotte anzustiften, Verleumdungen durch andere ausstreuen zu lassen, während sie selbst mit der Miene des Schuldlosen abseits stehen. Der Lehrer bemerkt zu seinem Schrecken die fortschreitende Lockerung der Disziplin, die Animosität der Schüler und kann sich oft nicht erklären, von welcher Seite diese deletären Einflüsse ausgehen. Den zerstörenden Einfluß hysterischer Individuen kann man zutreffend als Minierarbeit bezeichnen.

Es ist schon an früherer Stelle erwähnt worden, daß viele hysterische Kinder Vorliebe zu aufsichtslosem Herumtreiben zeigen. Dies kommt häufig als Schulflucht zum Ausdruck und ist zumeist als Symptom der Verwahrlosung zu beurteilen. Nur in wenigen Fällen liegen den Entweichungen hysterische Dämmerzustände zugrunde. Zumeist ist es recht schwierig, die besondere Art des Wandertriebes und dessen veranlassende Ursache zu ermitteln, zwischen pathologischen Äußerungen und vagabundierendem Herumstreifen scharf zu unterscheiden. Fast scheint es, daß hysterische Kinder, die durch unvorsichtiges Ausfragen auf die erstere Möglichkeit aufmerksam werden, damit nicht selten schlimmen Mißbrauch treiben. Vielfach spielt hier die ungesunde Richtung der Phantasie, Räuberromantik und Abenteuersucht, eine Rolle. Charakteristisch für den unheilvollen Einfluß Hysterischer ist die Tatsache, daß solche abenteuerliche Reisen gewöhnlich von mehreren Kindern gemeinsam angetreten werden; es gelingt der Überredungskunst des hysterischen Kindes, Genossen zu werben, die unter der Einwirkung des Rädelsführers sogar Diebstähle an ihren Angehörigen begehen, um zur Reisekasse beizutragen. Auch die hysterischen Verstimmungszustände können auslösend auf den Wandertrieb wirken.

Die Diebstähle hysterischer Kinder sind häufig auf krankhafte Motive zurückzuführen. Hier kommen ausgeprägte Dämmerzustände wohl nur selten in Betracht. Hingegen tritt öfter eine eigenartige, schwer zu definierende Urteilstrübung ein, infolge deren Mein und Dein nicht unterschieden werden können. Die Gefühle, die bei der Betrachtung eines erwünschten Gegenstandes erwachen, werden übermächtig, sie verdrängen gewaltsam alle entgegenstehenden Gefühlsregungen, lähmen gleichsam die Urteilsfähigkeit und führen triebartig zur Entwendung des begehrten Gegenstandes. Solche als Kleptomanie zu beurteilende Handlungen sind aber dadurch gekennzeichnet, daß die Gefahr der Entdeckung gänzlich außer acht gelassen wird und die Diebstähle oft unter den Augen der Eigentümer begangen werden. Bei Kindern ist sicherlich raffinierte Ausführung von Diebstählen mit der Annahme einer Bewußtseinsstörung zur Zeit der Begehung der Tat nicht in Einklang zu bringen.

Die Selbstmorde hysterischer Kinder sind häufig gekennzeichnet durch ihr komödienhaftes Gepräge. Eine Unzahl von Hysterischen droht immer wieder mit Selbstmord und benutzt die hierdurch hervorgebrachte Angst der Angehörigen, um Strafen zu entgehen oder Vorteile zu erpressen. Vielfach haben diese gewohnheitsmäßigen Drohungen zur Folge, daß die Selbstmordabsichten nicht mehr ernst genommen werden. Trotzdem ist aber auch in solchen Fällen Vorsicht geboten. Hier erhebt sich bisweilen ein Affekt plötzlich zu maximaler Höhe und führt impulsiv die Tat herbei, die anfangs nur angedroht, nicht aber ernsthaft beabsichtigt war. Gaupp weist darauf hin, daß zahlreiche Selbmorde Hysterischer auf solcher Basis zustande kommen.

Wenn wir die Entwicklung hysterischer Symptome im Kindesalter verfolgen, so kommen wir häufig zu der Erkenntnis, daß die Hysterie auf dem Boden der nervösen oder der allgemeinen degenerativen psychopathischen Konstitution entsteht. Die Bekämpfung der hier in Betracht kommenden Zustände ist als die beste Prophylaxe der kindlichen Hysterie zu betrachten.

Von ganz besonderer Bedeutung für die Entwicklung hysterischer Erscheinungen ist aber das Milieu, in dem das Kind lebt. In den meisten Fällen findet eine direkte Infektion durch hysterische Personen statt. Auch hier ist das Zusammentreffen hysterischer Belastung und hysterischer Erziehung durch das Beispiel selbst hysterischer Personen in Betracht zu ziehen. Bruns sagt: „Hysterische Mütter haben hysterische Kinder." Dies trifft in sehr vielen Fällen zu; aber bisweilen begegnet man auch hysterischen Eltern, und manchmal ist die ganze Familie derart mit Hysterie verseucht, daß man sich fragt, wie ein Zusammenleben unter solchen Verhältnissen überhaupt möglich ist. Nicht selten wird Kinderhysterie durch beständigen Verkehr mit hysterischen Personen hervorgebracht, denen Pflege und Erziehung der Kinder obliegen.

In den meisten Fällen können wir beobachten, daß der Familienverband gelockert ist, sei es, daß Mißhelligkeiten zwischen den Eltern bestehen, die oft in bitterste Gegnerschaft ausarten, sei es, daß sich die Eltern in ihren Erziehungseinflüssen widersprechen, so daß z. B. das Kind von der Mutter mit Strenge, vom Vater mit äußerster Milde und Nachsicht behandelt wird, wobei die Eltern, um die Gegensätzlichkeit ihrer Anschauungen zu betonen, in Extreme verfallen. Bisweilen ist es die Unsittlichkeit der Mutter, die das frühreife Kind instinktiv erkennt und dessen Gemütsleben aufs äußerste irritiert, wodurch hysterische Zustände hervorgerufen werden, wie in einem von Eulenburg beschriebenen Fall. Auch das unruhige Wanderleben, das nicht selten wohlhabende Familien führen, so daß der Wohnort fortwährend gewechselt wird und das Leben sich wie auf dem Theater vor einem immer wieder sich ändernden Publikum in Hotels und Pensionen abspielt, kann Kinderhysterie auslösen und begünstigen. In drei Fällen eigener Erfahrung waren die Mütter hysterischer Kinder frühzeitig verwitwet, energielos und infolge ausgestandenen Kummers vergrämt und nervös. Auch ein Übermaß an Erziehung, fortgesetzte ängstliche Aufsicht, Hemmung der Selbständigkeit, beständiges Nörgeln und Kritisieren können hysterische Zustände wachrufen, was bei einzigen Kindern nicht selten beobachtet wird. Hysterie entsteht auch auf Grundlage hochgradiger Ermüdung oder Erschöpfung; in letzterer Hinsicht spielen schwere Erkrankungen, insbesondere Infektionskrankheiten, eine nicht unwesentliche Rolle.

3. Die depressive psychopathische Konstitution.

Die depressive psychopathische Konstitution, welche man am besten nach Kraepelin als konstitutionelle Verstimmung bezeichnen könnte, ist die Hauptkomponente der Psychasthenie. Darunter verstehen wir jene krankhafte Verfassung, die mit Verstimmungszuständen und Affektkrisen verbunden und insbesondere dadurch gekennzeichnet ist, daß bei jeder Arbeit Unlustgefühle von besonderer Intensität und von hemmender Kraft entstehen, welche die Arbeitsfähigkeit des Individuums schwer beeinträchtigen.

Für psychasthenische Kinder ist charakteristisch:

1. das Anwachsen von physiologischer Unlust zu hochgradiger, pathologischer Verstimmung;
2. die Unfähigkeit, diese Unlustgefühle und ihre die Arbeitsfähigkeit herabsetzenden Wirkungen zu durchbrechen und wieder zu einer normalen Stimmungslage zu gelangen.

Objektiv bemerken wir an den psychasthenischen Kindern Mangel an Ausdauer, auffallende Zerstreutheit. Sie sind nicht imstande, bei einer Arbeit auszuharren, schweifen bald ab, wenden sich immer neuen Aufgaben zu, die stets unvollendet oder unvollkommen bleiben, so daß ihr Leben schließlich aus lauter Anfängen besteht, die keine Fortsetzung finden. Es ist klar, daß solche Existenzen den Anforderungen der Schule, geschweige denn denen des praktischen Lebens nicht standhalten können und früher oder später Schiffbruch erleiden müssen.

Ein Zustand, welcher der Psychasthenie sehr ähnlich ist, kommt bei vielen Imbezillen und Debilen vor. Wir wissen, daß es derartige Schwachsinnige mit starkem Bewegungsdrang gibt, für welche das bloße Stillesitzen schon eine schwere, kaum erfüllbare Aufgabe bedeutet. Anderseits werden an diese Kinder oft von seiten ihrer unvernünftigen Angehörigen Forderungen gestellt, die sie in Rücksicht auf ihre Verstandesschwäche nicht erfüllen können. Aber bei den Imbezillen und Debilen steht denn doch der Intelligenzdefekt immer im Vordergrund, während wir es bei den Psychasthenikern zumeist mit intellektuell normalen, häufig sogar mit offenkundig begabten Kindern zu tun haben. Bisweilen kann es den Anschein gewinnen, als ob die Psychastheniker gerade an der Vielseitigkeit ihrer Veranlagung zugrunde gehen.

Die psychasthenische Anlage zeigt sich bei vielen Kindern schon im vorschulpflichtigen Alter an ihrer Unstetigkeit, an dem Unvermögen, bei einem Spiel längere Zeit auszuharren. Der Gehorsam muß bei ihnen oft geradezu erzwungen werden, sie zeigen die Gewohnheit, bei den geringfügigsten Anlässen zu widerstreben oder zu widersprechen (Negativismus). Hierher gehört zweifellos eine große Zahl der schlecht essenden Kinder, die mit den Mahlzeiten nicht zu Ende kommen, die Bissen lange im Munde behalten, nicht schlucken wollen und sich überhaupt normalen Eßmanieren nicht fügen. Bei ihren Altersgenossen sind diese Kinder sehr unbeliebt, da sie die Spielregeln nicht befolgen, stets Veränderungen vorschlagen und schließlich böse werden, wenn nicht alles nach ihrem Kopfe geht. Der Hang zum phantastischen Lügen ist bei solchen Kindern nicht selten. Deutlicher äußert sich die psychasthenische Anlage zumeist erst nach dem Eintritt in die Schule. In den Elementarklassen macht die Aneignung des Wissensstoffes den meist gut veranlagten Kindern keine Schwierigkeiten. Hingegen läßt die Erwerbung der Fertigkeiten viel zu wünschen übrig. Das Turnen gehört bei diesen Kindern fast immer zu den unbeliebten Gegenständen. Man könnte glauben, daß sie maximal ungeschickt seien, wenn nicht ab und zu eine überraschend gute Leistung ihre wirklichen Fähigkeiten offenbarte. Sobald sich der Unterrichtsbetrieb schwieriger gestaltet, vor allem also in den höheren Schulen, treten die psychasthenischen Eigenheiten mit besonderer Schärfe hervor. Nach einer relativ kurzen Zeit guter Fortschritte machen sich die Schüler verschiedener Unterlassungssünden schuldig. In der Schule selbst fehlt es an Aufmerksamkeit, die Aufgaben werden unordentlich, schleuderhaft angefertigt, oft kommen die Kinder ganz und gar unvorbereitet in die Schule. Es kann geschehen, daß ein solcher Schüler in später Abendstunde noch immer müde und gepeinigt über seinen Büchern und Heften sitzt, ohne mit dem aufzuarbeitenden Pensum überhaupt fertig zu werden.

Bei vielen derartigen Kindern entwickeln sich im Laufe der Zeit jene eigentümlichen Zustände, die Kraepelin als Erwartungsneurose bezeichnet. Schon tagelang vor einer angesagten Schularbeit befinden sich die Schüler in starker Beunruhigung, sie sind nicht imstande, ihre Gedanken zu konzentrieren, sich entsprechend vorzubereiten, und der Termin der Schularbeit trifft sie bereits in einem Zustand völliger Verwirrtheit, der jede gedeihliche Arbeit unmöglich macht. Ebenso entwickelt sich bei diesen Schülern oft eine sonderbare Prüfungsangst. Dem Fortgang des Unterrichtes wird keine Beachtung geschenkt, mit Bangigkeit der Aufruf zur Prüfung erwartet; im gegebenen Augenblick ist der Schüler dann derart gehemmt, daß er ohne Rücksicht darauf, ob er vorbereitet ist oder nicht, völlig versagt. Der ungenügende Fortgang in der Schule hat gewöhnlich auch eine harte Behandlung im Elternhaus zur Folge, und diese steigert die Dysphorie oft bis zum Unerträglichen. Haß gegen die Schule, Abneigung gegen die Lehrer sind die natürlichen Folgen dieser tiefgreifenden Verstimmung.

Auf dieser Höhe des psychasthenischen Zustandes kommt es nun häufig zu Ereignissen, die man als psychasthenische Krisen bezeichnen könnte.

Die jungen Psychopathen fügen sich nicht mehr der Schuldisziplin, tragen ein freches, obstinates Betragen zur Schau, zeigen sich unempfindlich gegen Ermahnung und Strafe. Bisweilen bringen es die Kinder nicht über sich, die verhaßte Schule zu betreten, treiben sich während der Schulstunden herum, tief beunruhigt und derart zerstreut, daß sie oft gar nicht wissen, welche Wege sie eingeschlagen haben. Nicht selten löst die Dysphorie antisoziale Handlungen aus und auch hier kommen Diebstähle in erster Linie in Betracht.

Es sei an dieser Stelle darauf hingewiesen, daß eine nicht geringe Anzahl von Psychasthenikern durch Selbstmord endigt, was in Ansehung des Gemütszustandes, in dem sich diese jugendlichen Psychopathen befinden, nicht wundernehmen kann. Im übrigen treffen wir hier verschiedene Formen der Affektentladung an. Am häufigsten kommen Anfälle sinnloser Wut, nicht selten verbunden mit Bedrohung der Umgebung vor, dann triebartiges Davonlaufen, endlich auch antisoziale Handlungen, wie die oben erwähnten Diebstähle, welche bisweilen aus dem dunklen Drang erwachsen, den Personen der Umgebung Schaden zu bereiten und sich auf diese Weise für vermeintlich erlittenes Unrecht zu rächen.

Solche Vorfälle haben nun vielfach zu höchst ungünstigen Urteilen über die sittliche Beschaffenheit der Psychastheniker Anlaß gegeben. Eine große Zahl der angeblich mit moral insanity Behafteten gehört in diese Kategorie. Bei Kindern und Jugendlichen der ärmeren Klassen führen diese Delikte zu strafrechtlichem Einschreiten und manche jugendliche Existenz ist hierdurch vernichtet worden. Erfahrungen in heilpädagogischen Anstalten haben bewiesen, daß man es in diesen Fällen zumeist mit vorübergehenden Zuständen psychotischer Natur, mit krankhaften Reaktionen gegen tiefgreifende Schädigungen des Gefühlslebens zu tun hat. Die psychasthenischen Krisen klingen bei entsprechender Behandlung bald ab, und die heilpädagogische Erfahrung lehrt, daß in der Regel keine Wiederkehr solcher lediglich symptomatisch zu beurteilenden Zustände stattfindet. Mit der Beseitigung der krankmachenden Ursachen hören diese psychopathischen Erscheinungen von selbst auf.

Leider wird nun häufig gerade zur Zeit der psychasthenischen Krisen eine völlig verkehrte pädagogische Behandlung eingeschlagen. In der Schule sind die verfügbaren Disziplinarmittel bald erschöpft, und es bleibt als ultima ratio die Ausschließung des unbotmäßigen Schülers. Im Elternhaus kommt es oft zu Szenen, die jeder Beschreibung spotten und die bei den jugendlichen Psychopathen Affektzustände herbeiführen können, die einen Selbstmord nicht unbegreiflich erscheinen lassen. Die vorschnelle Auslieferung von Psychasthenikern an sogenannte Besserungsanstalten, die Abgabe als Schiffsjungen auf Transportschiffe, deren Mannschaft aus Ersparungsrücksichten nicht selten aus dem ärgsten Gesindel besteht, das durch eiserne Disziplin zusammengehalten werden muß, die wenigstens früher nicht ungewöhnliche Verschickung jugendlicher Psychastheniker nach Amerika sind Strafmittel, welche durchaus nicht bessernd wirken, sondern den bedauernswerten Kindern und Jugendlichen den Rückweg abschneiden und die akute Krise in chronische Verwahrlosung überführen.

Psychastheniker zeigen nun keineswegs die Neigung, in diesem Zustand zu verharren, was im Gegensatz zur echten Melancholie im Kindesalter, die sehr selten vorkommen dürfte, hervorgehoben werden muß. In der Regel suchen solche Psychopathen der Dysphorie zu entrinnen, indem sie bestrebt sind, angenehme Erregungen, Lustgefühle herbeizuführen. Bei den am gröbsten angelegten Naturen ist frühzeitig und exzessiv geübte Onanie die Quelle solcher Lustgefühle. Andere, besser veranlagte Psychastheniker suchen in einem ausschweifenden Phantasieleben Ersatz für die traurigen Verhältnisse ihrer wirklichen Existenz. Sie leben in einer unwahren, erträumten Welt (Wachträumen). Dies erklärt oft auch die literarischen Neigungen jugendlicher Psychastheniker. Diese phantastische Eigenart führt auch zu einer oft leidenschaftlichen Lektüre mitunter ganz unpassender Bücher, die nicht ordentlich gelesen, sondern nur überflogen werden. Vielfach repräsentiert der Psychastheniker den Typus des ästhetisierenden Schwärmers. Die Schwärmerei für Kunst und Literatur nimmt hier Dimensionen an, die jedes andere Interesse ersticken. Manche psychasthenischen Kinder finden ihr Vergnügen im Sammeln von Marken, Mineralien, Münzen, und es ist höchst charakteristisch, daß dann gerade der Sammeltrieb den Angriffspunkt für die in den psychasthenischen Krisen so häufigen Eigentumsdelikte bildet.

Der Psychastheniker, der sich in den gegebenen Verhältnissen alsbald unglücklich und unzufrieden fühlt, strebt nach steter Veränderung. Dies kommt objektiv darin zum Ausdruck, daß die betreffenden Kinder von Schule zu Schule wandern. Ein sechzehnjähriger Psychastheniker z. B. hatte schon fünf Schulanstalten hinter sich und stand eben im Begriffe, in die sechste, eine Handelsschule, einzutreten.

Auf dem Gebiete der Psychasthenie finden wir die extremsten Fälle von Willensschwäche. Es ist klar, daß der Psychastheniker die heftigsten Unlustgefühle erleiden muß, sobald er sich in sozialer Weise betätigen soll, und daß er sich daher scheut, in die Öffentlichkeit zu treten und hier irgendwie praktisch zu wirken. Birnbaum bemerkt mit Recht, daß auf solcher Grundlage jede Willenstätigkeit wie ein innerer Zwang empfunden werden muß. Diese Verhältnisse erklären die Ungeselligkeit des Psychasthenikers, die schon im Kindesalter deutlich hervortritt. Es kann behauptet werden, daß sich diese auch inmitten von Geschwistern betragen und entwickeln wie einzige Kinder. Aber auch späterhin vermögen die Psychastheniker eben wegen ihrer krankhaften Willensschwäche sich nicht im praktischen Leben zu betätigen, sie bilden das Hauptkontingent jener Unglücklichen, die trotz guter Gaben niemals die Energie aufbringen, sich dauernd in einem Berufe zu behaupten und deshalb verarmen und verelenden. Sie können sich aber auch nicht mehr aufhelfen, selbst wenn ihnen hilfreiche Hand geboten wird. Die nächste Schwierigkeit schreckt sie ab, sie ziehen sich scheu zurück und bereiten ihren Helfern nicht selten die größten Enttäuschungen. Oft findet eine Gewöhnung an dieses Leben ferne von jeder Arbeit, aber auch ferne von jeder menschenwürdigen Existenz statt; manchmal machen solche Psychastheniker nach vergeblichen, aufreibenden Kämpfen gegen das innere Unvermögen ihrem Leben gewaltsam ein Ende.

4. Die hyperthymische psychopathische Konstitution.

Als Gegensatz zur Psychasthenie stellt sich jene affektive psychopathische Konstitution dar, die als „unverbesserlicher Leichtsinn" am besten charakterisiert werden könnte. Ziehen bezeichnet sie als hyperthymische psychopathische Konstitution. Hier haben wir es mit Kindern und Jugendlichen zu tun, die sich stets in heiterer Stimmung befinden, ohne Rücksicht darauf, ob dies den Verhältnissen entspricht oder nicht. Die traurigsten Familienumstände, Krankheit, Tod eines nahen Verwandten vermögen dieser heitern Verstimmung keinen Abbruch zu tun. Das Aushecken dummer Streiche erscheint als die Hauptaufgabe dieser psychopathischen Kinder, denen Strafe wenig bedeutet, Belohnung nicht erstrebenswert ist. Diese heitere Verstimmung hat zur Folge, daß psychopathische Kinder mit Vorliebe Scherze ausführen, um ihre Umgebung zum Lachen zu bringen, als ob es gleichsam ihr Hauptzweck wäre, Heiterkeit zu erregen. Es handelt sich hier meist um sehr billige Effekte, um Clownerien, denen wir auch bei Schwachsinnigen nicht selten begegnen. Solche Kinder und Jugendlichen gefährden die Schuldisziplin in schlimmster Weise und hemmen oft derart den Unterrichtsbetrieb, daß nichts anderes übrig bleibt, als sie zu entfernen. Erfolglos sind zumeist auch die Bemühungen der Eltern, obzwar derartige Kinder gar nicht selten ihren nächsten Angehörigen warme Zuneigung entgegenbringen.

Diese Psychopathen gewinnen auf den ersten Anblick durch ihr vermeintlich heiteres und lebhaftes Temperament, legen aber allen denen, die ernsthaft mit ihnen zu tun haben, die härtesten Prüfungen auf. Der Unterricht eines solchen Kindes gehört zu den ärgsten pädagogischen Aufgaben. Der Lehrer gewinnt manchmal den Eindruck, als mache sich der Schüler über ihn lustig, was den Tatsachen jedoch nicht entspricht, da das provozierend heitere Wesen des letzteren lediglich seiner psychopathischen Konstitution entspringt.

Sehr häufig fühlen derartige Kinder den Drang, herumzustreifen und zu vagabundieren. Im Gegensatz zu den Psychasthenikern ist hier nicht Unlust das treibende Motiv, selbst wenn häusliche Züchtigungen erfolgt sind, die der Jugendliche mit hyperthymischer psychopathischer Konstitution nicht besonders übel vermerkt, sofern sie nicht sein persönliches Wohlbefinden ernstlich herabsetzen. Vielmehr ist es ein fröhliches Wandern mit Beachtung aller Umstände, welche die Neugierde erregen. Bei solchen Gelegenheiten macht der Psychopath massenhafte Bekanntschaften, überall hat er „Freunde“, die allerdings seine warmen Sympathien weniger herzlich erwidern. Unzuverlässig und lügenhaft, sind diese Kinder und Jugendlichen keines Vertrauens würdig. Auch Unredlichkeiten kommen vor; ein nicht geringer Teil der Hyperthymiker fällt schließlich der Verwahrlosung oder der Kriminalität anheim. Unverbesserlicher Leichtsinn begleitet derartige Individuen auf ihrem gesamten Lebensweg.

5. Die paranoide psychopathische Konstitution.

Bei der paranoiden psychopathischen Konstitution handelt es sich um eine konstitutionelle Tendenz zur Wahnbildung. Bei diesen Psychopathen begegnen wir Größenideen oft gepaart mit Ideen der Beeinträchtigung und Verfolgung. Die Größenideen sind entsprechend dem kindlichen Alter der hier in Betracht Kommenden sehr einfach: Das Kind hält sich für das reichste, schönste, gescheiteste; keines hat so schöne Kleider, so schöne Spielsachen. Sein Betragen entspricht diesem gehobenen Selbstgefühl. Es kann unmöglich essen, was seiner Umgebung schmeckt. Das meiste ist ihm nicht fein genug, es leidet lieber Hunger, bevor es sich an Speisen sättigt, die „gewöhnliche Menschen essen“. Auch in seiner Kleidung muß der Psychopath etwas vor seiner Umgebung voraus haben. Es ist ihm ganz gleichgültig, ob der Anzug von Schmutzflecken strotzt, aber auf Kragen, Kravatte und Manschetten verzichtet er nicht. Viel wird auf die Haartracht gehalten. Wenn der Scheitel in tadelloser Ordnung ist, kommt es nicht darauf an, ob der Hals ungewaschen, die Zähne nicht geputzt und ungepflegt sind. Sein Denken ist vornehmlich darauf gerichtet, wie er etwas erlangen könne, was er vor seiner Umgebung voraus hat. Auch geistige Vorzüge nimmt der Psychopath, oft er ganz allein, für sich in Anspruch und will diese belobt und anerkannt wissen. Eine zufällige Bemerkung des Lehrers wird dahin ausgelegt, daß er ihn für die Zierde der Schule halte. Das Kind mit paranoider psychopathischer Konstitution ist imstande, mit großer Mühe irgend eine ihm geistig ferneliegende Materie aufzunehmen, nur um seine Umgebung zu verblüffen und deren Lob zu ernten. Selbst das Lernen für die Schule kann durch paranoide Gedankengänge bestimmt sein.

Gehobenes Selbstgefühl prägt sich auch in Miene und Sprache aus. Die letztere ist häufig durch hohles Pathos gekennzeichnet. Aus den Größenideen ergeben sich Verfolgungs- und Beeinträchtigungsideen nicht selten in der Weise, daß das Kind mit paranoider psychopathischer Konstitution, das Mitschülern und Geschwistern oft genug Anlaß zur Heiterkeit gibt, die geringe Achtung seiner Umgebung auf Neid und Haß bezieht. Die Kinder gönnen ihm seine bevorzugte Stellung nicht, sie sind eifersüchtig, weil sie nicht so schön, so reich, so gescheit sind. Die Lehrer geben ihm nur darum schlechte Noten, weil sie ihn wegen seiner großen Geistesgaben nicht leiden können und fürchten, er werde sie bald in den Schatten stellen.

Mit Ausnahme der Hysterie finden wir nirgends so ausgesprochene Fälle der Pseudologia phantastica, als bei der paranoiden psychopathischen Konstitution. Diese Lügen widerspiegeln häufig die Wachträume von Größe und Glanz und muten der Leichtgläubigkeit der Umgebung bisweilen das Stärkste zu, insbesondere wenn den betreffenden Individuen die Selbstkritik fehlt, was sehr häufig bei leicht Schwachsinnigen der Fall ist. Es scheint, daß die paranoide psychopathische Konstitution am häufigsten mit Debilität verbunden ist.

6. Die obsessive psychopathische Konstitution.

Diese bildet die Brücke zur Hysterie. Hier sind es Zwangsvorstellungen oft quälender körperlicher Art, die das Krankheitsbild beherrschen. Diese knüpfen gewöhnlich an eigene oder fremde Erlebnisse an. Lebhafte, wahnhaft verstärkte Gefühlstöne bringen hier überwertige Vorstellungen hervor. Das leichte Gefühl des Kratzens beim erschwerten Herunterschlucken eines größeren Brotstückes löst z. B. bei einem Kinde die Vorstellung aus, es müsse daran ersticken. Ein maßloses Angstgefühl stellt sich ein und hält an, auch nachdem der Bissen längst hinabgeglitten ist. Auf diese Weise entsteht die Hypochondrie psychopathischer Kinder. Sehr interessant ist die Tatsache der pathologischen Irradiation der Empfindungen, die sich darin kundgibt, daß irgend ein lokalisierter Reiz oder ein auf eine bestimmte Stelle beschränkter Schmerz sich pathologisch ausbreitet und zu einer vermeintlichen argen Störung des Allgemeinbefindens anwächst. Wir befinden uns hier, wie bereits gesagt, an der Schwelle der Hysterie; während aber bei letzterer die körperlichen Störungen rein psychisch bedingt sind, erscheinen bei der obsessiven psychopathischen Konstitution doch gewisse leichtere körperliche Ursachen, die dem hypochondrischen Leiden zugrunde liegen.

Erziehung.

Bei der Therapie der erwähnten psychopathischen Konstitutionen kommt zweifellos pädagogischen Maßnahmen höchste Bedeutung zu. Milieuänderung und Heilerziehung müssen hier zusammenwirken. Die Versetzung derartiger Kinder in Heilerziehungsanstalten erscheint als der beste, oft einzig mögliche Ausweg.

In der Heilerziehung wirken psychische Therapie und Beschäftigungsbehandlung zusammen. Die erstere setzt voraus, daß sich der Heilpädagoge mit dem psychopathischen Zögling individualisierend beschäftige und auf ihn Einfluß gewinne. Die psychische Therapie stützt sich auf das Vertrauen des Zöglings. Ist dieses vorhanden, so fällt es nicht schwer, im Wege pädagogischer Suggestion die Willenstätigkeit des Zöglings zur Überwindung der krankhaften Antriebe einzuüben. Diese Einübung erfolgt je nach der psychopathischen Konstitution in verschiedener Weise. . Bei psychasthenischen Kindern z. B. bietet die Pseudo-Ungeschicklichkeit den Angriffspunkt für die Behandlung. Hier wird der Pädagoge durch Beispiel und Zuspruch bewirken müssen, daß das Kind die krankhafte Abneigung gegen jede Art manueller Beschäftigung überwinde und die Aufträge des Heilpädagogen, die sich zunächst nur auf einfachste Verrichtungen erstrecken dürfen, befolge; dabei ist darauf zu achten, daß das Resultat der Bemühungen sich sogleich in starke Lustgefühle umsetze. Belohnung und Belobung sind ebenso wichtige heilpädagogische Mittel als Anregung und Aufmunterung.

Eine weitere wichtige Seite der psychischen Therapie besteht darin, daß sich der Zögling frei und offen dem Pädagogen gegenüber aussprechen könne, ohne fürchten zu müssen, daß seine Mitteilungen unangenehme Folgen herbeiführen. Der Heilpädagoge muß dem Psychopathen als Freund und Berater zur Seite stehen. Seine Anordnungen muß er freiwillig und freudig befolgen in der Überzeugung, daß der Heilpädagoge ihm helfen wolle und könne.

Die Bezeichnung Heilerziehungsanstalten für die Stätten pädagogischer Therapie ist auch im Interesse des Zöglings zweckmäßig. Dieser Name schließt für den Zögling die beruhigende Versicherung in sich, daß er geheilt, d. h. von den ihn peinigenden seelischen Vorgängen befreit werde. Gleichzeitig ist aber in dieser Bezeichnung eingeschlossen, daß dies auf dem Wege der Erziehung erfolgen werde. Dadurch wird in weitaus den meisten Fällen die Bereitwilligkeit des Zöglings herbeigeführt, sich erziehen zu lassen. Ähnliche Gesichtspunkte kommen auch für die Angehörigen der Zöglinge in Betracht.

Es ist unbedingt zu befürworten, daß der Heilpädagoge mit dem psychopathischen Zögling in Verbindung trete, bevor er in die Anstalt aufgenommen wird. Seine Übung im Verkehr mit psychopathischen Jugendlichen wird vielfach bewirken, daß er sogleich das Vertrauen des Kindes erlangt und letzteres die Anstalt ohne Scheu betritt. Zwangsweise Versetzungen sind fast stets von Übel. In solchen Fällen treten schwere Beängstigungen gleich im Anfang ein, und es ist dann mit der Möglichkeit zu rechnen, daß die psychopathische Verstimmung zu bedenklicher Höhe anwächst. Ebenso zerstören lügenhafte Vorspiegelungen, auch wenn sie in bester Absicht erfolgen, gleich anfangs das Vertrauen des Kindes, ohne welches eine erfolgreiche psychische Therapie unmöglich ist.

Hinsichtlich der Beschäftigungstherapie (Arbeitstherapie) läßt sich ein besonderer Lehrgang nicht vorschreiben. Sie muß durchaus individuell bemessen und durchgeführt werden. Um dies zu ermöglichen, muß der Pädagoge auf diesem Gebiete entsprechendes Wissen und Können besitzen und in der Lage sein, die einschlägigen Arbeiten entweder selbst in mustergültiger Weise auszuführen oder unter seiner Anleitung durch ein geeignetes Hilfsorgan, den Arbeitsleiter, ausführen zu lassen. Von besonderer Wichtigkeit ist der persönlich erziehende Einfluß, der bei solcher Gelegenheit ausgeübt werden kann. Tatsächlich ist gelegentlich der Beschäftigungstherapie die Möglichkeit geboten, auf alle Seiten des psychischen Lebens Einfluß zu gewinnen, das sensorische und motorische Verhalten, Aufmerksamkeit und Wille, Fühlen und Denken entsprechend zu lenken. Dieser formalen Seite der Beschäftigungstherapie kommt höchste Bedeutung zu, und deshalb muß ihr auch ein Pädagoge von besonderer Eignung vorstehen. Die Verrichtung der aufgetragenen Arbeiten genügt an und für sich nicht, um eine Umgestaltung des Charakters, die Umwandlung der psychischen Persönlichkeit zu bewirken.

Die Beschäftigungen erstrecken sich vornehmlich auf Werkstätten- und Gartenarbeit, von welchen die letztere erfahrungsgemäß besonders günstige Wirkungen ausübt. Gartenarbeiten sind auch bei Mädchen durchaus zulässig. An die Stelle der Werkstättenarbeit treten bei letzteren geeignete Verrichtungen in Haushalt und Wirtschaft. Allerdings reichen in letzterer Hinsicht die beschränkten Tätigkeiten, die in einer kleineren Häuslichkeit möglich sind, nicht aus. In Anstalten, die auch mit landwirtschaftlichen oder gärtnerischen Betrieben verbunden sind, findet sich hingegen ein durchaus geeignetes Arbeitsfeld. Monotone Beschäftigungen, wie Stricken, Stopfen, Nähen gehören der Beschäftigungstherapie nicht an. Gymnastik und Spaziergänge, die letzteren auch im Dienste der ästhetischen Erziehung, ergänzen die erwähnten Übungen und wirken in gleichem Sinne fördernd.

Es kommt auf die geistige Beschaffenheit des Zöglings und auf die Art seines geistigen Gebrechens, das zum Ausgleich gebracht werden soll, an, ob die Arbeit konzentrativ gestaltet und demnach zunächst auf eine bestimmte Beschäftigungskategorie eingeschränkt werden soll, die bis zu entsprechender Fertigkeit zu üben ist, oder ob Abwechslung indiziert erscheint, wobei unter Umständen dem Zögling die Wahl zwischen verschiedenen Beschäftigungsarten ermöglicht und somit eine gewisse Selbständigkeit in der Arbeit zugebilligt werden kann. Das letztere hat oft eine besondere erziehliche Bedeutung.

Der Beschäftigungstherapie muß bisweilen eine längere Zeit der Ruhe vorangehen, namentlich dann, wenn sich hochgradige Nervosität geltend macht oder der Kräftezustand des Psychopathen zu wünschen übrig läßt. Nicht immer erscheint eine Liegekur zu diesem Zwecke notwendig. Sie wird angewendet werden müssen, wenn ärztliche Erwägungen dafür sprechen. Sonst aber genügt es, den Zögling morgens länger im Bett zu lassen, insbesondere, ihn zeitlicher zur Ruhe zu schicken, sobald sich Zeichen der Ermüdung bemerkbar machen. Oft opponieren die Zöglinge zunächst heftig gegen diese Maßregel. Sie fühlen infolge nervöser Erregung ihre Müdigkeit nicht. Solche Fälle bieten dem Heilpädagogen häufig den ersten erwünschten Anlaß, um seinen überlegenen Willen geltend zu machen. Hat der Zögling die wohltuende Wirkung protrahierter Bettruhe an sich selbst erprobt, so macht er in der Regel weiterhin nicht bloß in dieser Hinsicht keine Schwierigkeiten mehr, sondern fügt sich auch den andern Anordnungen in der Erwartung einer wohltuenden Wirkung. Auf die Ausnahmeverhältnisse, die hier bei hysterischen Kindern bestehen, wird an späterer Stelle zurückgekommen werden.

Die Ruhezeit wird ausgefüllt mit der Erregung förderlicher, lustbetonter Vorstellungen. Leichte Lektüre, Naturbetrachtungen, die dem Stadtkind besonders angenehm sind, pädagogisch zulässige Spiele helfen über die Ruhezeit hinweg. Tritt Langeweile ein, so bietet dies den nächsten Anlaß, den jugendlichen Psychopathen der Beschäftigungstherapie zuzuführen. Gewöhnlich wird die richtige Anfangsbeschäftigung ermittelt, wenn man den Neuling den Arbeiten seiner vorgeschrittenen Kameraden zusehen läßt und beobachtet, wofür er sich besonders interessiert. Er wird oft selbst um die Erlaubnis bitten, da oder dort Hand anlegen zu dürfen. Je zwangloser sich die Beschäftigungstherapie einleiten läßt, desto günstiger stehen die Chancen der Behandlung. Oft ist aber ein leichter Zwang im Anfang nicht zu entbehren. Dieser wird aber nur als psychische Einwirkung zulässig sein, und hier kommen wieder Aneiferung und Aufmunterung vor allem in Betracht.

Folgende Ziele muß die Arbeitstherapie zu erreichen streben: Arbeitsfähigkeit, Arbeitsfreudigkeit, Ausdauer und Ablenkung von störenden pathologischen Ideengängen. Um Arbeitsfreudigkeit herzustellen, ist kein Mittel geeigneter, als das Zusammenwirken mit Arbeitsgenossen. Die Zöglinge werden in kleine Gruppen vereinigt, innerhalb welcher sie einander helfen und sich gegenseitig aneifern. Bei Zusammenstellung der Gruppen, in der Auswahl der Zöglinge, die miteinander arbeiten, wird sich der pädagogische Takt des Erziehers bewähren müssen. Bei der Auswahl der Arbeiten ist keine andere Rücksicht maßgebend als das Interesse des Zöglings. Weder die Herstellung von Musterstücken, noch die Erzielung eines höheren Ertrages der Blumen- oder Gemüsekultur können hier in Frage kommen. Die Anbahnung von Lustgefühlen höherer Art, die Freude an der Arbeit ist als die wichtigste Aufgabe zu betrachten. In dieser Hinsicht darf mit Anerkennung nicht gespart werden. Den Zöglingen die Arbeit so angenehm als möglich zu machen, sie auch mit Scherz und munteren Zwischenreden zu würzen, ist Pflicht des Arbeitsleiters. Auf solche Art wird den Verstimmungszuständen am erfolgreichsten begegnet, die sich sonst aus den physiologischen Ermüdungswirkungen der Arbeit leicht ergeben.

Ausdauer bei der Arbeit ist von Anfang an zu erstreben. Sie kann aber nur auf dem Wege der Übung durch langsame Gewöhnung erreicht werden. Im Anfang werden wohl rascherer Wechsel der Arbeit und längere Ruhepausen zwischen den Arbeitsabschnitten notwendig sein. Später aber, wenn die psychischen und physischen Kräfte erstarken, wird länger und intensiver gearbeitet werden können und müssen. Zur Erweckung des Pflichtgefühls erweist sich kein Mittel besser als die Übertragung selbständiger Arbeiten. Ein Blumenbeet wird dem Zögling anvertraut. Er hat es zeitgerecht zu begießen, das Unkraut auszujäten, die Erde zu lockern, ohne daß jedesmal ein besonderer Auftrag erfolgt. Auch in der Werkstättenarbeit lassen sich Aufgaben zu ähnlichem Zweck durchführen: Zurichten und Vorrichten des entsprechenden Materials, Aufbewahren und Instandhalten der Werkzeuge u. ä. m. Indem den Psychopathen Aufgaben zugeteilt werden, die ihren Blick über die momentanen Verpflichtungen hinaus in die Ferne lenken, werden neue, heilsame Interessen in ihrer Seele wirksam gemacht. Es findet hierdurch eine Verdrängung der pathologischen Ideengänge statt und der Heilung ist hiermit der Weg geebnet.

In der ersten Zeit wird die Therapie mit solchen anregenden und erfreulichen Arbeiten allein bestritten. Eben durch den Gegensatz zu den bisherigen Anforderungen, die sich vorwiegend auf das Gebiet der Schule bezogen, machen sie sich in günstigem Sinne geltend. Die Veränderungen aber, die sie auf psychischem Gebiet hervorbringen, wirken wohltätig auch auf die geistigen Beschäftigungen. Ihnen ist durch die Arbeitstherapie eine formale Grundlage gegeben. Das Kind, das durch körperliche Arbeit zu Arbeitsfähigkeit, Arbeitsfreudigkeit, Ausdauer und Pflichtgefühl erzogen ist, wird ganz anders an die Bearbeitung geistiger Materien herantreten als der disziplinlose, unerzogene Psychopath. Körperliche und geistige Arbeit werden sich späterhin ablösen. Allerdings wird die letztere nicht mit solchen Schwierigkeiten verbunden sein dürfen, daß sie neuerliche Schädigungen schafft. Dieser Grundsatz gilt vor allem für die psychopathischen Zöglinge, die von den höheren Schulen herkommen.

Die Sorge der Eltern ist oft hauptsächlich darauf gerichtet, daß die betreffenden Schüler kein Schuljahr einbüßen. Sie verlangen, daß in der Heilerziehungsanstalt privat erlernt werde, was in der öffentlichen Schule zu erreichen nicht möglich war. Diese Forderung läßt sich nicht erfüllen. So wenig ein erwachsener Nervenkranker genesen kann, wenn er in der Heilanstalt unter dem gleichen Druck der Berufsarbeit steht, die ihn krank gemacht oder doch mindestens seine nervöse Veranlagung zu krankhafter Höhe entfacht hat, so wenig wird der jugendliche Psychopath gesunden können, wenn er Einflüssen ausgesetzt bleibt, die seinen ungünstigen Zustand mitverschuldet haben. In vielen Fällen wird es notwendig sein, einen Wechsel des bisherigen Bildungsganges eintreten zu lassen und den Zögling einer praktischen Ausbildung zuzuführen, deren Auswahl sich unschwer durch Beobachtung seiner allgemeinen Leistungsfähigkeit, durch Feststellung vorwiegender Interessen oder spezieller Geschicklichkeiten ergibt. In diesem Sinne kommen Gewerbeschulen, noch mehr aber Gartenbau-, landwirtschaftliche oder forstliche Schulen hauptsächlich in Betracht. Bisweilen liegen die Verhältnisse derart, daß nach Beseitigung der psychischen Regelwidrigkeiten die Fortsetzung des bisherigen Studiums als möglich und erfolgverheißend erscheint. Hier wird aber, schon um Zeit für die Beschäftigungstherapie zu erlangen, die Wiederholung der Klasse unbedingt notwendig sein. Durch die Wiederholung des Lehrstoffes fallen ferner alle sonst zu befürchtenden Einwirkungen fort, die sich aus der Überbürdung ergeben haben. Es ist Gelegenheit geboten, zu ergänzen und zu berichtigen, was bisher unter dem störenden Einfluß krankhafter Verfassung unzureichend aufgenommen worden ist. Schließlich muß in Betracht gezogen werden, daß der Verlust eines Schuljahres keine Rolle spielen kann, wo der Verlust einer Existenz und selbst des Lebens auf dem Spiele stand.

Sind die psychopathischen Eigenschaften lediglich unter der Einwirkung eines ungeeigneten Milieus entstanden, dann hat der Eintritt in die Heilerziehungsanstalt oft eine sofortige Versetzungsbesserung zur Folge. Die psychischen Regelwidrigkeiten verschwinden und kommen nicht wieder zum Vorschein, wenn nicht allzufrühe eine Rückversetzung in die als Infektionsstätte wirkende Häuslichkeit erfolgt.

Für die Dauer der Heilwirkung bei psychopathisch Veranlagten kommt überhaupt der Umstand in Frage, wohin sie nach der Entlassung aus der Heilerziehungsanstalt gelangen. Oft bietet ein jahrelanger Aufenthalt in der letzteren die einzige Garantie für die Vermeidung von Rückfällen. Es scheint, als wenn solche Jugendliche der moralischen Stütze, welche die Heilerziehungsanstalt mit ihren eigenartigen Erziehungseinflüssen bietet, nicht entraten könnten. Dies ist besonders bei Jugendlichen mit paranoider psychopathischer Konstitution der Fall, die im Anstaltsleben oft nicht die mindesten erziehlichen Schwierigkeiten bereiten, aber daheim schon nach kurzfristiger Rückversetzung ausarten. In anderen Fällen ist die Unterbringung in einer zuverlässigen fremden Familie der Rückversetzung in die eigene Familie weitaus vorzuziehen. Massenanstalten mit Pauschalerziehung sind für derartige Jugendliche nicht geeignet.

Zwei Umstände sind noch zu berücksichtigen. Zunächst das Verhältnis der Heilerziehungsanstalt zu den Eltern der Zöglinge. Oft sind die elterlichen Einwirkungen mit denen der Anstalt nicht vereinbar. In der ersten Zeit wäre es häufig mit dem Verzicht auf jeden Erziehungserfolg gleichbedeutend, wenn man den freien Verkehr der Eltern mit ihren Kindern zuließe. Dem Heilpädagogen obliegt nebst der Erziehung der psychopathischen Kinder nicht selten auch die Aufgabe, die psychopathischen Eltern zu erziehen; die letztere ist die weitaus schwierigere. Unter der Voraussetzung, daß die Eltern die Forderungen des Heilpädagogen beachten, in ihrem Betragen den Kindern gegenüber sich nach den erhaltenen Weisungen richten, ist aber späterhin ein Verkehr nicht bloß möglich, sondern auch ersprießlich, indem die Autorität der Eltern die des Erziehers, aber auch umgekehrt die Autorität des Erziehers die der Eltern erhöht. Herrscht jedoch keine Übereinstimmung zwischen dem Erzieher und den Angehörigen, suchen die letzteren sogar die Absichten des ersteren zu durchkreuzen, so ist alle Mühe vergebens. Jeder Zwiespalt erschüttert die Grundlagen der Heilerziehung, beraubt den Erzieher der Autorität und macht alle seine Einwirkungen zunichte.

Ferien und Beurlaubungen darf die Heilerziehungsanstalt nicht von zufälligen Terminen, sondern lediglich vom Zustand des Zöglings abhängig machen. Was für öffentliche Schulen und für Erziehungsanstalten normaler Kinder gilt, kann nicht für eine Anstalt verbindlich sein, deren Aufgabe in der stetigen Erziehung psychisch Kranker oder Gefährdeter besteht. Unterbrechungen der Erziehungsarbeit zur Unzeit gefährden den Erfolg oder machen ihn unmöglich.

Ein zweites Problem bezieht sich auf den Verkehr der psychopathischen Jugendlichen untereinander. Man begegnet oft der Meinung, daß hier gleichsam eine Art Anstaltsinfektion erfolgen müsse, indem der eine Psychopath seine Regelwidrigkeiten auf den andern überträgt. Dem beugt in erster Linie das Gruppensystem vor, über das schon früher gesprochen worden ist, weiterhin aber das bewußte Verfahren, das darin besteht, daß die Zöglinge volle Klarheit erhalten über Ursache und Ziel ihres Anstaltsaufenthaltes. Auch die Feststellung der Fortschritte jedes einzelnen Zöglings dient als Ansporn zu rüstigem Vorwärtsschreiten auf der eingeschlagenen Bahn. Tritt nun ein neuer Zögling ein, so entspricht es wieder dem bewußten Verfahren, die älteren Zöglinge auf die krankhafte Eigenart des Ankömmlings in geeigneter, taktvoller Weise aufmerksam zu machen und sich in gewisser Hinsicht ihrer Mithilfe zu versichern. Damit ist der Ankömmling vor der Gefahr bewahrt, daß er eine unliebsame Behandlung seitens der Mitzöglinge erfahre und seine pathologischen Eigenschaften die Zielscheibe ihres Spottes werden.

Es ist in fast allen Fällen zu konstatieren, daß sich die Regelwidrigkeiten der Zöglinge aneinander gleichsam abschleifen. Das Leben in der Gruppe erfordert soziale Einordnung, Beachtung allgemeiner Anstandsregeln und Nachsicht mit den Schwächen des andern. Was der Zögling für sich selbst in Anspruch nimmt, wird er seinen Genossen gewähren müssen. Wichtig ist, daß an der Spitze jeder Gruppe eine Persönlichkeit steht, die sich genau nach den Anordnungen des Anstaltsleiters richtet und die Prinzipien der Anstalt den Gruppenzöglingen gegenüber in wirkungsvoller Weise vertritt. Es ergibt sich aber weiterhin die Forderung, daß in Heilerziehungsanstalten nicht Zöglinge Aufnahme finden, die offenkundig psychotisch oder sittlich schwer entartet sind. Diese Fälle sind geschlossenen Anstalten mit besonderen Einrichtungen für Jugendliche zu überweisen, deren Notwendigkeit immer deutlicher erkannt wird. In solche Abteilungen gehören Jugendliche mit schweren Formen der Dementia praecox, mit epileptischem oder hysterischem Irresein, ferner Psychopathen mit krankhaft gesteigertem Geschlechtstrieb, endlich jene gemeingefährlichen Jugendlichen, die zu Gewalttätigkeiten neigen.

Wir haben im Vorhergehenden Heilerziehungsanstalten für Kinder besser situierter Kreise zum Ausgangspunkt unserer Betrachtungen genommen und uns hiermit auf Bestehendes bezogen. Die Ergebnisse der Heilerziehung sind nun von solcher Art, daß sich immer dringender der Wunsch geltend macht, derartige Anstalten auch für die Besitzlosen ins Leben zu rufen, um Kinder zu retten, die bisher wegen ihrer psychopathischen Konstitutionen der Verwahrlosung und Kriminalität verfallen mußten. Es kann jetzt kaum mehr ein Zweifel darüber bestehen, daß der Heilpädagogik hohe Bedeutung auch in psychiatrischer Hinsicht zukommt. Stelzner weist darauf hin, daß eine große Zahl von psychopathischen Konstitutionen in die Irrenanstalten gelangt, weil sie infolge ihrer Gebrochenheit, Lebensfurcht und Kampfunfähigkeit asylbedürftig erscheinen. Nun ist aber die Irrenanstalt ein für psychopathische Konstitutionen durchaus ungeeigneter Aufenthalt. Abgesehen von der sozialen Schädigung, die solchen Existenzen aus einem wenn auch nur vorübergehenden Aufenthalt in einer Irrenanstalt erwächst, entstehen hier auch vielfach ernste Komplikationen in psychischer Hinsicht; die Psychopathen verlieren den letzten Rest von Energie und Selbstbeherrschung. Wenn nun in den Heilerziehungsanstalten eine solche Ertüchtigung der Psychopathen möglich ist, daß sie sich späterhin in Stellungen, die sie Gefahren nicht unmittelbar aussetzen, behaupten können, so entfällt die Notwendigkeit einer Asylierung, und die Irrenanstalten wären von einem Material befreit, das hier ohne Aussicht auf Heilung und Besserung die Zeit nutzlos verbringt, nach den verschiedensten Richtungen hin Verlegenheiten bereitet und nicht zum mindesten dazu beiträgt, die Psychiatrie als Heilwissenschaft zu diskreditieren. Sonst Unbrauchbare gelangen zur Schaffung von Werten, und Unsummen bleiben erspart, die zur Versorgung und Unterstützung arbeitsunfähiger Schädlinge ausgegeben werden müssen. In dieser Hinsicht hat die Frage der Heilerziehung psychopathischer Konstitutionen auch eine wichtige wirtschaftliche Seite.

Eine besondere Berücksichtigung hinsichtlich der pädagogischen Therapie erfordern innerhalb der psychopathischen Konstitutionen die hysterischen Kinder. Für ihre Behandlung kommen außer den erwähnten allgemeinen pädagogischen Maßnahmen noch drei Methoden in Betracht: erstens die der zweckbewußten Vernachlässigung, zweitens die der Scheinbehandlung und drittens die „Überrumpelungsmethode". Die erste Methode ist in allen Fällen angebracht, in denen das Kind bisher der Gegenstand übermäßiger Aufmerksamkeit war und in denen jene hypochondrischen Zustände bestehen, die im vorhergehenden mehrfach beschrieben wurden. In derartigen Fällen wird dem Kind entweder ausdrücklich mitgeteilt, daß man seine Krankheiten nicht anerkenne, daß alles nur Einbildung und Komödie sei, oder man verliert einem solchen Kind gegenüber kein Wort und läßt sein Verlangen, ärztlich untersucht, gepflegt und behandelt zu werden, unberücksichtigt. Die Methode der Scheinbehandlung erweist sich gewöhnlich in jenen Fällen als erfolgreich, in welchen einzelne, begrenzte Störungen vorgetäuscht werden, oder die Hysterie jüngeren Datums ist. Bei Kindern, welche z. B. an hysterischem Husten leiden, genügt oft die Verabreichung eines recht bitteren Tees oder eines andern indifferenten Medikamentes, um den Husten zum Schwinden zu bringen. Bei hysterischen Lähmungen, Kontrakturen, Augenleiden, Krämpfen usw. wird die Behandlung mit starken faradischen Strömen häufig mit überraschendem Erfolg angewendet. Die Resultate der Hydrotherapie, welche jedoch nur mit äußerster Vorsicht und unter ärztlicher Überwachung durchgeführt werden darf, sind häufig identisch mit denen der oben angegebenen Scheinbehandlung.

Die „Überrumpelungsmethode" besteht darin, daß das Kind durch ein energisches Gebot oder Verbot (Steh auf! Sprich laut! Huste nicht! u. ä. m.) verblüfft und aufgerüttelt wird. Es wird ihm in seinem Erstaunen über die getroffenen Maßnahmen und die raschen Erfolge „gar keine Zeit mehr gelassen, krank zu sein" (Burns).

Alle diese Eingriffe sind hauptsächlich Gegenstand der ärztlichen Kunst. Aber auch hier tritt das pädagogische Moment in den Vordergrund, da es nicht gleichgültig ist, wie der Arzt sich dem Kranken gegenüber im speziellen Falle benimmt, wie er auftritt, und welche Zeitpunkte er für seine Behandlung wählt. In pädagogischer Hinsicht ist die Hauptregel bei der Behandlung hysterischer Kinder, daß man ihnen das Krankheitsgefühl gleichsam wegsuggeriert, sie im vollen Maße für ihre Handlungen verantwortlich macht und ihnen den Rechtfertigungsgrund nimmt, als entsprängen alle ihre Fehler und Unarten krankhaften Ursachen. Wenn der Pädagoge auch selbst fest überzeugt ist, daß er es mit einem krankhaft veranlagten Individuum zu tun hat, so darf er dies dem Kinde gegenüber nicht merken lassen, denn nur auf diese Weise kann die Willenskraft desselben so weit gestärkt werden, daß es zur Überwindung seiner krankhaften Neigungen und Impulse befähigt wird. Wie dieses Verantwortungsgefühl in der Seele des Kindes erweckt werden kann, muß im einzelnen Falle der Erwägung des spezialistisch gebildeten Pädagogen überlassen bleiben.

Die Erfahrung lehrt, daß bei den meisten hysterischen Kindern sich die Autorität jener Persönlichkeiten, die immer um das Kind sind, sehr leicht abschwächt. Deshalb empfiehlt es sich — wenn irgend möglich — daß zeitweise eine dritte Person in die Behandlung eingreift, vor welcher das Kind den nötigen Respekt hat und die nur gegebenenfalls im richtigen Moment auftritt. In vielen Fällen sind glänzende Resultate zu erreichen, wenn Erzieher und Arzt in diesem Sinne zusammenwirken. Während der Erzieher oder die Erzieherin immer um das kranke Kind sein müssen, um es zu behüten und zu beeinflussen, gibt der von Zeit zu Zeit auftretende Arzt den Bemühungen des Pädagogen entweder den erforderlichen Nachdruck oder er zeigt einen neuen Weg, welcher bei der Behandlung des Kindes einzuschlagen ist. Der Arzt gilt in diesen Fällen als die oberste Instanz, an seinen Verordnungen darf nicht gerüttelt werden, und eine Berufung an andere Personen, insbesondere an die Verwandten, ist unter keinen Umständen statthaft. Selbstverständlich müssen sich alle Anordnungen des Arztes in den Grenzen des Möglichen und Durchführbaren bewegen, denn ein Experimentieren ist gerade in Bezug auf die Eigenart hysterischer Kinder in mehrfacher Hinsicht höchst bedenklich. Außer dem Erzieher und dem Arzt ist niemandem ein Einfluß auf das Kind zuzugestehen. Verwandte oder andere Personen, die zur Zeit der Erkrankung auf das Kind eingewirkt haben, sind unter allen Umständen fern zu halten. Dasselbe gilt von Gegenständen, die in einer gewissen engeren Beziehung zu dem Kinde stehen, vor allem von Büchern und manchen Spielzeugen.

Auch für hysterische Kinder stellt die heilpädagogische Anstalt das beste, oft einzig in Betracht kommende Milieu dar. Hier ist zunächst die Infektionsmöglichkeit auf ein Minimum beschränkt. Die Hysterie verliert ihre Gefahr für die Umgebung vollständig, wenn sie als solche erkannt wird und die umgebenden Personen ihr Verhalten dem hysterischen Kind gegenüber entsprechend einrichten. In schwereren Fällen wird zunächst die Isolierung des Kindes nicht unzweckmäßig sein. Oft entwickelt sich dann bei dem Kinde selbst der Wunsch nach Geselligkeit, die Ausnahmsstellung wird als unangenehm empfunden, Langeweile stellt sich ein, und es erfolgt nicht selten spontan das Versprechen, sich ruhig zu verhalten und nicht zu stören, um an dem fröhlichen Treiben der anderen teilnehmen zu dürfen. Die Mittel und Mittelchen, die das Kind daheim anwendete, um seine Wünsche zu erreichen und seinen Willen durchzusetzen, versagen dem geschulten Personal gegenüber ihre Wirkung und werden daher früher oder später bei Seite gelassen. Von segensreicher Wirkung sind Ordnung und Regelmäßigkeit im Hause, denen sich das hysterische Kind fügen muß, auch wenn es im Anfang lebhaft opponiert.

Die Voraussetzung für die Heilung bildet die vollständige Änderung der Bewußtseinslage. Die Beschäftigungstherapie ist bei hysterischen Kindern ihrem Wesen nach Ablenkungstherapie. Durch die Zuweisung interessanter, den individuellen Neigungen entsprechender Arbeiten werden die krankhaften, phantastisch veränderten Vorstellungen allmählich durch gesunde, auf die Wirklichkeit sich beziehende Vorstellungen verdrängt; das trotz scheinbarer Selbstüberschätzung oft tief gedrückte Selbstbewußtsein richtet sich an der Freude über die erzielten Leistungen, an dem motivierten Lob der Umgebung wieder auf.

Es gibt allerdings Fälle, in denen sich die hysterischen Kinder der geplanten Beschäftigungstherapie mit allen Kräften widersetzen. Hier wäre Schwäche und Nachgeben gleichbedeutend mit dem völligen Fehlschlagen der Behandlung. In solchen Fällen wird sich der starke, autoritative Einfluß des Heilpädagogen geltend machen müssen. Die Überrumpelungsmethode, ausgehend von einem plötzlichen, unerwarteten, energischen Gebot, überwindet nicht selten mit einem Male den Widerstand. Dann gilt es allerdings, zunächst nicht allzu Schweres zu verlangen und sich mit geringen Leistungen zufrieden zu geben, ferner die Arbeiten mit lebhaften Lustgefühlen zu verbinden. Auf diesem Wege läßt sich auch in schwierigen Fällen die Beschäftigungstherapie durchführen.

Es kommt auch darauf an, daß bei Gelegenheit der körperlichen Arbeit die falsche Überkultur des hysterischen Kindes abgestreift wird. In vielen Fällen ist es geradezu anzustreben, daß die gleichsam mit dem Raffinement des Großstadtlebens durchtränkten Kinder wieder an einfache Sitten gewöhnt werden. Hier findet man häufig, daß derartige Kinder sich in schlichten Lebensverhältnissen wie von lästigem Zwang befreit fühlen und eine vorteilhafte Änderung ihres psychischen Verhaltens erkennen lassen. Solche Erfahrungen legen die Vermutung nahe, daß auch der falschen Überkultur in der Ätiologie der Hysterie eine nicht unwesentliche Bedeutung zukommt. Man wird jede Gelegenheit nach Kräften ausnützen, die Kinder in möglichst nahe Beziehung zur Natur zu bringen. Sportliche Übungen unterstützen die Beschäftigungstherapie und ermöglichen die bei solchen Kindern oft notwendige Abwechslung.

Die Beschäftigungstherapie hat den individuellen Bedürfnissen des Kindes Rechnung zu tragen. Es ist hier möglich, die nötigen Erholungspausen eintreten zu lassen, ohne den pathologischen Ermüdungsgefühlen hysterischer Kinder unmittelbar nachzugeben. Selbst in Fällen, in denen derartige Kinder infolge von Nahrungsverweigerung oder ungenügender Nahrungsaufnahme körperlich stark herabgekommen sind, ist eine maßvolle Beschäftigungstherapie am Platze, während Liege- und Ruhekuren gerade hier ihren Zweck oft vollständig verfehlen, indem sie dem hysterischen Kind Gelegenheit geben, sich noch weiter in seine krankhaften Phantasien einzuspinnen und in Wachträumen zu schwelgen. Die körperliche Arbeit wirkt belebend auf den Stoffwechsel hysterischer Kinder. Es stellt sich Appetit ein, die Nahrungsaufnahme wird mehr als ausreichend, es findet bisweilen eine überraschende körperliche Kräftigung statt.

Geistige Beschäftigungen, Schularbeiten, Lektüre sind in der ersten Zeit der Behandlung kontraindiziert. Es gilt bei dem Kinde jene Bewegungsfreude hervorzurufen, die der gesunden Kindesnatur entspricht, dem Wesen hysterischer Kinder aber völlig fremd ist. Diese Arbeit unterstützen Ausflüge, selbst tagelange Exkursionen. In manchen Fällen empfehlen sich zum Abschluß der Behandlung erfolgreich Fußwanderungen, die sich auf mindestens eine Woche erstrecken und in entsprechender Begleitung in landschaftlich bevorzugte Gegenden führen. Die hier gewonnenen erhebenden Eindrücke helfen dem Genesenen oft über die psychischen Erschütterungen hinweg, die sich aus der Versetzung aus der heilpädagogischen Anstalt in andere Verhältnisse ergeben.

Je weiter die Genesung fortschreitet, desto freier gestaltet sich der Verkehr des Kindes in der Anstalt. Erst wenn sich hier herausgestellt hat, daß die Gesellschaft keinen schädlichen Einfluß ausübt, und das Kind selbst gewissen Antrieben zur Nachahmung standhaft gegenübersteht, dann kann man versuchen, es in ein anderes Milieu zu bringen, wobei aber von der sofortigen Rückkehr ins Elternhaus entschieden abzuraten ist. Von der heilpädagogischen Anstalt sollen geheilte Fälle in sorgfältig ausgewählte, pädagogisch zuverlässige Pflegefamilien gebracht werden oder in Pensionate mit geringer Zöglingsanzahl, in welchen energisch und individualisierend erzogen wird. In derartigen Fällen wird auch nach Kräften hinzuwirken sein, daß die häuslichen Verhältnisse, sofern dieselben ganz oder teilweise für die Erkrankung des Kindes verantwortlich gemacht werden konnten, sich ändern. Nervöse oder hysterische Leute, die dem Personal angehören, müssen entfernt, Familienmitglieder selbst derartig beeinflußt werden, daß von ihnen nicht wieder eine neue psychische Infektion ausgeht. Oft erreicht man durch die Entfernung eines hysterischen Kindes aus dem Elternhaus nicht bloß die Gesundung des ersteren, sondern auch eines oder selbst mehrerer Familienmitglieder, weil hierdurch jener circulus vitiosus durchbrochen wird, der die krankhaften Eigentümlichkeiten des Kindes auf ein Familienmitglied und umgekehrt überträgt. Ist eine solche Änderung der häuslichen Verhältnisse nicht möglich, dann besteht leider immer die Gefahr eines Rückfalles für das bereits genesene Kind, sobald es in die Familie zurückkehrt.

Literaturverzeichnis.

Ausführliche Literaturangaben befinden sich in Th. Heller, Grundriß der Heilpädagogik. 2. Aufl. Leipzig, Wilhelm Engelmann, 1912.

Im folgenden sind lediglich solche Werke angeführt, die größere Gebiete der pädagogischen Therapie im Zusammenhang behandeln. Zu Beginn sind einige Werke über Kinderpsychologie namhaft gemacht.

I. Psychologie des normalen Kindes.

Ament, Die Seele des Kindes. 3. Aufl. Stuttgart, Kosmos. — Claparède, Kinderpsychologie und experimentelle Pädagogik. Nach der IV. französischen Auflage (Genève, Kündig, 1911) übersetzt von Franz Hoffmann. Leipzig, J. A. Barth. 1911. — Dyroff, Über das Seelenleben des Kindes. 2. Aufl., Bonn, Peter Hanstein, 1911. — Gaupp, Psychologie des Kindes. 2. Aufl., Leipzig, Teubner, 1910. — Groos, Das Seelenleben des Kindes. 3. Aufl., Berlin, Reuther u. Reichard, 1911. — Preyer, Die Seele des Kindes. 8. Aufl., bearbeitet von Schäfer. Leipzig, Th. Grieben, 1912.

II. Psychopathologie des Kindes.

Th. Heller, Psychologie und Psychopathologie des Kindes. Vier Vorlesungen. Wien, Hugo Heller, 1912. — Herrmann, Grundlagen für das Verständnis krankhafter Seelenzustände beim Kinde. 2. Aufl., Langensalza, Beyer & Söhne, 1911. — Scholz, Anormale Kinder. Berlin, Karger, 1912. — Stelzner, Die psychopathischen Konstitutionen und ihre soziologische Bedeutung. Berlin, Karger, 1911. — Strohmayer, Vorlesungen über die Psychopathologie des Kindesalters. Tübingen, Gaupp, 1910. — Strümpell-Spitzner, Die pädagogische Pathologie oder die Lehre von den Fehlern des Kindes. 4. Aufl., Leipzig, Ungleich. — Ziehen, Die Geisteskrankheiten des Kindesalters mit besonderer Berücksichtigung des schulpflichtigen Alters. Berlin, Reuther und Reichard, 1902—1906.

III. Heilpädagogik.

Boodstein, Die Erziehungsarbeit der Schule an Schwachbegabten. Berlin, Reimer, 1908. — Bösbauer, Miklas, Schiner, Handbuch der Schwachsinnigenfürsorge mit Berücksichtigung des Hilfschulwesens. 2. Aufl., Wien, Gräser 1909. — Dannemann, Schober, Schulze, Enzyklopädisches Handbuch der Heilpädagogik. Halle a. S. Marhold, 1911. — Helferich, Methodik des Schwachsinnigenunterrichtes. Donauwörth, Auer, 1910. — Th. Heller, Grundriß der Heilpädagogik. 2. Aufl., Leipzig, Wilhelm Engelmann, 1912. — Maennel, Vom Hilfsschulwesen. Leipzig, Teubner, 1905. — Vogt u. Weygandt, Handbuch der Erforschung und Fürsorge des jugendlichen Schwachsinns unter Berücksichtigung der psychischen Sonderzustände im Jugendalter. 2 Hefte, Jena, Gustav Fischer, 1911, 1912.

Séguin, Traitement moral, Hygiène et Éducation des Idiots et des autres enfants arriérés. Publications du Progrès médical. Paris, Alcan, 1906. — Sherlock & Donkin, The feeble-minded. London, Macmillian and comp.. 1911.

IV. Intelligenzprüfung.

William Stern, Die psychologischen Methoden der Intelligenzprüfung und deren Anwendung an Schulkindern. Leipzig, Voß, 1912. — Th. Ziehen, Die Prinzipien und Methoden der Intelligenzprüfung. 3. Aufl., Berlin, Karger, 1911.

Register.